Bases de la MÉDECINE TRADITIONNELLE EUROPÉENNE

BACOPA VERLAG 4521 Schiedlberg/Autriche, Waidern 42
E-mail : verlag@bacopa.at office@bacopa.at www.bacopa.at

Imprimé dans l'Union européenne

ISBN : 9783991140481
1ère édition française 2024
Traduction par TRANSLATED
À propos des photos de couverture :
Celles-ci montrent les quatre qualités élémentaires : chaud / froid et humide / sec.

Bases de la MÉDECINE TRADITIONNELLE EUROPÉENNE

Christian Raimann, Chrischta Ganz, Friedemann Garvelmann,
Heide-Dore Bertschi-Stahl, Rosmarie Fehr-Streule

ÉDITIONS **BACOPA**

INTRODUCTION

À propos de ce livre

Ce livre est le résultat du travail commun d'un groupe de naturopathes qui, non seulement exercent quotidiennement la médecine traditionnelle européenne dans leur cabinet depuis de nombreuses années, mais l'enseignent aussi en intervenant dans le cadre de la formation initiale ou continue dans divers institutions, séminaires et congrès dans les pays germanophones et anglophones. Certains des auteurs ont déjà publié d'autres livres ainsi que divers ouvrages spécialisés.

Ce livre comble un vide littéraire en fournissant un résumé détaillé de la médecine traditionnelle européenne (MTE) dans son ensemble, pour laquelle il existe soit une excellente littérature contemporaine sur les sous-domaines (p. ex. la médecine de Paracelse ou constitutionnelle, l'herboristerie médicinale), soit des sources très anciennes qui ne sont généralement plus que disponibles sous forme de livres anciens ou livres numériques (p. ex. dans Google books). En conséquence, la MTE a été divisée en plusieurs sous-domaines, qui sont interprétés et appliqués comme des *méthodes* individuelles et personnalisées. Cependant, l'intégration de ces différentes méthodes dans le modèle de pensée et de travail adéquat, global et systémique de la MTE a été largement perdue.

Ce livre définit et décrit la MTE comme un système médical indépendant, qui ne se fie pas de manière dogmatique aux déclarations des sources « anciennes », mais qui intègre les modifications et les extensions nécessaires, dans la mesure où elles sont compatibles avec les caractéristiques propres à la MTE et, ce, dans l'intérêt d'un développement vivant conduisant à un système de guérison moderne. Le résultat donne une vue d'ensemble complexe de la MTE basée sur la théorie et la pratique, qui reflète le profil professionnel du naturopathe MTE et qui peut aussi servir de base pour concevoir les programmes de formation. Chaque chapitre du livre pourrait constituer un livre à lui seul et devrait être une source d'inspiration pour les futures publications.

Nous avions à cœur que le travail effectué à l'occasion de ce livre repose sur l'indépendance et soit fait par amour et par engagement pour cette forme fascinante d'art de guérir.

Dans le souci d'en faciliter la lecture, il n'est fait ici usage grammaticalement que de la forme masculine, mais le contenu de ce livre s'applique bien sûr aussi bien aux femmes qu'aux hommes.

Ce livre a été écrit au mieux de nos connaissances, de notre conscience et il a été testé tant en théorie qu'en pratique. Néanmoins, un livre ne peut jamais remplacer les conseils d'un professionnel de santé expérimenté (naturopathe, médecin de confiance). Les auteur·e·s et l'éditeur déclinent toute responsabilité pour les dommages ou les conséquences résultant de l'utilisation, de la mauvaise utilisation ou d'application incorrecte des informations publiées dans le présent livre.

Les thérapies, les remèdes et les préparations prêtes à l'emploi relevant de la naturopathie sont soumis à des réglementations et à des lois qui peuvent varier considérablement selon le pays ou la région. Ce livre n'a pas pour intention d'expliquer davantage cette situation juridique complexe.

Il convient également de souligner que les remèdes mentionnés dans ce livre peuvent ne plus être disponibles dans le futur ou l'être sous une forme différente en raison de l'évolution rapide du marché des médicaments et produits thérapeutiques.

Traduction française : La traduction d'un ouvrage aussi vaste n'a pas été sans difficulté et n'a été possible que grâce à l'énorme soutien de nombreuses personnes. Nous vous serions reconnaissants de bien vouloir nous faire part de vos suggestions d'optimisation ainsi que d'éventuels erreurs à l'adresse mail suivante : ch.raimann@gmx.ch

PARTIE 1

CHAPITRE 1

MÉDECINE TRADITIONNELLE EN EUROPE

1.1. Médecine traditionnelle au XXIe siècle

En ce début de XXIe siècle, la médecine traditionnelle européenne se présente comme composée d'une multitude de fragments issus d'une tradition millénaire et enrichie d'un patchwork d'éléments provenant de la médecine et de la pharmacologie modernes. Pour des raisons historiques, politiques et économiques, elle ne constitue plus aujourd'hui un système médical cohérent et cherche à trouver son identité et sa place dans le monde actuel. Mais il existe également aujourd'hui des méthodes reconnues de soins traditionnels et holistiques, p. ex. la médecine chinoise et la médecine ayurvédique, qui représentent un ensemble de connaissances et de savoir-faire complet reposant sur une base philosophique et qui sont dotées de méthodes diagnostiques et de concepts thérapeutiques éprouvés.

La tradition occidentale possède également un tel système de connaissances avec une expérience très riche et des concepts thérapeutiques ciblés. Comme dans toutes les autres traditions médicales, l'art de guérir a une grande importance dans la culture européenne au quotidien. Cependant, au Moyen-Âge et pendant la révolution scientifique qui a suivi, ces « trésors » ont été interdits, brûlés, rejetés ou conservés comme de vieilles reliques dans les bibliothèques. La force de la tradition des soins prodigués dans le passé, telle qu'elle perdure depuis des siècles, réside dans sa vision holistique capable de concilier les aspects les plus divers : médecine, physique, chimie, botanique, philosophie, religion, théorie des humeurs, mythologie, théorie des signatures, astrologie, etc. Cette approche exige certes une connaissance et un engagement complets, mais elle permet aussi une compréhension approfondie de la santé, de la maladie et de la guérison. C'est précisément pour cette raison que la médecine naturelle traditionnelle n'est pas seulement une thérapie réparatrice et médicamenteuse purement matérielle. En plus de la prévention et de la guérison des maladies aiguës et chroniques, elle vise également à créer un équilibre dans le corps lui-même et, sur une plus grande échelle, avec le monde dans son ensemble.

Le schéma suivant montre les différentes sources et niveaux significatifs de la MTE avec leurs préceptes et méthodes typiques, tels qu'ils sont présentés dans ce livre. Pour orienter le lecteur, les pages du livre associées à un niveau donné sont identifiées par une même couleur figurant en haut à côté du numéro de page.

Médecine traditionnelle européenne, MTE

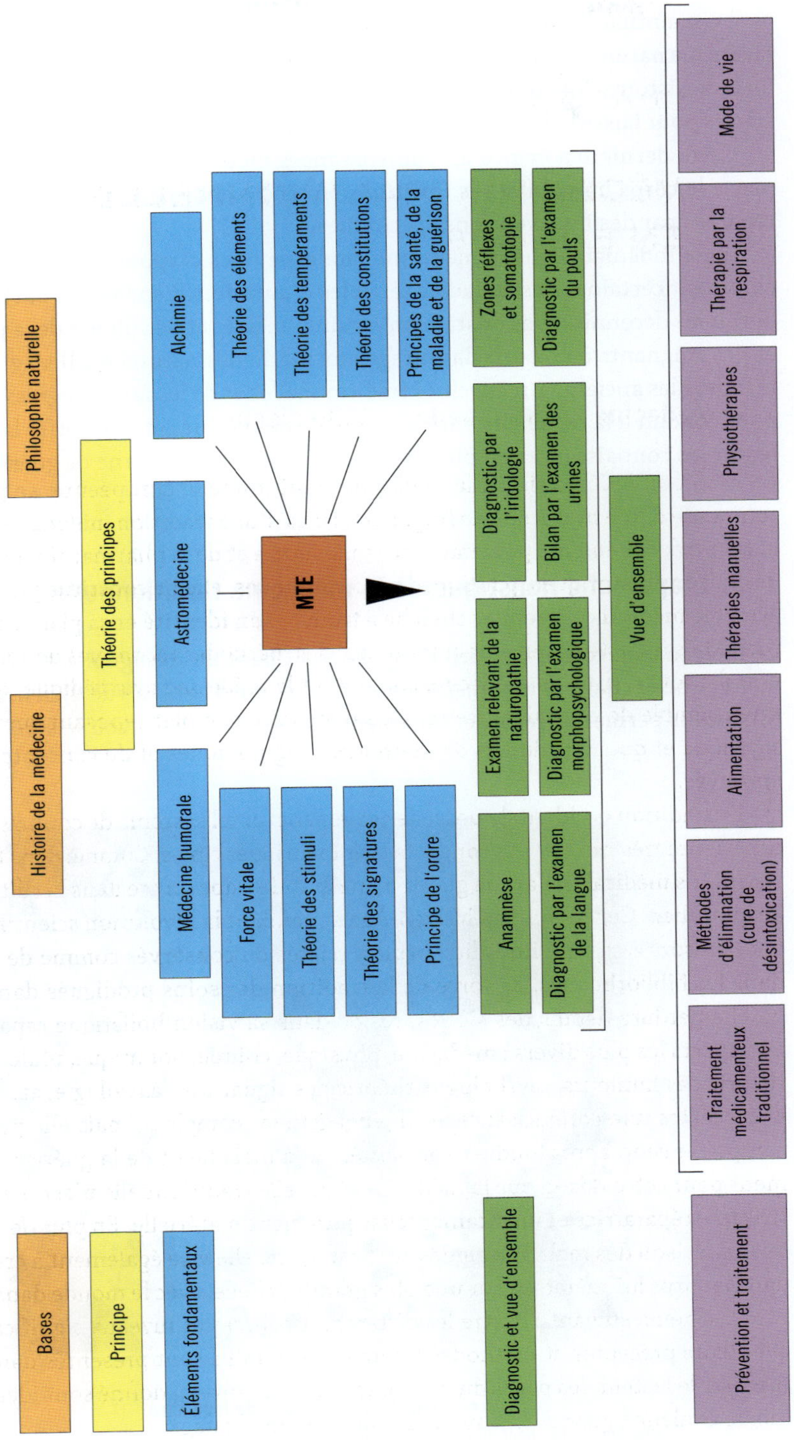

Le maintien de la santé selon des principes naturels est la base de la médecine. La médecine naturelle traditionnelle a accompagné les peuples du monde entier tout au long de leur histoire. Elle n'a été écartée que par la révolution industrielle des XVIIIe/XIXe siècles pour laisser place à la médecine conventionnelle moderne.

Cette dernière a évincé les connaissances médicales anciennes et exhaustives. Elle pense le corps humain et ses fonctions en pièces détachées, pouvant être restaurées et réparées par des interventions spécifiques.

Il est indéniable que la médecine moderne nous a apporté des progrès notables en éliminant certaines des maladies terribles d'autrefois. Cependant, surtout au cours des dernières décennies, on constate un regain d'intérêt et de volonté de la part des patients et des soignants à recourir davantage aux méthodes naturelles. Il s'agit maintenant de réactiver les anciennes médecines traditionnelles et de les faire progresser. Cette optique nous conduit à la recherche enrichissante de nos racines et nous offre la possibilité d'intégrer les connaissances empiriques dans un système moderne de guérison holistique.

1 .2. L'approche holistique de la médecine traditionnelle

Ce tableau bien connu de Miró s'appelle le « Chant du rossignol ». Il capture artistiquement ce beau chant et le transforme en une œuvre d'art. La vue d'ensemble réalisée par Miró nous permet de regarder librement l'image et de percevoir le son.

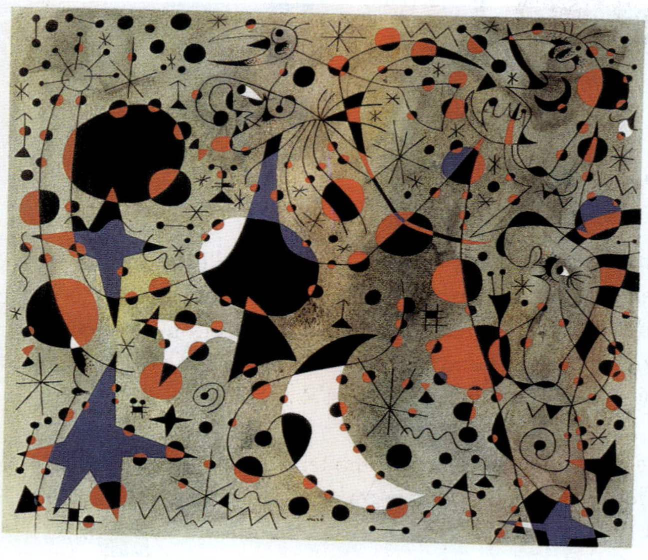

« Le chant du rossignol » de Joan Miró

Miró, Joan: « Le chant du rossignol à minuit et la pluie matinale », © Bildrecht, Vienne 2013

L'analyse et la quantification des détails selon des critères spécifiques, ci-dessous selon les couleurs et les formes de chaque pièce, empêchent le spectateur de contempler l'œuvre d'art dans son ensemble et d'y reconnaître le chant du rossignol. Urs Wehrli a rangé et trié les éléments du tableau de manière analytique et ordonnée. Il est ainsi possible de connaître le nombre de pièces rouges et noires ainsi que le nombre d'étoiles et de traits présents dans le tableau original. Cependant, la peinture perd son message et sa force en raison de la réorganisation. L'œuvre d'art n'est plus reconnaissable sous sa forme ordonnée, comme si le rossignol s'était tu parce que nous n'entendions plus son chant en considérant uniquement les pièces séparément.

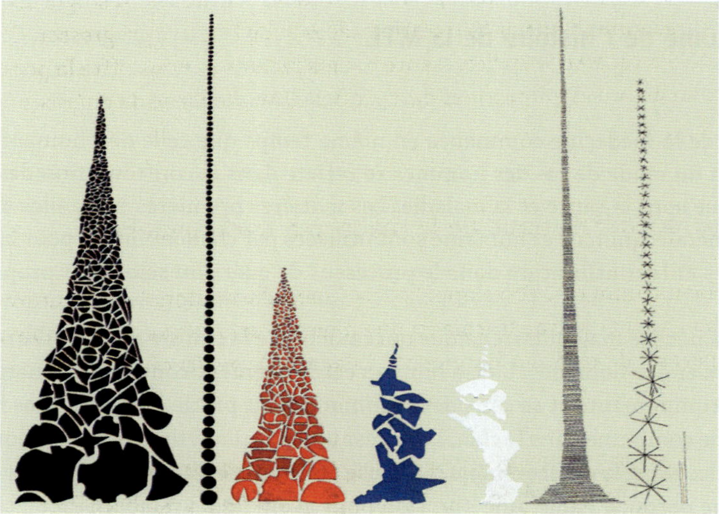

« Mirós Chant du Rossignol aufräumen » d'Ursus Wehrli
Wehrli, Ursus: Chant du Rossignol aufräumen
Publié dans « Ursus Wehrli, Kunst aufräumen », © 2002 by Kein & Aber Verlag AG, Zürich/Berlin

Pour la naturopathie, il est fondamental de comprendre l'être humain dans son intégralité comme le rappelle la contemplation de l'œuvre d'art ci-dessus. En effet, la focalisation sur les valeurs des analyses de laboratoire, sur les fonctions cellulaires individuelles et sur les symptômes isolés a conduit à la perte de cette merveilleuse image globale. L'être humain n'est plus visible en tant qu'œuvre d'art entière.

Du point de vue des sciences naturelles modernes, la naturopathie capture une image relativement « floue » de la situation anatomique et pathologique de l'être humain, mais sait exactement ce que cela signifie pour l'humain et comment l'influencer. La naturopathie tire précisément sa force de ce flou. La connaissance des détails passe au second plan ; c'est l'image globale qui donne le ton.

L'être humain est perçu comme un être vivant dans son intégralité.

CHAPITRE 2

HISTOIRE

2.1. Résumé de l'histoire de la MTE

L'histoire de la médecine commence en même temps que celle de l'humanité. Le développement du mode de vie des hommes se reflète dans la confrontation des deux pôles opposés que sont la santé et la maladie. Les matières premières naturelles d'origine végétale, minérale, animale et humaine sont utilisées par chaque culture pour la fabrication de remèdes et leur utilisation dans le processus de guérison selon leur propre vision du monde.

C'est la pensée magique archaïque qui caractérise la culture des chasseurs-cueilleurs, des bergers et des nomades. L'être humain est totalement connecté à la nature. Il vit au sein de la communauté et se considère comme faisant partie d'un tout. Les rituels organisent la vie commune dans le clan. La vie est un cycle. Le rythme et la relation avec la nature sont des aspects déterminants. La cause et la nature d'une maladie sont considérées comme une perte de l'âme, une punition pour avoir violé un tabou, un message envoyé par les dieux et les esprits ou encore comme une malédiction ou un mauvais sort imposée par la jalousie. Le chaman est le guérisseur de la tribu. Ses outils sont les rituels, la magie, l'imaginaire et l'état de transe. Les plantes sont utilisées comme des amulettes, brûlées pour produire de la fumée, placées sur le corps ou encore ingérées.

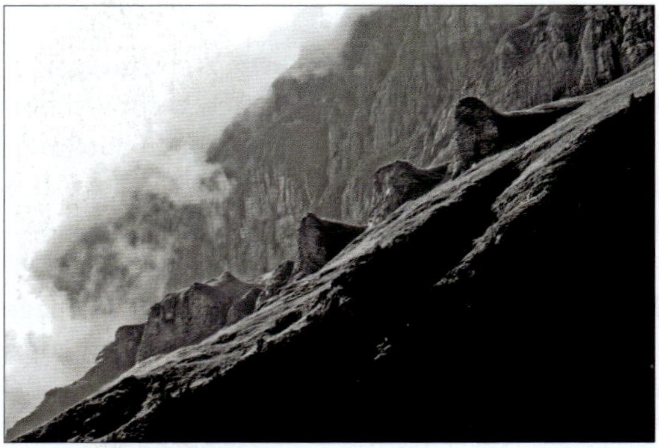

La vision magique et archaïque du monde qu'a l'être humain façonne sa perception.

Si les dieux et les esprits ont longtemps été des divinités de la nature, le regard de l'être humain s'est aussi tourné vers les astres au fil de son développement. L'être humain commence alors à chercher des modèles métaphoriques pour expliquer son existence. Avec la conscience mythique, il obtient des images, qui lui fournissent des explications sur les phénomènes naturels.

En ce sens, les civilisations anciennes les plus avancées utilisaient les principes élémentaires et leurs interactions pour expliquer les processus naturels. Les maladies sont alors attribuées à un déséquilibre de ces forces.

Les systèmes médicaux les plus anciens comprennent l'Ayurveda (créé vers 3000 av. J.-C.) et la médecine traditionnelle chinoise (créée vers 2000 av. J.-C.).

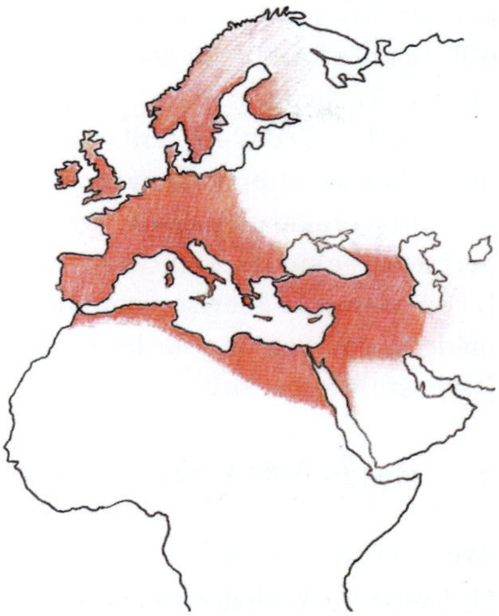

Zone d'influence de la naturopathie MTE et de ses sources. De plus, au cours de la colonisation, de nombreux échanges mutuels avec d'autres continents et cultures ont eu lieu.

La naturopathie MTE tire son origine de la civilisation mésopotamienne (2000–1000 av. J.-C.). Les premiers textes cunéiformes parlant de remèdes à base de plantes datent de cette époque. Dans les civilisations babylonienne et assyrienne (2000–1000 av. J.-C.), la maladie est chassée par des rituels de purification. L'art de la médecine était associé à un Dieu unique et considérait l'homme comme étant détaché de la nature. Les traditions juives, chrétiennes et islamiques qui en découlent ont façonné la médecine jusqu'au Moyen-Âge et ne perdent leur importance que par la sécularisation et la diffusion croissante des sciences dans la société.

Une autre branche de la MTE s'est développée dans l'Égypte ancienne (à partir de 2500 av. J.-C.). Les prêtres y pratiquaient la médecine en utilisant des plantes médicinales et des rituels de purification. Grâce à l'héritage des Égyptiens et à l'influence des philosophes Pythagore, Socrate et Platon ainsi qu'à l'école de médecine de l'île de Kos, l'art de guérir de la Grèce antique est fortement influencé par l'éthique et la philosophie. Dans la Grèce antique, vers 600 av. J.-C., les temples d'Asclépios sont construits comme des lieux de pèlerinage, mais ils constituent aussi les premiers hôpitaux. Le bâton d'Esculape avec le serpent est encore aujourd'hui un symbole pour les médecins et les pharmacies. Il symbolise la polarité avec le serpent, qui se déplace horizontalement (symbole du subconscient et du féminin) et se positionne en même temps à la verticale le long du bâton (symbole de la conscience et du masculin).

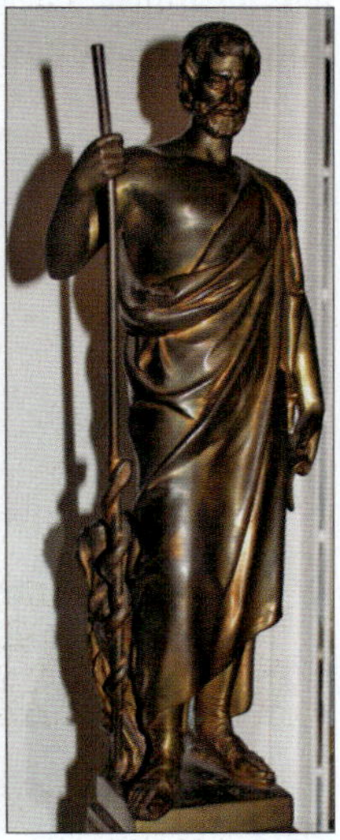

Esculape (du grec ancien: Asclépios), le dieu de la guérison doté d'un bâton et d'un serpent, Musée de la pharmacie de l'Université de Bâle

La philosophie de la Grèce antique a ouvert la voie à une vision mentale ou rationnelle du monde. De même, les éléments eau, terre, air et feu sont également perçus et décrits de ce point de vue. Ils se valent et sont présents dans chaque chose en proportion différente. Au Ve siècle av. J.-C., le médecin et philosophe naturaliste Empédocle d'Agrigente formule sa doctrine des quatre éléments. Elle est encore étroitement liée au monde des dieux.

Une théorie des éléments sans interaction avec les dieux a été introduite pour la première fois par Hippocrate vers 400 av. J.-C. Celui-ci se présentait comme un médecin et non plus comme un médecin-prêtre. Il est considéré comme étant le fondateur de la médecine basée sur les sciences naturelles et est également appelé le « père de la médecine ». Il considérait la guérison comme un art et a démystifié la médecine en distinguant le médecin compétent pour les maladies du corps et le prêtre pour les maladies de l'âme. Il a postulé ce qui suit :

« Ce que les éléments sont au macrocosme, les humeurs le sont au microcosme. »

Avec l'avènement de la théorie des quatre humeurs (médecine humorale), la physiologie et la physiopathologie humaines ont pu être expliquées pour la première fois de manière systémique et, sur cette base, une théorie des maladies a pu être développée. Être en santé exige d'atteindre « l'eucrasie », à savoir le bon équilibre des quatre humeurs : le sanguis, le flegme, la bile jaune et la bile noire. Les premiers Romains ont un système médical moins différencié que les Grecs. Ce n'est qu'avec le retour des médecins formés en Grèce que les connaissances sont parvenues à l'Empire romain. Vers 60 ap. J.-C., Pedanius Dioscoride a publié son ouvrage complet « De materia medica », considéré comme le premier inventaire européen des remèdes et qui est resté l'ouvrage de référence de la pharmacologie pendant les 1500 années suivantes.

Le médecin grec Claude Galien, qui a longtemps exercé comme médecin à la cour impériale de Rome, est considéré comme le médecin le plus important de l'Antiquité après Hippocrate. Au IIe siècle apr. J.-C., il consigne les théories de la médecine humorale sous une forme écrite et définitive. Il a laissé derrière lui de nombreux écrits sur la médecine, la philosophie et l'éthique. Galien a mis l'accent sur les soins du corps et de l'esprit, la responsabilité individuelle et la prévention des maladies. Il a établi pour la première fois un lien rationnel entre les plantes et leurs effets pharmacologiques. Le terme « galénique » désignant « l'enseignement des formes pharmaceutiques » (aujourd'hui appelé « technologie pharmaceutique ») honore Galien encore aujourd'hui. À la fin du IIe siècle apr. J.-C., des médecins grecs bien formés, qui soignaient et traitaient les patients selon les règles de la médecine humorale, ont pris en charge les soins de santé. Ils utilisaient leurs

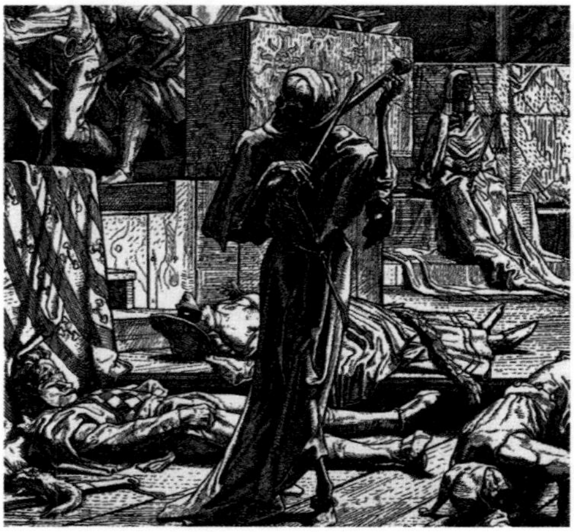

Mort par la peste, gravure sur bois du XIXe siècle, artiste inconnu

connaissances des plantes médicinales en combinaison avec l'hydrothérapie dans les bains publics, les massages et la chiropraxie (« rebouteux »).

L'épidémie de peste européenne en 543 a contribué à détruire complètement le système médical de l'époque.

Après l'effondrement de l'Empire romain, la médecine a été reprise et développée dans la région arabe (qui s'étend de l'Afrique du Nord à l'Ouzbékistan) par les Syriens, les Perses et les Arabes. L'apogée de la médecine arabe orientale est attribué à Avicenne, qui était considéré comme un génie universel et un philosophe de la médecine en Perse et en Europe. Son œuvre, rédigée en l'an 1000 apr. J.-C., couvre l'ensemble du savoir médical de l'époque et traite de l'anatomie, de la médecine interne, de la chirurgie, de l'obstétrique, des maladies générales (traité sur les fièvres) et de la pharmacologie. L'expansion du christianisme en Europe est allée de pair avec le déclin de la civilisation gréco-romaine, qui était une civilisation avancée. En plus de fournir des soins à la population, les monastères du Moyen-Âge copiaient et traduisaient les ouvrages anciens. Les moines linguistes travaillaient sur les textes étrangers qui parvenaient en Europe par les Templiers ou via les routes commerciales. C'est grâce à eux que ces écrits anciens n'ont pas été perdus. Les mythes celtiques et germaniques ont perdu de l'importance avec la christianisation : les bosquets sacrés, les sources et les rochers ne devaient plus être vénérés et les arbres sacrés ont été abattus. Les décrets impériaux de Charlemagne vers 800 apr. J.-C., prescrivant la culture des plantes médicinales méditerranéennes par les monastères et les paysans, ont supplanté les connaissances médicales des Celtes et des Germains qui étaient liées aux plantes locales.

Il est à peine question des femmes dans toute l'histoire de la médecine. La célèbre abbesse Hildegarde de Bingen fait exception. Au XIIe siècle, elle intègre les connaissances celtiques et germaniques ainsi que les idées d'éléments et de qualités dans ses œuvres.

La médecine monastique prend fin brusquement lorsque les moines et les nonnes se voient interdire toute activité de soin par les dirigeants de l'église en 1130. La médecine est alors enseignée comme « médecine scolastique » dans les écoles de Bologne, d'Oxford, de Padoue et de Paris. Les femmes n'ont alors pas accès aux universités. Comme toujours, elles sont les représentantes de la médecine populaire. Des femmes (et des hommes) possédant une grande connaissance de la médecine et ayant des dons de médium ont perpétué la pensée magique et mythique en tout temps. La transmission orale au sein de la famille ou d'un cercle d'initiés a permis de transmettre le savoir de façon pérenne. Ancrées dans la médecine populaire, ces femmes (et ces hommes) doivent exercer leurs activités en secret avec l'avènement du christianisme. L'Église décrit alors leur art de guérir comme de la sorcellerie hostile à Dieu et la qualifie d'œuvre du diable. Elle tente de l'éradiquer en brûlant les « sorcières ».

Au XVIe siècle, Paracelse, fervent critique de la médecine galénique pratiquée à l'époque, a fait bouger le paysage médical. Il s'est battu avec acharnement contre la méthode d'apprentissage consistant à apprendre par coeur, qui était enseignée dans les universités. Déçu par la médecine universitaire de l'époque, Paracelse était ouvert aux méthodes de médecine non conventionnelles et convaincu que le soignant devait passer par l'examen de la nature. Au fil de ses nombreux voyages, il a rassemblé les connaissances des sages-femmes, des herboristes et des paysans. Il a ensuite développé la théorie des signatures, un constituant majeur de la médecine populaire. La théorie des éléments était très importante pour lui, mais il appelait les éléments des forces et ne parlait plus des humeurs. Paracelse définissait une force vitale comme une « archée », une force vivante, spirituelle et créatrice, inhérente à toutes les choses vivantes et qui permettait à l'être humain de façonner sa vie.

Paracelse a formulé un principe d'interaction entre le microcosme (être humain) et le macrocosme (environnement). Il a décrit la manière dont un médicament était lié à la maladie qu'il traitait. Il est également considéré comme le fondateur de la chimie. Sa déclaration la plus connue, qui est toujours valable aujourd'hui, est la suivante :

« *Tout est poison, rien n'est sans poison. C'est la dose qui fait le poison.* »

La diffusion de la distillation à la fin du XVIe siècle a ouvert de nouvelles possibilités pour la fabrication de médicaments. C'est la pensée mystique qui anime l'alchimie. Il en résulte le développement de la spagyrie qui, avec ses étapes de division, de purification et d'unification, veut préserver non seulement les aspects matériels, mais aussi l'esprit représenté par la plante et son essence dans le remède.

Avec l'avènement du siècle des Lumières (XVIIIe siècle) et la révolution scientifique, la naturopathie a perdu de son importance. Ce qu'on ne peut pas expliquer rationnellement n'existe pas. C'est l'esprit qui a le pouvoir. La pensée s'est réduite de plus en plus aux aspects matériels. Avec l'industrialisation, l'exploitation et la pollution de la nature ont pris une nouvelle dimension. L'air vicié, la dénaturation de l'alimentation et le manque d'espace ont rendu la vie difficile à la population urbaine. Les individus ont commencé à se rappeler des vertus de la nature. Les différents mouvements de transformation de la

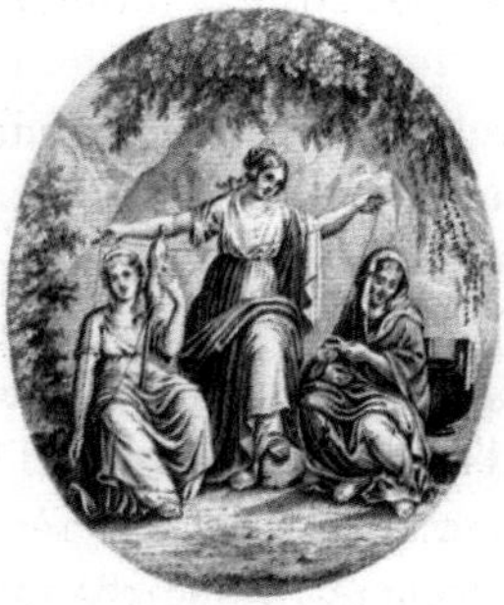

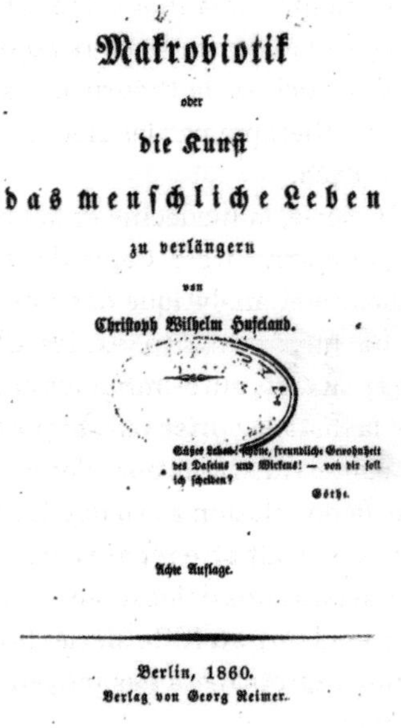

Makrobiotik

oder

die Kunst

das menschliche Leben

zu verlängern

von

Christoph Wilhelm Hufeland.

Süßes Leben! [illegible]ne, freundliche Gewohnheit des Daseins und Wirkens! — von dir soll ich scheiden?

Göthe.

Achte Auflage.

Berlin, 1860.
Verlag von Georg Reimer.

La Macrobiotique par C. W. Hufelandici, livre connu également sous le titre «L'Art de prolonger la vie», extrait de la page de titre, impression de 1860 vie (p. ex. Monte Verità) ont émergé et se sont exprimés, d'une part en politique (mouvement ouvrier, mode de vie naturel, coopératives) et, d'autre part, dans les soins de santé et la médecine. Le terme naturopathie remonte à cette époque. Un de ses représentants importants s'appelait Christian Wilhelm Hufeland. Il exerçait la médecine humorale et était réceptif aux nouvelles disciplines médicales (homéopathie, acupuncture, etc.). Il considérait le naturopathe comme un serviteur de la nature et mettait la force vitale au premier plan (vitalisme). À la fin du XVIIIe siècle, il a écrit son ouvrage « La Macrobiotique ou l'art de prolonger la vie ». Il réintroduisit également l'explication selon laquelle le déséquilibre des humeurs et leur pollution étaient à l'origine de la maladie. Le concept de désintoxication repose sur l'idée selon laquelle l'élimination des déchets et des toxines favoriserait le processus de guérison individuel et activerait les forces d'autoguérison. Jusqu'à aujourd'hui, la désintoxication jouit d'une longue tradition dans notre culture. Samuel Hahnemann, disciple de Hufeland, a établi la règle de similitude « Similia similibus curentur » et fondé la théorie de l'homéopathie sur ce principe.

Le passage définitif de la médecine humorale à la médecine moderne s'est produit au XIXe siècle. En 1858, Rudolf Virchow formule son principe de pathologie cellulaire, qui ne place plus les fonctions corporelles au premier plan, mais y place plutôt les aspects matériels des organes corporels. La maladie et son traitement ont lieu exclusivement au niveau des cellules et des tissus du corps.

Grâce à la nouvelle vision de la médecine et du corps, la science est capable d'isoler individuellement les ingrédients curatifs des plantes médicinales. Elle peut aussi expliquer leurs effets au niveau du métabolisme et même les reproduire de manière synthétique. À l'inverse, les connaissances empiriques, l'intuition et la pensée holistique perdent en importance.

La naturopathie a été relancée par les réflexions naturalistes de Johann Wolfgang von Goethe au XIXe siècle. Des personnalités exceptionnelles telles que Vincenz Priessnitz, Sebastian Kneipp, Emanuel Felke, l'herboriste Künzle et le nutritionniste Maximilian Bircher-Benner marquent encore aujourd'hui la naturopathie. Rudolf Steiner a repris la théorie des principes, la théorie des signatures, l'astromédecine et développé l'anthroposophie. La thérapie par les fleurs de Bach est basée sur les perceptions intuitives du Dr Edward Bach.

Au XXe siècle, la médecine et la pharmacie ont connu de grands succès en médecine d'urgence et en chirurgie. Cependant, du point de vue de la MTE, en raison de leur approche linéaire et analytique des causes, elles favorisent des problèmes systémiques de plus en plus importants (p. ex. les allergies, les maladies dégénératives chroniques, le cancer, les maladies auto-immunes et les maladies nerveuses). En raison de la spécialisation et de la distance prise par rapport à la vie quotidienne, la médecine d'aujourd'hui a perdu son âme. Ainsi, au cours des dernières décennies, encouragée par les progrès de la médecine, la population a cru que la santé pouvait s'acheter comme une marchandise et que le corps pouvait être réparé comme une machine. La médecine de la transplantation reflète ces aspirations démesurées. Les limites et les problèmes de ce développement sont désormais évidents au XXIe siècle. En conséquence, de nombreuses personnes aspirent aujourd'hui à retourner à des moyens plus humains pour être en santé et se maintenir dans cet état.

2.2. Médecine populaire

Histoire de la médecine populaire

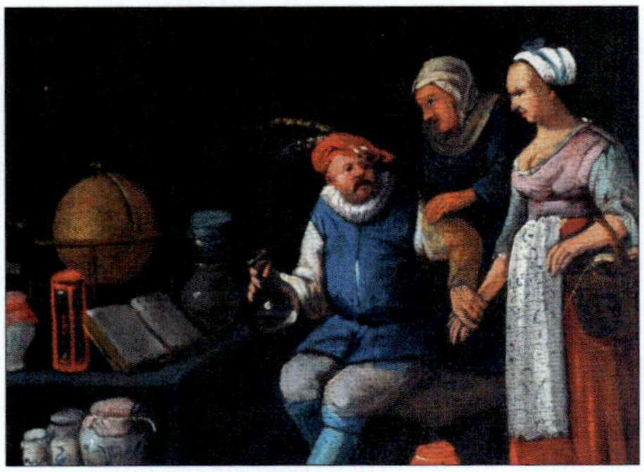

Le médecin de campagne prend le pouls de la patiente et examine les urines. Egbert de Heemskerck (1634–1704), Musée de la Pharmacie de l'université de Bâle

A l'époque, les médecins étaient souvent inaccessibles pour la population rurale et leurs services étaient généralement trop onéreux. Le traitement des gens et des animaux reposait donc sur les guérisseurs locaux et les connaissances transmises de génération en génération au sein de la famille. Les guérisseurs (bergers, herboristes, rebouteux, barbiers, médecins paysans, etc.) n'apprenaient pas leurs connaissances et leurs méthodes dans le cadre d'une formation académique, mais grâce à la tradition et à leurs propres expériences. Ils étaient enracinés dans la culture régionale, dans la société, dans les coutumes et dans les légendes locales.

Avec l'invention de l'imprimerie, des manuels de médecine populaire se sont ajoutés à la tradition orale et à la pratique traditionnelle, ce qui a permis de diffuser davantage les connaissances, p. ex. « Chrut und Uchrut » (Bonnes et mauvaises herbes) du curé-herboriste Künzle en 1911.

Méthodes de traitement populaires

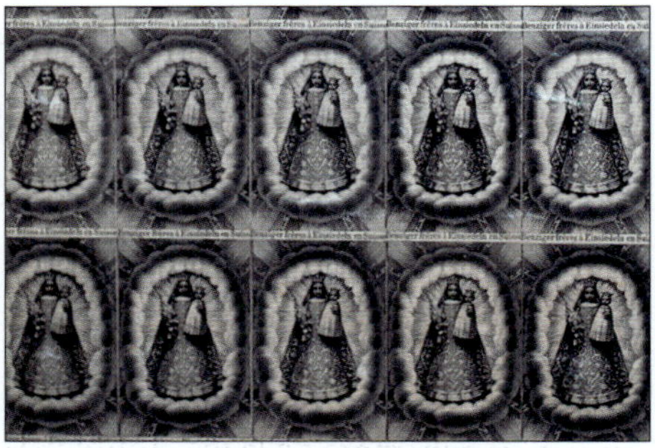

Timbres du Sanctuaire d'Einsiedeln, Suisse.
Ces petites images à avaler étaient consommées jusqu'au XXe siècle en cas de problèmes de santé ou dans d'autres situations d'urgence pour obtenir le soutien des saints. Musée de la pharmacie de l'Université de Bâle

L'élément le plus connu de la médecine populaire est l'utilisation de plantes médicinales. Cependant, des minéraux, des substances animales et humaines ou des aliments ainsi que diverses méthodes diaphorétiques ou purgatives, ainsi que l'hydrothérapie, le secret, l'imposition des mains, le pendule, le port d'amulette, etc. sont également utilisés. De nombreuses méthodes de guérison religieuses et magiques proviennent de l'ancienne médecine des semblables (en allemand : Sympathiemedizin), qui perçoit le monde en analogie et avec le ressenti. Le guérisseur entre en contact avec les forces à l'origine des phénomènes naturels afin de pouvoir les utiliser et les influencer. Le monde et l'univers tout entier sont interconnectés ; l'être humain en fait partie à l'instar de chaque pierre ou plante (Natura magica).

La médecine populaire comprend également, aujourd'hui encore, des éléments de la médecine humorale (p. ex. le concept de « purification du sang »). La tradition des soins de santé, l'utilisation de plantes médicinales sous forme de tisane ou de compresses, les mesures thérapeutiques telles que les bains et les enveloppements sont naturellement encore présents dans la vie quotidienne. Ces connaissances en matière de naturopathie sont beaucoup plus anciennes que les aspects scientifiques de la médecine. Dans la tradition de la médecine populaire, ce n'est pas (seulement) la composition chimique d'une plante ou les processus biochimiques du métabolisme humain qui sont déterminants, c'est aussi la manière dont un remède est choisi, fabriqué et utilisé.

> *« De nombreux peuples ont l'habitude de passer des heures à secouer, frotter, fouetter, prier et effectuer d'autres traitements rituels pour éveiller l'esprit en médecine. (...) C'est toujours l'esprit de la plante qui guérit, pas la substance, comme le pensent les scientifiques. Paracelse parle de préparer la quintessence du remède, le principe spirituel invisible, au-delà des éléments tangibles. »*[1]

Comme ses effets ne peuvent pas être prouvés ou expliqués d'un point de vue scientifique, la médecine populaire est aujourd'hui souvent classée dans la catégorie de la magie, de l'ésotérisme, de la superstition ou du charlatanisme. Elle se trouve dévalorisée comme relevant de la « pure question de croyance ». Cependant, si nous considérons l'importance des connaissances de la médecine populaire, par exemple s'agissant des théories de Paracelse, il est évident que celle-ci se nourrit précisément du mélange de croyances archaïques, du lien avec la nature, de la religion et de rituels magiques. Paracelse n'hésitait pas à interroger les herboristes, les sorcières, les bergers et les paysans.

La maladie du point de vue de la médecine populaire

La médecine populaire ne considère pas la maladie comme une modification des processus anatomiques ou biochimiques dans le corps, mais comme la présence d'une grande ouverture sur un monde surnaturel et incompréhensible. Elle porte en elle des connaissances intuitives de la nature. Toute personne qui tombe malade doit réactiver son lien avec la Terre-Mère. L'art de guérir ne concerne pas seulement son propre corps, mais également le macrocosme auquel l'être humain fait partie. Chaque être vivant dépend du cycle de la nature, qui rend la vie humaine possible, mais qui entraîne aussi la décomposition et le caractère éphémère de la vie. Toute personne qui veut rester en santé doit respecter les lois de la nature. La maladie est interprétée comme une perturbation de l'équilibre naturel entre les forces terrestres et célestes que les guérisseurs, les chamans, les sorcières et les herboristes peuvent influencer.

Les maladies sont souvent perçues comme la manifestation de démons. Ces derniers se nourrissent de la force vitale des personnes malades et ils ne peuvent pas être simplement détruits, car ils réapparaissent alors sous la forme d'autres maladies ou chez

1 Wolf-Dieter Storl, Mechthild Scheffer : Les plantes de l'âme d'Edward Bach, Irisana Verlag 2007

d'autres personnes. Les démons doivent être chassés du corps à l'aide de différents rituels. Par exemple, le démon de la maladie est chassé par des chants, chassé dans un trou d'arbre ou happé par les branches d'une haie à travers laquelle la personne malade a rampé.

Une plante, administrée comme un médicament approprié, incite la maladie à quitter le corps. Par exemple, la personne malade boit une tisane qui fait transpirer et la maladie est éliminée par transpiration.

« En cas de goutte, au printemps, on saisit de la main droite la branche d'un arbre vert, souvent le sureau (Sambucus nigra) et on prononce la phrase suivante : Je te saisis, branche verte, éloigne de moi le lourd fardeau, la déchirure, l'affaiblissement et la goutte, à toi d'avoir tout cela et pas moi. » [2]

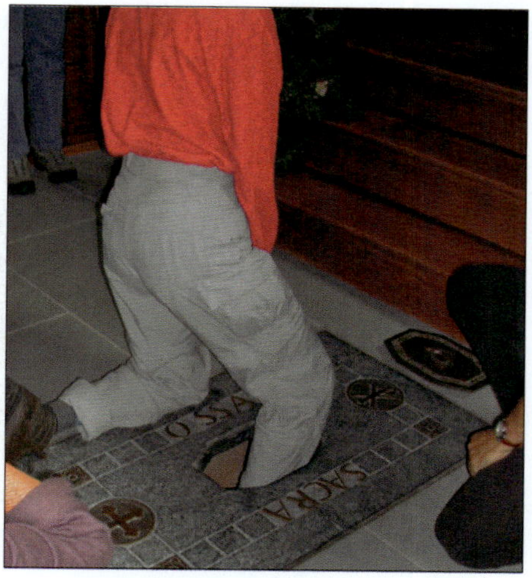

Chapelle Saint-Maurice de Schötz, Suisse.
En cas de douleurs aux jambes, la personne souffrante met le membre atteint dans un trou situé derrière l'autel et sollicite l'aide de saint Maurice.

Rythmes de la vie

Cette façon de voir implique également une prise de conscience accrue des cycles que nos vies suivent. Les différents rythmes de la vie, le déroulement de la journée et de l'année, l'alternance de l'activité et du repos, la tension et la détente, le cycle physique de veille et du sommeil, sont autant de rythmes qui marquent le chemin vers le maintien de la santé et la guérison.

Avec les fêtes annuelles, les gens célèbrent ces cycles et leur intégration dans la nature, tout en satisfaisant leur besoin humain de rituels. Les signes du zodiaque et l'orientation d'après les phases de la lune, par exemple la lune croissante et la lune décroissante, ont également une grande importance.

Les guérisseurs connaissent les herbes et les racines qui poussent localement, leur emplacement et leur rythme de croissance. Ils connaissent également les propriétés pharmacologiques et les aspects énergétiques des végétaux. Ils savent comment soulager les contractions, redonner de l'énergie aux femmes affaiblies après l'accouchement ou prévenir une grossesse non désirée. Ils savent aussi comment préparer des potions magiques, d'amour notamment, et comment utiliser les plantes enivrantes ou toxiques.

2 Denz-Tschaikner, Magie au quotidien, croyance dans les sorcières et naturopathie dans la forêt de Bregenz, livre d'accompagnement de l'exposition Déesse – Sorcière – Guérisseuse, Contributions d'Innsbruck aux sciences culturelles, Innsbruck 2004

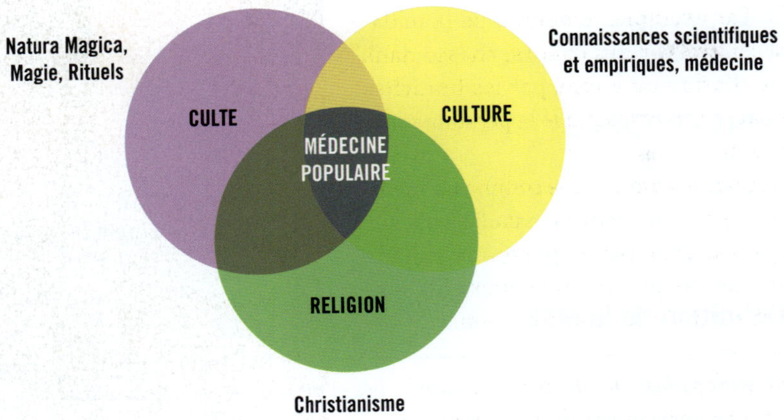

Positionnement de la médecine populaire, impactée par la culture, la religion et les cultes

Ils récoltent des herbes médicinales dans la forêt, les mélangent dans des chaudrons fumants et créent dans leur cuisine de puissants remèdes à base de plantes. Ils sont les gardiens et les gardiennes des secrets de la guérison. Les connaissances des femmes, qui sont souvent décrites comme des sorcières, représentent également la sensualité et la spiritualité féminines et comprennent le traitement des aspects obscurs de la vie. Des éléments magiques, des allusions mystérieuses et des oracles relevant de la culture des sorcières sont intégrés à la médecine populaire.

Les femmes avec des dons de médium et une grande connaissance de la médecine étaient qualifiées de sorcières (surtout au Moyen-Âge). Leur pensée découlait de la religion de la nature issue de Gaia, la généreuse Terre-Mère. L'ancienne recette des femmes herboristes, tirée des cultures celtique et germanique, est de faire corps avec la nature. Si cette unité est perturbée, la personne concernée tombe malade. Les techniques chamaniques que l'on connaît aujourd'hui en Sibérie, au Mexique ou dans la culture amérindienne, relèvent naturellement de cette tradition de guérisseuses.

Ces connaissances et cette attitude face à la vie sont incompatibles avec les théories de l'Église et ont donc constamment été persécutées et réprimées. Néanmoins, beaucoup de choses ont pu être conservées, notamment parce que la population rurale a perpétué ces connaissances jusqu'à aujourd'hui.

CHAPITRE 3

NOTIONS

3.1. Définition de la MTE

« La naturopathie est l'art de guérir selon les lois et avec les moyens de la nature. Elle se définit moins par ses méthodes que par son mode de pensée sous-jacent. »
FRIEDEMANN GARVELMANN

La dénomination *médecine traditionnelle européenne (MTE)* n'est pas utilisée dans la littérature ancienne relative à la naturopathie. Cette dénomination a été inventée dans les années 1990 par des naturopathes qui, en plus de leur activité thérapeutique, travaillaient également en tant qu'enseignants au titre de la formation initiale et de la formation continue pour former des naturopathes et des médecins. L'appellation sert tout d'abord à différencier la MTE des disciplines du champ de la naturopathie déjà bien définies et structurées comme la médecine traditionnelle chinoise (MTC), l'Ayurveda ou l'homéopathie. Elle montre ensuite l'ambition d'intégrer les connaissances millénaires de notre culture médicale dans la médecine naturelle moderne des XXe et XXIe siècles. Le vaste champ couvert par les thérapies relevant de la naturopathie est aujourd'hui ingérable et déroutant pour de nombreux patients. En conséquence, il existe un fort désir d'un concept médical global et holistique, qui intègre la richesse des connaissances et l'expérience accumulée à une base philosophique tout en associant les méthodes de diagnostic et les concepts thérapeutiques appropriés. Un tel concept a aussi existé en Europe pendant plus de 2000 ans. Il n'a été remplacé qu'au cours des 200 dernières années par le modèle de pensée et de travail de la médecine conventionnelle d'aujourd'hui.

La MTE n'est pas une médecine complémentaire

Le terme MTE[3], désormais établi dans l'espace germanophone, désigne un système médical compris et enseigné rationnellement ; il associe les racines traditionnelles de la médecine avec les connaissances et les modèles de pensée « modernes ». Il intègre les procédés diagnostiques et thérapeutiques compatibles avec la MTE.

3 Les termes synonymes sont NTE (naturopathie traditionnelle européenne) ou MOT (médecine occidentale traditionnelle).

En 1952, le médecin Alfred Brauchle a défini la notion de « naturopathie » (inventée dès 1849 par L. Gleich) par l'utilisation thérapeutique des éléments naturels que sont le soleil, la lumière, l'air, le mouvement, le repos, la nourriture, l'eau, le froid, la terre et l'administration de médicaments d'origine naturelle (p. ex. l'herboristerie). À cela s'ajoute l'accompagnement thérapeutique des pensées, des sentiments et des processus régissant la volonté. Dans cette définition, la naturopathie est réduite unilatéralement à la méthodologie de ses applications, sans les associer au modèle de pensée et de travail compatible. Il s'agit pourtant d'une condition essentielle pour leur utilisation optimale. Les méthodes thérapeutiques mentionnées sont également utilisées dans la MTE, mais sur la base du concept de pensée et de travail propre à la MTE présenté dans ce livre. Ce n'est qu'ainsi que la MTE devient un système médical autonome comparable à la MTC et la médecine ayurvédique. Ainsi elle ne dépend pas du concept de pensée et de la pathologie cellulaire qui caractérise la médecine conventionnelle. Elle pourra ainsi dépasser son rôle de « médecine complémentaire » et devenir une option efficace, sans danger et peu coûteuse aux côtés de la médecine conventionnelle dans le large éventail d'indications où une guérison naturelle est en principe possible.

Explication des termes

Le terme « traditionnel » est utilisé parce que la MTE perpétue la tradition de la médecine « ancienne », qui constitue la base de toute la médecine occidentale depuis Hippocrate. La MTE est « européenne » parce que ses origines antiques se situent dans la partie européenne de la Méditerranée (Grèce). Bien que la médecine ait été historiquement enrichie et développée via des influences arabes et persanes, son développement se concentre sur l'Europe depuis le Moyen-Âge.

Médecine	Une méthode de guérison qui conçoit l'être humain dans son intégralité, comme constituant une unité du corps, de l'âme et de l'esprit
Traditionnelle	Puisant dans les connaissances de la médecine empirique développée dans notre culture depuis Hippocrate, avec une ouverture aux connaissances et aux progrès d'aujourd'hui
Européenne	Avec des racines grecques, persanes, arabes et romaines, art de guérir exercé dans différentes régions d'Europe

Perception de la MTE

La MTE ne se considère pas comme une concurrence à la médecine conventionnelle. Elle propose cependant des solutions aux développements indésirables qui se sont produits depuis le changement de paradigme vers la pathologie cellulaire ou solidaire opéré par Rudolf Virchow à partir du milieu du XIXe siècle. Au lieu d'une évolution judicieuse qui aurait complété et élargi « l'ancien » système médical avec les connaissances de la pathologie cellulaire, la fascination pour le « nouveau » modèle médical a conduit au remplacement complet de « l'ancien modèle ». Ainsi, les connaissances approfondies de la médecine traditionnelle sur les relations fonctionnelles et les schémas de réaction du

« système humain » aux stimuli exogènes et endogènes ont été jetées par-dessus bord sans être remplacées. L'ancienne pensée *systémique* est remplacée par une construction abstraite en grande partie *linéaire* qui, bien qu'elle dispose d'une quantité toujours croissante d'informations et de données détaillées, a beaucoup de mal à reconnaître leur signification et leur importance pour l'organisme humain en tant que système ouvert.

Pour revenir au tableau de Miró « Le chant du rossignol », évoqué dans l'introduction sous sa forme originale et sous la version ordonnée d'Urs Wehrli « Kunst aufräumen » (en français, l'art en bazar) :

Dans le concept de pensée de la médecine conventionnelle, nous sélectionnons certains aspects partiels, des images détaillées et des données quantifiées en perdant de vue le miracle qu'est l'être humain. Ce dernier est réduit à un assemblage de pièces détachées (à un certain nombre d'organes, de tissus, de cellules) et ses processus vitaux complexes sont réduits à une relation linéaire de cause à effet. La cybernétique moderne des systèmes prouve sans aucun doute que ce processus est totalement inadapté dans le cadre de systèmes ouverts, comme l'être humain.[4]

En médecine traditionnelle, la situation est inversée : nous ne capturons qu'une vue d'ensemble relativement « floue » de la situation anatomique et (patho)fonctionnelle de l'être humain (cybernétique : principe de l'imprécision), mais nous savons très bien ce que cela signifie pour ce dernier et comment l'influencer. Cela veut dire que la connaissance des détails en naturopathie est limitée, mais que les modèles de « l'activité du système » peuvent être parfaitement expliqués et donc influencés. L'être humain est perçu à travers une vue d'ensemble. Il s'agit de la compétence de base de la naturopathie et en particulier du diagnostic et de la thérapie de la constitution.

Établissement des objectifs

L'un des objectifs de la MTE d'aujourd'hui est d'associer les connaissances détaillées de la médecine moderne avec les principes de la médecine traditionnelle, afin d'optimiser les forces des deux systèmes et de contrer les développements indésirables. En ce sens, le lien est plus que la somme de ses parties.

Le modèle de pensée et de travail

Niveau 1 – L'être humain comme élément de la nature

Au centre de la MTE se trouve l'être humain, qui dépend indissociablement et existentiellement de la nature. Il vit en interaction constante avec les éléments naturels et est donc responsable de leur préservation dans son propre intérêt. C'est pourquoi les aspects écologiques sont également importants dans la MTE.

4 Les livres de Frederic Vester « Neuland des Denkens » (les territoires inexplorés de la pensée) et « Unsere Welt – ein vernetztes System » (Notre monde, un système interconnecté) constituent les références à lire sur ce sujet.

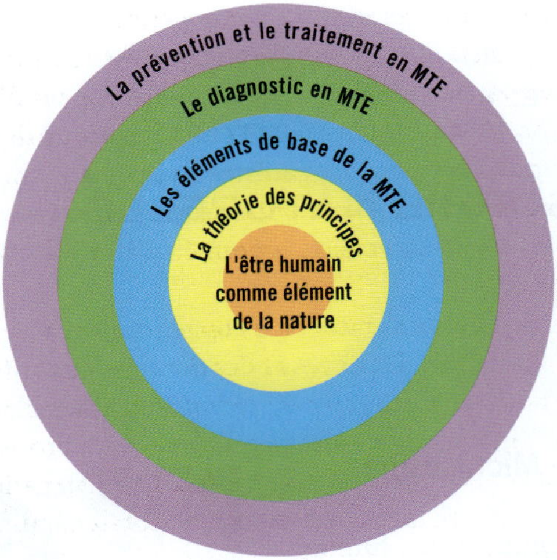

Le modèle de pensée et de travail en MTE

Niveau 2 – La théorie des principes

Dans chaque phénomène biologique, chaque processus fonctionnel et chaque processus de régulation, il est possible d'identifier des lois fondamentales, qui sont appelées « principes ». La théorie des principes est la base structurelle même de la MTE.

Niveau 3 – Les éléments de base de la MTE

Les éléments fondamentaux de la MTE qui en résultent, comme p. ex. la théorie des éléments ou de la constitution, peuvent être considérés comme une forme concrète et applicable. Ils permettent de comprendre à la fois la situation environnementale et les (dys)fonctions du corps humain comme un système.

Niveau 4 – Le diagnostic en MTE

Pour pouvoir analyser la représentation individuelle des éléments de base de la MTE en termes de tempérament, de constitution et de maladie, il est nécessaire d'établir un diagnostic adéquat.

Niveau 5 – La prévention et le traitement en MTE

Les objectifs préventifs et thérapeutiques de base découlent des résultats du diagnostic effectué. Ils sont ensuite mis en œuvre méthodiquement dans le cadre d'un concept qui allie diététique et thérapie.

Cette structure conceptuelle constitue la base pour satisfaire aux exigences centrales de la MTE : considérer le patient comme un individu malade et non comme le porteur d'une maladie et, par conséquent, guérir la personne malade et pas seulement sa maladie.

CHAPITRE 4

PHILOSOPHIE NATURELLE

4.1. Macrocosme – Microcosme

Depuis la nuit des temps, l'être humain s'efforce d'observer et de comprendre les phénomènes et les lois de la nature. Afin de rendre compréhensibles les concepts fondamentaux de la vie et de ses processus (p. ex. l'espace et le temps), les connaissances acquises sont expliquées et interprétées.

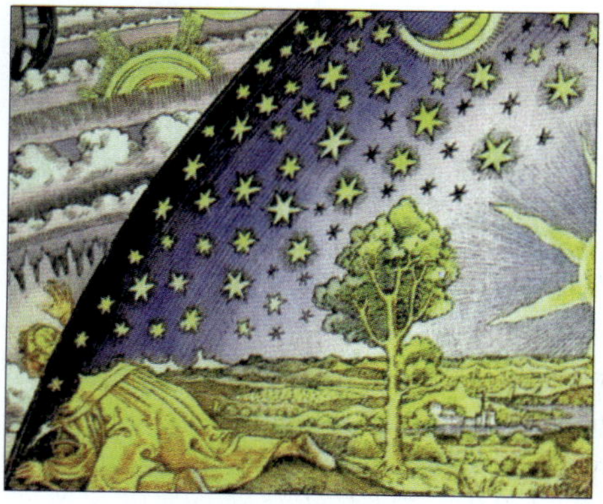

L'être humain en tant qu'observateur de la danse cosmique, artiste inconnu, de Camille Flammarion, « L'atmosphère : Météorologie populaire », Paris, 1888

Les origines de cette cosmologie résultent du début mystique et magique de l'histoire de l'humanité, un monde où tout était uni et dans lequel les lois et les règles actuellement en vigueur étaient encore largement inconnues.

Pour les civilisations occidentales, cela remonte à aussi loin que la région et l'époque de Babylone et repose notamment sur une « vision hermétique du monde ». Hermès Trismégiste est considéré comme le père mystique de la philosophie hermétique, qui a énoncé les lois fondamentales de la vie :

Les lois hermétiques	
Principe de spiritualité	Tout est esprit et énergie
Principe de correspondance	En haut comme en bas, à l'intérieur comme à l'extérieur
Principe de vibration	Tout est en mouvement
Principe de polarité	Tout a deux pôles
Principe du rythme	Tout coule, tout circule
Principe de cause à effet	Chaque cause a son effet
Principe du caractère sexué	Tout a des caractéristiques masculines et féminines

La vision magique du monde, Natura magica

La vision du monde de l'époque considérait l'être humain comme le centre de tous les processus. L'être humain cherche à s'orienter par rapport à ce centre pour expliquer des phénomènes comme, par exemple, la vie ou les maladies. Les forces intérieures et extérieures imprègnent tout et placent les êtres vivants, les choses et les processus dans un contexte global. Par conséquent, le monde est considéré métaphoriquement comme un organisme universel. L'être humain est en connexion, en simultanéité et en accord avec les phénomènes extérieurs et cosmiques. En tant que microcosme, « petit ordre », il fait partie intégrale de l'univers, c'est à dire du macrocosme, du « grand ordre ». La philosophie naturelle peut ainsi établir les relations entre le grand ordre et l'être humain. Elle offre un système d'explication unificateur dans lequel, par exemple, le cœur en tant que source de chaleur de l'organisme est lié au Soleil cosmique.

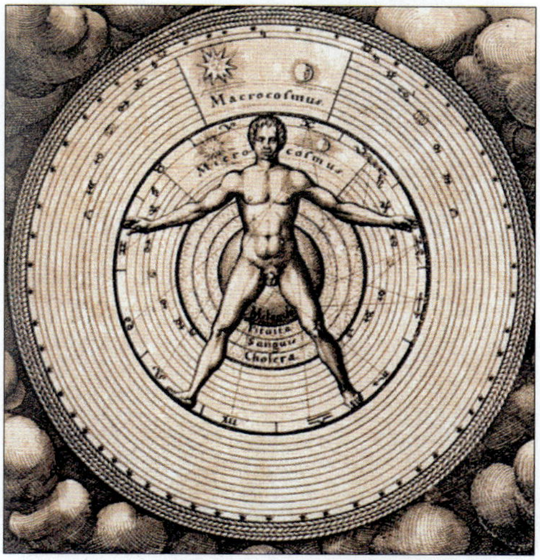

Le cercle macrocosmique extérieur est formé par le plan des étoiles fixes, des sept planètes et des quatre éléments. Le soleil et la lune représentent la polarité créatrice du masculin et du féminin. Le cercle microcosmique intérieur contient le zodiaque, les relations astrologiques avec les organes et les quatre tempéraments.
Illustration tirée de « utriusque cosmi maioris scilicet et minoris metaphysica, physica atque technica historia » de Robert Fludd, 1617

D'importantes impulsions en matière de philosophie naturelle proviennent de l'Antiquité grecque. Différentes écoles philosophiques ont recherché des modèles explicatifs universels, dans lesquels une ou plusieurs substances primitives (principes comme p. ex. la terre, l'eau, le feu, l'air dans la théorie des éléments) sont considérées comme la fondation commune et le point de départ de tous les phénomènes. C'est sur ces bases que s'est développée, de l'Antiquité au Moyen-Âge, une vision métaphorique et cosmologique du monde, qui a façonné l'esprit occidental pendant des siècles. Les connaissances tirées de cette interprétation de la nature constituent une base importante pour de nombreux domaines de la connaissance comme la physique, la religion et tous les concepts médicaux traditionnels.

Ainsi, dans la vision médiévale du monde d'Hildegarde de Bingen, l'être humain apparaît comme un univers à petite échelle et une image du zodiaque. Dans ce monde imaginaire, tous les êtres vivants, animaux et plantes, les minéraux même, sont la manifestation visible d'un monde spirituel. Il n'y a pas de distinction entre la nature vivante et la nature non vivante ; les substances guérissent parce qu'elles sont liées à des puissances supérieures (p. ex. les astres).

Le monde qui s'ouvre n'est donc qu'un petit fragment de la réalité et une manifestation de forces trop subtiles pour être perçues par les sens humains.

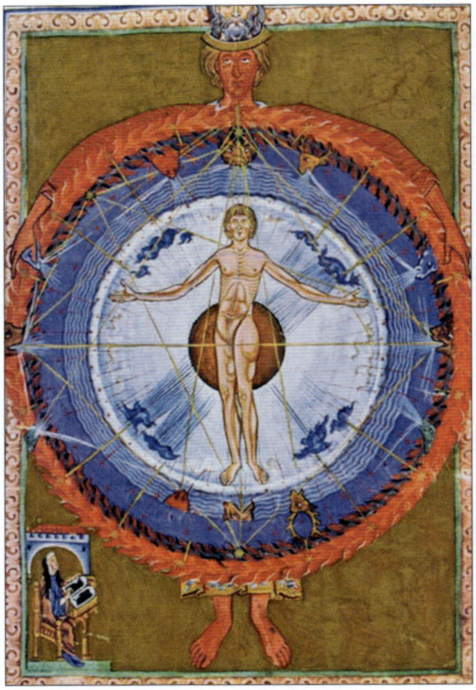

Représentation de l'être humain intégré dans l'ordre micromacrocosmique, Hildegard de Bingen. Liber Divinorum Operum, XIIe siècle

Même une médecine paracelsienne est inimaginable si elle n'est pas intégrée à ces contextes philosophiques naturels. Pour Paracelse, chaque remède est en même temps porteur d'une énergie supérieure. Tout fait partie du grand tout et tous les règnes de la nature sont miraculeusement entrelacés dans ce grand tout.

Pour lui, comprendre les forces, les rythmes et les propriétés du cosmos est une condition sine qua non du succès de l'art de guérir.

« *Autrement...* » (S'il n'est pas basé sur la philosophie, note des auteurs)
« *La médecine n'est rien d'autre qu'une écorce de cannelle sèche et inodore qui fond dans la bouche comme un chapeau de feutre.* » PARACELSE

L'application pratique de ces connaissances cosmologiques se fait selon des lois et des règles établies. Sur le plan médical, elles permettent à la fois l'interprétation des processus pathologiques et la sélection de méthodes de traitement et de remèdes selon les lois universelles et conformément aux correspondances cosmiques. Ainsi, Saturne agit en tant que principe pathogène. En concentrant, en durcissant et en inhibant, il favorise la dégénérescence et les processus de vieillissement, comme ceux qui peuvent être exprimés par exemple lors d'artériosclérose. Pour le traitement de ces troubles sont choisies des applications de plantes médicinales et des méthodes thérapeutiques qui réchauffent et dissolvent.

Ces constatations sont d'une importance primordiale pour la médecine traditionnelle, car elles fournissent pour la première fois une base systématique et compréhensible afin de décrire et expliquer de nombreux aspects de la vie, de la maladie et de la guérison.

Les temps modernes

La notion de « philosophie naturelle » apparaît pour la première fois en allemand au XVIIIe siècle et est la traduction de l'ancienne expression latine « Philosophia naturalis », traditionnellement utilisée pour l'étude des choses perçues par les sens.

Aujourd'hui, les sciences naturelles modernes sont presque exclusivement soumises à des connaissances et à des faits qui peuvent être mesurés objectivement et qui satisfont à des principes scientifiques évaluables analytiquement et statistiquement. Cela s'oppose diamétralement au savoir empirique de la naturopathie, qui tire sa légitimité de l'observation et de l'interprétation de la nature. C'est précisément cet empirisme qui représente l'un des piliers les plus importants de tous les concepts médicaux traditionnels.

Nous espérons qu'à l'avenir, les résultats obtenus par les traitements empiriques seront évalués sur un pied d'égalité avec ce qui peut être expliqué par les sciences naturelles.

CHAPITRE 5

THÉORIE DES PRINCIPES

5.1. Principes

Toutes les cultures cherchent et ont besoin de réponses à la question du « comment et pourquoi » de leur existence. Grâce à une observation, une recherche, des débats philosophiques et une vérification constante, les différentes cultures ont développé des modèles complexes et des visions du monde à partir des connaissances acquises. Ces représentations peuvent être utilisées pour dériver des lois et des modèles de base servant à expliquer et interpréter tous les phénomènes, qui sont appelés *principes*.

Du latin « principium » = origine, début, au sens large, une règle fondamentale ou une directive qui est supérieure à toutes les autres

Une caractéristique essentielle d'un principe en relation avec des systèmes biologiques ouverts est que, bien qu'il puisse être nommé, décrit et appliqué, sa valeur ne peut être reconnue qu'indirectement à travers ses vertus sur le système ou dans ses réactions internes et externes. Les philosophes grecs se sont intéressés de près à la nature, aux processus qui s'y déroulent et à ses lois. Aristote s'est particulièrement interrogé sur les causes et les règles de ces processus. De son point de vue, les processus naturels ne se produisent que sous certaines conditions. Il nomme les conditions les plus générales *principes* et leur totalité causes. Selon Aristote, un principe est donc l'aspect fondamental par lequel une chose devient reconnaissable.

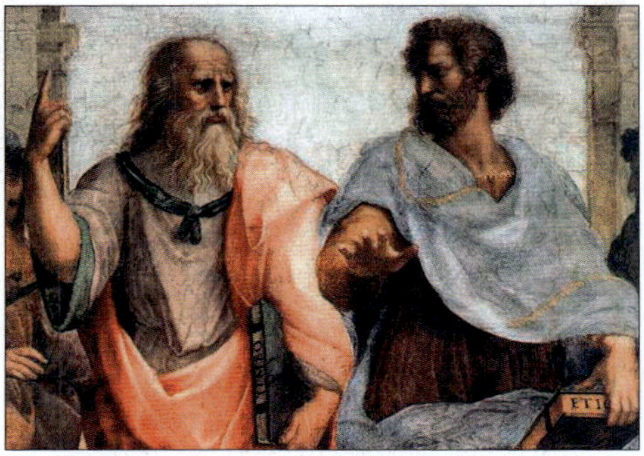

Platon et son disciple Aristote, Extrait du tableau « L'école d'Athènes » de Raphaël, 1510–1511, Vatican

La recherche de ces principes est une partie importante de sa philosophie naturelle. Les principes eux-mêmes ne sont cependant pas des choses ou des processus matériels, mais plutôt des lois nécessaires ou sous-jacentes. Selon Aristote, il ne suffit pas de percevoir la nature et ses processus avec les sens pour les interpréter. Au contraire, l'être humain a besoin de connaissances supplémentaires qu'il ne peut obtenir que par un processus de réflexion permettant de reconnaître et de nommer les causes et les principes sous-jacents. Une chose ou un processus ne devient explicable que par l'interaction des principes nécessaires. La connaissance des principes eux-mêmes est secondaire puisque l'essentiel réside dans la compréhension par l'esprit humain des relations complexes entre les systèmes de la nature.

Dans l'application pratique de la MTE, la théorie des principes constitue un outil mental structurant et explicatif pour comprendre les fonctions vitales humaines interconnectées, les symptômes et les approches thérapeutiques. Un principe explique métaphoriquement la légitimité des processus fonctionnels dans des systèmes qui ne peuvent pas être compris, même avec une grande quantité de données mesurées (p. ex. des valeurs de bilan hépatique). La signification pratique du terme dépend fortement du contexte dans lequel il est utilisé. Dans la pensée systémique de la naturopathie, les facteurs irritants ayant un effet complexe sur l'organisme entier sont également appelés principes. Par exemple, l'effet systémique d'une plante médicinale est appelé principe d'action.

Le modèle de pensée et de travail de la MTE distingue de multiples principes qualitatifs et quantitatifs. Cependant, ils constituent non seulement un cadre structurant pour la naturopathie traditionnelle, mais aussi pour de nombreux autres domaines relatifs à la vision du monde et à la philosophie traditionnelle.

5.2. Principes qualitatifs

La différenciation est pertinente pour toute la compréhension de la nature :
- Principe énergétique : impulsion non matérielle, informative, spirituelle
- Principe matériel : matière, tissu, structure

Seule l'interaction entre ces deux principes confère à la matière une fonctionnalité et aux structures organiques d'un être vivant sa vitalité. Nous pouvons faire une analogie moderne avec les termes matériel (hardware) et logiciel (software).

Les éléments de la nature jouent un rôle central dans les modèles explicatifs traditionnels. Dans la MTE, ce sont les éléments air, eau, feu et terre, qui représentent à leur tour les qualités humorales associées à savoir chaud, froid, humide et sec et constituent la base de divers principes:

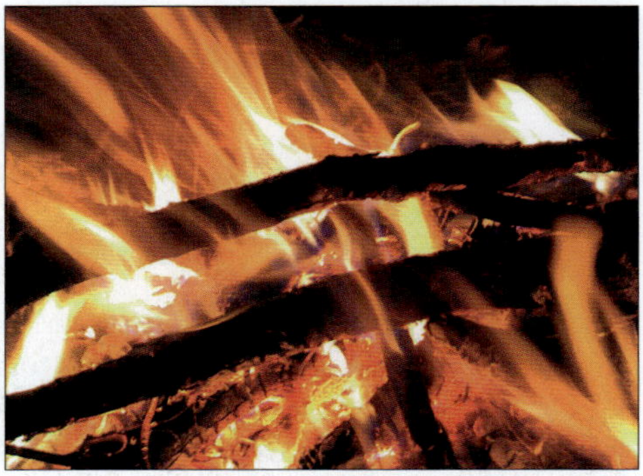

Le principe du feu sert de « réceptacle » pour tous les phénomènes chauds et secs comme le soleil, le midi, l'été, l'inflammation, les épices piquantes, etc. Sa chaleur symbolise l'aspect activateur et dynamisant des processus vitaux.

Exemples de principes	Correspondances
Principe hyperkinétique	Réaction excessive d'un système d'organes, p. ex. spasme musculaire
Principe hypokinétique	Réaction défaillante d'un système d'organes, p. ex. inflammation chronique
Principe lunaire	Le froid et l'humidité, l'équilibre hydrique de l'être humain, l'inconscient en astromédecine
Principe de Mars	Chaleur, action, force, muscles, résistance, aliments épicés en astromédecine
Principe du Sal	« Ce qui se transforme en cendre », corps et forme dans le processus spagyrique

Principes humoraux

Les principes des humeurs, également appelées « qualités », jouent un rôle clé dans la MTE. Ils ont une importance essentielle pour le tempérament, la situation constitutionnelle, pour le diagnostic et l'évaluation d'un processus pathologique, ainsi que pour tout type de thérapie. Ce sont ces critères qui sont cruciaux pour travailler en MTE et non pas le nom de la maladie.

Principe	Analogies	Signification (exemples)	Pathologies	Thérapies
Chaleur	– Principe actif – Principe dynamique – Principe énergétique	– Base et condition préalable à toute stimulation et régulation des fonctions vitales – Énergie active	– Inflammation aiguë – Fièvre – Syndrome hyperkinétique – Spasticité	Effet refroidissant : – Concombre – Feuille de plantain pointu – Ventouses avec scarification – Saignée – Compresse de vinaigre
Froid	– Principe de blocage	– Manque de chaleur ou principe indépendant (climat, froid) – Réduit et supprime la dynamique des fonctions vitales – Rigidité de régulation	– Inflammation chronique – Rigidité de réaction – Syndrome hypokinétique – Paralysie	Effet réchauffant : – Viande – Feuille de thym – Ventouses sèches – Massages – Compresse de pomme de terre
Humidité	– Principe matériel – Principe nourrissant – Principe d'hydratation	– Base et condition préalable à chaque structure dans l'organisme – Base des fluides corporels – Milieu de transport – Énergie potentielle	– Œdème – Mucosités – Obésité, – Kystes	Effet desséchant : – Sel – Écorce de chêne – Compresse d'argile – Fumigation

Principe	Analogies	Signification (exemples)	Pathologies	Thérapies
Sécheresse	– Principe atrophiant, sclérosant – Malnutrition	– Manque d'humidité ou principe indépendant (climat, sécheresse) – Manque de nourriture et de l'humidité – Engourdissement	– Eczéma sec – Sécheresse des muqueuses – Perte d'élasticité – Processus de dégénérescence – Calculs dans la vésicule biliaire, les reins, etc.	Effet hydratant : – Produits laitiers – Bourrache – Applications d'huile – Bains chauds

5.3. Principes quantitatifs

Les réponses aux questions existentielles sont exprimées de différentes manières selon les cultures. Les *chiffres* avec leur symbolisme mathématique sont également utilisés comme symbole d'une plus grande harmonie. Les chiffres sont le début et la fin, ils représentent le principe de base symbolique de toute chose et les éléments constitutifs du cosmos. Ce sont eux qui donnent la proportion et le rythme aux arts.

Chaque chiffre présente son individualité dans son propre cercle mythologique et mystique.

« La philosophie est écrite dans ce grand livre – je veux dire l'univers qui est toujours ouvert à nos yeux, mais qui ne peut être compris si l'on n'apprend pas d'abord à comprendre à la fois la langue dans laquelle il est écrit et les signes à interpréter. Il est écrit dans le langage des mathématiques et ses signes sont des triangles, des cercles et d'autres figures géométriques sans lesquels il est humainement impossible d'en comprendre un seul mot ; sans eux, on erre dans un labyrinthe obscur. »
Galileo Galilei (1564–1642)

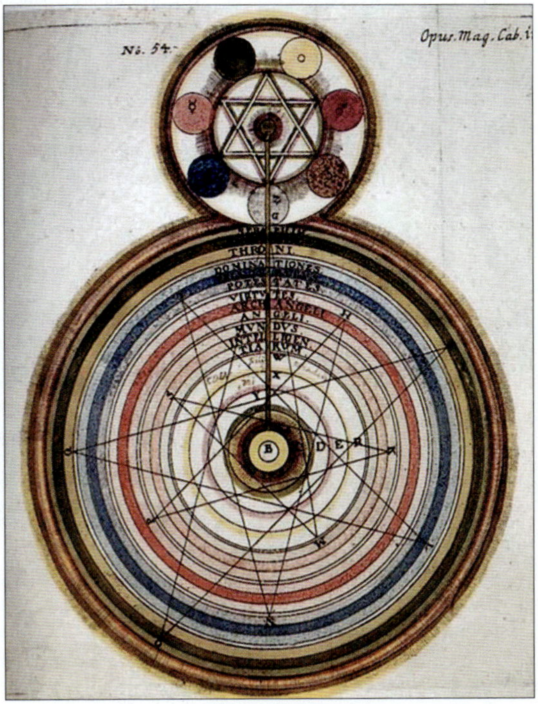

Georg von Welling, alias Gregorius Anglus Sallwigt, montre dans son Opus mago-cabalisticum de 1719, l'ordre de « notre système solaire dans sa plus grande perfection ».

Principes		Correspondances
1	Unité	Le nombre représente le commencement primordial, l'intégrité, le divin, l'indivisible : la Prima Materia est le point de départ de tout ce qui existe.
2	Dualité	Le nombre du couple, mais aussi de la dualité et des contraires : la polarité soleil – lune, homme – femme, été – hiver, feu – glace dans le mythe de la création.
3	Trinité	Le nombre représente le dépassement de la polarité et de la tension, c'est le nombre premier-né de ses parents un et deux : la Tria Principia (Sulfur, Mercurius, Sal), les 3 dimensions (longueur, largeur, profondeur), les 3 Nornes (Urd, Verdandi et Skuld)[5], les 3 Rois saints, la Sainte Trinité.
4	Ordre terrestre	Le nombre ordonne le monde terrestre : les 4 points cardinaux, les 4 saisons, les 4 éléments, les 4 tempéraments.
5	Spiritualité	Le cinq a de grands pouvoirs. Il transcende le monde terrestre et représente l'énergie spirituelle : le pentagramme, les 5 sens, la quintessence, les 5 stigmates du Christ, les 5 entités de Paracelse, les 5 livres de Moïse.
6	Opposé	L'hexagramme se compose de deux triangles (eau et feu) et combine ainsi des opposés d'égale valeur : l'hexagramme, le 6e sens, 666 comme le symbole du diable.
7	Unité cosmique	Le nombre représente l'unité cosmique et le seuil vers un niveau supérieur, vers l'autre monde : les 7 astres classiques, les 7 jours de la semaine, les 7 principes hermétiques, le conte de Blanche Neige et des 7 nains, la ménorah (chandelier juif à 7 branches), les 7 sages, les 7 collines de Rome, les 7 sacrements.
8	Infinité	Le nombre de la justice et de l'infini (un huit placé à l'horizontale) : les 8 fêtes de la roue de l'année, les fonts baptismaux octogonaux (selon la tradition juive, la circoncision de Jésus aurait eu lieu le 8e jour après sa naissance).
9	Perfection suprême	3 x 3 représente la perfection et l'achèvement suprême : 9 ou 99 composants du fagot sacré, la soupe traditionnelle du Jeudi saint aux 9 herbes, 9 essences de bois dans la magie protectrice, 9 mondes de l'arbre universel germanique, les 9 mois de grossesse, les 9 muses.
10	Unité supérieur	Le nombre représente l'unité à un niveau supérieur, le cercle fermé, la loi. L'un s'unit au néant : les 10 commandements, les 10 fléaux de l'Égypte, les 10 doigts.
11	Imperfection	Dans le nombre 11, la perfection est brisée. C'est le nombre du péché, de l'imperfection : le 11/11 (onze novembre) à 11 h 11, le carnaval débute.
12	Ordre cosmique	Le nombre magique qui clôture le cercle (12 mois, 12 heures) – l'ordre cosmique : les 12 signes du zodiaque et les 12 maisons, les 12 apôtres.

5 Dans la mythologie nordique, les trois Nornes représentent le passé (Urd), le présent (Verdandi) et l'avenir (Skuld). Dans la chanson suisse pour les enfants « Riite riite Rössli », elles sont décrites comme trois femmes qui représentent le principe qui donne la vie, celui qui consiste à la mener et enfin celui qui la prend. « *Riite riite Rössli, z'Bade stoht es Schlössli, z'Winterthur äs goldigs Huus, lueged drei Mareie drus, die Eint spinnt Siide, die Zweit schnätzlet Chriide, die Dritt streut Haberstrauh, b'hüeti Gott, mis Schätzeli au.* » (Version française de la comptine suisse : « *Chevauche, chevauche, petit cheval, à Baden il y a un petit château, à Winterthur il y a une maison dorée, d'où trois Marie regardent dehors. La première file de la soie, la seconde râpe de la craie, la troisième répand de la paille d'avoine. Que Dieu te protège aussi mon petit trésor !* »).

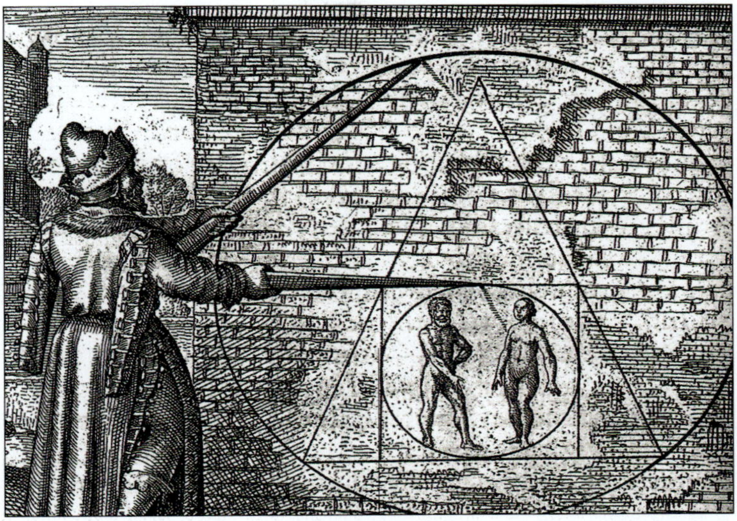

De l'unité (un) naissent la polarité (deux), la trinité (trois) et quatre. « Trace un cercle autour de l'homme et de la femme, de là trace un carré, puis un triangle, puis encore un cercle, et tu auras la pierre philosophale. » Michael Maier, Atalanta fugiens, 1618

5.4. Les principes d'autres systèmes médicaux

Les concepts médicaux traditionnels de différents continents et peuples (par exemple la MTC, l'Ayurveda et la MTE) se sont développés de manière similaire et se ressemblent donc à bien des égards. L'objectif principal de tous les concepts médicaux traditionnels est de comprendre l'être humain, sa nature intérieure et extérieure et de les mettre en harmonie. La structuration en plusieurs niveaux interconnectés (l'être humain, les principes, leur conception en éléments de base, le diagnostic et la thérapie correspondante) est segmentée de manière étonnamment similaire. Les différents concepts diffèrent moins par le type des principes que par leur dénomination et l'attribution respective des contenus (propriétés, organes, etc.).

Par exemple, le principe du feu de la MTC, qui apparaît en tant que Pitta dans l'Ayurveda et en tant que bile jaune dans la médecine humorale, a une signification similaire pour l'organisme entier. Néanmoins, ces éléments ne sont pas tout à fait identiques. Ils diffèrent dans leur signification de la physiologie et de la physiopathologie selon les modèles de pensée et de travail sous-jacents. Ces différences spécifiques doivent être prises en compte tout particulièrement lorsque différents systèmes médicaux sont combinés par des thérapeutes dans leur pratique avec les patients.

CHAPITRE 6

ÉLÉMENTS FONDAMENTAUX DE LA MTE

6.1. L'énergie vitale

Le principe de l'énergie vitale représente la condition préalable à tous les processus décisifs de l'organisme et à son développement individuel. L'énergie vitale devient ainsi le point de départ de la compréhension individuelle de soi, de l'instinct de survie et des forces d'autoguérison. En cas de troubles, elle est aussi le facteur primaire du développement de la maladie et, par conséquent, du concept thérapeutique.

En plus de ses fondements physico-chimiques, l'énergie vitale est un principe immatériel dont le corps est doté. Elle constitue une base interne des fonctions vitales, une instance de contrôle organisatrice et coordonnatrice.

L'énergie vitale permet de distinguer de manière évidente et indéniable un être vivant d'un être mort. Elle n'est pas quantifiable et ne se manifeste qu'indirectement, par ses effets dans l'organisme vivant.

L'énergie vitale est donc fondamentalement différente de la vision du monde matérialiste et moderne de Descartes et, comme une frontière, elle sépare la médecine conventionnelle actuelle de la naturopathie. Cependant, il est impossible de lui donner une définition générale, car sa compréhension dépend de chaque culture, de la philosophie, de l'esprit du temps et de nombreux aspects individuels.

Histoire

Dans les temps anciens magico-mystiques, la prise de conscience que l'être humain vivant est plus que son corps matériel visible a déjà façonné la pensée et l'action des voyants, des chamans et des prêtres-médecins. Peu importe qu'elle soit appelée énergie vitale, chi ou prana, toute culture étroitement attachée à la nature est familière du modèle de l'énergie non matérielle. Par exemple, les éléments suivants étaient présents dans la philosophie de la médecine antique et médiévale :

- Aristote utilisait le terme « entéléchie » comme notion centrale. Ce terme se compose de trois parties : en-telos-echein et signifie « avoir le but en soi ». Par exemple, un pois-

son peut nager ; son entéléchie est donc sa capacité à nager. Aristote décrivait ainsi un principe médiateur entre nature et esprit se manifestant dans la force inhérente d'un être humain pour son développement personnel.
- Pour Hippocrate, le « physis » était une vertu chargée du maintien des processus vitaux, de la santé, de la maladie et de la guérison.
- Pour Paracelse, « l'homme intérieur » consistait en un principe de vie qu'il appelait « archée ». Cette force était « présente partout, mais invisible, de nature éthérée, mais en demeurant une substance ». Elle était liée au corps aussi longtemps que l'esprit demeurait en lui et l'abandonnait à la mort, l'archée étant « la partie la plus noble de l'homme physique ». L'archée régule la croissance, la structure et la dégradation du corps.
- En réaction au matérialisme naissant, le mouvement du vitalisme s'est développé entre le XVIe et le XIXe siècle, au cours duquel l'énergie vitale a également joué un rôle central.

L'expression « énergie vitale » ainsi que le terme latin « vis vitalis » ont été inventés à la fin du XVIIIe siècle. Le médecin Hufeland a décrit en détail l'énergie vitale dans sa théorie de la « macrobiotique » afin d'expliquer la santé et la maladie. Il interprétait l'énergie vitale comme le point de départ de tous les processus de vie et comme une fonction de survie. D'après Hufeland, elle est composée de différentes sous-forces :
- La force conservatrice
- La force régénératrice
- La force constitutrice
- La force vitale du sang
- La force nerveuse
- La force provoquant l'irritabilité

Les troubles de l'énergie vitale par des influences pathogènes est perceptible dans les symptômes de la maladie. Dans la plupart des cas, ce sont des réactions salutaires qui témoignent de l'activité d'autoguérison. Tout concept thérapeutique en MTE vise donc à interpréter ces manifestations (diagnostic) et à les soutenir de manière judicieuse (prophylaxie et thérapie).

À l'époque moderne, nous retrouvons des éléments de vitalisme par exemple dans la recherche sur les biophotons ou dans les champs morphogénétiques décrits par Sheldrake. Même dans la conception de l'homéopathie classique, l'effet d'un médicament ne réside pas dans le remède lui-même, mais dans l'influence ciblée de l'énergie vitale, que Samuel Hahnemann a appelée « dynamis ».

Le principe actif central de la médecine naturelle réside dans la régulation de l'énergie vitale.

Signification pratique dans la MTE

Selon ces conclusions, l'énergie vitale est également d'une importance capitale dans la MTE. Elle constitue la base énergétique de la vie tant en santé qu'en maladie. Afin de pouvoir travailler de manière analytique, diagnostique, thérapeutique et préventive, la MTE utilise les quatre principes des humeurs et le spiritus comme représentants d'aspects spécifiques de l'énergie vitale. L'efficacité potentielle de *chaque* méthode thérapeutique et diététique utilisée dans la MTE est basée sur l'énergie vitale. Le fait qu'elle existe et qu'elle puisse être influencée constitue la condition indispensable pour qu'un stimulus thérapeutique puisse entraîner une réaction de l'organisme. Les processus observés au cours d'un traitement, tant au niveau physique que mental et spirituel, ne sont pas le résultat de l'intervention thérapeutique elle-même, mais une caractéristique de l'activité de la force vitale, qui est modifiée par la thérapie. Les stimuli thérapeutiques n'ont donc aucun effet actif, mais agissent plutôt comme forces motrices en modifiant l'activité de l'énergie vitale de manière ciblée. Ce résonnement est caractéristique et déterminant en MTE et se retrouve dans toutes les pratiques thérapeutiques propres à cette dernière. Il ne s'agit pas seulement de pratiques pour lesquelles une énergie vitale est requise, comme p. ex. avec le traitement par des remèdes homéopathiques. C'est aussi la base des protocoles auxquels sont attribués des mécanismes d'actions purement matériels comme dans les concepts médicaux scientifiques de la phytothérapie p. ex. C'est pourquoi nous parlons, également dans l'intérêt d'une distinction terminologique, de thérapie par les plantes médicinales en MTE. C'est un exemple typique du fait que la MTE ne peut pas être définie uniquement sur la base de méthodes de diagnostics et de traitement associés, mais exclusivement sur la base de son modèle de pensée et de travail systémique spécifique.

6.2. Théorie des stimuli

La théorie des stimuli repose sur la constatation que l'organisme est exposé à tout moment à un flot d'influences (stimuli), provenant d'une part de l'extérieur (exogènes), mais résultant également des multiples activités de l'organisme lui-même (endogènes). Ces influences peuvent être de nature chimique, physique et énergétique (immatérielle, informative) et affecter à la fois les niveaux physique, mental et spirituel ou en émaner. En voici quelques exemples :

- La chaleur/le froid
- L'humidité/la sécheresse
- Le climat
- La nourriture, les boissons
- L'effort/le repos
- L'action mécanique (du toucher délicat au traumatisme blessant)
- Les impulsions mentales et culturelles, les sentiments
- Le rayonnement, les micro-organismes, etc.

« La vie est l'adaptation constante des relations intérieures aux conditions extérieures. »

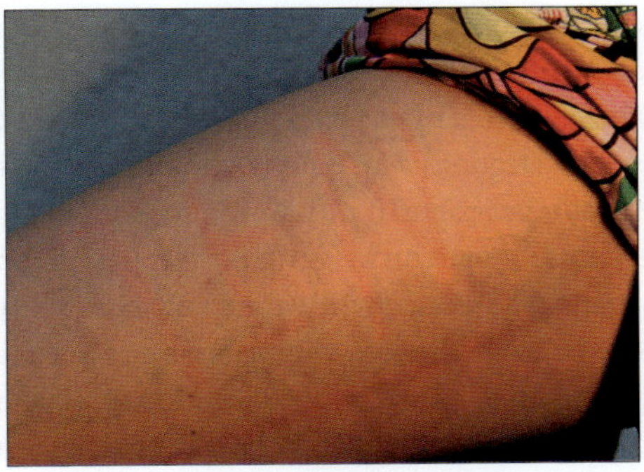

Dermographisme : réaction excessive à un simple stimulus mécanique

Cette déclaration du philosophe anglais Herbert Spencer décrit la capacité existentielle et nécessaire d'un être vivant à réagir aux stimuli, soit pour s'y adapter, soit pour les neutraliser. En ce sens, une personne est en santé tant qu'elle peut s'adapter aux conditions changeantes de son environnement sans développer de symptôme.

Si la capacité d'adaptation de l'individu propre à sa constitution est dépassée par les stimuli, des symptômes apparaissent, dont l'intensité peut aller d'une indisposition temporaire (p. ex. oppression au niveau de la tête lorsque le temps change, lourdeurs d'estomac après une alimentation abondante) à de graves dommages organiques (p. ex. brûlures, cirrhose du foie).

Les symptômes peuvent être le résultat de différents mécanismes. Ils résultent soit directement de l'effet du stimulus (p. ex. blessure), soit indirectement des processus de défense et de réorganisation initiés par l'organisme pour neutraliser ou compenser l'effet du stimulus (p. ex. une inflammation aiguë). Vous trouverez plus d'informations à ce sujet dans le chapitre « Principes de santé, de maladie et de guérison ». Cependant, les stimuli n'agissent pas fondamentalement comme des agents pathogènes, mais ont plutôt une activité physiologique indispensable. En principe, aucune fonction cellulaire, tissulaire et organique n'est stimulée sans irritabilité initiale ; toute activité doit être maintenue et régulée par des stimuli. Donc de ce point de vue, ces derniers ne sont pas un mal nécessaire, mais jouent un rôle essentiel dans tous les processus de vie. En MTE, les qualités humorales « chaud » et « humide » représentent des stimuli endogènes pour les mécanismes de régulation cybernétique de l'organisme.

Le type et la force d'un stimulus dépendent de son potentiel physiologique ou pathogène. Par exemple, il peut arriver que le stimulus qualitativement inoffensif constitué par un aliment normal soit traité facilement, tandis que la quantité double du même aliment peut provoquer des nausées et une indigestion. À l'inverse, le potentiel pathogène p. ex. des rayonnements radioactifs est si élevé qu'ils sont nocifs même à des doses extrêmement faibles.

La nécessité de s'ajuster (adaptation) à toutes sortes de stimuli requiert les compétences suivantes :

Sensibilité : capacité à percevoir les stimuli et à les transmettre

Le système nerveux avec ses différents organes sensoriels prend en charge une part importante de cette tâche. Une diminution de la sensibilité (« hypoesthésie ») entraîne une faiblesse nerveuse (neurasthénie) et, par conséquent, un affaiblissement de l'énergie vitale.

La conséquence centrale est que le sang perd son effet stimulant et activateur sur le système vasculaire dans sa tâche consistant à réguler la circulation et la distribution sanguine. Sur le plan physique, le résultat est une diminution des apports nutritifs des tissus et des organes ainsi que de leur régénération. Des déficits peuvent également apparaître au niveau cognitif et psychique. Par exemple, grandir dans un environnement pauvre en stimuli empêche un enfant de se développer physiquement, mentalement et spirituellement. D'autre part, une surstimulation peut déclencher une sensibilité excessive, sur la base de laquelle des symptômes et des maladies se développent (p. ex. hyperactivité, abus de substances addictives). Aujourd'hui, la médecine moderne tente de trouver des explications à ces troubles dans la recherche psycho-neuro-immunologique et endocrinologique.

Capacité à traiter les stimuli :
Il s'agit encore une fois de tâches très complexes, dans lesquelles se trouve le potentiel pathogène de presque tous les dysfonctionnements et toutes les maladies.

Irritabilité : capacité de réponse aux stimuli
Une irritabilité inappropriée se manifeste par des changements dans les schémas réactionnels, au niveau physique par exemple sous forme de coliques, au niveau psychique sous forme de névrose obsessionnelle comme par exemple l'anorexie.

Les capacités à percevoir, traiter et répondre aux stimuli sont très différentes et variables d'une personne à l'autre.

Les mécanismes d'action de toutes les applications thérapeutiques en MTE reposent, selon la méthode ou la pratique de traitement, sur des stimuli spécifiques ou non spécifiques qui, idéalement, incitent l'organisme à initier des réactions de guérison en réponse aux stimuli. La connaissance des stratégies et des mécanismes de l'organisme dans la gestion des stimuli est d'une importance capitale, tant pour le diagnostic que pour la thérapie. Si les capacités d'une personne à s'adapter à des situations irritantes changeantes sont bonnes et solides (grande plage d'adaptation), cette dernière sera considérée comme constitutionnellement stable. Une tâche importante de la naturopathie est de déterminer les limites de l'adaptabilité et des ressources d'un patient. L'objectif d'une thérapie constitutionnelle est alors d'augmenter la plage d'adaptation afin que la personne affectée puisse à nouveau s'adapter à des stimuli qualitativement problématiques et plus forts, sans la manifestation de symptômes. La MTE dispose d'une grande variété d'options de traitement pour atteindre ces objectifs (diététique, pharmacothérapie traditionnelle, pratique de soins biophysiques, etc.).

Relation entre la sensibilité et l'irritabilité

La perception des stimuli ainsi que leur traitement et la réponse qui leur est donnée sont soumis à des changements constants. Dans la théorie des stimuli, nous parlons de la relation entre la sensibilité et l'irritabilité.

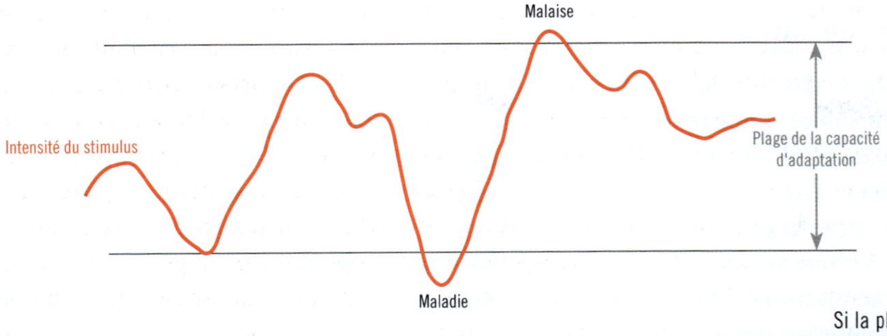

Constitution stable : grande capacité d'adaptation

Si la plage de la capacité d'adaptation est grande, seuls des stimuli extrêmement puissants entraînent des symptômes.

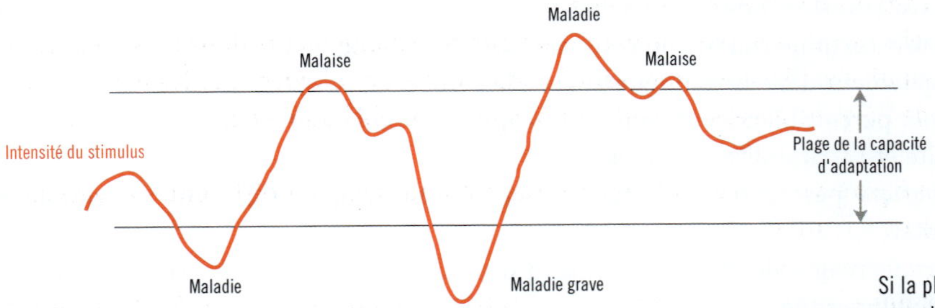

Constitution fragile : faible capacité d'adaptation

Si la plage de la capacité d'adaptation est petite, même les stimuli mineurs entraînent des symptômes.

Ainsi, une sensibilité accrue peut être compensée par une irritabilité réduite ou, inversement, une sensibilité réduite peut être compensée par une irritabilité excessive. Si ce mécanisme de compensation n'agit pas assez efficacement, des effets pathogènes peuvent survenir.

Intensité du stimulus

Loi d'Arndt-Schulz : Les stimuli faibles alimentent l'activité vitale, les stimuli modérés la favorisent, les stimuli forts l'inhibent, les stimuli encore plus forts les abolissent. »

Cette loi a une importance pratique, p. ex. pour pouvoir adapter l'intensité des applications physiques ou la galénique et le dosage des médicaments aux besoins et objectifs thérapeutiques individuels.

Facteurs modificateurs

Une situation de stress général ou un sommeil insuffisant peuvent, par exemple, entraîner une hypersensibilité, qui se reflète sur l'état mental et se manifeste par des symptômes physiques. Un exemple d'un tel mécanisme est la diarrhée avant un examen. Les maladies peuvent également modifier temporairement ou durablement notre façon de gérer les stimuli. Par exemple, un zona peut causer une douleur persistante et une hypersensibilité de la peau.

De plus, les mécanismes de stimulation changent aux différentes étapes de la vie de manière caractéristique, même chez les personnes en santé. Ainsi, les enfants perçoivent moins fortement les stimuli de leur environnement, mais peuvent réagir très spontanément et violemment. Un enfant en bonne santé arrive à bien dormir même dans le bruit. Les enfants ayant une constitution saine réagissent souvent à des stimuli relativement faibles par une fièvre rapide et forte. Avec l'âge, la capacité à percevoir les stimuli augmente, tandis que la capacité à y répondre de manière adéquate diminue. Cela peut se traduire par une diminution de la flexibilité physique, mentale ou intellectuelle, par des difficultés d'adaptation à des changements de condition (« On ne déracine pas un vieil arbre ! ») et une certaine rigidité ou résistance face à la thérapie. Le caractère du stimulus se reflète également dans le tempérament de la personne :

- Le *sanguin* perçoit bien les stimuli et y réagit spontanément et dynamiquement : la sensibilité et l'irritabilité sont élevées.
- Le *flegmatique* perçoit bien les stimuli, mais n'y réagit que lentement : l'irritabilité est réduite.
- Le *cholérique* réagit violemment, souvent de manière excessive aux stimuli : l'irritabilité est augmentée.
- Le *mélancholique* est sensible, mais ne peut réagir de manière adéquate : la sensibilité est élevée, l'irritabilité est réduite.

En médecine constitutionnelle, la théorie des stimuli revêt une importance spécifique dans l'évaluation de la situation constitutionnelle d'une personne. Ainsi, les constitutions lymphatiques tendent en principe à avoir des troubles de la sensibilité, tandis que les constitutions hématogènes tendent vers des différences de l'irritabilité (voir chapitre sur la Théorie de la constitution).

Voici des représentants importants de la théorie des stimuli :

- Francis Glisson (1596–1677), anatomiste et physiologiste anglais
- Albrecht von Haller (1708–1777), médecin suisse
- John Brown (1735–1788), médecin écossais

6.3. Principes de santé, de maladie et de guérison

Pour arriver à une approche différenciée du phénomène que constitue la « maladie », il est judicieux de se pencher d'abord sur la notion de « santé ».

Le fait qu'il existe plusieurs définitions différentes de ce terme montre à quel point il est difficile de le définir de manière universelle. Ce que l'on entend par « santé » et par « maladie » dépend de l'époques et de la culture de chaque personne.

La définition suivante de Klaus Hurrelmann, spécialiste des sciences sociales, de l'éducation et de la santé, correspond à l'aspect systémique de la MTE (1990) :

La santé est « l'état de bien-être objectif et subjectif d'une personne lorsque celle-ci se développe en harmonie avec ses propres possibilités et objectifs ainsi qu'au conditions de vie externes données dans les domaines physique, psychologique et social. » [6]

Les « domaines et états physiques, psychiques et sociaux » mentionnés sont toujours individuels et multifactoriels ; ils sont également soumis à une dynamique constante. Il en résulte que, dans de nombreux cas, la « santé » et la « maladie » sont des perceptions subjectives des personnes concernées et de l'observateur plutôt que des états objectivables.

Ainsi il est tout à fait possible qu'une personne atteinte d'une maladie organique objectivement grave se sente subjectivement en santé et qu'elle évalue positivement sa situation et sa qualité de vie. À l'inverse, il n'est pas rare qu'une personne se sente considérablement amoindrie dans sa qualité de vie à cause des symptômes de sa maladie, bien qu'aucun constat objectif de la maladie ne soit disponible ou vérifiable.

Si, dans la définition susmentionnée, nous parlons de « développement en harmonie avec ses propres possibilités », cela doit être compris comme une référence directe à la théorie du tempérament et de la constitution spécifique à la MTE. Les « propres objectifs » intègrent la notion de santé ou de maladie dans la philosophie de vie individuelle, qui est façonnée par des aspects culturels, sociaux et religieux.

Une autre définition d'importance pour la pratique de la MTE établi que : « les gens se sentent en santé lorsqu'ils arrivent à s'adapter aux différents stimuli de leur environnement et de leur monde intérieur sans pour autant développer de symptômes. » Inversement, cela signifie que les symptômes relevants de la maladie sont, au sens le plus large du terme, le résultat d'un processus d'adaptation perturbé. Cela témoigne également d'un processus de régulation et de réorganisation qui a réussi ou échoué.

Cette déclaration devrait être précisée comme suit : un élément de base essentiel de la naturopathie est de reconnaître que l'organisme humain connaît également un mécanisme de guérison pour chaque processus pathologique qui lui permet de s'auto-guérir. La seule question est de savoir pourquoi ce mécanisme se déroule spontanément et efficacement chez un malade donné, alors qu'il ne se produit pas ou même échoue dans d'autres cas. Cette conclusion signifie que les mesures thérapeutiques naturelles ne peuvent avoir un caractère manipulateur (dans le sens de « maîtriser » le processus de la maladie) mais ont toujours un effet modulateur, c'est-à-dire directionnel sur la physiopathologie systémique.

Le naturopathe doit donc analyser dans chaque cas individuel si la physiopathologie du processus de maladie suit un schéma « biologiquement sensé » (et donc favorable à la

---

6 Source : http://de.wikipedia.org/wiki/Klaus_Hurrelmann

guérison) ou au contraire se déroule de manière « biologiquement aberrante » (et donc empêchant la guérison). De ce point de vue, il n'y a pas de sens à interpréter la maladie et ses symptômes comme des événements anormaux, indésirables ou même nocifs par principe, qui doivent être éliminés le plus rapidement possible. Cela est particulièrement important pour l'objectif de la thérapie, car la suppression d'une stratégie de guérison biologiquement significative est, selon cette logique, extrêmement contre-productive et associée à de graves conséquences pour l'ensemble de l'organisme.

L'analyse de la signification biologique d'une maladie et de ses symptômes dans ce sens n'est possible qu'avec la connaissance de la situation individuelle complexe du patient. Elle nécessite aussi une connaissance approfondie de la physiopathologie spécifique de la MTE.

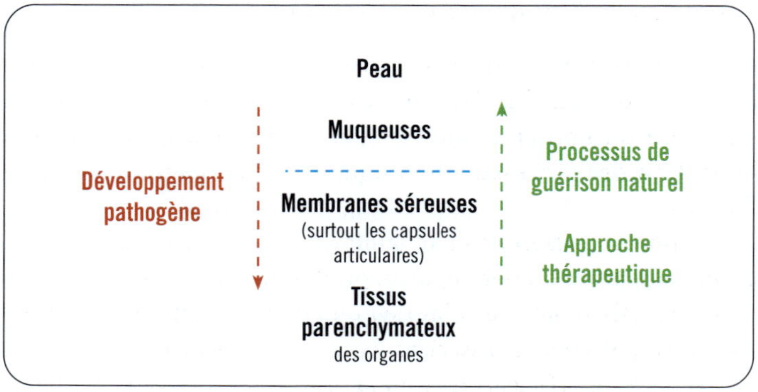

Hiérarchie du développement de la maladie

La ligne bleue symbolise la frontière entre les zones où un processus pathologique peut se dérouler de manière biologiquement sensée et la zone où il est biologiquement aberrant.

Nous présentons ci-après quelques principes de base expliquant la différenciation des processus pathologiques, dans lesquels la terminologie « ancienne » de la MTE a été transposée dans les modèles de pensée actuels pour une meilleure compréhension.

Dans un schéma simplifié, trois groupes de maladies peuvent être identifiés :

1. Maladies dont les symptômes résultent d'une réaction de guérison *biologiquement sensée*.
   Exemples : inflammations aiguës sur les organes superficiels (peau, muqueuses), processus d'élimination compensatoire
2. Maladies dont les symptômes de l'organisme sont une *réaction biologiquement aberrante* suite aux stimuli pathogènes.
   Exemples : maladies allergiques et autoagressives, inflammations chroniques, rhumatismes, diathèse spasmophile, dérèglements vasculaires, névroses, psychoses

3. Maladies dont les symptômes résultent des *conséquences d'un processus de guérison défaillant* ou d'une autre pathologie organique acquise et congénitale.
   Exemples : insuffisances organiques, dégénérescence, malformations, blessures

On constate également que les symptômes de la maladie sont soit :
- des signes de la maladie elle-même, ou
- des signes témoignant des efforts d'autoguérison de l'organisme, ou
- un mélange des deux.

L'importance pratique de cette différenciation ne sera jamais assez soulignée pour l'approche thérapeutique.

Réactions de guérison biologiquement sensées

« Les toxines de la maladie brûlent dans le feu de la fièvre. » Ce principe de la MTE décrit très explicitement l'idée que l'activation des principes vitaux cholériques (bile jaune) joue un rôle clé pour surmonter les maladies. La fièvre est également un synonyme pour désigner l'activation des processus thermiques dans le cas d'une inflammation aiguë locale et délimitée.

De plus, une intensification de la dynamique entraîne inévitablement une augmentation de la consommation d'énergie, de la production de métabolites et de substances issues du processus inflammatoire, dont l'élimination est indispensable pour la guérison. Ces lois de la naturopathie sont inscrites dans la physiopathologie des catarrhes et de l'eczéma. Les organes superficiels que sont la peau et les muqueuses jouent ainsi un rôle clé pour surmonter les maladies. En effet, ce n'est que lorsque les systèmes de défense des surfaces et des membranes séreuses (qui suivent hiérarchiquement) n'ont pas pu arrêter le processus de la maladie, que les tissus du parenchyme sont impliqués, et que l'on en vient aux maladies organiques.

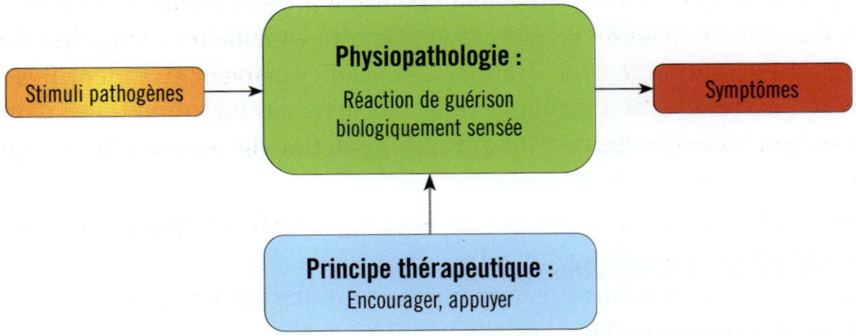

Les symptômes d'une maladie inflammatoire aiguë sur un organe de surface (symptômes principaux de toute inflammation, exsudation) sont donc l'expression du processus de guérison biologiquement sensé. Ils doivent éventuellement être soigneusement modulés, mais ne doivent pas être bloqués par des mesures thérapeutiques extrêmes.

Leur répression favorise le déplacement du processus de la maladie en direction du niveau du parenchyme. Cependant, dans la plupart des cas, cela ne se produit pas à court terme et de manière linéaire, mais via des « étapes intermédiaires » dans lesquelles les mécanismes suivants deviennent reconnaissables :

Récidives	Le processus inflammatoire se répète après des périodes de latence sans symptôme (généralement de 3 à 5 semaines) au même endroit, éventuellement plusieurs fois de suite.
Vicariation (Vicariance)	Ce terme désigne un changement de localisation des processus inflammatoires : de la peau à une muqueuse ou d'une zone muqueuse à une autre. La vicariation peut également se produire des muqueuses aux membranes séreuses. Il y a ici une grande variabilité individuelle. Le phénomène est basé sur les lois de la synergie et de l'antagonisme, que C.W. Hufeland, entre autres, a décrites.

L'interconnexion de ces principes physiopathologiques conduit à une conclusion propre de la MTE :

Une maladie n'est liée ni à un lieu, ni à une tendance ou à un cadre temporel ; elle peut se manifester à tous les niveaux de la vie humaine.

Objectif thérapeutique : mesures de promotion ou de soutien

Dans les cas où l'évolution de la maladie prend une direction biologiquement absurde, des mesures de modulation (non pas de blocage !) sont nécessaires.

En principe, le caractère biologique susmentionné de l'inflammation est également authentifié dans la médecine conventionnelle d'aujourd'hui. À ce propos, voici la définition (abrégée) du terme « inflammation » du Lexique Médical Roche :

« Réaction de l'organisme à un stimulus inflammatoire déclenché de manière externe ou interne, exécutée par le tissu conjonctif actif et les vaisseaux sanguins dans le but d'éliminer ou d'inactiver le stimulus et de réparer les lésions tissulaires causées par ce dernier. »

Cependant, le traitement antiphlogistique des maladies inflammatoires dans la médecine conventionnelle actuelle montre que cette connaissance scientifique est largement ignorée, avec les conséquences que cela implique.

Réactions biologiquement aberrantes

Les processus de maladie dont le développement ne permet pas d'atteindre l'autoguérison, peuvent être décrits comme biologiquement absurdes. Ils peuvent être de nature hyperkinétique ou hypokinétique.

Les réactions hyperkinétiques sont la base physiopathologique des maladies allergiques aiguës. Elles sont caractérisées par des processus inflammatoires excessifs, qui se produisent en réponse à des niveaux de stimuli très faibles (diathèse allergique) en résultat d'un principe cholérique excessif.

Voici d'autres exemples de processus pathologiques hyperkinétiques : état spastique du muscle, estomac irritable, intestin irritable, dérégulation vasculaire congestive, tachycardie, TDAH, psychopathologie maniaque.

Objectif thérapeutique : Atténuation du principe cholérique tout en stabilisant le principe d'humidité.

Il est évident que les maladies autoagressives ou autoallergiques sont inaptes à œuvrer comme principe de guérison. Elles peuvent se présenter sous des formes hyperkinétiques et hypokinétiques.

Objectif thérapeutique : selon la physiopathologie individuelle

Une des caractéristiques des maladies hypokinétiques est l'inflammation chronique. Les mécanismes naturels de défense et de guérison fonctionnent inefficacement (pour ne pas dire qu'ils sont en veille), c'est pourquoi la guérison spontanée n'est pas atteinte. Cela se traduit généralement par des processus dégénératifs dans les tissus affectés.

Voici d'autres exemples de processus pathologiques hypokinétiques : parésie, états atoniques du tractus gastro-intestinal, dérégulation vasculaire pléthorique, bradycardie, TDA, autisme, dépression. En outre, de nombreuses maladies dites malignes comme les tumeurs et les carcinoses (généralement topolabiles) sont des « séquelles tardives » des mécanismes de guérison hypokinétiques.

Base de la médecine humorale : principe de chaleur réduit à différents degrés d'humidité (base flegmatique ou mélancholique)

Objectif thérapeutique : Stimulation du principe de chaleur tout en modifiant le principe d'humidité

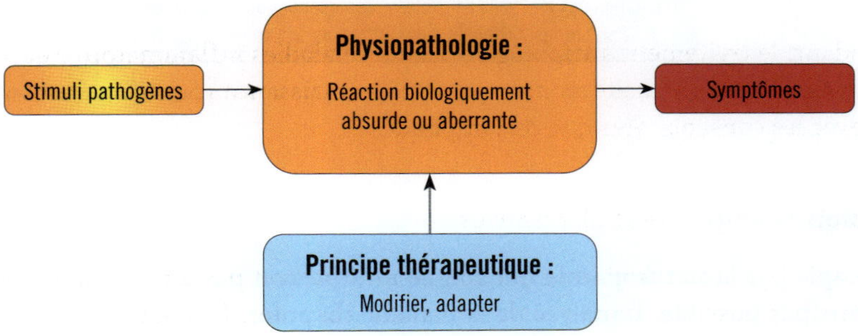

Les vicariations par lesquelles la maladie se délocalise des surfaces aux tissus internes, sont également biologiquement absurdes et donc hautement pathogènes.

Objectif thérapeutique : Repositionnement des processus de défense et de guérison sur les organes de surface

Processus à pathologie organique

La manifestation organique d'un processus pathologique, au niveau morphologique, histologique et fonctionnel est le plus souvent la conséquence de la physiopathologie décrite dans le chapitre 2. De ce point de vue, une maladie organique peut être considérée comme l'état d'un processus pathologique dynamique au moment de l'examen. Celui-ci peut à son tour évoluer.

Cependant, une pathologie organique peut également survenir de manière primaire (insuffisance), à la suite d'une blessure ou d'une dysplasie congénitale.

Objectif thérapeutique : stimulation/stabilisation/amélioration de la fonctionnalité, substitution au besoin

Des formes mixtes des schémas pathologiques décrits ci-dessus sont possibles à tout moment.

Les aspects modernes de cette théorie des maladies, cependant expliquée avec un terminologie différente, peuvent être trouvés entre autres chez Reckeweg.

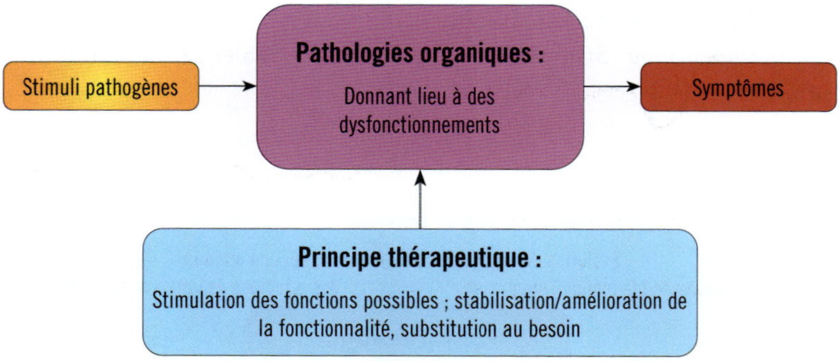

Conclusion

Une thérapie par la naturopathie qui soigne en fonction du nom de la maladie n'est en principe pas possible. L'analyse de la maladie du point de vue individuel, reposant notamment sur les critères susmentionnés, est décisive pour l'approche thérapeutique.

Les processus de guérison naturels ne servent pas seulement à rétablir l'état précédant la maladie, mais soutiennent également le développement personnel de l'être humain à tous les niveaux de son être. Le développement et la stabilité de la situation constitutionnelle dépendent donc fortement du fait de savoir si les processus pathologiques rencontrés au cours de la vie ont été traités de manière suppressive ou selon les lois naturelles.

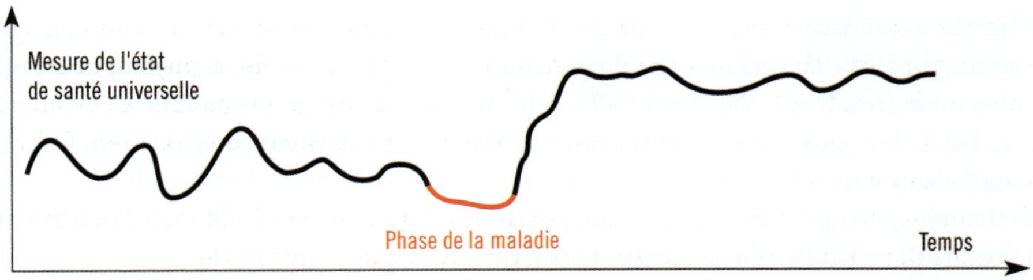

Évolution de l'état de santé général après une maladie surmontée selon les principes de guérison naturels

Après avoir surmonté une maladie de manière naturelle et non suppressive,
la situation constitutionnelle est plus stable ; cet état est appelé « santé de base ».
La maladie a servi de processus d'apprentissage.

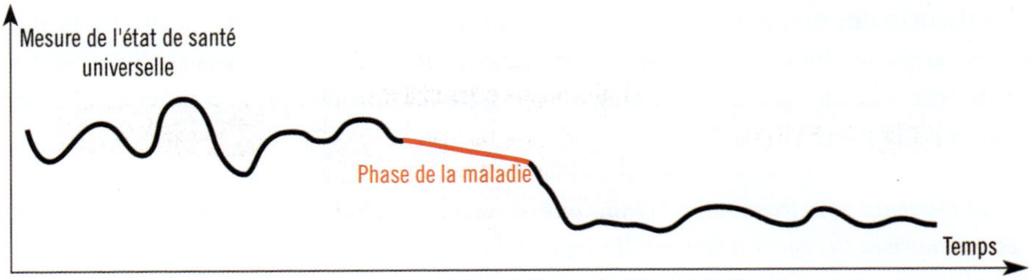

Évolution de l'état de santé général après une maladie
surmontée (de manière suppressive) à l'encontre des principes de guérison naturels

Après le traitement d'une maladie à l'encontre des principes de guérison naturels (en l'oppressant),
la situation constitutionnelle est affaiblie avec une prédisposition accrue pour la maladie.

6.4. Théorie des éléments

Dès l'Antiquité, l'observation de la nature et l'interprétation de ses phénomènes donnent naissance, dans de nombreuses cultures du monde, à des systèmes complexes qui servent de clés d'explication aux connaissances naturelles acquises. Ils permettent à l'homme de comprendre et d'expliquer le monde qui l'entoure.

Des énergies originelles spécifiques, à partir desquelles il est possible de déduire tous les phénomènes et les processus de vie, jouent un rôle central dans les réponses aux questions globales « du comment et du pourquoi ». Le principe élémentaire est l'eau chez le philosophe grec Thalès de Milet (624–546 av. J.-C.), l'air chez Anaximène (585–525 av. J.-C.) et le feu toujours changeant chez Héraclite (env. 540–475 av. J.-C.). La théorie des quatre éléments, feu, eau, terre et air se développe ensuite à partir de la philosophie naturelle grecque. Sur le plan matériel, ces quatre principes dérivent à l'origine des quatre états perceptibles de la matière (pendant l'Antiquité) qui sont le solide, le liquide, le gazeux et l'incandescent. Tout bien considéré, ils ne représentent ni des substances matérielles ni des entités abstraites, mais des principes de vie et des qualités.

La théorie des éléments est le fondement de diverses théories, par exemple de l'astronomie et de l'astrologie et constitue la base philosophique de la médecine humorale. L'école fondée par Hippocrate de Kos intègre le système des éléments dans la médecine et développe sur cette base ce concept médical, qui a servi de référence jusqu'au XVIIIe siècle. Grâce à cette école, l'anatomie, la physiologie et la physiopathologie du corps humain ont pu être cernées, expliquées et enseignées rationnellement pour la première fois. Le médecin a ainsi pu développer un concept de diagnostic et de thérapie rationnellement justifié sur la base de la médecine humorale.

La théorie des éléments ne représente pas seulement un accès matériel à la nature, mais est aussi un modèle explicatif de qualité, centré sur les processus. En plus d'avoir été intégrée à la médecine, elle l'a également été à la philosophie, à la psychologie, à la religion et à la mythologie.

> *« Les éléments constituent un processus vital d'interactions entre des qualités, qui ne peuvent être comprises que spirituellement. Il s'agit ici d'actions dynamiques ; pour les éléments, il s'agit uniquement d'objets.* ERNST-MICHAEL KRANICH (1929–2007)

Les origines

Empédocle d'Agrigente (env. 500–430 av. J.-C.) a posé les bases de la théorie classique des éléments dans son poème didactique « Sur la nature ». Cependant, il n'y a pas décrit les éléments, mais des « forces originelles » et des figures divines. Ce sont elles qui déclenchent la vie et tous les processus vitaux. Tout ce qui existe naît de l'amour entre ces principes primordiaux et tout est détruit par la haine existant entre eux. Les quatre principes acquièrent des propriétés par leur abstraction et leur personnification. Le feu, par exemple, est considéré comme déterminé et engagé, l'eau comme souple et douce, l'air comme flexible et modifiable et enfin la terre comme solide et stable.

La théorie des éléments, qui se développe à partir de ce concept de philosophie naturelle, a été façonnée par de nombreux savants et philosophes au cours des siècles. Ainsi, Aristote (384–322 av. J.-C.) a écrit que toutes choses, y compris l'être humain, se composaient de ces quatre éléments, chacun avec une composition spécifique. Il l'a exprimé de manière philosophique : quatre choses (qualités) peuvent être combinées en six paires. Les contraires sont incompatibles, car une seule et même chose ne peut pas être chaude et froide ou humide et sèche en même temps. Il en résulte quatre paires de qualités élémentaires, « chaud et sec », « chaud et humide », ainsi que « froid et sec », « froid et humide ». Ces quatre duos représentent les éléments : feu, air, eau et terre. En effet, le feu est chaud et sec, l'air est chaud et humide (vapeur d'eau), l'eau est froide et humide et enfin la terre est froide et sèche.

Les quatre éléments résultent donc de l'interaction de ces quatre qualités de la manière suivante :

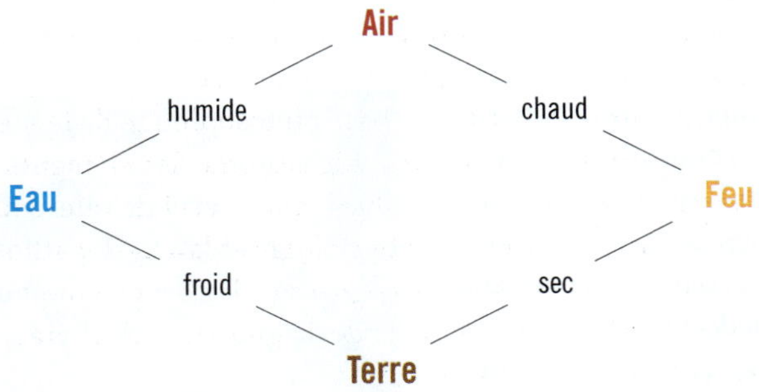

Aristote a également complété ce schéma par un cinquième, qui est : la « Quinta essentia », l'éther. En tant que quintessence des quatre autres éléments, l'éther réunit les contraires. Il est à la fois l'origine et l'achèvement.

Enfin, Galien (129–216 après J.-C.) a imaginé un système complexe de qualités élémentaires primaires, secondaires et tertiaires, et leur a attribué une couleur, un goût et une émotion. Sur le plan psychique, un déséquilibre de ces qualités conduit à la manifestation des tempéraments sanguin, flegmatique, cholérique et mélancholique.

Élément	Qualités	Goût	Principe humoral	Tempérament
Air	Chaud et humide	Sucré	Sanguis	Sanguin
Eau	Froid et humide	Salé	Flegme	Flegmatique
Feu	Chaud et sec	Amer	Cholera / Bile jaune	Cholérique
Terre	Froid et sec	Acide	Melancholera / Bile noire	Mélancholique

Selon Hildegarde de Bingen (1098–1179), tout ce qui existe est constitué à partir d'éléments cosmiques fondamentaux et des quatre éléments, qui donnent corps au monde entier et à ses créatures. Les éléments sont créés par Dieu, ils sont partie intégrante de l'homme et fournissent la structure du corps humain. Dans chacun, il y a le feu, l'air, l'eau et la terre ; ainsi il se retrouve dans chacun de ces éléments :

- Feu : développe la chaleur du corps et l'âme
- Air : respiration et audition
- Terre : corps, os et muscles
- Eau : sang et mouvement

La nature des éléments

Les quatre éléments sont traditionnellement répartis en deux groupes. Les éléments volatils feu et air sont actifs, masculins et légers. En revanche, les éléments fixes eau et terre sont passifs, lourds et féminins.

Feu

Le feu est l'énergie rayonnante et stimulante, qui produit de la chaleur, de la lumière et de l'expansion. En tant qu'élément le plus actif, il est associé à la bile jaune, au cœur et à la vésicule biliaire dans la médecine humorale. Ses qualités sont : piquantes, chauffantes, séchantes et amères.

Le feu a également un effet stimulant sur la circulation sanguine, sur les menstruations et a des vertus antiseptiques. Un excès peut provoquer des maladies cardio-vasculaires tachycardiques, une hypertension artérielle, une inflammation aiguë ou de la fièvre. Un déficit peut déclencher une insuffisance cardiaque, une hypotension, une inflammation chronique ou provoquer des frissons.

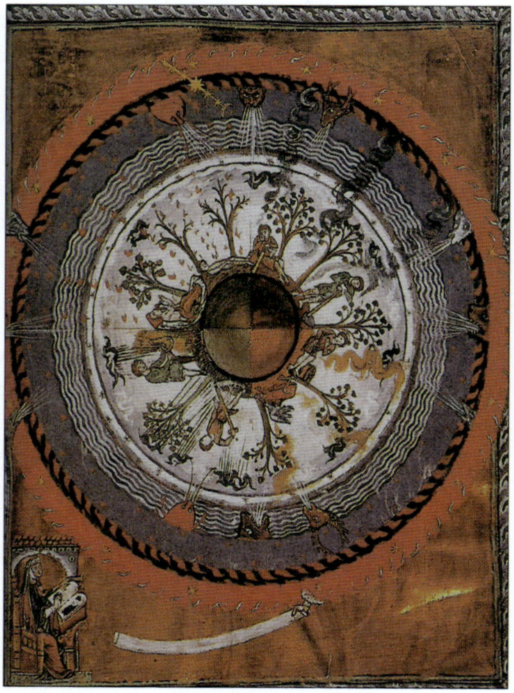

La roue cosmique de Hildegarde de Bingen, dans Liber Divinorum Operum, XIIIe siècle : La couche de feu maintient le firmament soudé, l'éther et les vents en forme d'animaux, le déplacent, les eaux l'arrosent. La terre au centre de la roue cosmique et les saisons dans les rayons abritent les hommes, les animaux et toute la végétation.

Air

Cet élément est l'énergie gazeuse, qui se trouve, entre autres, dans la respiration. Le rythme respiratoire, les cycles de sommeil et d'éveil et le système hormonal lui sont associés. Il apporte de la clarté, de l'inspiration et de la raison. Dans la médecine humorale, il fait partie intégrante du sanguis, car il a un effet stimulant et hydratant. Un décalage pathologique peut par exemple provoquer des convulsions en cas d'excès, mais peut, par contre, engendrer des symptômes de paralysie en cas de déficit.

Eau

La force froide, mobile et omniprésente de cet élément est le principe qui maintient en vie. Il est lié à la croissance, à la création de la forme et aux sensations. Cet élément est associé au flegme et aux fluides corporels ; il possède des propriétés rafraîchissantes, hydratantes et apaisantes. Un excès peut se manifester par de la fatigue, de l'engorgement ou encore par la formation d'œdème. Un déficit peut provoquer une sécheresse des muqueuses et de la peau, une atrophie, un crissement ou une raideur des articulations.

Terre

Cet élément est l'énergie la plus passive, matérielle, engourdissante et reposante. Elle est associée à la bile noire, aux parties froides et sèches du corps telles que les os et les articulations. Elle possède des qualités rafraîchissantes, asséchantes et astringentes. Des évolutions pathologiques de l'élément terre peuvent favoriser l'apparition de maladies dégénératives et chroniques telles que l'arthrose ou la dépression.

Signification médicale

Les qualités élémentaires sont généralement relativement équilibrées chez les personnes en santé. À l'inverse, la maladie est causée par l'excès ou le manque d'un élément. Non seulement les maladies sont associées aux qualités élémentaires, mais les remèdes et les thérapies le sont aussi. Une qualité peut compenser son contraire en excès ; en cas de déficit, une qualité peut être renforcée.

La chaleur excessive de la fièvre peut être compensée, par exemple, par les propriétés rafraîchissantes de l'écorce de saule. Le manque de chaleur peut être compensé par les impulsions stimulantes du romarin.

Des effets thérapeutiques similaires peuvent être obtenus par l'alimentation, les thérapies manuelles, les méthodes de dérivation et d'évacuation ou encore par les soins liés à l'hydrothérapie.

6.5. Théorie des humeurs

Les connaissances de la médecine antique ont été consignées par écrit par Hippocrate dans le Corpus hippocratique au IVe siècle av. J.-C., qui devient ainsi le fondateur de la première science rationnelle et propre à être enseignée. Au cours des siècles, elle a été modifiée par divers auteurs, et surtout par Galien de Pergame. Cependant, malgré tous les changements et les nouveaux courants de pensée, la « théorie des quatre humeurs » (théorie des humeurs), qui est étroitement liée à la théorie des éléments, est restée la composante fondamentale et indispensable.

La médecine humorale qui en découle représentait la base élémentaire de toute la médecine jusqu'au milieu du XIXe siècle. Cela reste également vrai pour la MTE aujourd'hui. Comme tout système de guérison holistique, la MTE considère l'être humain comme partie inséparable de la nature dans son ensemble. L'homme comme microcosme dans le macrocosme. Cela signifie que tous les éléments de la nature (à la fois matériels et immatériels) sont également présents dans le corps humain.

Les éléments *air, eau, feu* et *terre* sont représentés dans l'organisme humain par les principes humoraux *Sanguis, Flegme, Cholera* (bile jaune) et *Melancholera* (bile noire).

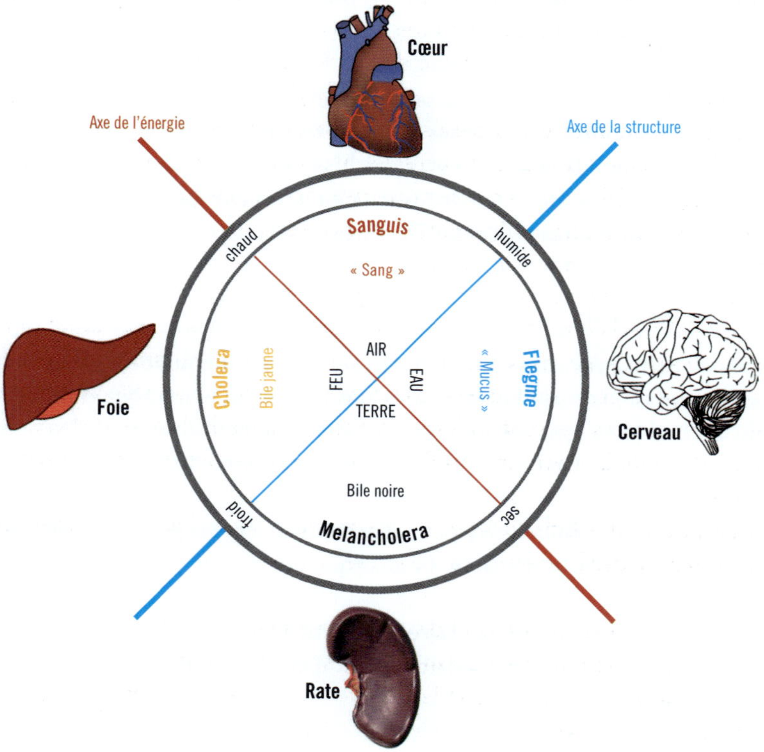

Schéma des humeurs cardinales dans la médecine humorale

Un facteur décisif pour comprendre la théorie des humeurs est de ne pas les considérer comme des liquides, mais comme des principes d'action spécifiques attribués aux qualités *chaud/froid* et *humide/sec* dans des proportions définies. C'est pourquoi les principes humoraux ne se retrouvent pas sous forme substantielle dans l'organisme, mais sont reconnus indirectement par leurs effets caractéristiques sur les fonctions des systèmes organiques.

La qualité humorale « chaleur » représente le principe actif ou dynamique de l'organisme. Puisqu'aucune fonction cellulaire, tissulaire ou organique ne fonctionne en principe « automatiquement », des stimuli initiateurs et régulateurs sont constamment nécessaires. Dans la théorie des humeurs, la chaleur, avec ses différents niveaux d'intensité, représente ce stimulus qui
- met en mouvement toutes les fonctions,
- les maintient en marche et
- les régule.

La chaleur est également un représentant de la forme active de l'énergie.

L'humidité en tant que qualité humorale, représente d'une part le principe matériel pour la conception et la régénération de toutes les structures et substances dans l'organisme. D'autre part, elle représente la forme de stockage de l'énergie et donc la quantité de réserve d'énergie.

La chaleur et l'humidité n'apparaissent jamais comme des éléments isolés, mais toujours en combinaison l'une avec l'autre, en proportion variable à court, moyen et long terme (« degrés »). Elles sont en constante interaction, ce qui signifie que le principe de chaleur influence le principe d'humidité, et vice versa.

Le fait qu'une personne soit en santé ou pas dépend d'une part de la proportion de chacune des humeurs cardinales et d'autre part de leur qualité.

Une personne est en santé lorsque la part de chacune des humeurs est physiologiquement proportionnelle aux trois autres. Cette règle est variable dans une certaine mesure et façonne le tempérament individuel et la situation constitutionnelle de chaque personne. Deux mécanismes physiopathologiques sont responsables du développement des maladies :
- Modification de la « proportion du mélange » entre les quatre humeurs cardinales (dyscrasie),
- Contamination des humeurs par « l'acrimonie », ce qui peut modifier considérablement la qualité des humeurs (cacochymie).

Les formes mixtes entre les deux états sont également courantes.

L'objectif du diagnostic médical humoral est donc d'analyser les déviations pathologiques de la qualité des humeurs et leurs causes afin de développer des concepts thérapeutiques correctifs à partir de ces informations.

Métamorphose des humeurs

La substance d'origine des humeurs est l'alimentation, dont les qualités humorales sont toujours froides et humides. Cela signifie que la nourriture a un niveau d'énergie potentiellement élevé (forme de stockage de l'énergie), mais qu'elle a peu d'énergie active. La transformation (assimilation) de la nourriture en sanguis se fait en trois étapes de coction : la première a lieu dans l'estomac et les intestins, la deuxième dans les vaisseaux mésentériques, la veine porte et le foie, la troisième, et donc la finalisation du sanguis chaud et humide, ne se produit que dans les tissus, où il est utilisé d'une part pour la conception et la régénération, d'autre part pour la mise en œuvre et la régulation des fonctions tissulaires spécifiques.

Le flegme représente l'étape préliminaire du sanguis. Son potentiel énergétique est donc inférieur à celui du sanguis.

Théorème physiopathologique important : Le flegme doit être transformé en sanguis avant de pouvoir être consommé, car il n'y a pas d'organe physiologique pour excréter l'excès de flegme. Ce fait est d'une importance capitale dans la théorie des maladies de la médecine humorale. Par exemple, les catarrhes sont interprétés comme des excrétions de substitution compensatoires du flegme par le biais des muqueuses et l'eczéma sous forme « d'éruptions cutanées » via la peau.

La bile jaune et la bile noire sont des produits de l'activité tissulaire qui, en tant qu'humeurs cardinales, ont des fonctions physiologiques dans l'organisme. En revanche, l'excès de ces dernières ou l'apparition « d'acrimonie chaude » ou « d'acrimonie froide » est toujours pathogène. L'organe qui élimine physiologiquement la bile jaune est le système hépatobiliaire, et celui de la bile noire est la rate.

Les humeurs doivent circuler

Il est également important pour la santé de savoir que les humeurs doivent toujours circuler. Les stagnations au niveau du flux humoral sont toujours pathogènes, car elles empêchent à la fois les apports nutritifs et l'élimination des métabolites dans les tissus. La physiopathologie de la médecine humorale distingue les états d'engorgement passif (pléthore) et d'engorgement actif (congestion), qui provoquent des mécanismes pathogènes similaires, mais demandant des traitements différents.

Comme toute fonction de l'organisme, le mouvement des humeurs n'est pas un processus énergétique neutre, mais une performance physiologique du principe actif de la chaleur. Les stagnations du flux humoral sont donc les symptômes d'un déficit de chaleur physiologique, mais qui peuvent également être dues à l'effondrement des mécanismes de régulation de la circulation sanguine suite à l'accumulation d'acrimonie dans les tissus.

Signification pratique de la médecine humorale

Pour illustrer l'application pratique de la théorie des quatre humeurs comme base du diagnostic dans la MTE, voici quelques exemples d'états pathologiques ou de symptômes :

Maux de tête

- Le cerveau a besoin de flegme physiologique pour fonctionner. Pour cette raison, il réagit également de manière extrêmement sensible aux états flegmatiques non physiologiques.

- Les maux de tête sourds et oppressants accompagnés de sensations de gonflement mais aussi les œdèmes faciaux visibles sont des signes d'accumulation de flegme et indiquent soit un manque de chaleur physiologique, soit un excès d'acrimonie. Les autres conséquences fréquentes de cette physiopathologie humorale sont les vertiges et la perte d'audition.
  Objectif thérapeutique dans cette situation : médicaments et mesures qui réchauffent en douceur, qui favorisent la circulation des humeurs, qui sont antipléthoriques et évacuent l'acrimonie (p. ex. méthode Baunscheidt, emplâtre de cantharides, drainage lymphatique manuel).
- Si par contre les maux de tête sont palpitants, pulsatiles, lancinants ou aigus, ils sont dus à une chaleur excessive du sanguis causée par de l'acrimonie cholérique. Cet état peut également entraîner des bouffées de chaleur au niveau de la tête et des céphalées dues à la tension des muscles du cou et de la nuque.
  Objectif thérapeutique dans cette situation : médicaments et mesures de refroidissement et d'évacuation de la bile jaune, prélèvements de sang (p. ex. saignées, sangsues, ventouses scarifiées).

Affections des articulations

- Inflammation froide avec gonflement des articulations et épanchement articulaire, le mouvement soulage la douleur : accumulation de flegme.
  Objectif thérapeutique dans cette situation : réchauffement doux, médicaments et mesures faisant circuler les humeurs (p. ex. méthode Baunscheidt, enveloppements chauds).
- Inflammation froide des articulations sans gonflement, raideur, limitation des mouvements, également accompagnée de processus dégénératifs : acrimonie mélancholique.
  Objectif thérapeutique dans cette situation : remèdes spléniques, médicaments et mesures hydratantes et qui réchauffent en douceur (p. ex. ventouses sèches, enveloppement aux huiles essentielles, massages).
- Inflammation chaude avec gonflement des articulations, sensibles aux mouvements : stagnation du flegme contaminé par l'acrimonie cholérique.
  Objectif thérapeutique dans cette situation : médicaments et mesures pour évacuer l'acrimonie et faire circuler les humeurs (p. ex. enveloppement au séré, sangsues, ventouses scarifiées).
- Inflammation des articulations chaudes sans gonflement, extrêmement sensibles aux mouvements et au toucher : excès de chaleur due à la bile jaune ou acrimonie chaude.
  Objectif thérapeutique dans cette situation : médicaments et mesures évacuant l'acrimonie, refroidissant et hydratant (p. ex. méthode Baunscheidt, sangsues).

États dyspeptiques

- Intolérances alimentaires : manque de chaleur innée de l'estomac (estomac froid)
- Météorisme : flegme froid dans l'intestin.

- Selles molles, diarrhées glaireuses fréquentes : coction insuffisante avec flegme froid. La diarrhée doit être interprétée comme une réaction d'excrétion servant à éliminer les composants alimentaires non assimilables le plus rapidement possible, avant même que l'absorption ne se produise à travers les muqueuses.
  Les diarrhées à odeur acide peuvent également être le symptôme d'une excrétion compensatoire de substitution des acides par la muqueuse intestinale.
- Syndrome du côlon irritable : manque de chaleur physiologique couplé à un excès d'acrimonie cholérique.
- Constipation atonique : déficit de chaleur physiologique.
- Constipation spastique : excès de chaleur ou acrimonie chaude.

L'alimentation dans la MTE

La théorie nutritionnelle de la MTE est également basée sur le système des qualités humorales. Ainsi, chaque aliment est associé à sa caractéristique thermique selon le schéma « degré de chaleur/degré d'humidité », qui peut toutefois être modifiée par le type de préparation employé, la combinaison avec d'autres aliments et les épices utilisées.

Bien que les aliments soient toujours froids par rapport au potentiel calorifique de l'organisme, une distinction est faite entre aliments chauds et froids. Cela signifie que les aliments froids nécessitent plus de chaleur physiologique pour rendre l'énergie qu'ils contiennent disponible pour l'organisme que les aliments chauds. Il en va de même pour les qualités humide et sèche. Les aliments humides contiennent plus d'énergie potentielle que les aliments secs. Mais même dans ce cas, une dépense énergétique plus élevée est nécessaire pour rendre les nutriments disponibles dans le processus de coction. Bien que les aliments chauds (p. ex. la viande de bœuf) fournissent à l'organisme une grande quantité d'énergie active avec un effort d'assimilation relativement faible, il existe également chez des personnes prédisposées par leur constitution un risque d'acrimonie de bile jaune qui est considérée comme un facteur pathogène.

Les aliments froids (p. ex. les légumes crus) ont besoin de beaucoup de chaleur physiologique pour leur coction. Si cette chaleur n'est pas disponible, un météorisme et des selles plus fréquentes et plus molles se produisent.

Les aliments humides favorisent le principe d'humidité de l'organisme et refroidissent la chaleur. Les aliments secs ont peu de potentiel énergétique, mais peuvent contrebalancer un excès d'humidité.

Les aliments les plus problématiques sont ceux qui sont à la fois froids et humides (p. ex. le lait de vache). Les organes digestifs ont besoin d'une grande quantité de chaleur physiologique pour leur coction. Si elle n'est pas disponible, les aliments froids et humides favorisent la production de flegme, ce qui peut par exemple fortement favoriser le développement pathologique du lymphatisme et de la scrofulose. En ce sens, l'objectif d'un rééquilibrage thérapeutique ou préventif de la nutrition est d'adapter la composition et la préparation des aliments aux capacités individuelles d'assimilation de la personne concernée, en tenant compte de ses convictions personnelles (p. ex. végétarisme, aspects écologiques). Les capacités individuelles de chacun sont, pour une part, dictées par la situation constitutionnelle, mais peuvent également se modifier à court terme, par exemple lors d'une maladie. Il n'existe donc pas de directives alimentaires universelles qui s'appliqueraient à tous de la même manière. La diététique doit toujours être individualisée.

Pharmacothérapie de la médecine humorale

L'effet de tous les médicaments utilisés dans la MTE repose moins sur leur composition matérielle (substances actives) que sur leurs principes actifs énergétiques et informationnels. Cela signifie que le médicament n'est pas considéré comme un élément actif exercant un effet sur l'organisme, mais comme un moteur spécifique stimulant les tissus et les organes affectés à réagir en fonction de la qualité de l'information détenue par le médicament. Depuis des siècles, les plantes médicinales sont associées à des principes actifs selon le schéma de degré de chaleur et d'humidité. En voici des exemples concrets :

Chaud et humide : Bourrache (Borago officinalis)
Chaud et sec : Petite-centaurée commune (Centaurium erythraea)
Froid et humide : Aloe (Aloe vera, en préparation sous forme de gel)
Froid et sec : Bourse-à-pasteur (Capsella bursa pastoris)

A partir des qualités d'une plante donnée il est possible d'identifier à laquelle des humeurs cardinales elle se réfère. Les qualités humorales de toute autre substance utilisée comme médicament (minéral, métal, produit animal, nosode, etc.) sont également reconnaissables dans leur profil d'effets obtenu empiriquement. Cela s'applique à toutes les préparations galéniques ainsi qu'à la dilution homéopathique. Outre ces aspects, les critères suivants sont pris en compte dans un concept pharmacothérapeutique :

- Effet du médicament sur la situation constitutionnelle (thérapie constitutionnelle)
- Relation d'impact avec certains systèmes d'organes
- Indications d'un médicament
- Préparation et dosage

En MTE, nous ne travaillons généralement pas avec des remèdes uniques, mais avec des combinaisons créées individuellement.

6.6. Théorie des tempéraments

La théorie des tempéraments a été créée afin de pouvoir classer les schémas de réaction de base d'une personne, en tant qu'informations supplémentaires pour le diagnostic et la thérapie, mais aussi en tant qu'outil d'évaluation pronostique et constitutionnelle.

Le terme « tempérament » décrit d'une part, les caractéristiques typiques de la nature, du comportement et des sentiments d'une personne. D'autre part, la stature physique, la forme du visage (physionomie) ainsi que les schémas de réaction physique aux stimuli internes et externes sont également une empreinte du tempérament. Nous distinguons quatre types de tempérament de base dont la dénomination indique à elle seule que la théorie des tempéraments découle directement de celle des humeurs : sanguin, flegmatique, cholérique et mélancholique.

Cela exprime le fait que l'humeur cardinale du même nom marque, avec ses qualités humorales propres, une dominance fondamentale chez la personne concernée :

- Le *sanguin* est caractérisé par une relation équilibrée entre chaleur et humidité.
- Le *flegmatique* est caractérisé par un manque de chaleur avec une dominance simultanée du principe d'humidité.
- Le *cholérique* est caractérisé par des processus de chaleur excessifs combinés à un manque simultané d'humidité.
- Le *mélancholique* est caractérisé par des déficits à la fois des principes de chaleur et d'humidité.

Le sanguin

Ici, nous retrouvons à la fois la chaleur, moteur de tous les processus de la vie et l'humidité, qui est l'énergie de réserve et la base de toute formation de substance. Sur cette base, le sanguin peut presque « s'en donner à cœur joie ». Cela se traduit par une joie de vivre intense, une grande capacité à s'enthousiasmer, un optimisme et un large éventail d'intérêts. La curiosité, l'exploration et l'élargissement de ses propres frontières ainsi que l'acquisition de nouvelles expériences sont des éléments essentiels de la vie d'un sanguin, ce qui va de pair avec une certaine insouciance et une forte propension au risque. Cela peut s'exprimer, entre autres, dans le choix de ses sports et loisirs. Le sanguin accepte le risque associé à ces pratiques ou ne s'en préoccupe pas trop. En effet, il fait confiance à ses forces réparatrices et régénératrices ainsi qu'à ses réserves énergétiques et matérielles, qui lui permettent de récupérer rapidement si « quelque chose, une fois, tourne mal ».

Une personne sanguine est généralement de bonne humeur et motivante pour les autres. Mais elle peut aussi être très changeante et imprévisible dans ses sentiments et son comportement. Ses semblables la perçoivent donc comme une personne peu fiable, capricieuse et incohérente. D'une part, en raison de son besoin d'harmonie, elle a du mal à gérer les tensions et les conflits interpersonnels ; c'est pourquoi elle a parfois tendance à « retourner sa veste ». D'autre part, elle peut être assez indifférente à ce que les autres pensent et ressentent. Sa soif d'aventure et sa curiosité sont difficiles à concilier avec la fidélité et la loyauté dans les relations. La forme du corps du sanguin, en particulier celle de son visage, est bien proportionnée et a peu d'angles, de sorte que son apparence est toujours ronde et douce, surtout au niveau des lèvres. Dans l'ensemble, le sanguin a beaucoup de « sex-appeal ». Les cheveux sont épais, forts et souvent foncés, mais des cheveux blonds n'excluent pas un tempérament sanguin. La peau est saine, a une couleur rougeâtre saine et délicate, est chaude et bien irriguée par le sang et présente une tension saine et agréable en raison de son humidité. Cependant, en cas d'excitation, d'insécurité ou d'agitation, une rougeur soudaine et transitoire de la peau peut apparaître, en particulier sur le visage et le cou (« flush »). L'expression faciale du sanguin reflète sa joie de vivre, sa curiosité et son optimisme. Ses mains sont petites, mais bien proportionnées et ont une paume musclée. Les doigts sont plus larges à la base qu'au bout (« main sen-

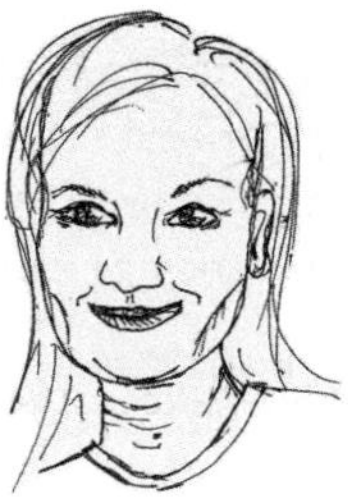

Femme sanguine

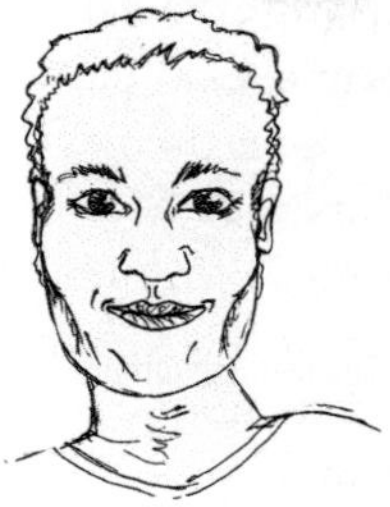

Homme sanguin

sible »). Il a une poigne vigoureuse.

Le sanguin est extrêmement stable sur le plan de la santé. Si pourtant, il tombe malade, il s'agit généralement de maladies aiguës qui développent des symptômes sévères (en particulier une inflammation aiguë et de la fièvre) en raison des violentes et efficaces réactions de défense, qui guérissent tout aussi rapidement. Des réactions excessives transitoires dans la dynamique et l'adaptation du cœur et des vaisseaux sanguins comme des tachycardies, afflux soudain de sang dans la tête et bouffées de chaleur (syndromes cardio-vasculaires hyperkinétiques) sont également caractéristiques.

Le flegmatique

Le tempérament du flegmatique est caractérisé par une réduction du principe de chaleur avec une augmentation synchrone de l'humidité. Cela signifie que tous les processus dynamiques de la vie chez le flegmatique se déroulent plus lentement, les aspects matériels passant au premier plan.

Cela se voit dans la forme du corps et du visage. Le flegmatique est plus ou moins sujet à la rétention d'humidité et au stockage dans les tissus adipeux. Le visage est rond et plein, avec souvent un double menton. Il a des mains courtes et larges avec des doigts forts et plutôt courts (« main élémentaire ») avec une poigne plutôt faible.

La forte humidité donne une peau aux pores apparents, souvent accompagnés d'impuretés. Le manque de dynamique des systèmes de transport (vaisseaux lymphatiques et sanguins) entraîne, en plus de la congestion des tissus, un gonflement (œdème), souvent autour des yeux, mais aussi dans les jambes et les mains.

La nature d'un flegmatique est calme et tranquille. Il est sociable, plein d'humour, bienveillant et attachant. Ses semblables apprécient donc sa fiabilité et sa loyauté. En revanche, il a du mal à accepter, faire face et s'adapter aux changements dans son environnement de vie, car les processus d'adaptation nécessitent en principe un potentiel de chaleur physiologique correspondant, qui manque au flegmatique. Par conséquent, le flegmatique apprécie un rythme de vie régulier avec des structures claires et une certaine

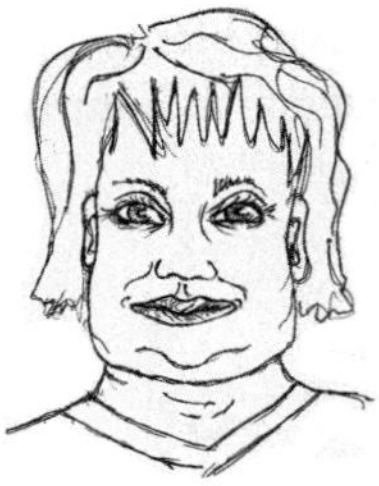

Femme flegmatique

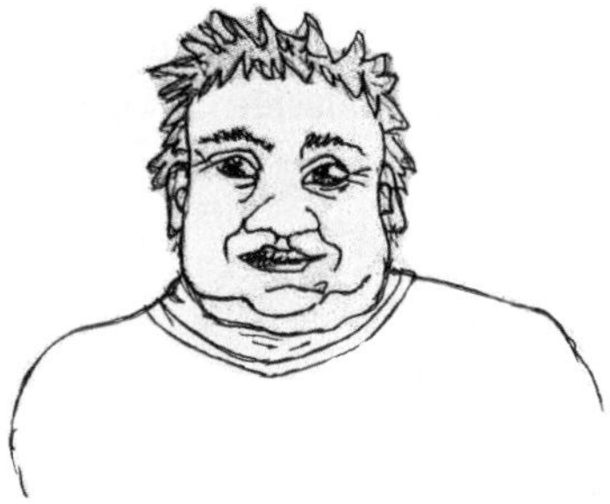

Homme flegmatique

routine.

L'exercice, l'effort physique et la hâte lui déplaisent. Il les évite donc chaque fois que c'est possible. Le sport n'est absolument pas sa tasse de thé. S'il est tout de même capable de pratiquer une activité sportive, ce n'est certainement pas parce qu'il y prend plaisir. C'est uniquement parce qu'il a compris rationnellement qu'il doit faire quelque chose pour sa silhouette et sa santé. Par conséquent, ses efforts seront peu durables et manqueront de cohérence à long terme.

Au lieu de cela, il aime bien manger, boire et apprécie les autres plaisirs sensoriels et culturels.

Il n'est pas facile pour un flegmatique de se motiver, il a souvent besoin d'un « coup de pied au derrière » d'autrui pour se remuer, ce qui peut particulièrement agacer ses proches dotés d'un tempérament cholérique. Mais une fois que le flegmatique s'est activé, il dispose d'une endurance presque inépuisable grâce à son potentiel d'humidité.

Le tempérament flegmatique est souvent à la base des constitutions lymphatiques, dont les maladies se manifestent principalement par des excrétions compensatoires prolongées ou répétitives sur la peau (eczéma) et les muqueuses (catarrhe).

Le cholérique

Le tempérament cholérique est caractérisé par la prédominance de son potentiel de chaleur élevé, combiné à une réduction du principe d'humidité. Cela signifie que tous les processus vitaux du cholérique se déroulent à tous les niveaux avec une dynamique accrue ou qu'ils peuvent être activés très facilement.

En revanche, les structures matérielles du cholérique sont plutôt réduites, ce qui est reconnaissable au fait qu'il développe peu de couches de graisse. Cela donne un aspect anguleux à sa silhouette. Il a des épaules larges et des os généralement solides. Ses mains sont grandes et larges, avec une paume puissante et une poigne ferme, mais des doigts fins (« main motrice »). Le visage est ferme et exprime l'affirmation de soi. Il est anguleux et mince avec une forme carrée. Le menton est prononcé et large, ce qui accentue l'apparence énergique de toute la personne. Le nez du cholérique est grand, anguleux et osseux, ses sourcils se rejoignent souvent au-dessus du nez.

Il a des cheveux fins, ses tempes sont dégarnies et il présente une tendance à la cal-

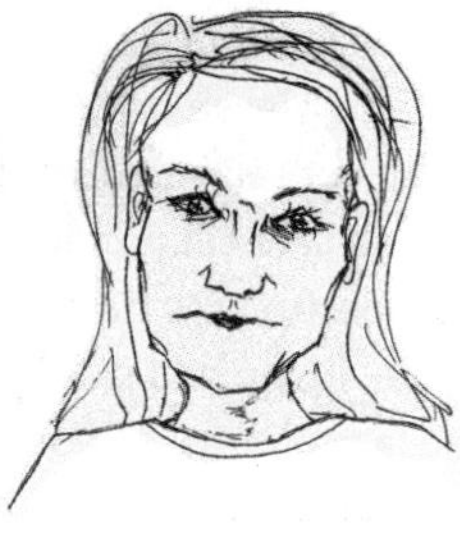
Femme cholérique

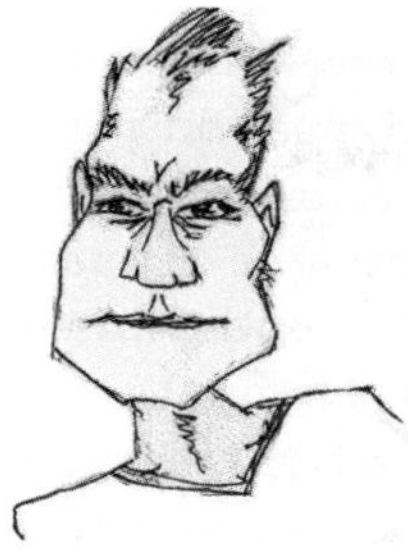
Homme cholérique

vitie. En revanche, la pilosité du corps est très développée, aussi bien chez l'homme que chez la femme. La bouche est grande et large, mais les lèvres sont fines, ce qui peut conférer une certaine sévérité à l'expression du visage. La peau est pâle, souvent avec une teinte jaune discrète. La femme cholérique a généralement tendance à présenter des caractéristiques masculines, aussi bien dans son apparence que dans son comportement.

La nature du cholérique est marquée par la chaleur, qui le pousse constamment à avancer. Cela fait de lui un leader très actif, déterminé et ambitieux, qui attend et exige beaucoup de motivation et de disponibilité de lui-même, mais aussi de ses semblables. Il dispose d'une force de persuasion et d'une grande confiance en lui, bien que l'on puisse parfois douter de leur réalité et penser qu'elles dissimulent son insécurité et ses faiblesses. La tolérance aux opinions et idées divergentes ne font pas partie des points forts du cholérique. Il est impatient, irritable et réagit avec colère et agressivité lorsque les choses ne vont pas dans son sens. L'excès de chaleur du cholérique est lié à un manque d'humidité.

Cela se traduit par des réserves d'énergie limitées, ce qui peut l'empêcher de mener à bien ses projets et de réaliser les objectifs ambitieux qui sont les siens, car il lui manque l'endurance nécessaire. Mais un cholérique ne s'autorise pas une telle faiblesse. Il blâme ainsi souvent ses semblables et crée un climat désagréable. De plus, il tente souvent de mobiliser d'autres réserves en utilisant des stimulants (café, nicotine, alcool, cocaïne, etc.), ce qui « l'épuise » inévitablement davantage sur le long terme. De tels états peuvent alors entraîner de graves maladies mentales et physiques.

Selon ses qualités humorales, les maladies d'un cholérique commencent généralement par des symptômes violents, provoqués soit par des réactions de défense inflammatoires et brûlantes, soit par des syndromes hyperkinétiques de toutes sortes. Si les réserves d'énergie ne suffisent pas à guérir complètement le processus de la maladie, les pathologies évoluent souvent vers des formes dégénératives chroniques après une phase initiale aiguë.

Le mélancholique

Le tempérament mélancholique est caractérisé par le déficit des principes de chaleur et d'humidité. Cela signifie qu'il lui manque à la fois des impulsions dynamiques importantes et les réserves matérielles et énergétiques nécessaires aux processus actifs de la vie.

Dans son apparence physique, cela se reconnaît à la faiblesse de la musculature et de l'ossature avec une tendance à l'amaigrissement. Sa peau est sèche, voire même ridée, pâle avec une teinte grise ou jaunâtre. La forme anguleuse de la tête est particulièrement caractéristique, avec peu de « matériau de remplissage » sur les os, un long nez prononcé, un front et un menton fuyants. La chevelure est plutôt clairsemée, jusqu'à la calvitie. Le mélancholique a de grands yeux tristes et tout son visage exprime la méfiance, le doute et la réflexion.

Ses mains sont étroites, longues et fines avec des doigts pointus et il a une poignée faible et douce (« main psychique »).

Le manque de chaleur et d'humidité physiologiques caractérise toutes les manifestations de la vie, du comportement et des sentiments du mélancholique. Il lui manque les impulsions et les motivations internes nécessaires pour lancer et réaliser des activités. S'il est capable de les développer, il ne les poursuit que peu de temps, car avec le manque d'humidité, il lui manque les réserves d'énergie appropriées. Ne pas pouvoir faire les choses comme souhaité conduit à la frustration. Cela transforme le mélancholique en un solitaire peu sociable et isolé du monde ; cela aggrave son humeur à la base dépressive.

Son mode de vie économe et ascétique montre également que les aspects matériels ne sont pas prioritaires pour lui.

Le mélancholique est le penseur, l'alarmiste et le philosophe. Il a un esprit analytique aiguisé et chacune de ses décisions s'appuie sur une réflexion approfondie englobant tous les aspects imaginables. De ce point de vue, les mélancholiques sont les penseurs anticonformistes nécessaires de la société. Ils incarnent un contrepoids à la vie d'aujourd'hui, qui se caractérise par la performance et la rapidité (principe cholérique) ainsi que par la croissance matérielle (principe flegmatique). La caractéristique typique du mélancholique réside également dans une tendance prononcée au cynisme et au sarcasme.

Les qualités humorales de la bile noire déterminent aussi les caractéristiques constitutionnelles. En raison de son manque d'énergie, le mélancholique a du mal à s'adapter aux conditions changeantes de son environnement. Cela se traduit par une grande vulnérabilité aux maladies qui, de plus, guérissent difficilement ou évoluent de manière dégénératives chroniques par manque d'énergie pour une autoguérison efficace.

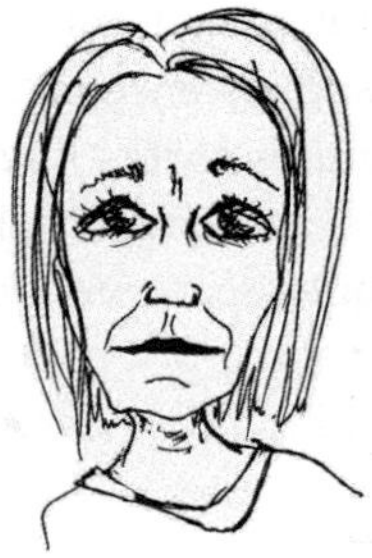

Femme mélancholique

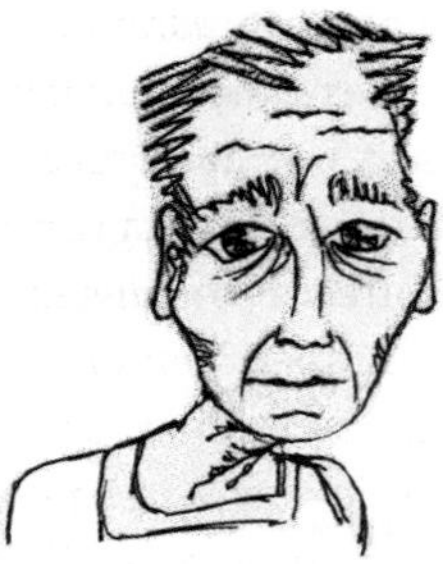

Homme mélancholique

Le tempérament dans les phases de la vie

L'affectation à un tempérament ne doit pas être rigide, car l'être humain est soumis à des changements dynamiques constants. Chez les personnes en santé, les phases de la vie peuvent être classées comme suit : le sanguis domine l'enfance, l'âge adulte est marqué par le flegme ou la bile jaune et la vieillesse par la bile noire. Les transitions sont fluides et il peut y avoir des écarts parfois importants par rapport à ce schéma en fonction de la situation de vie et de santé.

De plus, la plupart des gens possèdent des caractéristiques de tous les tempéraments, avec des dominantes différentes et changeant parfois rapidement, selon la situation et l'humeur de la vie à ce moment-là, mais aussi en fonction de l'évolution des processus pathologiques. Ces mélanges entre les différents types de tempérament sont très fréquents. Néanmoins, après une analyse détaillée, dans la plupart des cas, nous pouvons associer une personne sur le long terme à l'un des tempéraments décrits.

6.7. Théorie des constitutions

La théorie des constitutions en tant que base de la médecine constitutionnelle est le domaine central de la MTE, dans lequel son modèle de pensée et de travail systémique est particulièrement reconnaissable. Il s'agit d'un développement complet de la théorie des tempéraments, qui décrit et analyse, dans un système complet de types de constitution, les modèles de réaction spécifiques, les propriétés ainsi que les caractéristiques fondamentales d'une personne, tant sur le plan physique que sur le plan psychique et spirituel. À partir de là, la médecine constitutionnelle développe des concepts de traitement qui ne ciblent pas seulement la maladie actuelle, mais qui stabilisent l'ensemble de l'organisme, en posant des exigences thérapeutiques et prophylactiques.

La constitution se développe sur la base des caractères héréditaires (génotype), mais est sujette aux changements phénotypiques tout au long de la vie. Ils peuvent stabiliser, mais aussi déstabiliser la situation constitutionnelle globale. La constitution est donc variable selon l'âge, le mode de vie, l'alimentation, les conditions mentales, spirituelles, sociales et écologiques. Mais ce qui l'influence également sont les bases sur lesquelles les maladies ont été traitées : en respectant les lois de la nature ou contrairement à celles-ci, surtout pendant l'enfance. Car le développement constitutionnel de l'enfant revêt une importance décisive pour la santé tout au long de la vie.

Dans ce contexte, il convient de mentionner en particulier l'importance de la vaccination, et tout spécialement des vaccins combinés. Ils ont un effet déstabilisateur à long terme sur la constitution ne devant pas être sous-estimé. Ils jouent donc un rôle important dans le développement de nombreuses maladies chroniques.

Le diagnostic nécessaire à l'analyse de la situation constitutionnelle comprend :

- Les schémas individuels spécifiques avec lesquels l'être humain réagit aux stimuli endogènes et exogènes (voir aussi le chapitre « Théorie des stimuli »),

- La situation humorale individuelle (voir aussi le chapitre « Physiopathologie de la médecine humorale »),
- Les « points faibles » fonctionnels et organiques, mais aussi les systèmes d'organes qui sont d'un point de vue physiopathologique soit hypokinétiques soit hyperkinétiques et ceux enfin qui sont particulièrement stables et peu susceptibles d'être perturbés,
- La tendance à développer certaines maladies (prédisposition),
- La tendance à développer de fausses réactions spécifiques à de faibles niveaux de stimuli qui ne sont pas pathogènes lorsque la constitution est stable (diathèse),
- Les mécanismes constitutionnels caractéristiques et l'efficacité (ou l'inefficacité) des stratégies de défense et de guérison de l'organisme.

La plupart des maladies (également appelées « maladies infectieuses ») se développent sur la base de la situation constitutionnelle de l'individu. Les blessures et autres événements traumatisants font exception. Mais même dans ces cas-là, les réactions de l'organisme aux traumatismes et le processus de guérison sont façonnés par la constitution. Ainsi, le diagnostic constitutionnel fournit des informations importantes sur le contexte de l'apparition des maladies et la forme de leur évolution. Il permet de révéler le fil rouge commun (toujours présent) aux diverses maladies, même si elles affectent différents systèmes d'organes ou qu'elles surviennent à des moments différents.

L'analyse de la situation constitutionnelle devient ainsi la base d'une thérapie constitutionnelle avec les remèdes et les procédures de la MTE, dont le but est de stabiliser ou d'optimiser les facteurs susmentionnés. Cela ouvre des possibilités thérapeutiques, en particulier dans le traitement des maladies chroniques et des affections multiples, qui vont bien au-delà du traitement de la situation pathologique actuelle.

La théorie de la constitution pratiquée aujourd'hui est étroitement liée au diagnostic de l'œil, plus particulièrement de l'iris (iridologie), car il s'agit de la méthode la plus pertinente pour identifier la situation constitutionnelle d'une personne.

La couleur de l'œil donne déjà des informations de base sur les schémas de réaction caractéristiques d'une personne. Par exemple, un individu aux yeux bleus est associé à la « constitution lymphatique ». Cela signifie que le système lymphatique est extrêmement actif dans toutes les activités de défense en se manifestant par certains symptômes particuliers lorsque la maladie survient. Cela se traduit notamment par une susceptibilité aux inflammations aiguës et chroniques des organes lymphatiques (amygdales, ganglions lymphatiques), mais aussi des muqueuses (catarrhe) et de la peau (eczéma), dont les fonctions biologiques sont indissociables du système lymphatique. De là, découle la nécessité thérapeutique de traiter le patient avec des remèdes qui soutiennent le système lymphatique dans son ensemble.

Cette approche est appelée thérapie constitutionnelle. Elle comprend des remèdes de plantes médicinales, homéopathiques ou spagyriques, ainsi que des méthodes de drainage, de purification et diverses méthodes biophysiques.

Typologies constitutionnelles

La MTE utilise différents systèmes pour nommer et caractériser les différents types de constitution. Les principaux représentants sont exposés ici.

Typologie constitutionnelle selon Hufeland (1762–1836)

- Constitution pléthorique, phlogistique, sthénique :
  Système sanguin prédominant, sanguification rapide, pouls plein et fort, rougeur, chaleur en abondance, force, tendance à la congestion sanguine, circulation sanguine, inflammation
- Constitution adynamique et faible :
  Pouls facilement compressible, manque de chaleur, faiblesse, fatigue légère, problème d'excitabilité (trop élevée ou trop faible), augmentation ou diminution des sécrétions, tendance aux maladies adynamiques, stagnation
- Constitution nerveuse :
  Système nerveux prédominant, grande irritabilité, tendance aux crampes
- Constitution sèche et tendue :
  Fibres solides, sécheresse, maigreur, sécrétion et excrétion parcimonieuses, urines très colorées, selles dures, peau sèche, tendance à la stagnation, maladies sthéniques
- Constitution flasque, « spongieuse » :
  Fibres flasques, chair molle, boursoufflure, pâleur, manque de chaleur, propension au catarrhe, accumulations de mucus, stagnation, maladies chroniques
- Constitution lymphoïde, « flegmatique » :
  Symptômes similaires à la constitution flasque et « spongieuse »
- Constitution gastrique, bilieuse, atrabilaire :
  Digestion imparfaite, purge, troubles digestifs, obstruction des viscères intestinaux, irritation du foie, urines foncées, troubles hémorroïdaires
- Constitution rhumatismale catarrhale :
  Peau sensible, exhalation de la peau comprimée, tendance aux écoulements muqueux et aux catarrhes
- Constitution psorique :
  Sécrétions cutanées défectueuses, peau impure, tendance aux éruptions cutanées, ulcère
- Constitution veino-hémorroïdaire :
  Système veineux prédominant, congestion de la veine porte, hémorroïdes
- Constitution phtisique :
  Corps allongé, croissance rapide, poitrine plate, pouls rapide, système sanguin irritable, joues rouges, tendance aux afflux de sang, congestion, tendance aux maladies pulmonaires
- Constitution apoplectique : cou court et épais, tendance à l'apoplexie

Typologie constitutionnelle selon Dr méd. Bernhard Aschner (1883–1960)

Il distingue trois constitutions de base avec des sous-types et des constitutions mixtes :
- Constitution lymphatique
- Constitution hématogène
- Constitution dyscrasique (mixte)

Typologie constitutionnelle selon Ernst Kretschmer (1888–1964)

- Type leptosome : corpulence maigre et élancée, méfiant, susceptible, pointilleux, farouche, sensible
  Forme de caractère schizothymique : grande réactivité de la vie intellectuelle, froideur et distance émotionnelle
  Forme pathologique : schizophrénie
- Type pycnique : carrure trapue, forte accumulation de graisse sur le tronc, mais des extrémités plutôt fines, un visage rond, jovial et sociable, sujet aux sautes d'humeur
  Forme de caractère cyclothymique : excitabilité émotionnelle, impulsivité
  Forme pathologique : psychose phasique
- Type athlétique : fort, carrure robuste, lent, résistant, rarement irritable, persévérance, ténacité
- Il existe également un type dysplasique avec une carrure visiblement difforme.

Étant donné que Kretschmer exerçait en tant que psychiatre, ses types constitutionnels sont fortement orientés vers les caractéristiques psychologiques de la physiologie et de la pathologie.

Typologie constitutionnelle selon William Herbert Sheldon (1898–1977)

- Endomorphe : intestins, organes digestifs (équivalent à pycnique)
- Mésomorphe : musculature, organes excréteurs, tissu conjonctif (équivalent à athlétique)
- Ectomorphe : peau, organes sensoriels, système nerveux (équivalent à leptosome)

Ici, on s'oriente vers les trois feuillets embryonnaires de l'être humain comme étant des éléments caractéristiques de la constitution.

Typologie constitutionnelle selon Dr Eduard von Grauvogl (1811–1877)

Il s'agit ici d'un développement ultérieur de la théorie de la constitution de Johann Gottfried Rademacher, qui se concentre sur les quatre substances organiques de base que sont l'oxygène, l'hydrogène, l'azote et le carbone. À partir des connaissances biochimiques de son époque, Grauvogl a développé sa théorie de la constitution basée sur trois types de métabolisme :
- Constitution oxygénoïde,
- Constitution hydrogénoïde,
- Constitution carbo-nitrogénoïde.

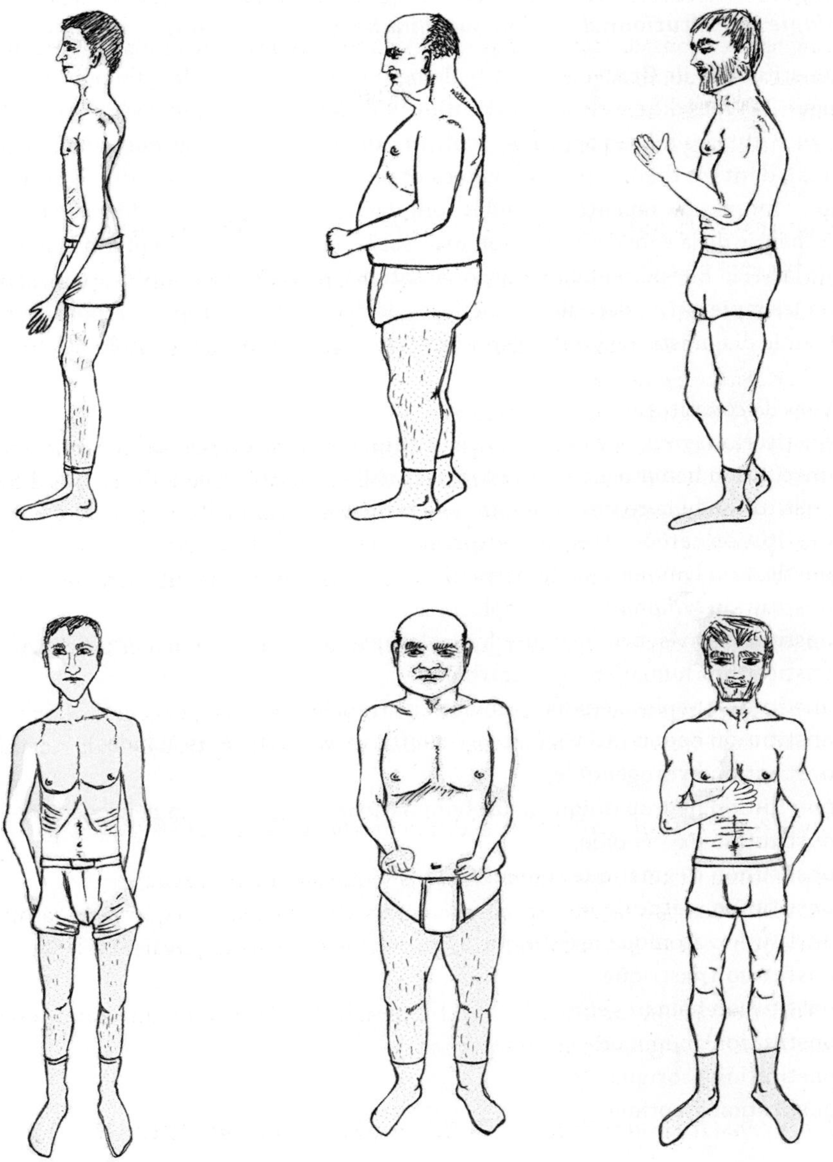

Le type leptosome Le type pycnique Le type athlétique

Typologie constitutionnelle selon Ernst Kretschmer

Typologie constitutionnelle selon Joachim Broy (1921–2003)

Les constitutions de Grauvogel sont également retrouvées dans la typologie de Broy, qui distingue 21 types différents de constitution et 6 diathèses. Il s'agit de sous-constitutions et de constitutions mixtes des trois constitutions de base (lymphatiques, hématogènes et biliaires), dont les thèmes physiologiques et physiopathologiques, leurs manifestations et leurs concepts thérapeutiques ciblés sont décrits de manière très différenciée.

La théorie de la constitution selon Broy est la plus détaillée et la plus authentique au sens de la MTE. Elle permet une individualisation optimale de l'analyse de la constitution et de la thérapie qui en découle. La méthode de diagnostic appropriée repose principalement sur le diagnostic de l'œil, c'est-à-dire par l'examen de l'iris (iridologie).

Types de constitution :

- Constitution lymphatique : yeux bleus (prédominance du flegme)
- Constitution hématogène : yeux bruns (prédominance du sanguis)
- Constitution biliaire (prédominance de la bile jaune)
- Constitution carbo-nitrogénoïde (prédominance de la bile noire)
- Constitution lymphatique hyperplasique
- Constitution lymphatique hypoplasique
- Constitution mésenchymateuse hypoplasique
- Constitution rhumatismale catarrhale
- Constitution néphrogénique lymphatique (rénale)
- Constitution endocrino-végétative (insuffisance de plusieurs glandes)
- Constitution hydrogénoïde,
- Constitution neuropathique neurolymphatique (« constitution neurogène »)
- Constitution oxygénoïde,
- Constitution flegmatique veineuse
- Constitution pléthorique
- Constitution atonique-asthénique
- Constitution gastrique
- Constitution hématogène
- Constitution anémique
- Constitution psorique
- Constitution sycotique

Diathèses :

- Diathèse urique
- Diathèse spasmophile
- Diathèse allergique
- Diathèse exsudative
- Diathèse dyscrasique
- Diathèse dysémique

En plus de ces typologies constitutionnelles, s'ajoutent les systèmes de Josef Deck, de H. W. Schimmel et de Willy Hauser, qui ont tous été créés dans la deuxième moitié du XXe siècle. Bien que ces systèmes soient également utilisés sur la base de l'iridologie, ils représentent en grande partie des concepts de base organotropes de la médecine conventionnelle. Par conséquent, ils ne sont que partiellement compatibles avec le modèle de pensée et de travail systémique fonctionnel de la MTE.

Types constitutionnels de base

La plupart des systèmes constitutionnels ont en commun la division en trois « types constitutionnels de base » : lymphatique, hématogène et biliaire, dont les thèmes physiologiques et pathologiques sont brièvement décrits ci-dessous.

Constitution hématogène

Le nom dérive du terme grec (« haima ») signifiant sang. Il est synonyme de l'humeur cardinale *sanguis*, dont les qualités chaudes et humides configurent les schémas de réaction des personnes dotées d'une constitution hématogène. Par conséquent, les maladies touchent principalement les systèmes d'organes étroitement liés au sang, comme les vaisseaux sanguins (artériels et veineux), le cœur, le système hépatobiliaire, la thyroïde et la rate. Lorsque le principe de chaleur est en excès, des syndromes *hyper*kinétiques se développent ; lorsque ce dernier est réduit, des syndromes *hypo*kinétiques surviennent.

Constitution lymphatique

Dans ce contexte, le terme « lymphe » se calque sur la pensée organotrope de la médecine actuelle. Il est utilisé ici comme synonyme des qualités froides et humides du flegme, qui caractérisent les schémas de réaction de l'organisme dans la constitution lymphatique. Par conséquent, les maladies affectent principalement les systèmes d'organes étroitement liés au flegme, comme les ganglions lymphatiques, les vaisseaux lymphatiques, les amygdales, les muqueuses, la peau ainsi que tous les autres tissus faisant partie du système lymphatique.

Le schéma physiopathologique est un déficit de chaleur, qui se traduit par des troubles de l'assimilation, une stagnation des flux lymphatiques et sanguins, ainsi que des processus de défense lents (schémas de maladies chroniques et récidivantes). Un excès d'humidité entraîne des processus d'élimination compensatoires par la peau (« éruptions cutanées », eczéma) ou par les muqueuses (catarrhe).

Constitution biliaire

Le nom vient du terme latin « bilis », signifiant bile, et désigne ici l'humeur cardinale qu'est la bile jaune (cholera). Ses qualités chaudes et sèches caractérisent les modèles de réaction de l'organisme dans la constitution biliaire. Dans les situations de maladie, le système hépatobiliaire, le système digestif et tous les types de muscles sont souvent touchés. L'excès de la qualité chaud entraîne des syndromes hyperkinétiques, souvent sous forme d'inflammations aiguës, de spasmes et de coliques.

La qualité sèche provoque la formation de calculs (« cristaux ») et des dystrophies des tissus, mais aussi des états d'épuisement dus au manque de réserves énergétiques. Le cas suivant illustre les particularités constitutionnelles de la physiopathologie pour un même tableau clinique.

Symptômes : Douleur aiguë dans la zone des lombaires et du sacrum (diagnostic clinique : lombalgie aiguë, syndrome du rachis lombaire aigu).

- Si le patient a une constitution hématogène, ce sont les dérèglements de la dynamique des vaisseaux sanguins qui se trouvent au centre de la physiopathologie. Tel est le cas d'une augmentation des flux sanguins dans le système vasculaire du rachis lombaire ou du bassin (congestion), d'une congestion passive dans le système veineux de cette zone en raison d'une tension vasculaire réduite (pléthore). Cela conduit à une mauvaise élimination des métabolites finaux, en particulier de l'acide urique, qui favorise en outre l'irritation et l'inflammation. Des crampes musculaires douloureuses s'ajoutent à ces symptômes.
- Si le patient a une constitution lymphatique, les gonflements qui exercent une pression sur les structures nerveuses, ainsi que les processus inflammatoires des articulations (rhumatismes) sont au centre de la physiopathologie. De plus, l'élimination lymphatique insuffisante des métabolites finaux agressifs provoque une irritation des structures tissulaires.
- Si le patient a une constitution biliaire, l'excès général « d'acrimonie chaude » est à l'origine de l'irritation des nerfs, des muscles et des articulations. En outre, cette acrimonie entraîne des perturbations de la dynamique vasculaire, ce qui déclenche des processus physiopathologiques comme ceux qui sont décrits dans la constitution hématogène.

Nous ne pouvons représenter ici que la trame très grossière des constitutions de base. Une classification plus spécifique dans d'autres sous-constitutions permet naturellement une analyse beaucoup plus différenciée du contexte de la maladie.

Ce cas montre clairement qu'en raison de la situation constitutionnelle, le contexte physiopathologique peut être compris de manière *systémique* et que cela ouvre la voie à une thérapie individuelle appropriée qui, non seulement, traite les symptômes actuels, mais stabilise également l'état général de l'organisme malade au sens salutogénique.

6.8. Alchimie

Que nous vient-il à l'esprit lorsque nous pensons à l'art de l'alchimie ? Des manœuvres secrètes et obscures pour fabriquer de l'or, des remèdes miracles et du poison... L'alchimie est souvent présentée comme un exercice d'équilibre entre l'ingéniosité, la sagesse, le charlatanisme et la tromperie grossière. Pourtant, elle ne se limite en aucun cas au seul art de la fabrication de l'or ou celle de remèdes. Au contraire, elle a toujours été une science holistique, une vision du monde qui englobe non seulement les techniques de laboratoire, mais aussi la spiritualité, l'art et les sciences.

« L'alchimie est l'art de tous les arts, la science des sciences. » BONUS DE FERRARE, XIVe siècle

---

Bien que l'alchimie, au sens strict, soit d'une grande importance pour la production de médicaments destinés à la MTE, elle comprend également :

- La volonté de comprendre le monde dans ses phénomènes et processus matériels et immatériels ;
- La science et « l'art » de capturer, d'interpréter, d'expliquer et d'imiter les principes de la vie ;
- La recherche du raffinement matériel et spirituel comme une voie possible pour accéder à la connaissance et à la révélation de soi-même.

Notion

L'évolution du mot alchimie n'est pas complètement éclaircie, mais ce terme est certainement d'origine arabe et probablement aussi grecque. Les nombreuses interprétations reflètent la polyvalence de l'alchimie.

En arabe, le terme peut dériver de « al » (article arabe) et de « kemet, chem ou chemi » signifiant « noir ». Le noir peut être utilisé à la fois comme nom pour qualifier le sol fertile et noir du delta du Nil et pour la terre noircie (brûlée).

Une autre thèse fait dériver le terme du mot grec « chymia » (en français : « forger, fondre des métaux »). Selon cette interprétation, l'alchimie correspondrait à l'enseignement de l'art de la fonte du métal.

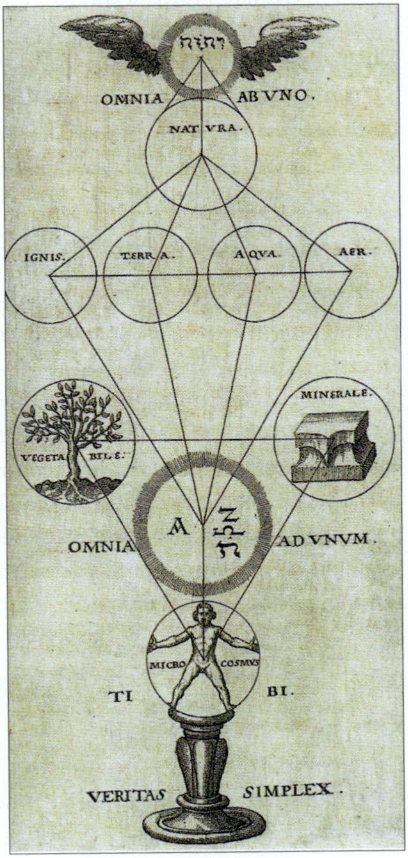

« Omnia ab uno – Omnia ad unum »
Tout provient de l'unité, tout tend vers l'unité.
« Observe sérieusement la nature et ensuite les éléments (...) incorporés enfin en toi-même ; à partir de là, remonte vers Dieu tout-puissant. »
Theophilus Schweighart, Speculum Sophicum Rhodostauroticum (Miroir de la sagesse des Rose-Croix), 1604

Évolution de l'alchimie

Hermès Trismégiste, « Hermès trois fois le plus grand », est considéré comme le fondateur mythique de l'alchimie et de la « philosophie hermétique ». Il est associé à la fois au dieu égyptien Thot et au dieu grec Hermès. Dans les allégories de sa légendaire Table d'émeraude « Tabula Smaragdina Hermetis », tous les secrets de l'art devraient être réunis. Les principes de la tradition alchimique et hermétique qui y figurent ont été cités pour la première fois en arabe au VIIIe siècle. Une traduction latine ne suivra que 400 ans plus tard. La version originale de la Table d'émeraude n'est pourtant pas connue à ce jour.

Perfectionnée par la culture égyptienne et associée à des éléments de la pensée persane, juive et grecque, l'alchimie s'est répandue au Moyen-âge par les Maures via l'Espagne dans que ce qui était alors l'Europe. La vision alchimique du monde a eu une grande influence sur la médecine, la chimie, la philosophie, l'astrologie et la magie.

Paracelse (1493–1541) est souvent désigné comme « le père de l'alchimie, de la spagyrie et le fondateur de la chimie moderne ». Mais son mérite réside moins dans l'invention de ces arts que dans le fait d'avoir collecté, compilé et reformulé les connaissances ancestrales. Chercheur et homme de savoir obstiné, il a contesté toute sa vie la médecine galénique universitaire, à son avis démodée, et a donné naissance à de nouvelles conceptions plus contemporaines. Pour lui, l'alchimie est l'un des quatre piliers de la médecine avec la philosophie naturelle, l'astrologie et la vertu médicale.

Des personnalités importantes telles que Hildegarde de Bingen, Paracelse, Johann Wolfgang von Goethe et bien d'autres ont largement traité des connaissances alchimiques et en ont intégré des éléments à leurs propres œuvres.

L'expérience de l'alchimie à l'échelle mondiale

En tant que discipline scientifique, l'alchimie veut comprendre non seulement les éléments constitutifs du monde, mais aussi sa respiration et son mouvement. Elle y parvient en observant attentivement les processus naturels (p. ex. le processus de la digestion est également appelé « l'alchimiste intérieur ») et sur cette base, tente de les imiter (p. ex. la distillation basée sur la représentation du cycle de l'eau). L'objectif ultime étant de les optimiser et de poser l'alchimie comme un art parfait.

Au cœur de la vision alchimique du monde se trouve un ordre de principes à plusieurs niveaux qui relie, structure et caractérise tout ce qui existe et tous les processus. Ils sont restitués à l'aide de symboles, de chiffres, d'alphabets, d'images et de motifs secrets et reproduits sous forme de textes, d'images et d'autres œuvres.

Un – Prima Materia
Deux – Polarité
Trois – Tria Principia
Quatre – Quatre Éléments
Cinq – Quintessence

Prima Materia

Elle est la base de la création et forme le principe élémentaire divin en s'unissant avec la « Prima Energia ». Cette matière primitive éternelle donne la vie au nouveau qui naît à partir d'elle. Cette matière ne s'atténue jamais ; au contraire elle se manifeste sous différentes formes.

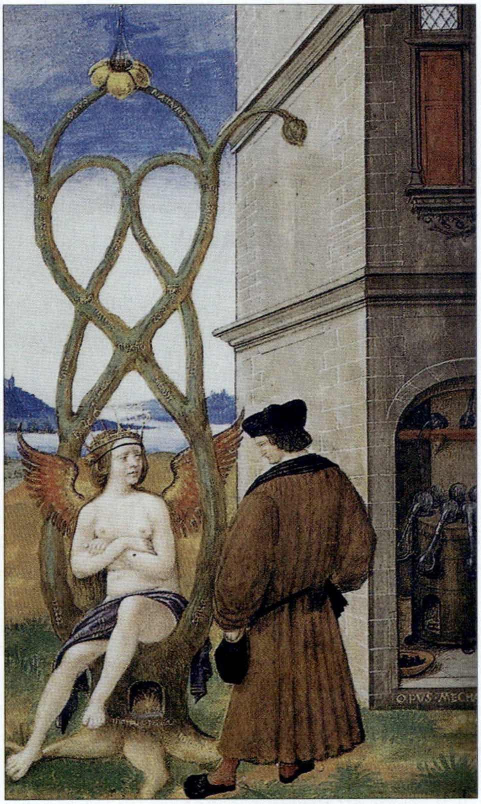

La nature – un hermaphrodite portant une couronne de planètes – instruit l'alchimiste. À partir des trois racines Mineralia, Vegetativa et Sensitiva, la coction alchimique (feu) sépare ces matières en quatre éléments (branches) et les fait fleurir. Tableau de Jean Perréal, 1516

Polarité

Les contraires naissent de l'unité : homme et femme, soleil et lune, haut et bas, froid et chaleur. Le contraste génère la force de tension nécessaire pour tous les changements, tous les processus et toutes les fonctions. Et pourtant, les contraires forment une unité parce que les extrêmes absolus ne sont pas compatibles avec la vie. Ce n'est que par l'existence du pôle opposé qu'un principe polaire peut être perçu et défini et qu'il acquiert sa signification pour les processus naturels. Le froid, par exemple, est simplement un degré de chaleur différent, l'obscurité, un autre niveau de luminosité.

Dans l'art spagyrique, les contraires (« spao » à savoir « séparer » et « ageiro » à savoir « relier ») sont unis par le mariage chymique à l'essence spagyrique, par exemple dans la fabrication des médicaments spagyriques.

Tria Principia

Le nombre trois s'élève au-dessus de l'opposition et est associé par sa dissolution, à la plénitude et à la sagesse. Selon les trois principes philosophiques que Paracelse a probablement tirés de l'alchimie arabe, le tripartisme est une caractéristique de toute la création. Toutes les apparitions dans la nature témoignent des trois principes philosophiques : les essentiels que sont *Sulfur*, *Mercurius* et *Sal*. Bien que leur nom soit dérivé des substances chimiques soufre, mercure et sel, leur signification va bien au-delà.

Sulfur

« Ce qui brûle »

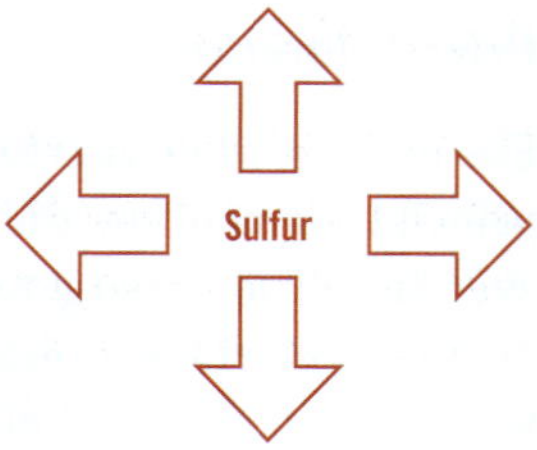

- Individualité, âme, conscience
- Tout ce qui est individuel
- Animant, façonnant
- Propriétés individuelles des plantes (couleur, odeur, goût, etc.)
- Aspect qualitatif et psychique
- Matériel par exemple comme l'huile essentielle dans le processus de fabrication spagyrique (distillation)

Mercurius

« Ce qui s'évapore »

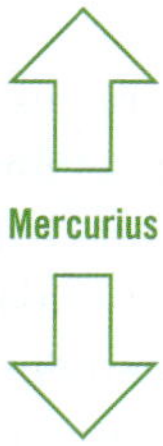

- Force vitale, esprit vital
- Tout ce qui est commun (à tous)
- Principe éphémère et anonyme
- Vivifiant, médiateur
- Qualité intellectuelle
- Matériel par exemple comme l'alcool (en fait, le véhicule de Mercurius) dans le processus de fabrication spagyrique

Sal

« Ce qui se transforme en cendres »

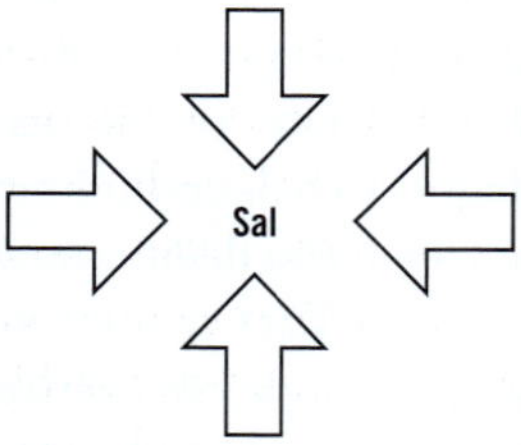

- Forme, matière, corps
- Modelant, matérialisant
- Centrant, raffermissant
- Qualité matérielle
- Matériel par exemple comme produit de l'incinération dans le processus de fabrication spagyrique

Pour simplifier, les trois principes peuvent être expliqués à l'aide des deux exemples suivants :

	Lampe à huile	**Disque vinyle de musique**
Sulfur	Flamme	Musique
Mercurius	Fumée	Sillons sonores comme véhicule des signaux sonores
Sal	Huile, mèche	Matériau du disque vinyle

Quatre éléments

Les quatre éléments, feu, air, eau et terre sont dérivés de la prima materia et des qualités élémentaires opposées chaud/froid et humide/sec. Ils forment à leur tour le cadre philosophique de la médecine humorale. D'après Agrippa von Nettesheim[7], ils sont « la racine et la base de tous les corps, de toutes les natures et de toutes les forces ».

Quintessence

Issus de la Prima Materia, les éléments se transforment sous une forme spiritualisée en un cinquième élément, la *quintessence*. La *quintessence* est également appelée *Quinta Essentia* et parfois *archée*. C'est la force unificatrice, qui imprègne le monde entier et tout ce qui existe. Elle est à la fois le noyau et l'extrait de toutes choses, à la fois l'union des quatre éléments et leur origine.

L'objectif du processus spagyrique est de libérer la quintessence d'une matière première (p. ex. plantes médicinales, minéraux) en l'exposant à la dynamique des quatre éléments au cours du processus de fabrication.

L'importance de l'alchimie

En tant que compréhension indépendante du monde, l'alchimie a donné et donne encore des élans significatifs à la médecine, ainsi qu'à d'autres domaines de la vie tels que la peinture, la littérature, la psychologie, la chimie et l'agriculture. Les connaissances alchimiques constituent encore aujourd'hui la base d'une grande variété d'artisanats et de procédés techniques, par exemple pour la production de matériaux tels que la porcelaine, les peintures, les huiles et les cosmétiques.

En outre, plusieurs orientations médicales encore utilisées aujourd'hui sont inspirées par la pensée alchimique, comme par exemple, le spagyrie, la médecine anthroposophique ou encore l'homéopathie. Cela concerne non seulement la fabrication de leurs médicaments (par exemple, la médecine anthroposophique connaît des techniques alchimiques telles que la torréfaction, l'incinération, la végétalisation des métaux), mais aussi toute la pharmacologie et la thérapie elle-même. Les influences alchimiques se confondent souvent avec celles de l'astromédecine, des théories des éléments et des signatures.

Dans les temps modernes, le psychiatre C. G. Jung (1875–1961) a transféré la compréhension alchimique à la psychologie. La Prima Materia devient inconsciente, ce qui peut conduire à la découverte de soi par la voie alchimique (transmutation de la psyché). Elle traverse les différentes étapes du processus alchimique ; ainsi l'exploration et le développement du cosmos intérieur devient l'objectif principal. Le traitement et l'élévation de la matière se traduisent par la purification et la transformation de l'individu.

---

7 Agrippa von Nettesheim (1486–1535), savant universaliste médiéval, qui s'intéressait, entre autres, à la théologie, la philosophie naturelle, la magie et l'astromédecine

D'un point de vue alchimique, ce processus de conversion à l'individualisation peut être décrit en plusieurs étapes de transformation dont quatre de celles-ci sont fondamentales et peuvent également être associées au concept thérapeutique.

Le modèle de transformation en quatre étapes

Nigredo – le processus de noircissement

À ce stade, la Prima Materia est reconnue dans le sens d'une voie d'entrée dans l'inconscient. Le cadre thérapeutique devient alors un vaisseau hermétique dans lequel la vie intérieure du patient trouve un espace protégé. L'achèvement de l'œuvre au noir permet de se libérer des anciens schémas et représentations de soi.

Albedo – le processus de blanchiment

La clarification, l'épuration et l'ouverture conduisent à la prise de conscience de sa propre nature intérieure et permettent de « reconnaître sa propre lumière ».

Citrinitas – le processus de jaunissement (cette phase de transition n'est souvent pas mentionnée)

Cette étape de développement conduit au soleil, à la lumière élémentaire et finalement à la connaissance profonde. Le patient comprend ses thèmes et ses problèmes et peut alors mettre cette connaissance en pratique dans la vie.

Rubedo – le processus de rougissement

L'âme et le moi se trouvent renforcés, incarnés et matérialisés dans le corps.
La vraie nature intérieure peut alors s'exprimer et vivre.

La voie alchimique *Separatio* (séparation) et *Purificatio* (purification) permet ainsi le mariage chymique (réunification) et conduit le chercheur d'or à trouver son trésor intérieur.

6.9. Astromédecine

Sachant que tout sur Terre est inextricablement lié aux grands événements cosmiques, le fait d'intégrer les connaissances astronomiques et astrologiques à la médecine ne constitue pas seulement une évidence, mais aussi un impératif pour la plupart des représentants de la MTE. Ainsi, la plupart des médecins des derniers millénaires considèrent l'astrologie comme l'un des fondements importants d'un art de guérir holistique.

« Nul ne peut se prétendre médecin s'il ne connaît les principes de base de l'Astrologie. »
HIPPOCRATE (VERS 460–ENV. 370 AV. J.C.)

L'astronomie et l'astrologie antiques (les deux formant une seule entité jusqu'au XVIe siècle) ont pour source des croyances magiques et mystiques dont les origines se perdent dans la nuit des temps. Cependant, les cultures arabe, grecque et juive ont fortement influencé l'astrologie européenne traditionnelle.

L'astrologie ancienne peut être considérée comme un modèle de philosophie naturelle, équivalant à une tentative de saisir et d'interpréter les processus naturels dans leur intégrité complexe. Elle repose sur une connaissance primitive et archétypale, qui postule que l'être humain, en tant que partie intégrante de la nature et du cosmos, est soumis aux mêmes lois que la nature elle-même. En tant qu'acteur de ce spectacle cosmique, l'être humain est lié non seulement au règne des animaux, des plantes et des minéraux, mais aussi aux astres qui s'y déplacent. L'être humain, en tant que microcosme, est lié au grand monde macrocosmique.

Dans cette vision du monde, les sept astres visibles définissent non seulement le rythme du temps, des jours et des semaines, mais possèdent également des propriétés et des qualités spécifiques, qui peuvent influencer la qualité de vie des gens.

« Les astres ne forcent pas, ils ne font qu'inciter. » PARACELSE

L'astrologie décrit cette résonance entre les astres et tous les processus terrestres en utilisant un langage pictural et symbolique. Les phénomènes se déroulant simultanément se reflètent les uns dans les autres, ce que C. G. Jung appelait la synchronicité. Ainsi, l'astrologie forme un cadre cosmologique qui soutient également l'être humain. Sa tâche principale n'est pas de créer des horoscopes et de prévoir l'avenir, comme cela pourrait sembler évident du point de vue actuel, mais c'est l'interprétation qualitative du temps dans le sens d'un « art du temps » (Schipperges). La pleine lune, par exemple, a un effet sur la fréquence des naissances et le risque d'accident.

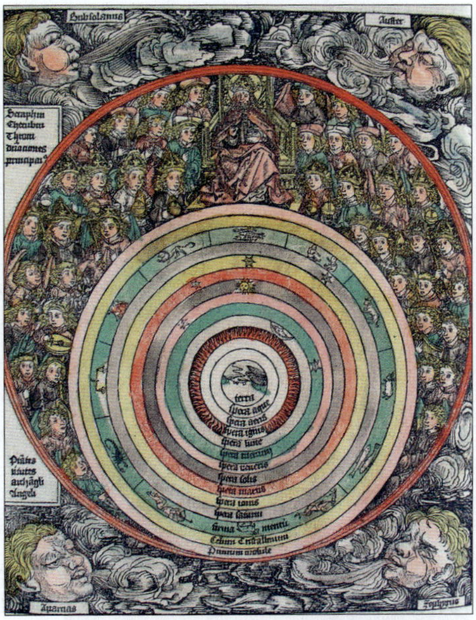

La vision géocentrique du monde dans une gravure sur bois tirée de la Chronique du monde de Schedel, Nuremberg, 1493

Dans cette vision du monde, ce n'est pas seulement l'heure de la naissance qui est liée aux planètes et aux signes du zodiaque, mais aussi toute existence et tout processus terrestre. Les saisons, les heures de la journée, l'âge, les tempéraments, les traits de caractère et bien plus d'éléments encore sont liés aux principes astrologiques des astres.

Les sept astres

En tant qu'élément important de cette vision du monde interconnectée, la nature des sept astres connus dans l'Antiquité est d'une importance centrale. Ils représentent une forme plus nuancée des archétypes primordiaux, que sont les quatre éléments par exemple, et ils permettent une vision plus fine de tout ce qui existe.

La base de cette perception est la vision géocentrique du monde, dans laquelle l'homme se considère comme le centre de tout. Les astrologues babyloniens connaissent déjà bien la position et la course des deux « lumières » (le Soleil et la Lune) et des cinq planètes que sont Mercure, Vénus, Mars, Jupiter et Saturne. Leur comportement, leur mouvement, leur couleur et leur luminosité donnent à ces forces célestes un caractère individuel et des propriétés spécifiques présentant des traits semblables à ceux de l'homme, qui sont contés dans des mythes.

Ainsi, dans la Grèce antique, le dieu soleil Hélios, le souverain de la lumière, est imaginé comme un roi quittant chaque matin son palais à l'est avec un attelage de chevaux, traversant la voûte céleste et atteignant le soir son palais à l'ouest. La nuit, il est ramené à l'est dans un bac.

Dans cette séquence d'images symboliques, le Soleil n'est pas seulement associé à des qualités, mais fait également référence au monde végétal, au corps humain, aux maladies et aux remèdes.

Ainsi, le Soleil symbolise la force cosmique élémentaire, la vitalité, le rayonnement et il est mis en relation avec le cœur et la circulation sanguine. Un principe solaire déstabilisé peut provoquer des maladies comme la fièvre, l'inflammation ou même la faiblesse. Les remèdes solaires, par exemple l'or ou le millepertuis (Hypericum perforatum), soutiennent un principe solaire faible, comme cela est le cas par exemple dans un état dépressif, et peuvent ainsi soulager les troubles qui en découlent. En revanche, une influence excessive du Soleil, qui se manifeste par exemple par un coup de soleil, est traitée avec des remèdes lunaires contraires comme par exemple des rondelles de concombre.

Les signes du zodiaque

Les signes du zodiaque sont nommés d'après des constellations du même nom dans le ciel, à travers lequel le Soleil et les six autres astres se déplacent (du point de vue géocentrique) à leurs propres rythmes. Ils sont créés par une division artificielle de la bande orbitale apparente des planètes autour de la Terre en douze sections égales. Cependant, en raison du changement d'inclinaison de l'axe de la Terre, le zodiaque et ses constellations éponymes se sont éloignés l'un de l'autre depuis leur dénomination il y a environ 2200 ans. Ainsi, aujourd'hui, le signe du zodiaque Capricorne n'est plus accompagné par la constellation du Capricorne, mais par celle du Sagittaire.

Même sans cette référence astronomique directe, les signes du zodiaque représentent des archétypes archaïques qui reflètent les changements saisonniers de la nature. Les signes du zodiaque, comme les sept astres sont également associés à des propriétés, des parties du corps, des organes, des maladies, etc.

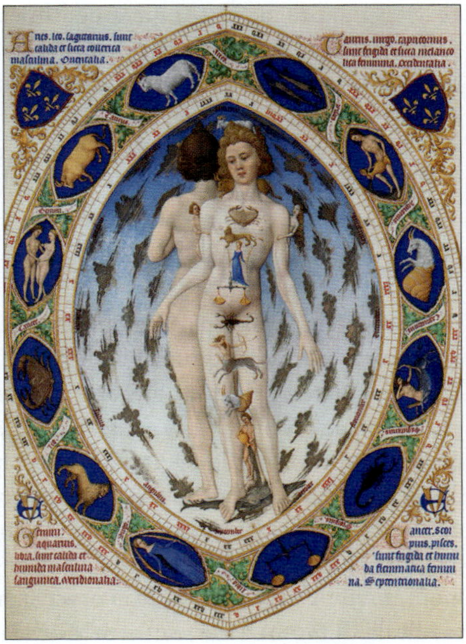

Homo signorum des « Très Riches Heures », le livre d'heures du duc de Berry, rédigé principalement entre 1412 et 1416

Ici aussi, conformément à la loi hermétique « ce qui est en bas est comme ce qui est en haut – ce qui est à l'intérieur est comme ce qui est à l'extérieur », le système solaire extérieur se reflète à l'intérieur de nous.

Ainsi, le signe de feu Bélier, que le Soleil traverse de fin mars à fin avril, correspond à l'énergie impulsive du printemps dans la nature qui s'éveille. Le principe du Bélier est associé de manière analogue à la persévérance, à la force active et masculine, au feu primitif créateur, qui sont toutes des qualités de Mars. Ce signe spontané et volontaire est associé à la tête, au visage, au front et aux problèmes de santé correspondants. Les médications adéquates peuvent donc être des remèdes symptomatiques pour la tête, portant les qualités de Mars (qui préside le Bélier) ou celles spécifiques au Bélier.

En astromédecine, les signes du zodiaque sont utilisés non seulement pour l'interprétation de l'horoscope, mais aussi, par exemple, pour la détermination du moment de semer, de récolter et de préparer des remèdes à base de plantes.

Astromédecine dans les temps modernes

Hormis dans les cercles anthroposophiques, astrologiques et parfois de la spagyrie, l'astromédecine a perdu son importance centrale dans la médecine. Sa vision complexe du monde et son influence sur les individus, qui n'est en grande partie pas directement mesurable et vérifiable, constituent des obstacles à la pensée et à l'action analytique rationnelle d'aujourd'hui.

Cependant, comme la naturopathie traditionnelle s'efforce de mettre l'homme en harmonie avec sa nature intérieure avec celle qui l'entoure, une intégration thérapeutique judicieuse des qualités et des rythmes du temps constitue encore aujourd'hui un enrichissement. En outre, les considérations astromédicales et les signatures peuvent être des outils utiles pour décrire la maladie et déterminer les remèdes.

6.10. Théorie des signatures

Depuis les temps anciens, l'être humain sait que la nature, les éléments et les êtres vivants qui la composent, donnent des indices sur leurs qualités intérieures à travers leurs formes, couleurs, odeurs, localisations et d'autres caractéristiques.

Avant la découverte des substances chimiques dans les plantes médicinales, la théorie des signatures était d'une grande importance pour évaluer les principes actifs spécifiques d'une plante. Les guérisseurs étaient convaincus que les plantes leur parlaient et de cette manière leur communiquaient leurs vertus thérapeutiques. En outre, le modèle de l'analogie a été utilisé dans la « physiognomonie » pour l'interprétation du corps humain, surtout du visage et de la psyché humaine, ceci à différentes époques de l'histoire médicale. Mais en MTE, la théorie des signatures concerne principalement la thérapie par les plantes médicinales.

Signum (signature)	Caractéristiques, signe distinctif
Théorie des signatures	Théorie de l'analogie/correspondance, par laquelle les conclusions sur les qualités et les vertus intérieures d'une plante peuvent être déduites à partir de caractéristiques perceptibles par les sens et par ce qu'elles dégagent.

Par exemple, lorsqu'en été nous cassons une tige de grande chélidoine (Chelidonium majus), un suc jaunâtre s'écoule du point de rupture. En raison de sa couleur jaune, la plante médicinale est, à la fois, associée à la bile jaune, à la bile elle-même et au foie. Ses

Effets curatifs sur les maladies du foie et de la vésicule biliaire sont aujourd'hui prouvés scientifiquement.

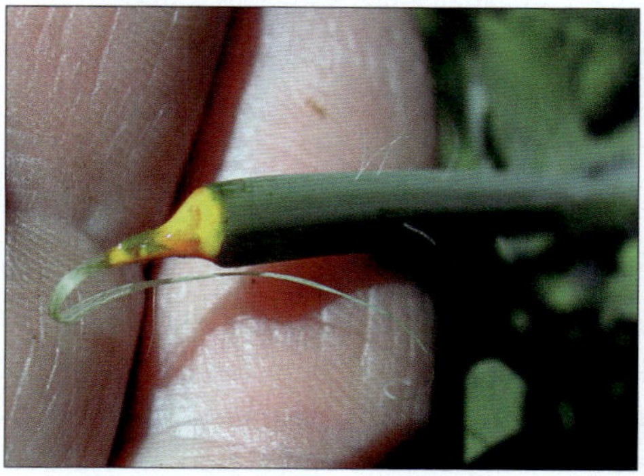

Tige de grande chélidoine (Chelidonium majus)

Des correspondances avec des organes, des parties du corps ou des maladies peuvent également être retrouvées dans la forme de certaines parties des plantes ou dans leur couleur. Ainsi, en raison de sa structure segmentée, la prêle rappelle celle de la colonne vertébrale et est donc utilisée pour la stabiliser.

De nombreux systèmes de médecines traditionnelles dans le monde reposent encore sur ce « language des signes ». Il doit être considéré comme une simple grille de lecture permettant d'évaluer et d'estimer l'effet des plantes médicinales. Cet effet est d'ailleurs renforcé par le désir suggestif de transférer les qualités d'un remède à la personne traitée. Souvent, ces propriétés sont déjà apparentes dans les différents noms populaires des plantes médicinales, par exemple le pissenlit (Taraxacum officinale) ou « dent de lion ».

Ce principe de similitude était reconnu, décrit et utilisé bien avant notre ère, par exemple dans la médecine chinoise. Même les animaux jugent les plantes et leurs différentes parties en fonction de leur couleur, de leur goût et de leur odeur.

Les travaux approfondis de Paracelse ont contribué, en particulier, à découvrir les propriétés curatives de nombreuses plantes et les analogies entre les organes, les maladies et certaines plantes. Pour lui, la nature est un reflet parfait de l'ordre cosmique. Le microcosme ne fait qu'un avec le macrocosme, l'homme avec le cosmos et la plante avec l'homme. Les signatures permettent de tirer des conclusions sur ces liens internes.

ASPECTS DES SIGNATURES

Aspects	Exemples	Relation avec la signature
Couleur	Betterave rouge	Couleur rouge de son jus
Forme	Anémone hépatique	Le dessous de la feuille rappelle la couleur du foie Forme de la feuille
Odeur	Carline acaule	Odeur animale
Goût	Piment	Goût piquant
Forme	Séquoia	Taille imposante
Structure	Prêle	Forme de la colonne vertébrale
Consistance	Aloè	Gel doux et humide à l'intérieur des feuilles
Emplacement	Saule	Emplacements humides et pathogènes
Qualité du sol	Ortie	Préférence pour les sols riches en azote
Rythme de la végétation	Gui	Floraison et fructification pendant la saison froide
Fructification	Grenade	Riche en graines, forme ovarienne
Reproduction	Sureau	Fructification abondante, symbole de fécondité
Durée de vie	Chêne	Âge avancé, résistance
Comportement	Mimosa	Sensibilité à fleur de peau
Relation avec les planètes	Soucis (calendula)	Rapport de la fleur au soleil : « Helenium »
Nom	Euphraise (casse-lunettes)	Référence dans le nom : motif floral qui ressemble à des yeux

Signatures à l'exemple du millepertuis (Hypericum perforatum)

Dans la théorie des signatures, les feuilles dites perforées (glandes oléifères) sont indiquées en cas de blessures et lésions par perforation. La relation avec la lumière s'exprime dans la couleur jaune or des fleurs et la multitude d'étamines, comme un signe de l'effet bénéfique comme antidépresseur. Le colorant rouge fait le lien avec l'inflammation, les brûlures et les saignements. Enfin, les fibres fortes de la tige et les nervures des feuilles indiquent des effets sur les nerfs, les tendons et les ligaments.

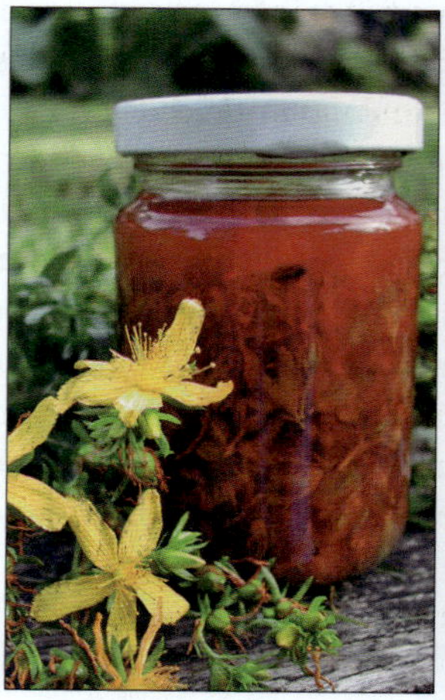

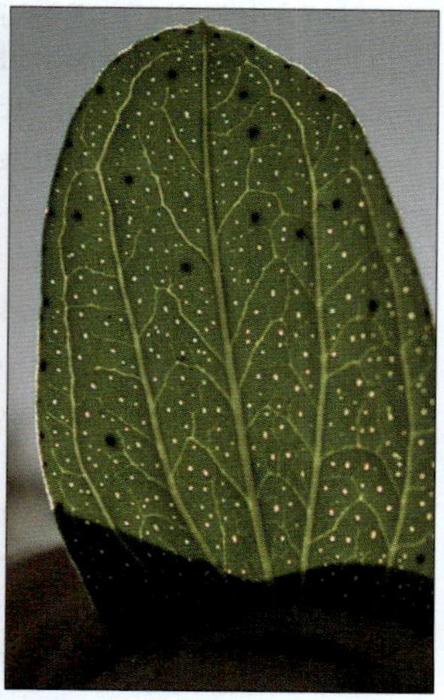

Extrait huileux (macérat) de millepertuis (Hypericum perforatum). Les points sur les feuilles du millepertuis sont en fait des glandes transparentes et noires. En colère contre les pouvoirs de guérison de la plante, le diable en aurait perforé les feuilles avec son trident.

L'essence de la plante

Tout comme un physionomiste cherche à évaluer une autre personne selon la forme et l'expression du visage (à savoir sa physionomie), un guérisseur herboriste devine les qualités efficaces d'une plante médicinale en fonction de son apparence générale.

Les conditions préalables à la reconnaissance des signatures végétales sont :

- La connaissance de la botanique et des effets médicinaux de la plante
- La capacité d'observation, la créativité
- L'amour et l'attachement au monde végétal

Les formes d'expression de la nature sont variées. Pour reconnaître les pouvoirs d'une plante, tout son ensemble (forme, couleur, odeur, goût, rythme de la végétation, etc.) peut prendre de l'importance. Capturer l'apparence extérieure d'une plante ouvre les yeux et les sens pour deviner ses aspects intérieurs.

Cependant, la signature n'est pas simplement une correspondance d'organes au sens large du terme, mais elle montre le rayonnement, l'essence même de la plante. L'être végétal est le noyau caché dans lequel s'exprime l'idée spirituelle de la plante.

« Ne suivez pas Galien, ni Rhaze, ni votre soif d'argent, ni votre soif de pouvoir, car votre seul maître d'école est la nature ! Écoutez la nature et vous saurez ce qu'est la maladie et ce qu'est le remède. » PARACELSE

De cette manière, une capacité de perception interne (une sorte d'intuition végétale) peut être développée. Ainsi, une « association en image » de plus en plus profonde avec chaque plante médicinale peut être intériorisée.

Un examen approfondi de la théorie des signatures indique qu'elle est encore aujourd'hui une voie possible vers la connaissance de la nature et des remèdes, ainsi qu'une extension enrichissante de la médecine moderne, par exemple dans la médecine anthroposophique, la spagyrie et l'homéopathie. Sa grande valeur réside dans le fait qu'elle favorise une observation attentive et une expérience profonde de la plante médicinale vivante et des corrélations avec la nature.

« La nature indique pour toute plante qui en émane, à quoi elle est bonne. C'est pourquoi, si l'on veut savoir ce que la nature a esquissé, il faut reconnaître les signes des vertus qui sont en elle. Pour ce faire, tout médecin doit savoir que les vertus, se trouvant dans les choses naturelles, sont reconnues par les signes. Il en découle que la physionomie et la chiromancie des choses naturelles doivent être éminemment comprises par tout médecin. »

Paracelse : « Des choses naturelles »

6.11. Principe de l'ordre

Le principe de l'ordre consiste en un mode de vie conscient et naturel. L'objectif est de libérer, d'ordonner et de renforcer les forces d'auto-organisation et d'autoguérison de l'organisme dans tous les domaines de la vie. Il est un ensemble d'instructions structurées pour un mode de vie équilibré, mené à un rythme régulier et en harmonie avec la nature.

Le « principe de l'ordre », dérivé du terme hippocratique « diaita » ; apparaît pour la première fois chez les philosophes présocratiques. Diaita peut être traduit par « mode de vie » et ne se limite pas à l'alimentation (régime, diète) comme nous en avons l'habitude aujourd'hui. Diaita décrit la conception de chaque domaine de la vie. Il s'agit d'éduquer l'être humain à adopter un mode de vie sain et naturel. Il énonce des principes pour un mode de vie généralement sobre (y compris l'alimentation) et englobe tout ce qui contribue à harmoniser l'ordre de la vie.

Les principes de la théorie de l'ordre visent à harmoniser toutes les forces, structures et processus dans le but d'adopter un mode de vie sain, modéré et naturel.

Le principe de l'ordre est fondamental pour la santé de l'être humain. Ainsi, le Dr G. W. Gross a écrit en 1824 dans le *Manuel de diététique pour les personnes en santé et les malades* :

« La santé est l'harmonie de toutes les activités organiques, conditionnée par un mode de vie ordonné selon les lois éternelles de la nature. Tout écart par rapport aux voies légales dictées par la nature provoque un bouleversement des forces organisatrices, à savoir la maladie.

La loi suprême de toute diététique en découle facilement : la personne en santé doit éviter tout ce qui contredit les lois de la nature (qui est susceptible de la rendre malade) pour maintenir son état normal ; la personne malade retourne à un mode de vie conforme aux lois de la nature, afin de recouvrer la santé perdue. »

L'ordre crée l'équilibre

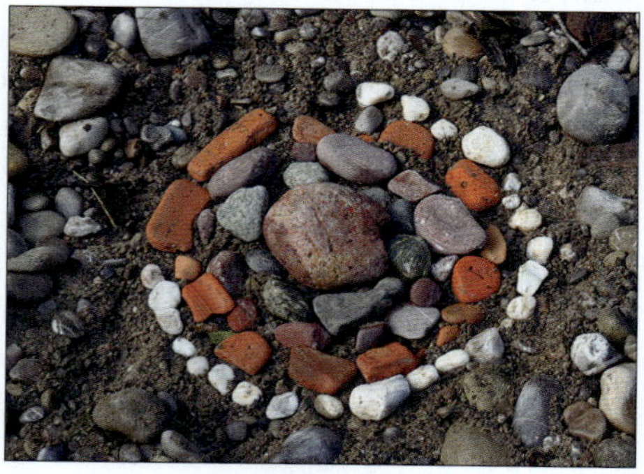
Créer de l'ordre permet d'équilibrer la vie.

Selon les fondateurs, les éléments de la théorie de l'ordre sont formulés et assemblés différemment. Tous ont en commun l'idée fondamentale qu'en mettant de l'ordre dans la vie, il est possible d'atteindre un équilibre qui permet, maintient ou restaure la santé et le bien-être.

L'ordre dans la vie vise un état d'équilibre dans l'existence, conduit à la guérison ou au maintien de la santé et est une condition préalable importante pour la salutogenèse.

Les aspects les plus importants sont :
- Le rythme
- L'equilibre
- L'autodiscipline

Les mesures s'appliquent à tous les domaines de la vie :
- Le mouvement
- Les influences de la lumière, de l'air et de la chaleur
- L'alimentation, les heures des repas, le type et la quantité de nourriture
- L'alternance équilibrée entre le sommeil et l'activité, le travail et les loisirs
- Une organisation de vie judicieuse
- Des contacts sociaux
- L'hygiène
- La purge et l'évacuation
- La sexualité
- Les mesures pour le bien-être psychique, spirituel, etc.

Le rythme

Le principe le plus important de la théorie de l'ordre est le rythme. Ceci est particulièrement vrai à une époque où les gens s'éloignent de plus en plus des rythmes naturels en raison des modes de vie modernes.

Une organisation consciente de la vie quotidienne devient de plus en plus importante. Un équilibre entre activité et régénération inclut tous les domaines de la vie, tels que l'équilibre sommeil/veille, travail/loisir. Il s'applique aussi aux rythmes naturels tels que le changement des saisons et l'alternance jour/nuit, ainsi qu'à ce qui touche à l'absorption et à l'élimination.

Le lever et le coucher du soleil, les solstices, les équinoxes et les cycles lunaires marquent le cours de l'année, la vie quotidienne et les rituels des individus. Ainsi, l'ordre de la vie est aussi un besoin fondamental des hommes, qui se manifeste dans leurs rituels, leurs rythmes quotidiens et annuels, dans les règles de la vie en communauté et dans l'ordre des dimensions physiques, psychiques et spirituelles.

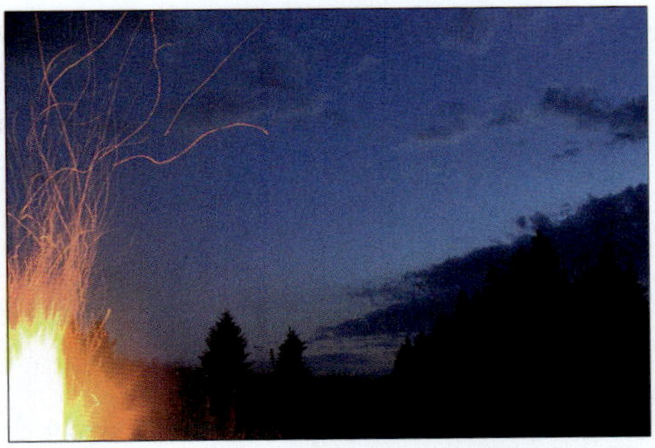

La nuit la plus courte est célébrée autour du traditionnel feu de la Saint-Jean.

« Le rythme remplace la force ». J. W. GOETHE

Responsabilité individuelle

La théorie de l'ordre met l'accent sur la responsabilité individuelle de l'être humain à l'égard de sa santé. Les principes ont un effet de prévention et de soutien dans toutes les autres formes de thérapie et ils constituent la base de toutes les méthodes relevant de la naturopathie. L'idée de compléter ce qui manque et d'omettre le superflu exige une réorganisation consciente du mode de vie.

L'éducation à un mode de vie judicieux dépend d'aspects socioculturels. Les idées sur ce qui est bon pour les individus et sur les rythmes à renforcer changent avec l'esprit du temps. Cependant, les principes ne doivent pas être compris comme des idées interchangeables à volonté, comme des courants philosophiques, religieux ou idéologiques, mais toujours comme une orientation pertinente vers le mode de vie à adopter selon les lois de la nature. Il s'agit toujours de faire preuve de discipline personnelle, de mettre en œuvre les principes à long terme et de manière cohérente dans sa propre vie. La persévérance dans la poursuite des mesures améliorant la qualité de vie est cruciale. Grâce aux principes de l'ordre, les individus apprennent à gérer leurs propres ressources. Cela implique que les mesures soient adaptées à la constitution et aux conditions de vie individuelles, à l'âge, au sexe et aux interconnexions avec l'environnement.

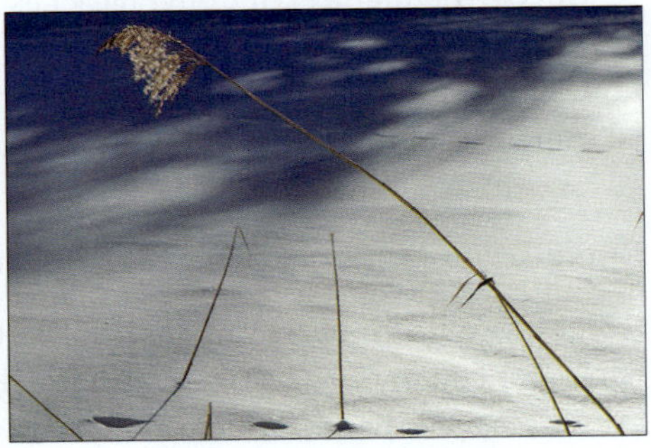

La responsabilité individuelle comprend également l'utilisation consciente de ses propres ressources.

Il s'agit concrètement de parvenir à une prise de conscience après avoir été informé sur les principes de l'ordre. Cela constitue la base d'un changement de comportement visant les objectifs suivants :

- Changement de mode de vie et intégration durable des aspects liés à la santé dans la vie quotidienne
- Augmentation du pouvoir d'autoguérison, croissance de la responsabilité individuelle, gestion de ses propres ressources
- Renforcement de l'irritabilité contre les influences extérieures, santé plus stable

Références historiques et concepts du principe de l'ordre

- Hippocrate considérait la tâche de la diététique dans l'équilibrage et l'harmonisation du système humoral au sens de l'eucrasie.
- Galien a décrit six *Res non naturales* (lumière, air, alimentation, travail/repos, sommeil/éveil, sécrétion/excrétion, stimulation de l'esprit).
- Au Moyen Âge, les règles relatives à l'ordre de la vie étaient connues et publiées sous le nom de théories de la santé, le « Regimen sanitatis ».
- Hildegarde de Bingen a écrit les six règles d'or de la vie (remèdes naturels, alimentation modérée et équilibrée, repos et activité physique, sommeil et veille, procédure d'élimination, santé mentale).
- Hufeland a nommé ses règles de vie « macrobiotique » et les a décrite dans son livre « L'Art de prolonger la vie humaine. »
- Kneipp a nommé les cinq piliers pour l'harmonie du corps, de l'âme et de l'esprit (diététique, thérapie par les plantes médicinales, hydrothérapie, thérapie par l'exercice, théorie de l'ordre).
- Bircher-Benner a écrit l'ouvrage « Les lois de l'ordre de la vie ».

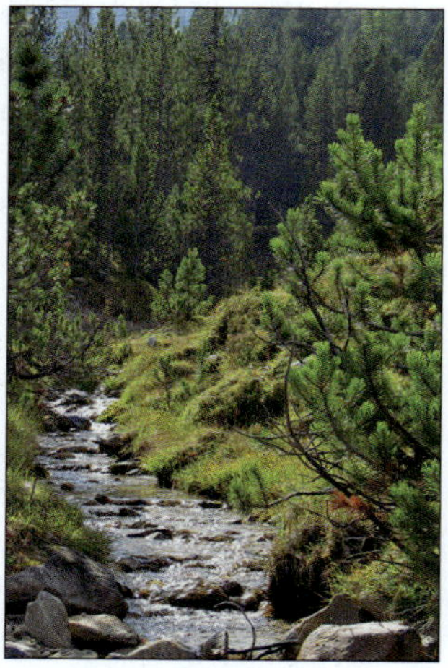
La prise de conscience et le changement de comportement permettent « d'être dans le flux de la vie ».

En tant que représentant des nombreux mouvements qui placent le régime alimentaire au centre de la théorie de l'ordre, F. X. Mayr est brièvement présenté ci-dessous.

Franz Xaver Mayr (médecin et chercheur, 1875–1965)

F. X. Mayr a décrit le tractus gastro-intestinal et les organes associés (p.ex. le foie et le pancréas) comme le « système racinaire de l'homme ». Les villosités intestinales représentent les plus petites « racines » qui trient et décomposent la nourriture absorbée. Le régime alimentaire actuel et le mode de vie rapide de « l'homme moderne » contribuent au fait que les capacités digestives sont surchargées, que les déchets métaboliques restent trop longtemps dans les intestins et ne peuvent pas être excrétés de manière adéquate.

Les aliments trop gras et difficiles à assimiler, souvent consommés en quantité excessive, sollicitent tout l'organisme et entraînent le développement de maladies variées et nombreuses (p. ex. syndrome du côlon irritable, constipation ou diarrhée). D'autres symptômes, qui indiquent des troubles de la « santé intestinale », sont par exemple :

- La fatigue
- Les lourdeurs d'estomac, les ballonnements, les remontées acides
- La perte d'appétit, les fringales
- Les problèmes cardio-vasculaires
- Les maux de dos, les maux de tête
- Les mains et les pieds froids
- Les maladies articulaires
- La langue chargée, les mauvaises odeurs buccales et corporelles

Conformément à la compréhension de la naturopathie en MTE, la santé du système digestif est l'une des bases essentielles visant à maintenir le patient en bonne santé. C'est également une condition préalable à l'efficacité de nombreuses autres thérapies. Le programme de nettoyage et de régénération du côlon de Mayr comprend sa propre procédure de diagnostic, qui consiste à examiner le patient en fonction de trois critères :

1. *Mesurable :* « l'angle de digestion épigastrique » (angle entre les arcs costaux à l'extrémité du sternum) est de 30° et relativement uniforme chez les personnes ayant des intestins sains. Il permet une évaluation correspondante du patient, tout comme le sillon médian et la bosse en U.
2. *Palpable :* la taille des organes abdominaux est déterminée par palpation avant, pendant et après un régime.
3. *Visible :* les formes abdominales et la posture de l'être humain sont visibles dans sa silhouette. Selon F. X. Mayr, « la paresse intestinale rend laid et vieillit prématurément ».

F. X. Mayr plaçait l'individu au centre de ses préoccupations grâce à son propre schéma diagnostique et thérapeutique. En conséquence, il recommandait une cure de lait et de petit pain à certains, un régime léger de purification et de désintoxication à d'autres, ou encore une cure de jeûne au thé pour combattre les symptômes.

Les trois « S » de Mayr

Les principes fondamentaux et la voie de guérison « royale » par l'alimentation conduisent à la régénération et au renforcement du système digestif :
- Schonung (Protection) – Repos des intestins par l'ingestion d'aliments liquides ou en bouillie
- Säuberung (Purge) – Promotion de l'excrétion
- Schulung (Apprentissage) – Amélioration de la mastication et du comportement alimentaire (mâcher chaque bouchée au moins 30 à 50 fois et bien saliver avant d'avaler)

« Ce n'est qu'avec des racines saines que vous pouvez fleurir dans toute votre splendeur. »
HEIDE-DORE BERTSCHI-STAHL

Les types de ventre selon F. X. Mayr

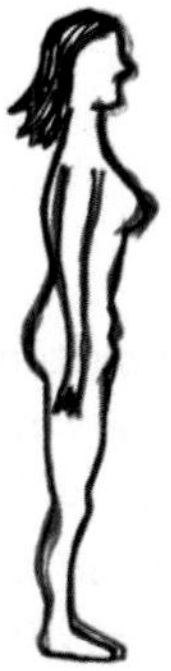
Ventre normal chez la femme

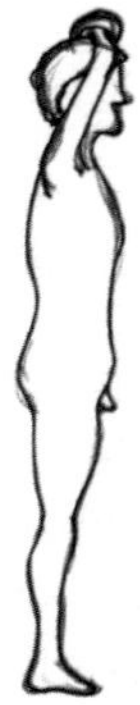
Ventre normal chez l'homme

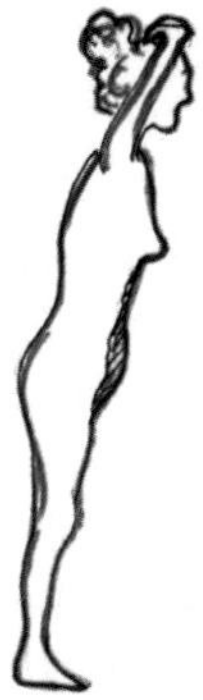
Ventre proéminent chez la femme

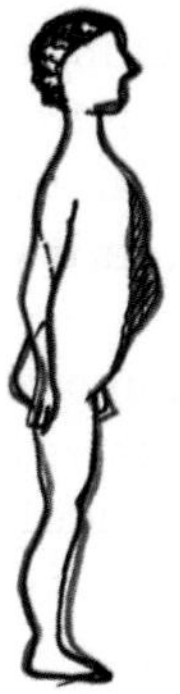
Début d'un ventre ballonné chez l'homme

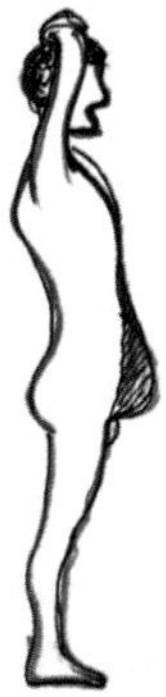
Ventre flasque avec accumulation de selles chez l'homme

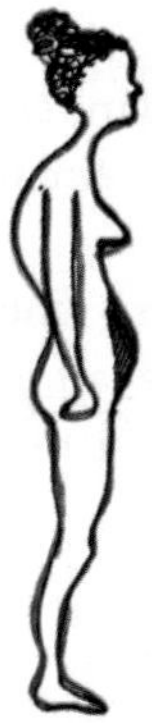
Ventre flasque avec accumulation de selles chez la femme

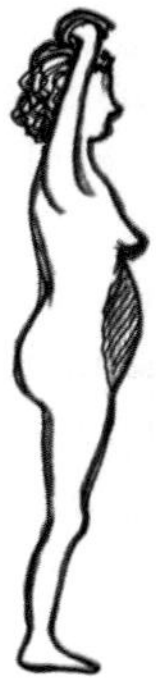
Ventre ballonné en forme d'œuf chez la femme

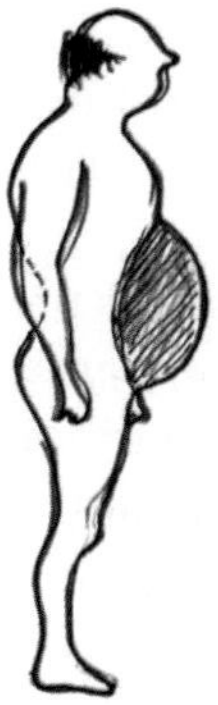
Ventre ballonné en forme de sphère chez l'homme

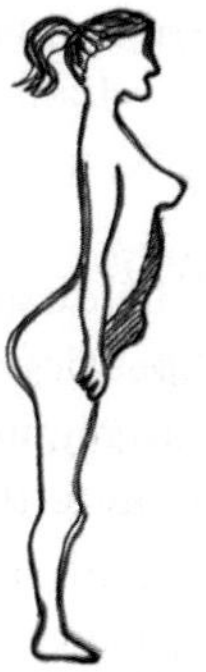
Ventre ballonné, avec accumulation de selles et inflammé chez la femme

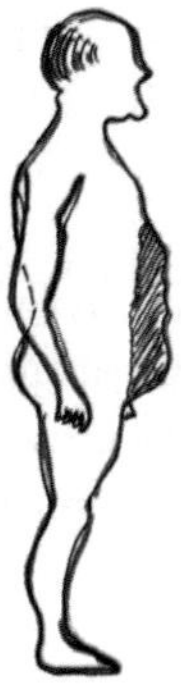
Ventre ballonné, flasque avec accumulation de selles chez l'homme

CHAPITRE 7

DIAGNOSTIC

7.1. Diagnostic et vue d'ensemble en MTE

Diagnostic

Le terme diagnostic est composé par les mots grecs « dia » = « à travers » et « gnósis » = « connaissance, jugement » et signifie par analogie « voir à travers » une situation de maladie. Par le diagnostic, les symptômes sont clarifiés, la cause de la maladie et la pathogenèse sont déterminées. Le diagnostic de la médecine conventionnelle s'épuise souvent à catégoriser les signes et les symptômes de la maladie pour ensuite l'étiqueter et la nommer scientifiquement.

- Analyse diagnostique : Identification et dénomination de la maladie
- Examen diagnostique : procédure pour détecter les maladies
  (Pschyrembel, 556e édition)

Diagnostic dans la MTE

La naturopathie considère l'être humain comme un tout et non comme un simple porteur de la maladie. De ce postulat découle également l'exigence d'examens diagnostiques approfondis et spécifiques. Pour un modèle de pensée et de travail systémique et fonctionnel de la MTE, attribuer des noms de maladies ne peut pas être l'objectif final d'un diagnostic. Le travail du praticien consiste précisément à reconnaître l'être humain malade et pas seulement la maladie en elle-même.

La tâche du diagnostic MTE est, d'une part, de « voir à travers » les antécédents médicaux et les prédispositions individuelles sur lesquels les symptômes et les problèmes de santé sont basés et, d'autre part, d'éclairer les mécanismes physiopathologiques et les relations fonctionnelles sous-jacents de la maladie. Afin de pouvoir évaluer la forme individuelle que prennent les éléments de base de la MTE dans la constitution, le tempérament, l'évolution de la maladie, etc., il est nécessaire d'établir un diagnostic spécifique correspondant au système global. Il s'agit en premier lieu d'évaluer les principes de la médecine humorale et les changements pathologiques qui en résultent. Selon l'approche systémique de la MTE, les processus physiopathologiques sont au premier plan dans toutes les étapes de diagnostic, tandis que les modifications structurelles des tissus et des organes sont comprises comme une conséquence secondaire de la situation humorale.

Le diagnostic inclut le contexte constitutionnel, ainsi que les habitudes et les conditions de vie influençant l'évolution de la maladie. Elles sont généralement très variées et peuvent concerner, par exemple, le régime alimentaire ou l'état psychologique.

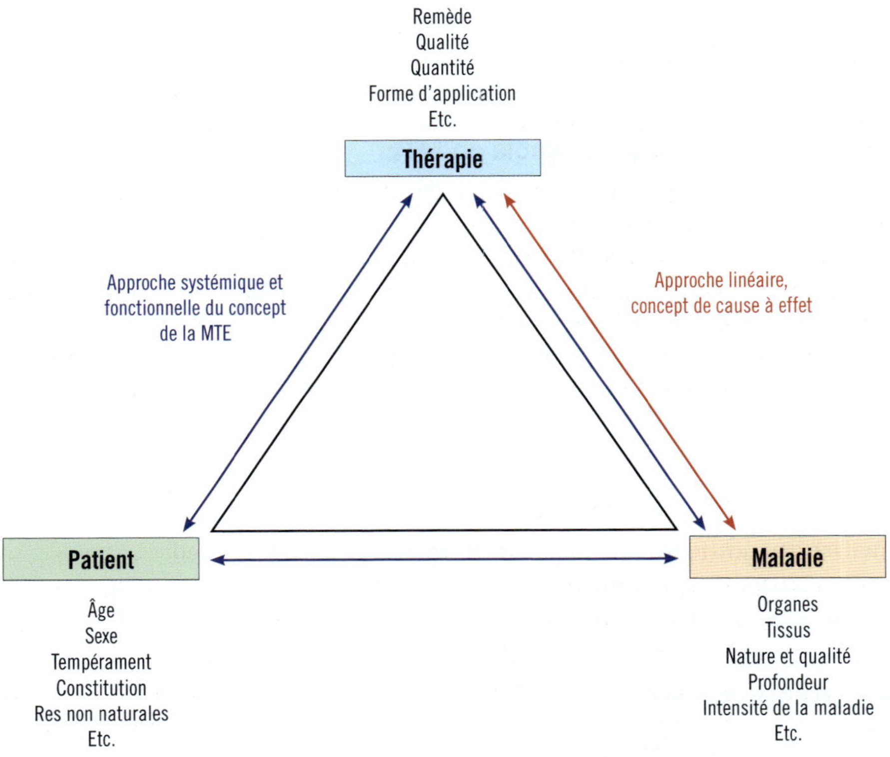

Diagnostic de la MTE et vue d'ensemble par rapport au concept de cause à effet linéaire

Sans la prise en compte de ces facteurs multiples, un concept thérapeutique reste purement symptomatique. Toute modification des aspects causant la maladie n'est pas prise en compte. Un traitement médical conventionnel des maladies rhumatismales, par exemple est généralement limité aujourd'hui au soulagement de la douleur par des médicaments, à des mesures anti-inflammatoires et à de la physiothérapie. Même si ces applications thérapeutiques sont effectuées par des praticiens naturopathes utilisant des moyens naturels, cela ne correspond pas nécessairement à une approche holistique au sens de la MTE. Une thérapie individuelle, causale et constitutionnelle n'est possible qu'en incluant les facteurs qui sont en partie responsables de la pathologie, comme par exemple la malnutrition, l'insuffisance métabolique, la faiblesse de l'excrétion ou le stress psychologique.

Un autre point central dans l'évaluation d'un patient est la question de l'énergie et des ressources, qui est étroitement liée à ses efforts d'adaptation aux stimuli internes et externes et à sa prédisposition à la maladie. J. Broy a écrit à ce sujet : « le manque d'énergie est finalement la mère de toutes les maladies imaginables », ce qui vaut également pour les troubles liés à la dépense d'énergie.

Pour ces raisons, le diagnostic dans la MTE ne peut pas être un concept individuel de la maladie ou une étiquette, mais nécessite une description détaillée de la situation personnelle eu égard à la maladie, y compris les conditions et les causes individuelles. Cette description sert alors de point de départ pour d'éventuels concepts thérapeutiques. Une thérapie naturopathique basée uniquement sur un concept diagnostique de la médecine conventionnelle ne peut donc pas rendre justice à la MTE.

Parallèlement au large éventail de méthodes thérapeutiques, se sont développés les différents procédés de diagnostic avec leurs critères spécifiques. Plusieurs de ces méthodes sont utilisées dans la MTE, dont les techniques et les éléments sont décrits individuellement dans les graphique de la page suivante, par exemple les analyses cliniques, le diagnostic du pouls ou de l'iris (iridologie).

La nature des symptômes peut avoir une influence sur les critères de diagnostic. Ainsi, la scoliose nécessite des techniques d'examen différentes de celles utilisées pour la bronchite aiguë.

Schéma diagnostique thérapeutique de la MTE

L'objectif du diagnostic est de comprendre la situation individuelle et les particularités de la fonction vitale du patient afin de pouvoir choisir les approches thérapeutiques adéquates. Les mesures choisies résultent généralement de la perception naturelle par le biais des sens, des observations et de l'expérience pratique. En plus des résultats objectifs, l'expérience subjective de la maladie et l'état de santé du patient jouent un rôle important.

Comme le montre le graphique de la page suivante, le diagnostic peut se composer de plusieurs éléments complémentaires.

Le diagnostic

L'anamnèse et la perception de l'être humain à tous les niveaux verbaux et non verbaux ainsi que les examens physiques constituent la base du diagnostic dans la MTE. Dans de nombreux cas, les principes essentiels de la maladie elle-même et de son contexte physiopathologique peuvent déjà être identifiés.

Les diagnostics ultérieurs et leurs critères spécifiques servent à établir des distinctions plus détaillées et à répondre aux questions correspondant à la méthode utilisée décrite dans les chapitres suivants. Bien que, pour des raisons de clarté, les différents aspects diagnostiques soient présentés séparément dans le graphique, ils sont malgré tout très étroitement liés entre eux.

Schéma diagnostique thérapeutique de la MTE

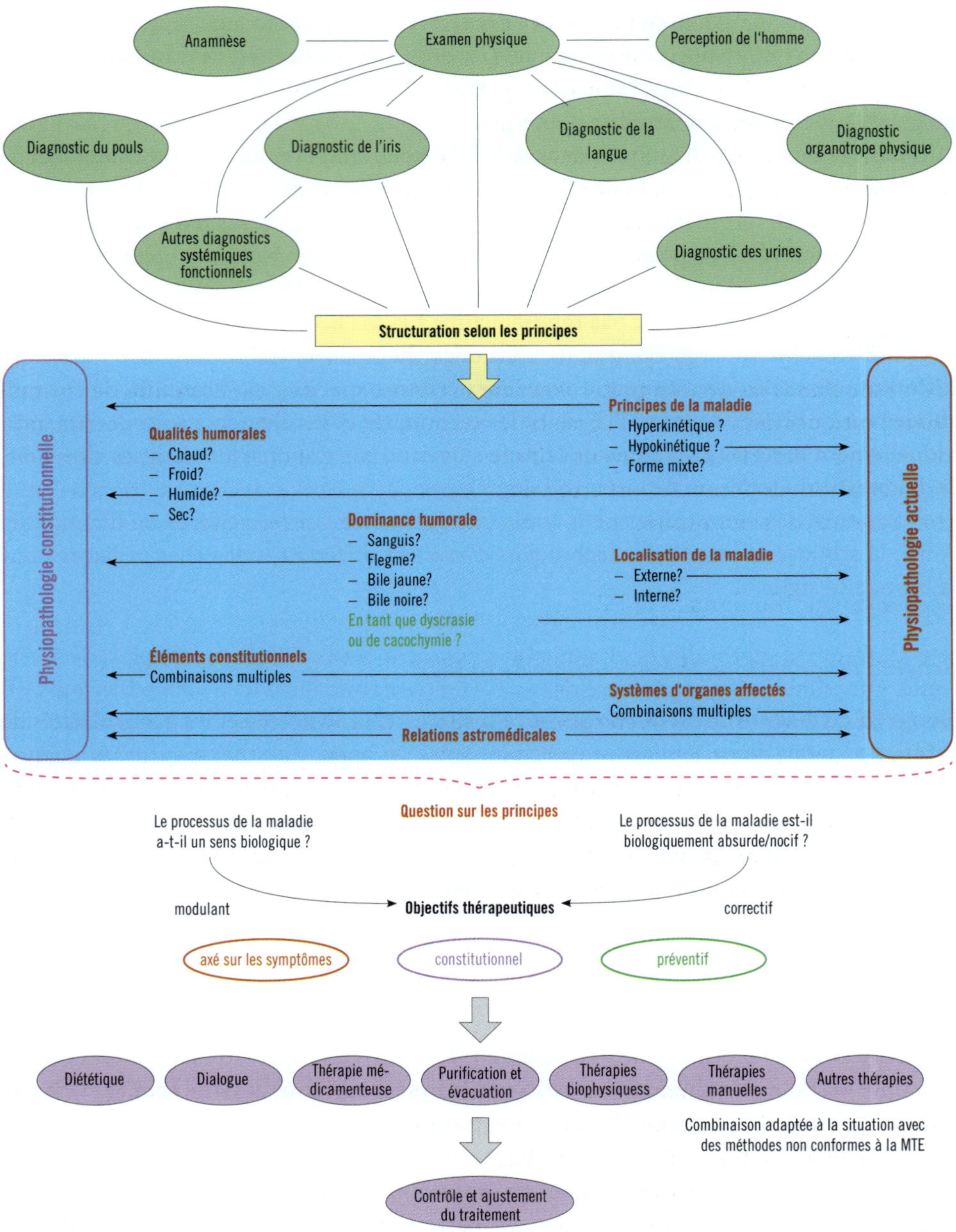

Systématisation du diagnostic et de la thérapie dans la MTE

Comment structurer l'anamnèse

L'objectif est toujours d'analyser les principes de base de la situation individuelle du patient d'après le modèle de pensée et de travail de la MTE et de les structurer.

La zone du graphique ci-dessus montre les questions qualitatives et humorales posées en rapport aussi bien à la physiopathologie actuelle qu'au décalage constitutionnel. Ces deux piliers de la physiopathologie sont la base du diagnostic et de la thérapie. L'analyse ultérieure pour savoir si la maladie est un processus biologiquement sensé ou absurde, voire même nocif, est absolument essentielle pour définir la direction thérapeutique dans la MTE. Elle constitue la base du concept thérapeutique axé sur les symptômes, la constitution et la prévention.

Le traitement

Ce n'est qu'à ce stade qu'un traitement adapté est sélectionné pour atteindre les objectifs thérapeutiques définis par le diagnostic. Dans la MTE, des combinaisons synergiques de différentes méthodes sont souvent utilisées. Le déroulement du traitement et les modifications qui en résultent doivent être contrôlés régulièrement et le concept thérapeutique doit être adapté si nécessaire.

Vue d'ensemble dans la MTE

Les différentes méthodes de diagnostic répondent à des critères multiples. Souvent, seule une combinaison judicieuse de ces dernières donne une vue d'ensemble complète en termes d'intégralité des perceptions. Elle peut être complétée par des méthodes plus récentes (dont certaines ne sont pas soumises au concept de la MTE, p. ex. la médecine de l'information) ou par des examens médicaux conventionnels (p.ex. des résultats d'analyses de laboratoire). Seule cette « perception » globale constitue la base des concepts thérapeutiques dans la naturopathie et permet une évaluation prudente de la tendance évolutive de la maladie et des perspectives de guérison possibles (pronostic).

7.2. Anamnèse

L'anamnèse (du grec « anamnesis » = « mémoire ») enregistre les antécédents médicaux en relation avec la situation globale du patient et constitue une partie importante de l'analyse diagnostique. Dans l'autodiagnostic, comme c'est le cas dans la pratique quotidienne, le patient fournit des informations sur ses symptômes et répond aux questions du thérapeute à partir de sa mémoire et de sa propre perception. Dans le cas d'une anamnèse réalisée avec un tiers, des personnes proches du patient comme les parents ou le partenaire de vie, fournissent des informations sur le patient et l'évolution de la maladie.

Poser des questions ciblées permet d'identifier des liens

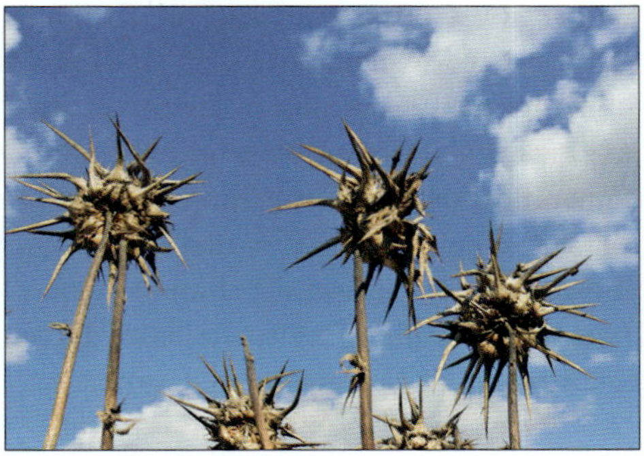

Une anamnèse minutieuse comprend l'examen de l'histoire de la vie du patient.

Les troubles aigus ou pathologiques chroniques, la constitution, la situation de vie et l'environnement social indiquent au thérapeute la voie vers le choix du traitement. Les réponses aux questions ciblées posées au patient donnent un caractère concret aux symptômes de la maladie et permettent au thérapeute de percevoir la personne dans son ensemble. Les questions de celui-ci portent sur la nature, l'intensité et la localisation des symptômes, sur les aspects temporels, sur les facteurs déclenchants, ceux qui les intensifient ou les atténuent et sur les effets secondaires des symptômes, ainsi que, enfin, sur les mesures thérapeutiques antérieures à cette date. Les informations sur le comportement alimentaire, le sommeil, l'activité et la récupération, les fonctions corporelles et les maladies antérieures en font également l'objet, tout comme les antécédents sociaux et familiaux.

Une anamnèse minutieuse comprend l'examen de l'histoire du patient et des circonstances de sa vie. Les informations ainsi obtenues permettent au thérapeute de tirer des conclusions causales et d'établir des liens. L'objectif de l'anamnèse est de délimiter le plus possible le tableau clinique en présence, le plus souvent en se basant sur les symptômes principaux et en utilisant des critères d'exclusion, la reconnaissance du contexte physiopathologique revêtant un aspect central dans la MTE. Les questions ouvertes permettent au patient de répondre à sa manière et selon ses possibilités.

Les informations provenant de l'anamnèse sont collectées, répertoriées et évaluées par le thérapeute. Elles doivent être traitées de manière confidentielle (voir l'annexe dossier patient, Partie 3).

Selon la méthode utilisée, les indications spécifiques à la constitution issues du diagnostic de l'iris, les résultats des zones réflexes, les perceptions intuitives et les caractéristiques physiopathologiques sont pris en compte. Ces indications sont très importantes pour le traitement en naturopathie, car elles fournissent des informations sur des processus qui ne sont pas démontrables par des techniques de laboratoire.

Un entretien est bien plus qu'un échange de mots

L'anamnèse commence avec le premier contact entre le thérapeute et le client. Pour qu'un entretien d'anamnèse puisse être mené avec succès, les conditions extérieures sont importantes, comme par exemple des locaux agréables et une atmosphère calme, et il ne doit pas y avoir de pression horaire. Cependant, ce qui compte avant tout, c'est le comportement et l'empathie du thérapeute, qui manifeste une écoute active et une observation sans jugement.

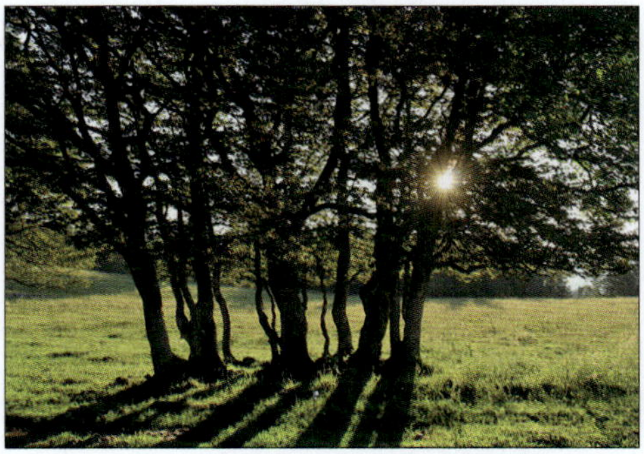

Au cours de l'entretien d'anamnèse, le patient doit se sentir à l'aise et savoir qu'il est dans un endroit sûr.

Il y a bien plus qu'un échange de mots pendant l'entretien d'anamnèse. Le ton de la voix, la posture, l'aisance orale et le choix des mots sont aussi importants que les pauses, le silence et les expressions émotionnelles. Des informations non verbales sont également échangées et intégrées dans l'interprétation. Ceci a lieu lors de chaque entretien, mais l'importance est majeure dans l'anamnèse de la thérapie naturopathe. Nos perceptions s'exercent simultanément à différents niveaux de notre être.

Lors de l'entretien d'anamnèse, le thérapeute utilise la vue et l'ouïe. De même, les perceptions qui ne sont pas associées à un organe sensoriel, sont enregistrées.

Le patient et le thérapeute produisent des pensées et des sentiments, agissent intuitivement ou rationnellement, respirent, s'adaptent à la situation, entrent en relation ou marquent un retrait. Tout cela se produit simultanément, à chaque instant, et inonde tout notre être et façonne ainsi aussi l'anamnèse.

L'anamnèse spécifique à la MTE est basée sur le modèle de pensée et de travail de la MTE. Sur cette base, les informations de l'anamnèse sont évaluées, toujours en tenant compte de l'individualité de la personne. Ce faisant, les aspects spirituels, psychiques, sociaux, écologiques et physiques de l'être humain constituent une unité indivisible qui, en cas de maladie, est intégrée dans l'anamnèse et le concept thérapeutique. L'anamnèse se poursuit au cours des séances suivantes et indique l'évolution de la maladie au cours du traitement. Cela conduit à des adaptations du concept thérapeutique si nécessaire. La conception flexible de la thérapie, toujours liée à l'évolution et à la capacité de réponse du patient, correspond à l'essence de la naturopathie.

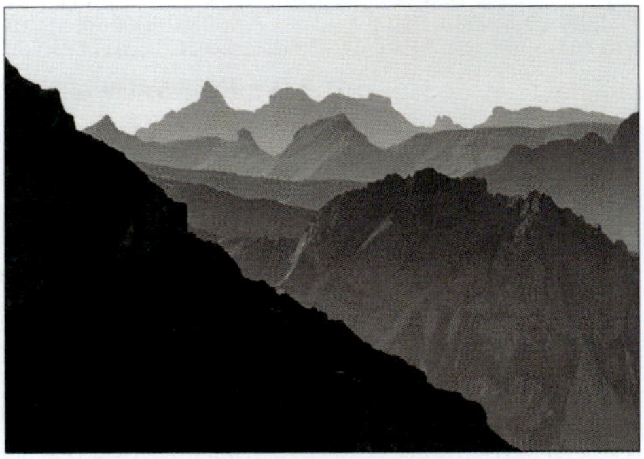

Grâce aux conversations attentives, l'horizon s'élargit et l'évolution devient visible.

7.3. Examen en MTE

Les résultats de l'examen basé sur des critères de la naturopathie font partie de la vue d'ensemble. En plus des méthodes d'examen médical classiques (voir les annexes Dossier patient et Guide des méthodes d'examen clinique, Partie 3), des aspects spécifiques à la MTE sont pris en compte. Un aperçu général des symptômes, de l'évolution de la maladie, de la personnalité et de la constitution du patient, sont également obtenus grâce à des questions approfondies, à une observation précise ainsi que la palpation et la « compréhension ». Des connaissances spécialisées approfondies, la capacité de percevoir, l'esprit de synthèse, une expérience pratique constante et l'échange dans les milieux professionnels sont exigés des naturopathes.

La principale différence par rapport à l'examen classique réside dans son objectif : les techniques d'examen spécifiques à la MTE n'ont pas pour objectif de poser un diagnostic sous la forme du nom de la maladie, comme c'est le cas en médecine conventionnelle. Son but est plutôt d'analyser la situation globale de la personne affectée et en particulier les dérèglements physiopathologiques de ses processus vitaux. Il est totalement inapproprié d'utiliser un terme diagnostique de médecine conventionnelle comme base pour une thérapie au sens de la MTE. Celui-ci doit être complété par les informations déterminantes pour la MTE. Ainsi, un diagnostic de MTE ne peut pas consister en un seul énoncé, mais constitue une description pathologique/fonctionnelle complexe de l'état du patient.

Pour simplifier, cela signifie que le naturopathe doit avoir une idée claire sur les conditions énergétiques et matérielles (chaleur et humidité) du patient. Dans un deuxième temps, il est tout aussi important d'évaluer si les signes diagnostiqués reflètent la situation générale ou seulement locale.

Principaux paramètres de l'examen spécifique à la MTE et exemples	
Signe de chaleur/froid	– constitutionnel : p. ex. sensation inhabituelle de chaleur /frissons constants
	– organopathologique : p. ex. rougeur/pâleur de la peau
	– États hyperkinétiques ou hypokinétiques
	– Relations avec les éléments, les humeurs et l'astromédecine
Signes d'humidité/ sécheresse	– constitutionnel : p. ex. surpoids/maigreur
	– organopathologique : p. ex. œdème/dégénérescence
	– États de plénitude ou de vide
	– Relations avec les éléments, les humeurs et l'astromédecine
Aspects généraux ou locaux	– p. ex. fièvre ou inflammation locale

Inspection naturopathique – Approche holistique

La MTE rassemble toutes les caractéristiques identifiées lors de l'examen approfondi en une vue d'ensemble, une appréciation holistique.

Habitus

Lors de l'examen, il faut prendre en compte les formes du corps selon les quatre éléments et la constitution individuelle. Les formes du ventre selon F. X. Mayr montrent p. ex. la disposition, l'état nutritionnel et la physiologie digestive de la personne concernée. L'examen du visage selon les docteurs Schüssler et Hickethier permet de tirer des conclusions sur les symptômes de carence et les changements pathologiques qui en résultent dans le corps.

Physionomie et physique

Le teint du visage, la formation de rides, la circulation sanguine ont toujours été importants dans l'exercice de la naturopathie. Hildegarde de Bingen décrivait déjà que : « la cause des maladies réside dans un manque de bonnes fonctions (vertus) ». Aujourd'hui, nous parlerions de style de vie, qui façonne au fil du temps l'apparence générale d'une personne (par exemple le teint jaunâtre du visage d'un gros fumeur).

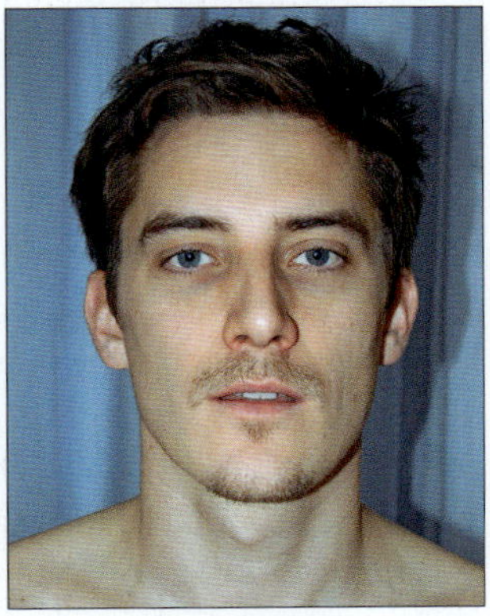

Examen général de l'habitus

Les verrues, les grains de beauté, les décolorations de la peau, les irritations cutanées, les éruptions cutanées sèches, inflammatoires ou purulentes ont également une signification dans la MTE. La structure de la peau, des cheveux, des ongles et l'état des dents donnent également au naturopathe des indications diagnostiques.

L'examen de l'œil ou de la sclère permet, par exemple, de découvrir des dysfonctionnements hépatiques et biliaires. La couleur de l'iris (voir aussi le Diagnostic par l'iris) donne des indications sur la constitution. De même, le regard, la « clarté des yeux » et la motilité oculaire (mouvements) permettent de tirer des conclusions sur l'état mental. Le tableau global des réactions motrices, sensorielles et végétatives de la peau est pris en compte lors de l'inspection.

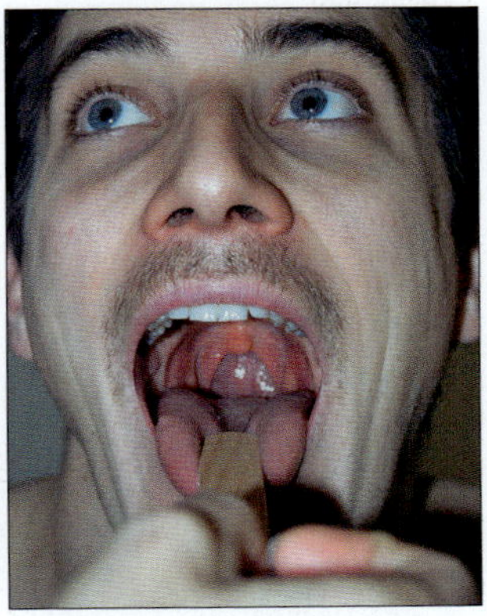

Examen de la bouche et de la gorge

L'inspection de la langue et de la cavité buccale ainsi que la position des dents font également partie de l'examen naturopathique.

La forme des oreilles, du nez, du menton et de la partie cou/nuque est aussi importante que la démarche, la posture, la forme du squelette, la courbure de la colonne vertébrale, le jeu des articulations et la coordination générale des mouvements du patient. Les pieds et les mains font l'objet d'une attention particulière dans la réflexothérapie, de même que la mobilité des articulations.

La forme des orteils, des mains et des ongles (objet de

la chirologie), les sillons longitudinaux et transversaux sur les ongles, leur couleur et leur texture renseignent sur le métabolisme et sur l'activité vasculaire et cardiaque.

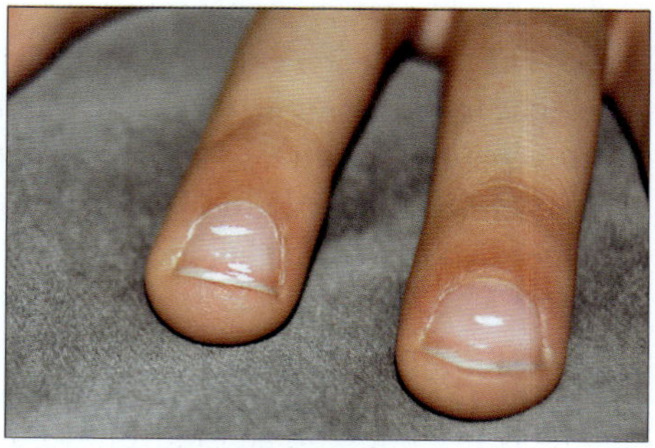
Modifications des ongles indiquant un trouble métabolique

Tonus et turgescence

Le tonus est la tension de base des muscles, principalement en raison du contrôle neurovégétatif. La turgescence est la pression des fluides dans les tissus, qui est régulée par le ratio entre l'apport et l'élimination des fluides interstitiels.

Lors de l'inspection, la turgescence fournit des informations sur la dynamique et la capacité de régulation des vaisseaux sanguins et lymphatiques et, par conséquent, sur les bases physiologiques de l'alimentation et de l'excrétion. Par exemple, une tension de la musculature de la nuque montrant un tonus accru ou un visage gonflé témoigne d'une turgescence non physiologique.

Respiration

Lors de l'examen de la respiration (en particulier en thérapie par la respiration), le thérapeute prête attention au processus respiratoire et observe dans quels espaces respiratoires se trouve par exemple le point d'origine de la respiration sur le dos.[8] « L'oxygénation des régions du corps » montre la profondeur de la respiration et par conséquent l'élasticité des poumons et des bronches. On peut entendre la respiration (et donc la condition mentale du patient) tant lorsque le patient parle que lorsqu'il est silencieux. Une autre possibilité d'examen découle du travail vocal, dans lequel par exemple la lettre « U » est prononcée en expirant. Ainsi, le thorax est examiné au titre de sa capacité vibratoire perceptible dans les vibrations de la voix grave, dans chacune de ses zones, à l'arrière et à l'avant. Cet examen permet de tirer des conclusions sur les poumons ou l'abdomen adjacent.

Psyché

Le praticien reçoit certaines informations principalement de manière non verbale. L'état de « résistance nerveuse » de l'être humain peut se manifester par exemple par des changements soudains de la couleur de la peau tels que des rougeurs, une pâleur, des sueurs, etc.

---

8 Le point d'origine de la respiration est la première élévation dorsalement visible à l'inspiration, p. ex. chez un patient allongé. Il existe une division en trois zones :
- Partie des épaules avec le haut du thorax
- Partie médiane de la colonne vertébrale thoracique et du rachis lombaire latéral
- Bas du dos et fesses/muscle grand fessier (Gluteus maximus)

La poignée de main de bienvenue et la voix révèlent d'autres informations telles que l'estime de soi ou la tension interne du patient.

Le naturopathe expérimenté rassemble ces informations en une vue d'ensemble. Grâce à la perception de l'expression physique et du rayonnement du patient, le naturopathe est capable d'inclure le contexte psychosomatique d'une maladie dans le diagnostic.

Palpation en naturopathie

Lors de la palpation ou de tout contact avec le corps entier ou d'une partie de celui-ci, le thérapeute doit d'abord informer le patient du sens et du but de la palpation et lui demander la permission de le toucher. La zone sélectionnée est examinée soit avec la main entière, soit avec plusieurs doigts. Les mains de l'examinateur doivent être chaudes, propres et sèches.

L'inspection et la palpation sont souvent réalisées en une seule opération. Le patient est palpé sur une grande surface pour détecter la chaleur, le froid, l'humidité et la sécheresse. Le tonus et la turgescence sont également perçus comme des mesures de plénitude ou de vide. En établissant un lien avec la théorie constitutionnelle, l'examen se place dans un contexte systémique. Les différentes couches ou les organes profonds peuvent être palpés en faisant varier l'intensité du toucher.

La palpation du pouls fournit des informations sur le rythme, la vitesse, la force et d'autres critères spécifiques à la MTE. En plus de la mesure de la fréquence cardiaque au moment présent, le diagnostic par l'examen du pouls dans la MTE est l'une des méthodes les plus importantes pour analyser la situation humorale actuelle du patient (voir chapitre Diagnostic par le pouls).

Lors de l'examen de la mobilité de la colonne vertébrale et des jambes, chaque section et chaque articulation sont vérifiées dans toutes les directions physiologiques. De plus, les muscles en interaction avec les articulations, les tendons et les ligaments sont examinés ; par des tests classiques pour examiner leur mobilité et leurs tensions musculaires. Les contractures musculaires et les myogéloses sont les symptômes courants d'un métabolisme tissulaire perturbé, mais ils peuvent également être considérés comme des signes réflexes de maladies touchant d'autres organes. Les rougeurs régionales après ou pendant l'examen indiquent par exemple une surabondance énergétique dans les tissus. Ce mécanisme peut être utilisé à des fins diagnostiques et thérapeutiques par exemple dans le massage du tissu conjonctif et les ventouses sèches. La réaction viscéro-cutanée et cuti-viscérale du site palpé donne des informations diagnostiques supplémentaires sur les relations pathologiques/fonctionnelles entre les différents organes et tissus.

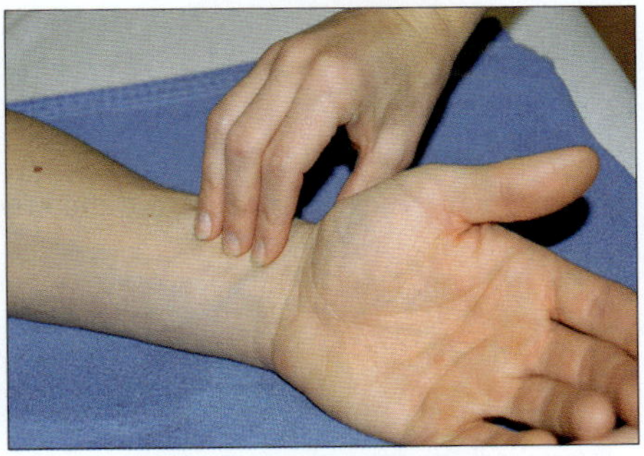

Palpage du pouls

L'examen comprend également la palpation des organes internes situés dans la zone souple de l'abdomen ou du dos. Une attention particulière est accordée à l'angle épigastrique, qui donne des informations sur les organes digestifs.

Dans l'examen selon F. X. Mayr, cet angle est un point révélateur de la bonne santé ou de la maladie intestinale. Les organes internes peuvent être évalués en appréciant les changements de forme de l'abdomen tels que l'asymétrie, la douleur à la pression, la tension défensive ou la douleur au relâchement. Les organes digestifs et leurs fonctions font l'objet d'une grande attention lors de l'examen en naturopathie. Les médecins d'autrefois affirmaient que « la mort siège dans l'intestin » et ceci est encore vrai aujourd'hui : le contrôle de l'environnement intestinal par différentes méthodes fait donc également partie de l'examen holistique.

Pour l'examen des ganglions lymphatiques, ceux qui sont palpables sont examinés dans la pratique de la naturopathie eu égard à leur forme, leur densité, leur fermeté, leur mobilité, leur sensibilité à la pression ainsi que leurs rayonnements externes chaud et froid ainsi que le gonflement des tissus environnants. La fonctionnalité de l'ensemble du système lymphatique joue un rôle diagnostique et thérapeutique majeur dans la MTE en tant que représentante importante du principe flegmatique.

Percussion

Le terme percussion désigne le fait de tapoter avec les doigts et les mains pour entendre la résonance du tapotement dans les tissus sous-jacents, les cavités ou interstices, afin de tirer des conclusions sur leur taille et leur consistance. De plus, la douleur causée par le tapotement direct avec le bord de la main ou du poing, par exemple sur la colonne vertébrale ou les reins, peut indiquer des processus pathologiques. D'autres organes tels que les poumons, les intestins, les muscles et les articulations peuvent être examinés par percussion pour détecter une accumulation de liquide, d'air ou une densité inhabituelle. La profondeur de résonance est d'environ 6 à 8 cm chez les personnes de poids normal.

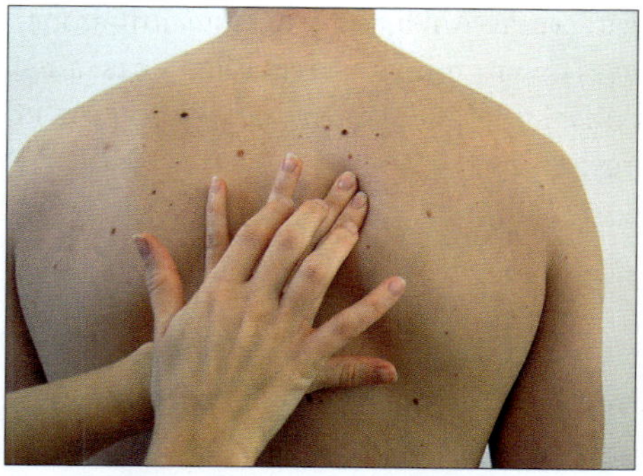

Percussion thoracique

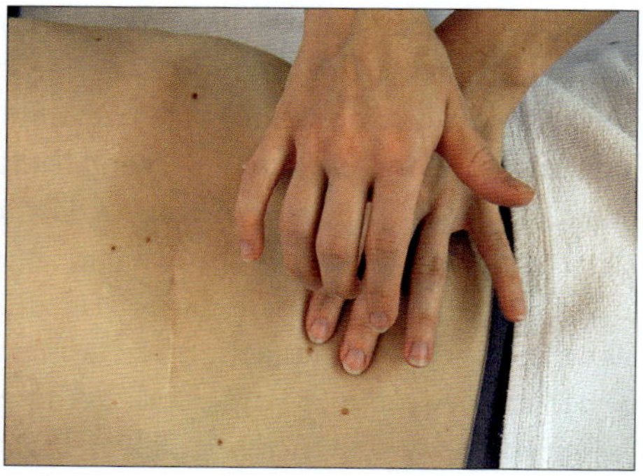

Percussion abdominale

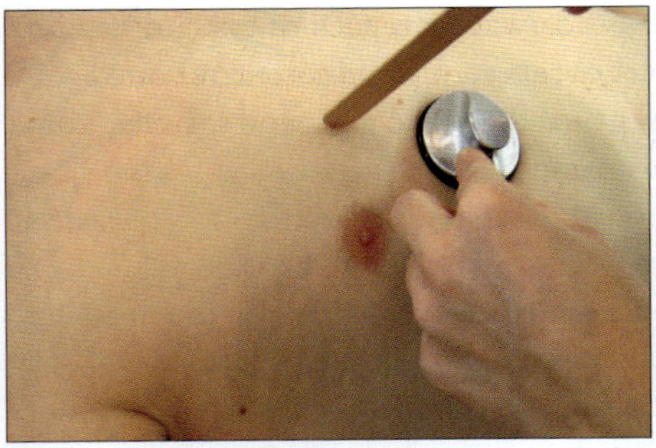

Auscultation par grattage pour la détermination des limites organiques

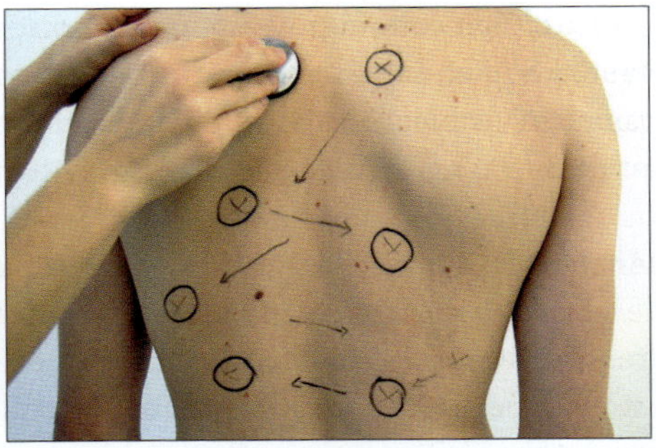

Auscultation du thorax

Auscultation

Le fait d'écouter avec l'oreille, le stéthoscope classique ou le stéthoscope Pinard en bois (utilisé principalement par les sage-femmes) est appelé auscultation. Les bruits pathologiques lors des mouvements articulaires, les bruits intestinaux et respiratoires peuvent être perçus acoustiquement sans outils.

Exemples de diagnostics spécifiques

Analyse des urines

L'évaluation spontanée se fait d'abord en observant la couleur, la propagation de l'odeur et ensuite en faisant précipiter les composants lourds de l'urine, les sédiments urinaires. Aujourd'hui, des bâtonnets de test standardisés sont utilisés pour le diagnostic des urines. Le test de cuisson[9] est connu en naturopathie.

Analyse des selles réalisée en laboratoire de biologie

Des échantillons de selles sont analysés pour déterminer la composition de la flore intestinale et les particularités de l'environnement intestinal. Ainsi, les processus inflammatoires dans le tractus gastro-intestinal, les carences en vitamines et oligo-éléments, ainsi que la présence de parasites, de bactéries non physiologiques, de virus, de mycoses et d'autres organismes encore peuvent être détectés.

Analyse de sang

Test sanguin de Spengler

Le Dr méd. Carl Spengler a développé une méthode de test dans laquelle les Spen-

9 Dans le test de cuisson, l'urine est mélangée à divers réactifs puis bouillie. Les réactions visibles fournissent des informations sur le fonctionnement des organes internes.

glersan[10](ou colloïdes de Spengler) sont mélangés au sang du patient sur des films de test spéciaux. La réaction antigène/anticorps est observée. Une adhérence et une agglutination visibles macroscopiquement montrent une réaction à l'antigène correspondant et permettent ainsi de déduire la gravité d'une maladie.

Analyse de la saignée selon Hildegarde de Bingen

Le sang de saignée est placé dans un tube à essai ; il repose et coagule ensuite pendant 24 heures. Des phénomènes spécifiques se produisent alors et ils sont analysés de manière diagnostique. En voici quelques exemples :

- La séparation du sérum et du caillot sanguin (avec des signes caractéristiques) indique une inflammation.
- Une « couche de graisse » se forme au-dessus du sang et indique un trouble flegmatique.
- La stratification du caillot de sang permet de tirer des conclusions sur la situation médicale humorale. Par exemple, des dépôts noirs peuvent parcourir le caillot de sang et être l'expression d'une cacochymie et d'une dyscrasie.
- Une coloration rose-rouge du sérum surnageant peut être un signe de dégradation du sang.

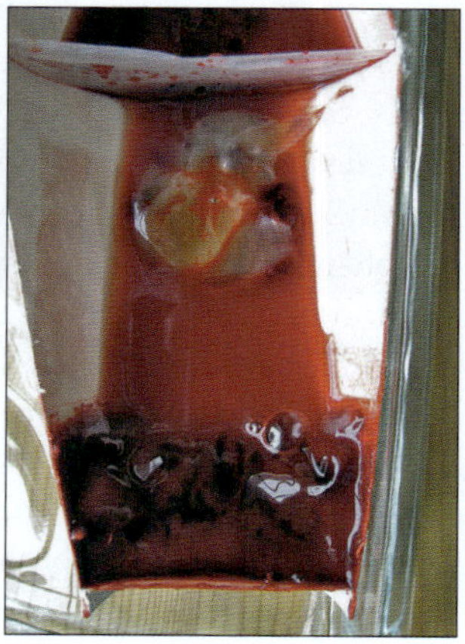

Exemple d'un caillot de sang après une saignée selon Hildegarde de Bingen. Lors de la coagulation, le sang se sépare selon les proportions de chaque principe humoral qu'il contient.

Vous trouverez de plus amples informations sur ce sujet dans le chapitre « Procédure d'élimination ».

Analyse par la microscopie à fond noir

L'examen du sang au microscope à fond noir offre la possibilité de visualiser toutes les cellules (érythrocytes, leucocytes, plaquettes) et de plus petites particules telles que les protéines, les dépôts, les bactéries et autres micro-organismes parasites du sang. Une évaluation qualitative du sang est effectuée, qui fournit des informations notamment sur le milieu interne, les troubles de l'équilibre acido-basique ou les maladies métaboliques.

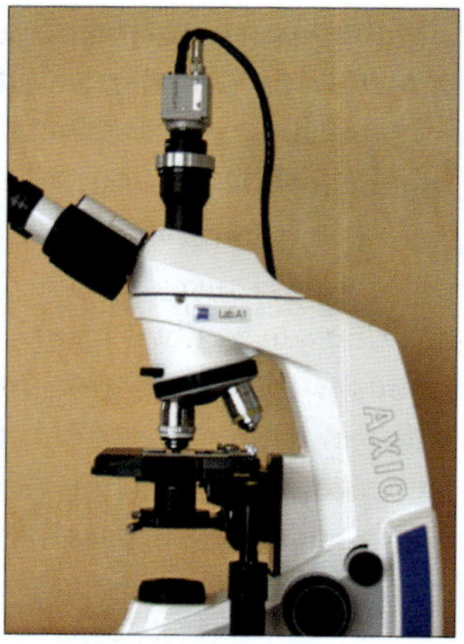

Microscope à fond noir

Méthodes complémentaires

Les méthodes décrites ci-dessus peuvent être complétées par d'autres procédés d'investigation compatibles avec le modèle de pensée et de travail de la MTE. Des exemples sont décrits dans le chapitre « L'évolution actuelle de la MTE ».

10 Les spenglersan (ou colloïdes de Spengler) sont des immunomodulateurs microbiologiques qui contiennent des antigènes et des antitoxines sous une forme dynamisée. Les dilutions sont appliquées sur la peau et les muqueuses (bouche, nez).

7.4. Diagnostic par la physionomie

Le diagnostic par la physionomie est une méthode qui repose sur l'expérience. Il ne s'est pas développé à partir d'études scientifiques, mais empiriquement, à partir d'observations précises s'inscrivant dans une longue tradition.

Le terme pratique pour le diagnostic par l'examen du visage, la pathophysionomie, vient des mots grecs : Pathos (la souffrance), Physis (le corps) et Gnome (l'avis). La pathophysionomie, l'enseignement permettant de reconnaître les maladies internes par des phénomènes externes apparaissant sur le visage, est aussi ancienne que la profession médicale elle-même. Son élaboration va d'Hippocrate à Paracelse et elle a été développée et affinée dans la naturopathie actuelle par des guérisseurs tels que Hans-Dieter Bach ou Natale Ferronato. Goethe a également essayé de déduire des caractéristiques humaines à partir de « types de visage » anatomiques.

« Rien n'est à l'intérieur, rien n'est à l'extérieur : car ce qui est à l'intérieur est à l'extérieur. »
CITATION : EPIRRHEMA DE GOETHE

La loi fondamentale hermétique « à l'intérieur, comme à l'extérieur » est particulièrement correcte dans les diagnostics visuels. Cependant, à l'ère de la médecine de haute technologie, un diagnostic visuel ou même intuitif ne semble plus nécessaire. Les appareils et les laboratoires sont les béquilles diagnostiques auxquelles de nombreux médecins se sont tellement habitués qu'ils en ont oublié d'utiliser leurs sens pour établir un diagnostic. L'examen par la physionomie, soit l'art de lire les traces d'une maladie qui ne s'est pas encore manifestée sur le visage du patient, est un outil précieux pour la détection précoce des maladies organiques et fonctionnelles.

Les avantages d'un diagnostic qui exploite ce qui est visible à l'œil nu sont évidents. Une médecine basée sur les sciences naturelles, concevant le corps comme une machine à réparer, n'intervient généralement que lorsqu'il est déjà trop tard. Une identification précoce des causes à l'aide du diagnostic par l'examen du visage pourrait donner des indications de troubles fonctionnels, qui ne peuvent généralement pas encore être diagnostiqués à l'aide des résultats d'analyse de laboratoire. La pathophysiologie n'est pas un domaine mystérieux et accessible uniquement aux initiés. La plupart d'entre nous sommes par exemple capables de dire si une personne consomme trop d'alcool en regardant son nez. Les cernes sombres sous

Changement de couleur de peau	blanc > Insuffisance vert > Intoxication rouge > Inflammation
Œdèmes, gonflements	rouge > congestion inflammatoire clair > congestion froide
Rétractation des tissus	Dégénérescence
Rides	Dysfonctionnements organiques chroniques ou aigus
Couperose	Congestion chronique ou dilatations veineuses états pléthoriques

les yeux sont le signe certain d'un manque de sommeil, un teint jaunâtre est une caractéristique infaillible de l'insuffisance hépatique.

Dans la pathophysionomie, les zones cutanées du visage et les lèvres sont directement associées aux organes ou fonctions correspondants. Les zones organiques correspondantes peuvent être évaluées de manière encore plus différenciée, par exemple, à l'aide des informations suivantes :

La signification diagnostique découle de la reconnaissance et de l'analyse des zones cutanées pertinentes. Sur le visage d'une personne, la structure de la peau peut varier considérablement (fine, épaisse, tendue, mate, brillante) et présenter une large gamme de nuances de couleur. Les troubles métaboliques en particulier peuvent être évalués en se basant sur les couleurs. Les dysfonctionnements métaboliques des protéines, des lipides et des glucides se manifestent précocement par des changements de couleur caractéristiques. L'adaptation de l'alimentation et du mode de vie permet de revenir à la normale. Cela montre clairement que le diagnostic par la physionomie permet de détecter l'apparition de maladies chroniques à un stade très précoce et d'en empêcher la manifestation.

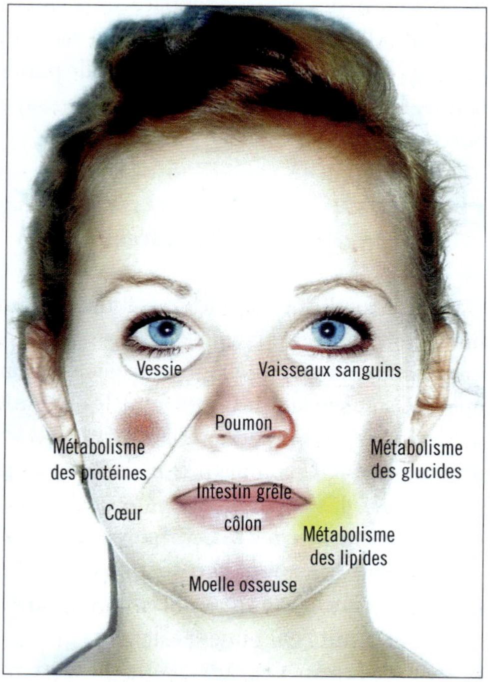

Par exemple, les caractéristiques suivantes sont reconnaissables sur ce visage :

- La ligne rouge au niveau de la paupière inférieure de l'œil gauche indique une congestion des vaisseaux veineux dans les membres inférieurs.
- La poche gonflée blanchâtre sous l'œil droit indique une insuffisance de la vessie.
- La coloration de la narine gauche suggère une congestion des voies pulmonaires.
- La décoloration blanchâtre sur la lèvre inférieure peut indiquer une insuffisance du côlon.
- Le bord rougeâtre de la lèvre supérieure permet de conclure à une congestion de l'intestin grêle, ce qui peut réduire l'apport nutritif aux organes.

Indications sur l'état mental/psychologique

Les signes extérieurs des maladies mentales constituent un domaine de connaissances à part entière. Il est bien connu que l'état mental de base qui anime une personne pendant des années et des décennies peut façonner son visage. Par exemple, les visages parlent à travers les rides et donnent des caractéristiques distinctives à la personne que l'on scrute. Certaines caractéristiques sont héritées, d'autres acquises au cours de la vie. Une personne qui réfléchit beaucoup développe des rides verticales au-dessus de l'arête du nez appelées rides du lion. Une personne qui rit beaucoup présente ce qu'on appelle les « rides du rire » à côté des yeux. Mais si la personne est amère ou méfiante, des rides descendantes se forment aux commissures de la bouche. Bach avait également suggéré une analyse des types de caractères en fonction de la forme du visage.

Ainsi, un petit menton pointu et saillant vers le bas indique une souplesse et un manque d'affirmation de soi. Apparemment, la mâchoire inférieure est le « siège » de la force et de l'agressivité. Nous nous représentons les personnes ayant un mental fort et combatif plutôt avec un « menton énergique ». Toutefois, certains signes extérieurs ne doivent pas être considérés et évalués de manière isolée. Ce qui est décisif, c'est l'ensemble des impressions et surtout leur lien avec les éléments des autres diagnostics.

7.5. Diagnostic par l'iridologie

Depuis des millénaires, il est connu que certains signes ou changements au niveau de l'œil peuvent être caractéristiques de certains états sur le plan physique, mental ou spirituel. Cependant, le développement d'une méthode d'examen de l'iris systématique, analytique et diagnostique n'a eu lieu qu'à partir du milieu du XIXe siècle. L'iridologie est donc une méthode encore relativement « jeune », qui a ses racines dans le modèle de pensée et de travail de la médecine humorale. Il existe des courants d'études du diagnostic par l'examen de l'iridologie qui tentent d'utiliser cette méthode sur la base d'un modèle de pensée organo-pathologique pour établir des diagnostics de médecine conventionnelle. Mais cela n'est manifestement pas possible. Le diagnostic par l'examen de l'iris n'est pas approprié pour reconnaître et nommer les maladies organiques actuelles.

Étant donné qu'elle repose sur la médecine humorale, l'iridologie fait désormais partie intégrante de la MTE actuelle, qui utilise des microscopes à iris modernes pour la visualisation de l'œil et le traitement numérique des images.

L'iris

La zone la plus importante en iridologie est l'iris, bien que toutes les autres zones de l'œil peuvent également être significatives (blanc de l'œil, conjonctive, bords des paupières, cils, vaisseaux sanguins).

Le diagnostic par l'examen de l'iris prend en compte les facteurs suivants :

- La couleur de base du tissu de l'iris
- Les modifications de la structure des fibres (relâchement, compression, tension, épaisseur et direction des fibres de l'iris)
- Les différences de luminosité
- Les dépôts brumeux et nébuleux sur l'iris
- Les taches et surfaces pigmentaires qui diffèrent de la couleur de base de l'iris

L'iris est considérée comme le miroir réfléchissant de l'organisme, dans lequel il n'est certes pas possible d'identifier les structures anatomiques ou histologiques des organes, mais de relever les perturbations dans leur fonctionnement ou encore leur régulation cybernétique. Comme susmentionné, le diagnostic par l'examen de l'œil n'est pas une méthode pour le diagnostic tissulaire ou organique. Il sert exclusivement à identifier les processus fonctionnels perturbés, en liaison avec l'analyse de l'état constitutionnel de la personne concernée.

Ces informations fournissent au diagnosticien iridologue des informations précieuses sur le contexte du développement de la maladie chez le patient. Il est ainsi possible d'appliquer des mesures thérapeutiques qui ciblent non seulement la maladie au moment présent, mais qui stabilisent aussi en profondeur et à long terme l'état global du patient (thérapie constitutionnelle). Le diagnostic par l'examen de l'œil peut donc également constituer la base d'une prophylaxie efficace des maladies.

Elle ne s'appuie pas sur les caractéristiques individuelles de l'œil, mais toujours sur des combinaisons de signes qui doivent être interprétés comme liés mutuellement. Les signes de l'iris sont classés selon deux systèmes, la topographie circulaire et la topographie sectorielle :

Cette division de l'iris montre la circulation des humeurs dans l'organisme de l'intérieur vers l'extérieur et les processus de transformation qui y sont liés (métabolisme).

Dans la *zone de la collerette*, nous pouvons voir la capacité d'assimilation, c'est-à-dire la capacité du système digestif à transformer les aliments étrangers en une forme utilisable par l'organisme (médecine humorale : coction). Ainsi, les signes iridologiques de cette zone ont une importance primordiale car la préparation optimale des humeurs est une condition préalable fondamentale pour le bon fonctionnement de tous les tissus. Inversement, si la qualité des humeurs nécessaires n'est pas optimale, cela entraîne inévitablement des perturbations des fonctions des organes. Les différences de luminosité par rapport au reste des tissus de l'iris sont particulièrement importantes pour l'iridologie. L'assombrissement de la zone de la collerette indique un manque de chaleur physiologique dans les organes digestifs, ce qui entraîne des déficits dans le processus d'assimilation et une situation hypokinétique générale dans tous les organes soumis à la régulation gastrique. Les éclaircissements[11] montrent un excès de principe de chaleur avec des états hyperkinétiques, mais ils sont très rarement observés en pratique.

La *collerette* symbolise la frontière entre l'extérieur et l'intérieur, en particulier dans le tube digestif. Bien qu'elle ne représente pas la muqueuse intestinale elle-même, elle incarne son contrôle végétatif et sa capacité de perméabilité sélective.

La *zone sanguine-lymphatique* reflète l'état qualitatif des humeurs dans les systèmes circulatoires (systèmes sanguin et lymphatique). Cela concerne très souvent l'état pathologique du système lymphatique abdominal (GALT), qui est impliqué dans le transport ultérieur des humeurs nutritives. Les accumulations de ces humeurs flegmatiques sont

11 Une règle générale du diagnostic par l'iridologie réside dans le fait que les signes X indiquent toujours une augmentation de l'activité des tissus (hyperkinésie), tandis que les signes sombres indiquent une réduction de l'activité (hypokinésie).

ici reconnaissables sous forme de dépôts ou de condensations brumeuses ou nébuleuses, souvent colorés par des pigments étrangers. Cela est considéré comme un signe de contamination par l'acrimonie.

Topographie circulaire : la division de l'iris en anneaux concentriques (en forme de cible)

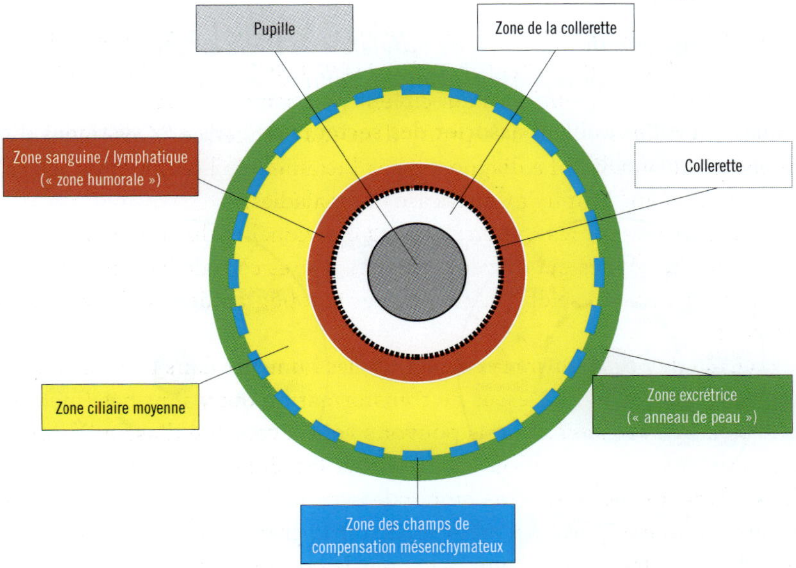

Zone de la collerette : assimilation – résorption (préparation du matériel)
Collerette : contrôle végétatif, adaptabilité des systèmes enzymatiques. Représente la frontière fonctionnelle entre « l'intérieur » et « l'extérieur »
Zone sanguine/lymphatique : état des systèmes de transport fluides (en particulier les « impuretés »)
Zone ciliaire moyenne : performance des tissus parenchymateux
Champs de compensation mésenchymateuse : représentation des mécanismes compensatoires d'excrétion de substitution (« muqueuses actives »)
Bord ciliaire : état et fonctionnement des mécanismes physiologiques d'excrétion

Les processus métaboliques dissimulateurs des tissus parenchymateux sont situés dans *la zone ciliaire moyenne*, où les humeurs nutritives sont consommées pour les fonctions spécifiques des organes. Cependant, des métabolites (« déchets métaboliques ») se forment pendant le processus et il reste des humeurs excédentaires qui doivent être excrétées en raison de leur forte pathogénicité.

La capacité de l'organisme à éliminer ces produits métaboliques finaux par l'intermédiaire des organes physiologiques excréteurs apparait de manière évidente au niveau du bord ciliaire. Le signe le plus courant d'une diminution de la capacité excrétrice de ces organes est le net assombrissement du bord de l'iris. Si l'élimination par les organes physiologiques ne suffit pas, la peau et les muqueuses peuvent assumer ces fonctions de manière compensatoires, qui se manifestent alors par l'apparition d'un eczéma (éruption cutanée) ou d'un catarrhe. En iridologie, la nécessité biologique de ces processus se manifeste dans *la zone des champs de compensation mésenchymateux* sous forme de flocons nuageux (tophi). En outre, cette zone donne des informations supplémentaires sur les mécanismes d'excrétion compensatoire de l'organisme entier, dont la description dépasserait le cadre de cet ouvrage.

Topographie sectorielle : division de l'iris en secteurs (« représentation en camembert »)

Sur cette base, il est possible d'associer des secteurs de l'iris aux systèmes d'organes impliqués dans la maladie.

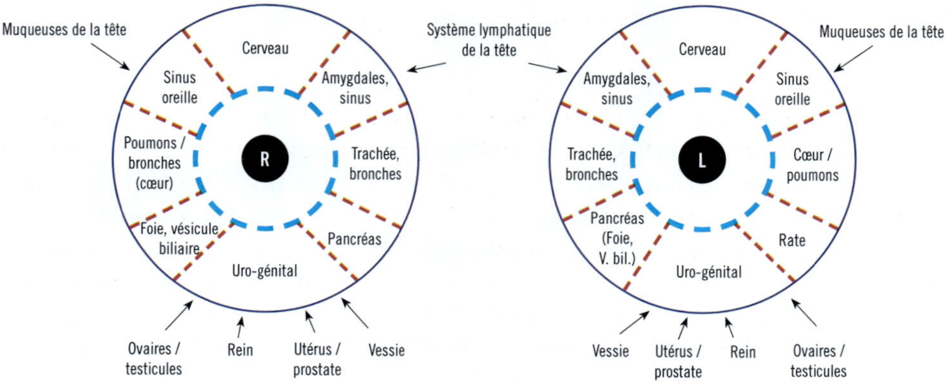

La division en secteurs de l'iris

Les deux systèmes topographiques sont combinés et leurs caractères ou signes sont liés lors de l'analyse. En plus des signes au niveau de l'iris, dont la localisation est pertinente pour l'interprétation, il existe des phénomènes qui sont interprétés indépendamment de leur localisation dans l'œil (p. ex. les taches colorées).

Couleur de l'iris

On distingue deux couleurs de base de l'iris : bleu et marron. Toutes les autres nuances résultent de la combinaison de ces deux teintes, des pigments de couleurs différentes pouvant également s'y ajouter (jaune, orange, noir, ocre).

La couleur bleue perçue provient uniquement de la réfraction de la lumière, sans que des pigments bleus soient nécessairement présents. La couleur de l'œil marron, en revanche, est formée par des pigments de couleur déposés dans ou sur les tissus de l'iris. Si la couche de pigments est très dense, elle peut masquer les structures de l'iris, ce qui complique le bilan par l'iridologie chez les patients aux yeux marron.

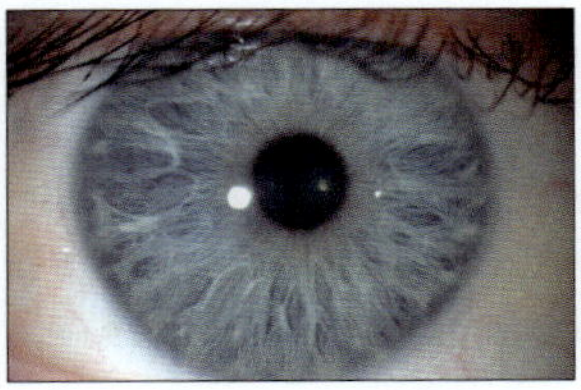

Exemple d'un iris bleu
(constitution lymphatique)

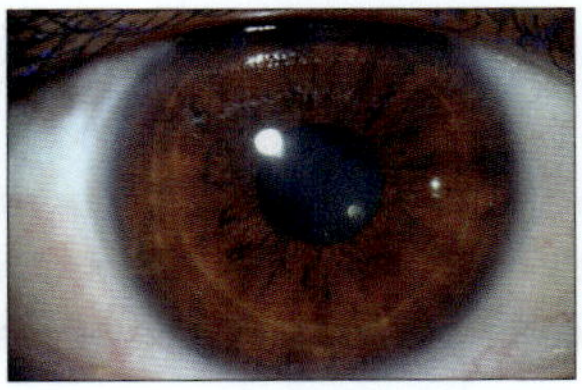

Exemple d'un iris marron
(constitution hématogène)

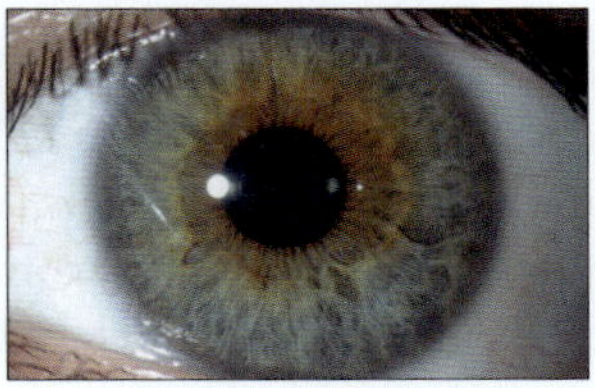

Exemple d'un iris mixte
(constitution biliaire)

La couleur des yeux reflète le développement évolutif de l'être humain par rapport à son environnement climatique : les peuples vivant dans les zones nordiques froides ont majoritairement les yeux bleus, tandis que les peuples qui ont évolué dans les régions à climat chaud ont majoritairement les yeux bruns. Les références aux qualités humorales de la théorie des quatre humeurs sont ici à nouveau reconnaissables.

Yeux bleus

Les yeux bleus montrent la prédominance de l'humeur cardinale flegmatique associée aux qualités *froide et humide*[12]. Cela crée une contradiction apparente avec le fait de vivre dans des régions froides, mais celle-ci est résolue grâce à la physiologie de la médecine humorale. Le flegme ne peut être utilisé dans l'organisme que s'il est transformé en sanguis par la chaleur active produite par le corps lui-même. Cela signifie que l'organisme à dominance flegmatique ne peut rester en santé que s'il produit *lui-même* activement de la chaleur physiologique en suffisance. Il devient ainsi largement indépendant de l'apport externe de chaleur, ce qui lui permet de vivre dans un climat froid. Cependant, si la capacité de production de chaleur diminue, les maladies apparaissent.

Yeux marrons

Les yeux marrons indiquent la prédominance de l'humeur cardinale sanguis avec ses qualités *chaude et humide*. D'après le mot grec αιμα (« haima » = « sang »), nous parlons aussi de constitution hématogène. Par analogie avec ce qui précède, le principe de chaleur est plus évident chez les personnes aux yeux marron que chez les personnes aux yeux bleus. Ces personnes n'ont pas besoin de rechercher activement la chaleur physiologique dans la même mesure que les personnes aux yeux bleus, car l'énergie active est de toute façon abondante dans l'environnement chaud où elles vivent. La gestion globale de la chaleur est moins compliquée dans la constitution hématogène. Mais si une personne à constitution hématogène sort de son équilibre thermique, elle a tout d'abord tendance à développer des maladies chaudes (syndromes hyperkinétiques) si la chaleur devient anormalement élevée pour sa physiologie ou qu'elle se manifeste par des acrimonies brûlantes. D'autre part, la personne en question peut également développer de graves maladies liées au froid si sa capacité d'adaptation au climat froid est dépassée.

12 Pour s'adapter à la terminologie organotrope de la médecine d'aujourd'hui, les personnes aux yeux bleus sont également qualifiées de lymphatiques.

Analyse de la constitution

La couleur des yeux nous permet de reconnaître la constitution de base d'une personne. Mais la différenciation complexe de la situation constitutionnelle se fait sur la base de la combinaison de caractéristiques et de signes bien définis et visibles au niveau de l'œil, constitués des éléments énumérés dans la section sur « L'iris ».

Lors de l'analyse de la situation constitutionnelle, il est rare de ne reconnaître qu'un seul type de constitution. La plupart des individus portent les caractéristiques de plusieurs constitutions (généralement entre 2 et 4) qui, lorsqu'elles sont combinées, permettent d'identifier très précisément les schémas physiopathologiques individuels et les principes de la maladie de l'organisme entier.

Le diagnostic par l'examen de l'œil fournit ainsi des informations déterminantes pour la thérapie constitutionnelle. En plus de l'anamnèse, il permet, en combinaison avec d'autres méthodes de diagnostic, d'obtenir une vue d'ensemble complète.

7.6. Diagnostic par le pouls

> *« Lorsque vous voyez le patient pour la première fois, laissez le pouls être votre guide principal pour déterminer les réponses aux quatre questions essentielles : quel est l'état vital présent ? Quel est l'état de la maladie ? Quel caractère présente-t-elle ? La vie est-elle en danger ? Il serait plus facile, sans rien savoir d'autre du patient malade, d'apprécier son état de santé et de le traiter convenablement en considérant uniquement son pouls, plutôt que de considérer tous les autres signes sans le pouls. »*

Cette citation du Dr med. C. W. Hufeland montre clairement dans quelle mesure le diagnostic par le pouls était important dans l'art de guérir traditionnel et à quel point il peut encore l'être aujourd'hui. La palpation du pouls, qui est effectuée en posant trois à quatre doigts sur l'artère radiale proximale du poignet, évalue non seulement le rythme cardiaque, mais rend possible surtout d'identifier et d'interpréter les caractéristiques qualitatives fines de l'onde pulsatile. Concrètement, il s'agit des critères suivants :
- La force ou faiblesse de l'onde pulsatile
- Sa longueur et sa largeur
- Sa plénitude ou son vide
- Son rythme
- La capacité du pouls à être répressible

La MTE distingue et nomme environ 30 qualités différentes de pouls, chacune permettant des énoncés spécifiques sur les états suivants :
- La force du cœur et du sang
- L'état des humeurs selon la médecine humorale
- La nature de la maladie (sthénie ou asthénie)

- La nature et le type de fièvre
- Le stade de la maladie et son évolution attendue
- L'importance des fonctions nerveuses pour la maladie

L'explication de la diversité des qualités que le pouls peut présenter réside dans le fait que non seulement le cœur, mais aussi les vaisseaux sanguins sont des organes dont le tonus et la fonction motrice doivent constamment être adaptés aux événements présents et à la situation de stimulation, à la fois de manière générale et locale dans les zones tissulaires affectées. Comme toutes les fonctions organiques, les dynamiques cardiaques et vasculaires sont soumises aux processus de régulation humorale, qui sont résumés par le principe de MTE suivant :

> *« La chaleur du sang est le facteur de dynamisation vasculaire le plus puissant. »*

Pour le diagnostic du pouls, cela signifie qu'un principe thermique fort se manifeste par une dynamique élevée du système sanguin avec les phénomènes de pouls suivants : fréquence de pouls rapide avec une onde pulsatile puissante et impulsive, pouls difficile à opprimer même avec une forte pression du doigt lors de la palpation.

Une réduction du principe de chaleur (sang-froid) entraîne un ralentissement de la fréquence cardiaque avec une onde de pouls faible, qui peut être facilement opprimée.

Le degré et la qualité du principe d'humidité sont également perceptibles par la palpation du pouls. Comme l'humidité représente entre autres le principe matériel, elle est perceptible à la quantité de sang déplacée (par la chaleur) : une onde de pouls large, longue ou haute montre un potentiel d'humidité élevé, tandis qu'une onde de pouls étroite, courte ou plate, montre un déficit d'humidité.

En plus de ces énoncés, les contaminations des humeurs par l'acrimonie sont également perceptibles lors de résultats de pouls spécifiques. En voici un exemple : une personne a beaucoup de flegme, mais elle est contaminée par l'acrimonie chaude. Dans ce cas, le pouls est très large, long et haut (mesure de l'humidité), sa dynamique inhabituellement vive se manifeste par une fréquence accélérée et une forte amplitude. De plus, le pouls peut être difficilement opprimé.

En pratique, les deux aspects de la dynamique et de la plénitude du pouls sont combinés. Ces principes de base du diagnostic du pouls sont différenciés et précisés plus largement par des détails spécifiques, qui permettent des énoncés précis sur la physiopathologie humorale au moment de la palpation du pouls. L'objectif thérapeutique ainsi que le traitement en sont déduits. La qualité du pouls peut changer très rapidement, éventuellement en quelques minutes. De tels changements indiquent la manière dont la maladie se développe, si elle progresse vers la guérison ou si elle s'aggrave. De plus, l'effet de chaque traitement est immédiatement perceptible au niveau des changements de la qualité du pouls.

Dans le cadre de cette synthèse, il n'est pas possible de décrire en détail les différents modèles de pouls et leurs significations respectives.

La réaction du pouls à l'oppression reflète la résistance générale aux stimuli potentiellement nocifs. Une onde pulsatile qui peut difficilement être supprimée ou qui devient encore plus forte lorsqu'on augmente la pression des doigts palpeurs, indique de fortes capacités de défense et d'adaptation chez le patient examiné. Cependant, si l'onde pulsatile peut être supprimée facilement, ces capacités de défense ou d'adaptation sont sévèrement limitées.

Le diagnostic du pouls est une méthode de la MTE pour identifier la situation humorale au moment de l'examen. Il montre également les changements à court terme à des fins de suivi du patient. En revanche, le diagnostic par l'examen de l'œil, par exemple, présente la situation humorale à long terme (constitution). Il est donc inapproprié pour diagnostiquer la situation présente et pour surveiller le déroulement du traitement.

L'individualité humaine et la diversité des facteurs d'influence ne permettent pas de définir une valeur normale de pouls valable pour tout le monde. Chaque personne en santé a sa propre fréquence cardiaque normale, qui est empreinte de son tempérament et de son type de constitution. Inversement, son pouls normal livre des informations sur ces derniers aspects. La palpation du pouls est l'un des éléments diagnostiques de base indispensables de la MTE et devrait être effectuée à chaque consultation.

Les médicaments comme source d'erreur

Les médicaments peuvent grandement influencer la valeur diagnostique du pouls. Ceci est particulièrement évident lors de la prise de β-bloquants. Ces médicaments ralentissent la fréquence du pouls et le laissent apparaître plus plein et plus pesant, ce qui indique un état flegmatique, qui ne correspond pas à la réalité du patient. D'autres médicaments cardio-vasculaires peuvent également modifier le pouls de la même manière, tout comme ceux à base d'hormones. La thyroxine, par exemple, produit un pouls plus chaud, tandis que les œstrogènes le rendent plus humide que ce que la patiente aurait naturellement.

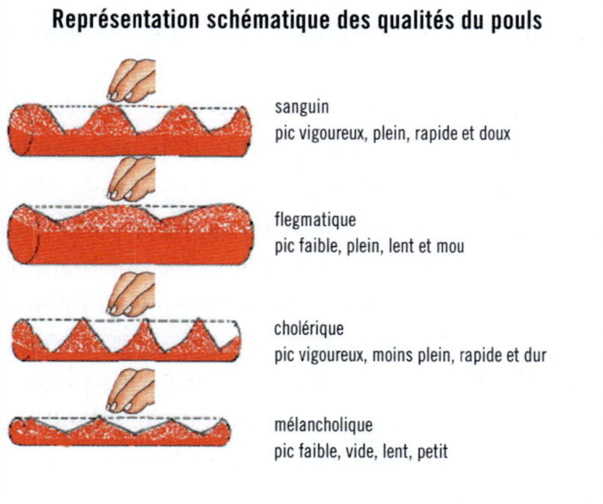

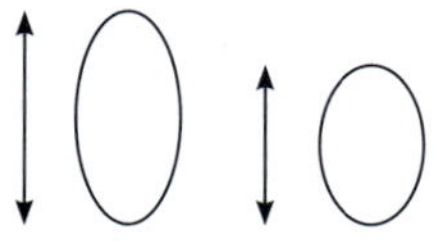

Diamètre de vaisseau perçu comme mesure de l'humidité et du tonus

Chaleur :	Tonus élevé des vaisseaux, onde de pouls élevée, fréquence rapide de l'onde de pouls
Humidité :	Bon remplissage des vaisseaux, grande longueur d'onde de pouls, pic de pouls doux
Froid :	Onde de pouls plus basse, fréquence plus lente de l'onde de pouls
Sécheresse :	Remplissage vasculaire moindre, longueur d'onde de pouls plus courte, petit pic de pouls

Représentations schématiques du pouls par rapport aux quatre principes humoraux qui ne se présentent pas, dans la réalité, sous des formes pures, mais le plus souvent sous des formes mixtes.

Cette liste n'est pas exhaustive. Dans tous les cas, il est logique de prendre en compte les médicaments consommés et de traduire leur action dans le modèle humoral afin de pouvoir en déduire les éventuelles influences sur le comportement du pouls.

7.7. Diagnostic par l'examen de la langue

Tout le monde connaît probablement ce moment où, épuisé par la fièvre et la grippe, l'on se regarde dans le miroir et l'on constate avec étonnement à quel point l'aspect de sa langue malade a changé par rapport à son aspect en bonne santé.

Afin d'évaluer les changements dans l'état de santé, des méthodes simples telles que le diagnostic par l'examen du pouls et des urines sont utilisées dans tous les systèmes médicaux traditionnels. Ces méthodes incluent également le diagnostic par l'examen de la langue.

Bien que la langue ait toujours joué un rôle dans le diagnostic, peu d'informations utiles sont retrouvées dans les sources anciennes. Ce n'est qu'au siècle dernier, en particulier en Allemagne, que le diagnostic par l'examen de la langue a été remanié et qu'il a parfois même été élargi sur le plan de la topologie des organes.

Base

La langue humaine remplit diverses fonctions : elle contrôle le goût et la consistance de la nourriture, elle permet de parler, elle nettoie la cavité buccale et les dents et enfin, elle participe au processus de digestion. Elle est étroitement liée au cerveau et aux organes internes par les nerfs et les réflexes. Ainsi, le goût des aliments stimule la sécrétion des sucs digestifs via les papilles gustatives de la langue. C'est par ce biais que les qualités gustatives des plantes médicinales développent, entres autres, leurs effets spécifiques. Les substances amères telles que l'absinthe, par exemple, stimulent le système moteur et l'activité des glandes dans le tube digestif. Une amertume bien dosée active la circulation des humeurs dans le corps.

La bouche et la langue, en tant que point de départ du système digestif, sont étroitement liées à l'estomac, aux intestins et au foie. On a coutume de dire avec justesse que la langue est le « miroir de l'estomac ». Sur le plan diagnostique, cette dernière permet de tirer des conclusions sur la fonction digestive, sur l'état des organes digestifs et sur la situation métabolique. En outre, un examen permet de tirer des conclusions relatives à la qualité et à la quantité des humeurs ainsi que sur la nature des processus pathologiques. En effet, les efforts du corps pour réduire les humeurs en excès ou pathologiques par l'excrétion laissent également des traces sur les muqueuses de la langue et dans la composition de la salive. Tous les changements de forme, de couleur ainsi que la présence de dépôts peuvent indiquer des perturbations dans le corps et évoluer rapidement.

Contrairement à la médecine chinoise, les systèmes qui associent des organes internes à différentes zones de la langue ne sont apparus en Europe qu'au siècle dernier et sans atteindre une importance comparable.

Mise en œuvre pratique

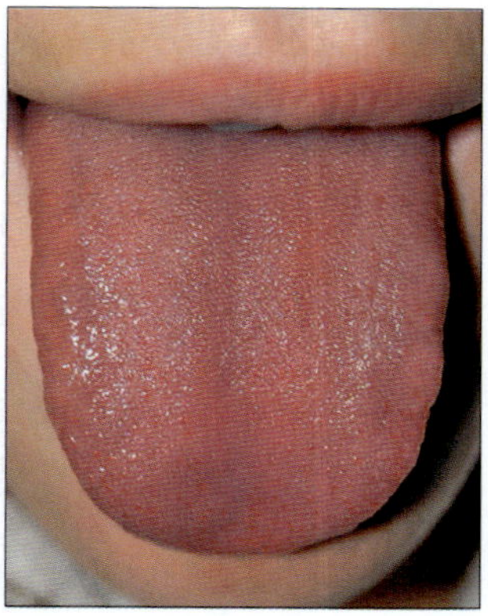

La langue bien formée avec une humidité uniforme et une couleur rougeâtre saine montre une situation sanguine stable. Cependant, les papilles rouges sur le bout de la langue sont des signes subtils de chaleur.

De bonnes conditions d'éclairage sont une condition préalable à l'inspection. Le patient tire et rentre naturellement la langue lorsque nous le lui demandons. Ainsi même la façon dont il le fait peut donner des indications diagnostiques concernant les schémas de réaction et de mouvement.

Le patient ne montre-t-il que timidement le bout de la langue ? Ou tire-t-il la langue dans toute sa longueur et sa splendeur ?

La première étape de l'examen consiste à évaluer la face supérieure de la langue. Une observation trop longue modifie le tonus et la couleur de la langue et doit donc être évitée. Si nécessaire, le patient est invité à montrer à nouveau sa langue après une courte pause. Dans un deuxième temps, la partie inférieure de la langue peut également être examinée en demandant au patient de placer le bout de la langue derrière la rangée supérieure des dents, contre le palais. Cela permet de détecter une congestion des veines sublinguales. Les résultats sont consignés, par exemple la localisation et l'étendue des dépôts ou des fissures.

Certains aliments, boissons, stimulants (p. ex. le lait, le thé, le café, les fruits rouges, le vin rouge, le curcuma, le tabac) et les médicaments (p. ex. les compléments de fer) peuvent modifier les propriétés de la langue et il faut donc interroger le patient à ce sujet. Même des modes de vie spécifiques tels que les cures de jeûne ou les séjours en altitude peuvent modifier les propriétés de la langue. Les patients ayant l'habitude de se nettoyer mécaniquement la langue sont priés de ne pas le faire pendant un certain temps.

Les aspects suivants sont évalués lors du diagnostic de la langue :

Corps de la langue	
Aspect	**Exemple**
Couleur	Langue rouge
Forme	Langue pointue
Humidité	Langue sèche
Épaisseur	Langue grande et épaisse
Tonus	Langue flasque
Surface	Surface lisse
Gonflement	Langue gonflée
Empreintes de dents	Empreintes des dents latérales
Mouvement	Bout de la langue qui tremble

Dépôt	
Aspect	**Beispiel**
Couleur	Dépôt blanc
Propriété	Dépôt épais
Étendue	Dépôt de grande taille
Humidité	Dépôt sec

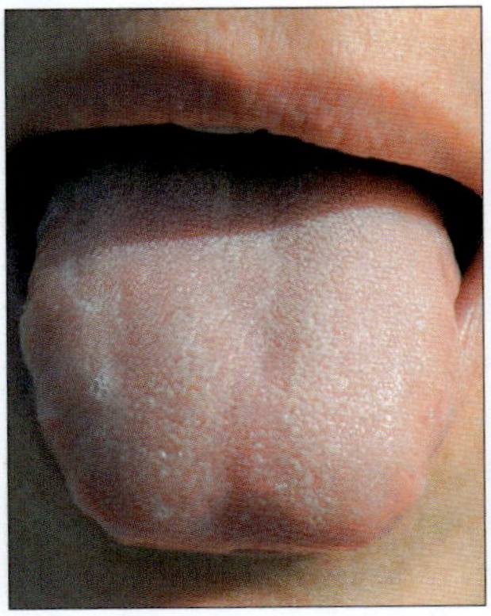

La largeur de la langue avec dépôt blanc humide et empreintes de dents indiquent un blocage de l'humidité. Il s'agit donc d'une langue typiquement flegmatique.

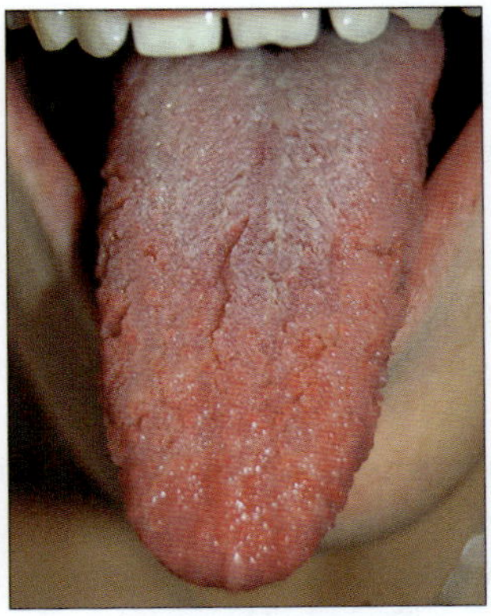

Les fissures profondes montrent un manque marqué d'humidité physiologique, la rougeur indique la chaleur. Les qualités de la bile jaune sont ici reconnaissables.

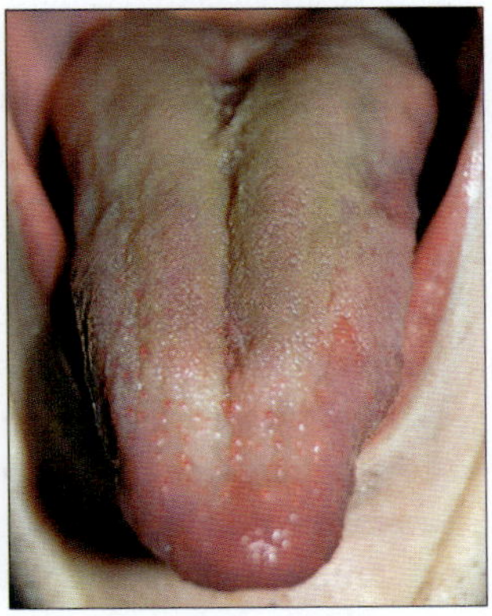

La muqueuse lisse dans le tiers antérieur de la langue (manque de substance) montre un déficit d'humidité. La fissure longitudinale profonde, les fortes entailles sur le bord de la langue et le dépôt brun sale indiquent une situation humorale froide et sèche (mélancholique). Les points rouges sont cependant des signes de chaleur. Ces phénomènes contradictoires indiquent un patient présentant une forme mixte d'éléments constitutionnels avec de la bile jaune et de la bile noire.

Constatations

Il n'y a pas de langue standard « normale » chez les personnes en santé. Chaque langue présente les signes de la situation individuelle (constitutionnelle, humorale) d'une personne. Dans tous les cas, une langue bien formée, uniformément rose, brillante, humide, relativement exempte de dépôt ou recouverte d'un léger dépôt blanchâtre clair indique une situation de départ saine. Le corps de la langue doit (compte tenu de l'angle de vue approprié de l'examinateur) être visible sur toute sa longueur et ne pas trembler.

- Une langue *sanguine* est d'une couleur rose à rouge, large et bien approvisionnée en sang, la surface étant plutôt lisse et humide.
- Une langue *cholérique* est plus rouge, sèche et présente des signes de manque d'humidité et de chaleur.
  Des dépôts jaunâtres, des structures en relief telles que des fissures et des sillons ou des points rouges apparaissent souvent à la surface.
- En revanche, le *flegmatique* a un corps de langue pâle, plutôt large et humide avec un dépôt étendu, blanc et dur.
- Les signes *mélancholiques* peuvent être une langue durcie, petite et pointue avec un changement de coloration brun-noir du dépôt asséché.

Cependant, les signes diagnostiques qu'offre la langue en relation avec les quatre humeurs ne se présentent souvent pas sous une forme pure, mais bien plutôt sous des formes mixtes.

Exemples d'inspection de langues
- Une langue molle, pâle et élargie avec un dépôt blanc épais indique un froid et une humidité en excès, par exemple en raison d'une alimentation trop froide et humide (produits laitiers, etc.). Les éventuelles empreintes de dents confirment les signes d'une accumulation d'humidité.
- Un corps de langue de petite taille, avec une coloration rougeâtre, une sécheresse et un dépôt blanc-jaunâtre indique une chaleur excessive (bile jaune), ce qui réduit l'humidité. Dans certains cas, des papilles rougies ou des fissures de la langue peuvent également être observées.
- Le développement d'un dépôt important dans les maladies fébriles commence souvent avec une couleur blanchâtre, puis le dépôt devient de plus en plus sec et s'épaissit au fil du temps en devenant jaune blanchâtre. Ce phénomène à grande échelle annonce souvent le pic de la maladie (crise). Dans la phase de résolution (lyse), la langue redevient lentement plus humide, le dépôt plus clair et plus fin. La persistance de l'épaississement du dépôt et de la coloration jaunâtre peut indiquer une crise incomplète ou une rechute.

L'importance pour la MTE

Le diagnostic par l'examen de la langue est une technique facile à apprendre et pourtant significative. C'est un élément précieux d'une vue d'ensemble largement étayée. Associé à d'autres méthodes de diagnostic, il fournit des informations importantes sur la situation métabolique, les déséquilibres éventuels entre les humeurs et les processus pathologiques au moment de l'inspection.

7.8. Analyse des urines

Depuis l'Antiquité, l'examen des urines joue un rôle important dans le diagnostic de l'art de guérir traditionnel. Étant donné que l'urine (selon la médecine humorale) résulte de la part excédentaire et inappropriée de la préparation des humeurs, elle permet de tirer des conclusions sur la nature et la composition des humeurs dans le corps. La quantité et les qualités de l'urine ainsi que les circonstances de la miction, révèlent la coction, les processus humoraux et leurs modifications pathologiques.

L'uroscopie

Classiquement, après une période de repos d'environ 2 à 6 heures, les urines du matin sont examinées pour apprécier les aspects suivants :
- La quantité
- La couleur (environ 20 teintes différentes)
- L'odeur et le goût
- La température

- La consistance
- Les composants solides
- La fréquence
- Les circonstances concomitantes de la miction (douleur, moment, etc.)

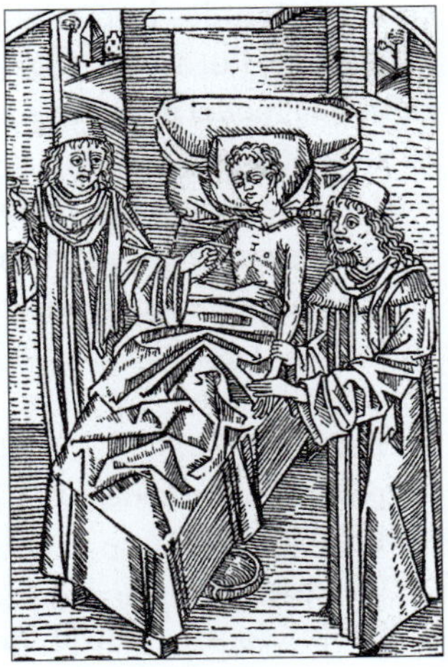

L'analyse des urines et la palpation du pouls sont les outils de diagnostic les plus importants des médecins. Gravure sur bois issue d'une pharmacopée, Lübeck 1483.

L'urine est examinée dans un urinal en verre à la lumière du jour, en tenant compte de la saison, de la condition physique, du sexe et de la température du patient.
Chez les personnes en santé, l'urine est généralement de couleur jaune paille, d'une consistance aqueuse et dégage une odeur spécifique sans être malodorante.

- Une coloration rouge de l'urine peut être interprétée, par exemple, comme un excès de sanguis et indiquer la présence d'éventuels processus inflammatoires dans le corps (rein, vessie, organes digestifs, etc.).
- L'excès de bile jaune, en revanche, se caractérise par une urine jaune, concentrée et fumante, qui peut parfois même causer de la douleur lors de la miction.
- L'urine visqueuse et blanchâtre est associée à un excès de flegme.
- La présence d'une couronne de mousse à la surface des urines peut être le signe d'un trouble métabolique ou d'une mauvaise composition sanguine (accompagnés de troubles veineux et artériels).
- Les résidus, qui peuvent être sableux, visqueux ou même saignants, sont également appréciés en fonction de leur localisation dans l'urinal en verre (en surface, au milieu ou au fond).

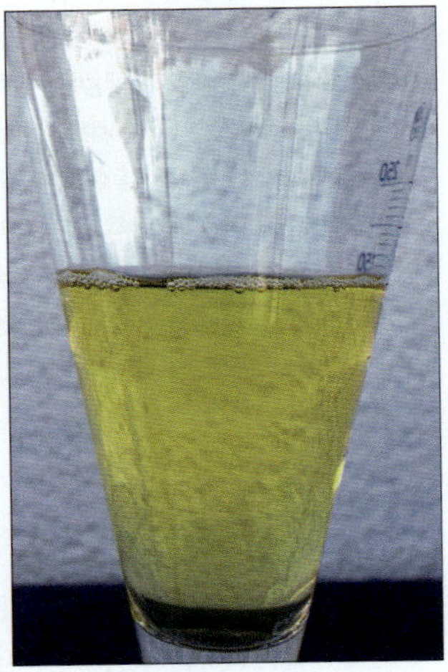

Urine jaune vif avec une légère couronne de mousse à la surface

Au Moyen Âge, l'analyse des urines était la méthode de diagnostic la plus importante ; elle permettait de détecter presque toutes les maladies. La matula, l'urinal en verre en forme d'ampoule, est même choisie comme symbole des médecins.

Cependant, les urines ne sont pas utilisées seulement à des fins diagnostiques, mais également à des fins thérapeutiques. Il existe une longue tradition d'ingestion, d'injection et d'application externe de sa propre urine.

L'analyse des urines moderne

Au XVIIIe siècle, les maladies sont de plus en plus considérées comme des changements pathologiques affectant l'organisme et non plus comme une perturbation de la composition des humeurs. Inspirée par les nouvelles découvertes en anatomie et en pathologie, l'uroscopie classique se transforme progressivement en une analyse d'urine chimique moderne ; elle acquiert ainsi la place qu'elle occupe encore actuellement dans la naturopathie moderne et la médecine conventionnelle. Aujourd'hui, les qualités pertinentes de l'urine sont principalement déterminées par des tests rapides (bandelettes réactives) et de laboratoire, qui font partie intégrante du diagnostic clinique :

- Leucocytes
- pH (pH < 7 : acide/pH > 7 : basique)
- Protéines
- Glucose
- Urobilinogène, bilirubine
- Sang, etc.

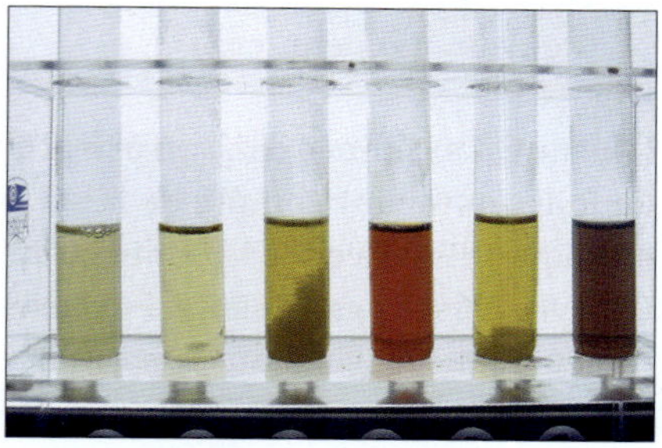

Exemple d'un test de cuisson d'urine

Au titre de l'évolution récente de l'analyse des urines, la MTE utilise ce que l'on appelle le test de cuisson, où différents réactifs sont ajoutés à l'urine. Pendant la cuisson, les changements de couleur et les résidus permettent de détecter des changements pathologiques dans le tube digestif et le système hépatobiliaire.

Le contrôle du pH de l'urine (de milieu de jet) à l'aide de bandelettes réactives est une recommandation courante faite par divers thérapeutes naturopathes. Comme l'organisme prépare les acides à excréter pendant la nuit, les urines du matin indiquent un pH plus bas. Pendant la journée, le pH urinaire augmente.

Valeurs normales

Urines du matin : pH acide entre env. 6,2 et 6,8
Urines du soir : pH légèrement acide à légèrement basique entre env. 6,8 et 7,4

Cependant, les mesures individuelles de ces valeurs de pH ne sont qu'un indicateur relatif et ne donnent que des informations non spécifiques sur l'acidité des tissus. Maintenir des urines à un pH basique est un souhait irréaliste, car l'élimination des acides est souhaitable, voire nécessaire, et elle indique une fonction d'excrétion intacte. Les fluctuations de pH (p. ex. pendant la journée ou en fonction des aliments consommés) sont également d'origine physiologique, ce qui suggère une régulation fonctionnelle de l'équilibre acido-basique.

L'importance de l'analyse des urines

L'uroscopie permet d'obtenir des indications sur d'éventuels processus pathologiques et donne aussi au thérapeute de MTE la capacité de surveiller le traitement et l'évolution de la maladie. Les urines changent souvent pendant le traitement, par exemple en raison d'une augmentation thérapeutique du métabolisme et de l'excrétion dans les maladies de la peau. Ces changements qualitatifs et quantitatifs de l'urine peuvent être observés par le patient lui-même et évalués par le thérapeute.

Une anecdote

Des analyses d'urine bien réalisées ont pu déterminer le sexe du patient et même l'état de grossesse des patientes. Dans la cour du duc Henri Ier de Bavière, frère d'Otto le Grand, il y eut un grand tollé lorsque, vers l'an 950, des moines de Saint-Gall annoncèrent qu'il allait bientôt donner naissance à un enfant. Le duc, qui voulait tromper les moines avec l'urine d'une servante, fut étonné par l'étendue de leurs connaissances médicales.

7.9. Zones réflexes et somatotopies

Tous les tissus et organes de l'organisme sont en relation constante les uns avec les autres et peuvent échanger des informations entre eux à tout moment et en réseau.

À l'opposé de cette affirmation (qui est évidente en naturopathie), la pathologie cellulaire de Virchow considère typiquement un processus pathologique comme un événement lié à une localisation particulière. Sur cette base, il est également supposé que les processus pathologiques qui se produisent au même moment, mais à des endroits différents n'ont rien à voir les uns avec les autres, c'est-à-dire qu'ils se déroulent indépendamment les uns des autres.

Cependant, les phénomènes connus dans la physiopathologie de la MTE, tels que la vicariation, les récidives et les changements de stratégie dans le processus de défense et de guérison, révèlent une réalité différente qui, en résumé, rend la conclusion « l'un n'a rien à voir avec l'autre » fondamentalement fausse dans un organisme vivant, peu importe qu'il soit en santé ou malade. La question n'est pas de savoir s'il existe des relations, mais si nous pouvons les reconnaître ou les expliquer.

La théorie des zones réflexes (réflexologie) ou la somatotopie fournit des clés importantes pour répondre aux questions de cette nature qu'un thérapeute de la MTE se pose quotidiennement.

Une zone réflexe est une partie du corps qui a une connexion fonctionnelle correspondante avec un secteur organique. Les zones réflexes peuvent avoir une signification à la fois diagnostique et thérapeutique. Le terme somatotopie qui dérive du grec ancien σῶμα (soma) = « corps » et τόπος (topos) = « lieu, emplacement, région, zone, localité, espace », provient de la neurologie et désigne à l'origine des zones du cerveau qui correspondent à des régions du corps qui sont associées sur le plan moteur, sensitif et sensoriel. Plus largement, une représentation cartographique de l'organisme entier sur l'une de ses sous-parties est appelée somatotopie. Une caractéristique commune aux zones réflexes et aux somatotopies consiste dans l'existence d'une relation fonctionnelle entre les secteurs situés sur la peau ou la membrane muqueuse et les organes et tissus internes ou distants. Les deux termes sont souvent utilisés comme des synonymes.

Introduction

Les correspondances, les analogies et les connexions réflexives sont des éléments caractéristiques, tant en philosophie qu'en pratiques naturopathes. Cette façon de penser et de travailler se reflète très directement dans la théorie des zones réflexes (réflexologie) en reconnaissant qu'il existe des relations interactives entre les organes internes et certaines zones à la surface du corps (peau et muqueuses). Ceci est complété par les relations synergiques et antagonistes entre les organes. En médecine humorale, nous parlons alors de « consensus » des organes. Différents modèles explicatifs sont utilisés dans la MTE, qui définissent les relations réflexes (selon les systèmes) comme des interactions nerveuses, énergétiques ou humorales.

Ces connections révèlent le principe hermétique de la correspondance : « l'intérieur est comme l'extérieur et l'extérieur est comme l'intérieur. » La neurophysiologie moderne apporte des confirmations et des explications à cette loi universelle sur le plan corporel.

Histoire

Le médecin berlinois W. Fliess s'est inspiré des publications de Head, Mackenzie et Voltolini pour concevoir et réaliser des expériences où il a anesthésié localement certaines zones de la muqueuse nasale avec de la cocaïne, influençant ainsi les symptômes dans la région urogénitale. Il a ainsi pu confirmer pour la première fois des interactions réflectives entre différents organes.

Le neurologue anglais *Sir Henry Head* a apporté de grandes contributions à l'étude des relations réflexes dans l'organisme. En 1893, il publie les résultats de ses recherches où il démontre que chaque nerf rachidien est associé à une zone cutanée définie (« dermatome »), à une zone musculaire (« myotome ») et à des zones d'organes internes (« viscérotome ») qui sont connectés de manière interactive via les ganglions rachidiens et la moelle épinière.

La zone de la peau qui est associée par réflexe à un organe particulier, mais qui comprend généralement plusieurs dermatomes en raison de connexions neuronales croisées est appelée « zone de Head ». La cartographie des zones de Head, en particulier à l'arrière et à l'avant du thorax, fournit (en tant que « zones réflexes des organes » ou « somatotopie des organes ») un système de réflexothérapie couramment utilisé dans la MTE et basé sur des connexions nerveuses cuti-viscérales.

En outre, la transmission ou la projection de la douleur des organes internes sur des zones spécifiques de la surface du corps est effectuée de manière diagnostique en se basant sur les zones de Head. En voici quelques exemples typiques : douleur irradiante dans le bras gauche en cas d'angine de poitrine ; douleur dans l'omoplate et l'articulation droite en cas de maladie touchant la vésicule biliaire.

Le Dr méd. Johann Abele a continué à développer des méthodes de dérivation et de drainage (en particulier la méthode des ventouses) utilisées depuis des milliers d'années avec des adaptations modernes qu'il a décrites dans ses livres.

Les médecins Joachim von Puttkamer et le Dr Alfons Cornelius ainsi que les physiothérapeutes Elisabeth Dicke et Paul Vogler (« points Vogler ») ont décrit les localisations

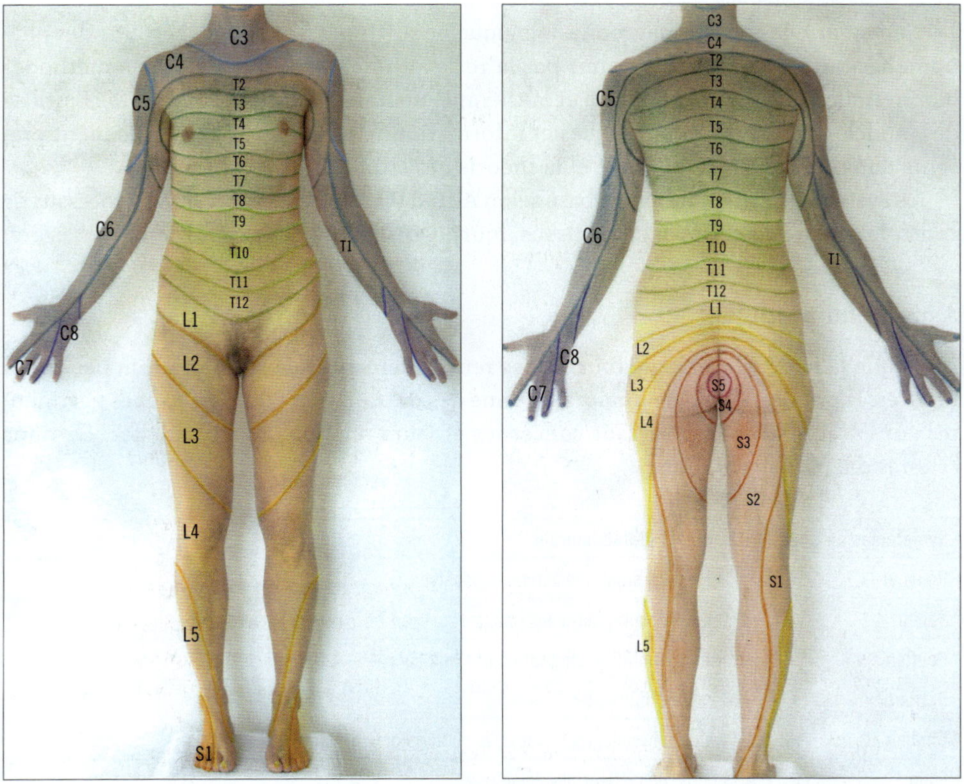

Les dermatomes de Head

concordantes des zones cutanées et des points généralement excessivement sensibles à la douleur, qui peuvent être attribués spécifiquement aux organes, grâce aux techniques de massage qu'ils ont développées.

Aspects neurophysiologiques

L'interconnexion entre la surface du corps et les organes internes via les ganglions rachidiens et la moelle épinière, à la base des zones de Head, fournit également une explication neurologique indiquant comment et pourquoi les stimuli dermiques (p. ex. au moyen de massages, de ventouses, d'enveloppements) affectent les fonctions des muscles et des organes internes.

Mais, à l'inverse, les douleurs viscérales peuvent également se manifester dans certaines zones en surface.

De plus, il existe des couplages verticaux entre les segments, des secteurs voisins et des zones distantes. Il en résulte des attributions de zones réflexes d'organes internes qui vont au-delà de l'approvisionnement segmentaire au sens des dermatomes. Elles sont également importantes sur le plan diagnostique et thérapeutique en tant que zones distantes.

Cependant, le concept neurophysiologique ne suffit pas à expliquer certains des phénomènes qui peuvent être obtenus par la réflexothérapie ainsi que par des méthodes biophysiques (p. ex. l'acupuncture et la thérapie neurale). C'est pourquoi la MTE utilise des modèles explicatifs énergétiques et informationnels, tels qu'ils sont également présents dans la médecine humorale et la théorie des stimuli.

Le système de la régulation de base selon Alfred Pischinger, qui décrit les processus de contrôle neuro-végétatifs dans les tissus, fournit également des explications à cet égard.

Aspects humoraux

Alors que la neurophysiologie fournit des renseignements sur la localisation des zones réflexes, la physiopathologie humorale donne des informations thérapeutiques pertinentes sur l'état qualitatif des tissus concernés et leurs relations fonctionnelles. Certains critères diagnostiques sont :

Symptômes cutanés	Interprétation humorale
Rougeur	Congestion sanguine active ou passive
Pâleur	Manque de sang dans les tissus
Gonflement	Excès d'humidité, stagnation des humeurs
Rétraction	Manque d'humidité
Chaleur	Chaleur physiologique excessive ou acrimonie brûlante
Froid	Manque de chaleur physiologique
Transpiration locale	Excrétion compensatoire des acrimonies

L'interprétation selon des critères humoraux permet l'application spécifique de stimuli thérapeutiques modérateurs dans la zone réflexe concernée. Ainsi, en cas de signes montrant un manque d'humeurs, une méthode sera utilisée activant l'afflux d'humeurs dans les tissus (p. ex. ventouses sèches, cataplasme de moutarde). Mais s'il y a des signes de stagnation et d'excès d'humidité, nous utiliserons un procédé de drainage (p. ex. ventouses scarifiées, emplâtre de cantharides). Les stimuli thérapeutiques sont transmis de manière analogue aux tissus internes correspondants par les relations réflexes.

Relations entre les organes : les réactions consensuelles (en accord)

Un autre élément central de la théorie des organes de la MTE est l'interaction fonctionnelle des systèmes d'organes entre eux, qui a été particulièrement soulignée par Hufeland. Sur cette base, par exemple, les douleurs fantômes sont traitées sur les parties correspondantes du corps et les zones réflexes du côté opposé.

Ces interactions entre les organes peuvent être synergiques ou antagonistes. Ainsi, d'une part, une activité accrue ou réduite d'un organe ou d'un tissu peut conduire de manière synergique à une augmentation ou à une diminution de l'activité des autres tissus. D'autre part, une activité accrue d'un organe peut réduire de manière antagoniste l'activité d'un autre organe, et vice versa.

Ces interactions fonctionnelles se retrouvent dans la physiologie et dans les maladies, mais aussi dans le processus de guérison. En voici quelques exemples :

Réactions synergiques
- En augmentant l'activité musculaire pendant la course à pied, l'activité du système cardio-vasculaire et l'activité respiratoire sont activées de manière synergique.
- La simple odeur d'un aliment active, au sens synergique, les fonctions gastriques et, par la suite, l'activité de tous les organes digestifs.
- Une augmentation de l'activité nerveuse en cas d'excitation peut entraîner un accroissement de l'activité de la vessie. Une envie fréquente d'uriner en petites quantités (pollakiurie) en est la conséquence.

Réactions antagonistes
- Une diminution de l'excrétion intestinale (constipation) peut entraîner une augmentation de la transpiration de la peau.
- La réduction des fonctions de la peau (p. ex. en inhibant les symptômes de l'eczéma) peut entraîner un hyperfonctionnement antagoniste de l'intestin avec de la diarrhée.
- La suppression des saignements menstruels par l'administration d'hormones contraceptives telles que la « pilule », le stérilet hormonal, l'implant contraceptif ou l'absence de règles chez la patiente ménopausée, ou encore après une hystérectomie peut entraîner une augmentation de l'activité du système sanguin avec des bouffées de chaleur, une hypertension et une agitation générale.

Le principe de l'excrétion compensatoire, qui est fortement observé dans la MTE, doit généralement être compris comme un schéma de réaction antagoniste. Sur la base de relations organiques synergiques ou antagonistes, les réactions réflexes correspondantes dans d'autres organes sont provoquées dans la MTE par une influence ciblée sur certains organes et tissus. Cette approche peut tout à fait être qualifiée de forme étendue de la réflexothérapie.

Thérapie des zones réflexes dans la MTE

Les différents systèmes de zones réflexes et de somatotopies peuvent être utilisés de différentes manières. Ils constituent la base de nombreux protocoles thérapeutiques typiques de la MTE. En voici quelques exemples :
- Ventouses sèches et scarifiées
- Méthode Baunscheidt
- Emplâtre de cantharides
- Massage classique
- Massage du tissu conjonctif
- Réflexologie plantaire

- Massage des points gâchettes
- Enveloppements et emplâtres
- Thérapie neurale selon Huneke

Tous ces procédés constituent des thérapies de stimulation avec des qualités d'activation plus ou moins spécifiques. L'application de ces stimuli thérapeutiques sur les zones réflexes permet une influence ciblée sur les tissus et les organes affectés, en observant *la règle d'Arndt-Schulz*, qui est décrite dans le chapitre sur la Théorie des stimuli.

La réflexologie plantaire, décrite par Fitzgerald et Ingham puis modifiée par Hanne Marquardt, est très répandue. De même, il existe un système de zones réflexes sur les paumes des mains, qui peut être utilisé de manière diagnostique et thérapeutique de la même manière. Le diagnostic organotopologique de la langue développé au cours du siècle dernier repose également sur le constat selon lequel les organes internes possèdent une correspondance réflexe avec la surface de la langue. Son brossage est un moyen d'influencer les organes internes par action réflexe. Gleditsch et d'autres auteurs ont décrit les associations des dents avec d'autres organes. Elles sont particulièrement importantes lorsque, par exemple, la suppuration de l'extrémité radicalaire ou la dévitalisation d'une dent (traitée à la racine) servent de « point focal » ou de « foyer » dans la pathogenèse d'autres maladies.

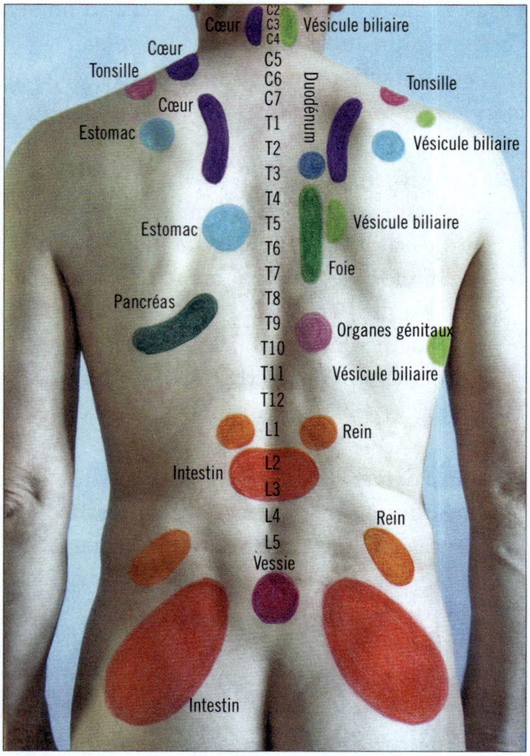

Un exemple de système de réflexologie sur le dos éprouvé par la pratique (selon Puttkammer)

Les zones réflexes de la muqueuse nasale sont utilisées dans la réflexothérapie endonasale avec des huiles essentielles (« Réflexotherapie nasale »).

Le diagnostic par l'examen de l'œil ou de l'iris repose entre autres sur la constatation que les systèmes d'organes correspondent à certaines zones de l'iris.

Il y a aussi un hologramme du corps entier dans l'oreille externe. Il est utilisé à des fins diagnostiques et thérapeutiques en auriculothérapie.

CHAPITRE 8

PRÉVENTION ET TRAITEMENT

8.1. Mode de vie

Aucun mode de vie ne ressemble à un autre. Chaque personne est différente, son mode de vie l'est donc aussi. Qu'est-ce qui influence l'être humain ? Est-ce la constitution, le caractère, les gènes ou plutôt l'environnement social qui le façonnent ?

La situation de départ

L'idée que la complexité de l'être humain n'est fondée que sur les gènes a été clairement démentie ces dernières années. Depuis 1953, les biologistes ont supposé que seul l'ADN contrôlait la vie. En 2003, un élément important de la vision scientifique du monde s'est effondré avec le décodage de la structure génétique complète de l'homme. Au total, « seulement » 24 000 gènes ont été découverts, alors que 120 000 étaient attendus, dont 100 000 protéiniques et au moins 20 000 pour la fonction de contrôle. Si l'on considère que même une souris possède 23 000 gènes et que certaines espèces végétales en comptent bien plus encore, cela signifie que la complexité de l'existence humaine ne peut pas être considérée uniquement au regard de ses gènes.[13]

Plus de 95 % des personnes naissent avec un génome intact. Cela signifie qu'ils disposent d'un « plan de construction » pour vivre une existence saine. Le fait que la science se concentre essentiellement sur les 5 % de personnes porteuses d'un génome pathologique explique pourquoi elle n'arrive pas à répondre à la question de savoir pourquoi la majorité des personnes nées avec un génome intact développent par la suite des dysfonctionnements et des maladies. Cherchons-nous au mauvais endroit ? Une autre question se pose également : qu'est-ce qui guide notre pensée et contrôle notre comportement ? Ce n'est certainement pas seulement la génétique[14].

13 « Erbgut in Auflösung » (matériel génétique décomposé) d'Ulrich Bahnen (Die Zeit, 12/06/2008)

14 Génétique : hérédité, théorie de l'hérédité ; science des mécanismes de la transmission des caractères héréditaires et de leur importance pour la santé et la maladie (définition du Lexique médical Roche)

Empreinte

Tout découle d'une même origine : en cela, les religions et les sciences naturelles se rejoignent et partagent ici un point commun essentiel et décisif. Au commencement, il y avait le mot dans la religion et le big bang dans la science. Ainsi, tout provient d'une seule source, d'une seule unité. Avec le premier souffle, nous naissons dans la dualité et nous entrons inévitablement en contact avec les lois de la polarité (plus/moins, pauvre/riche, victime/agresseur, sain/malade, vie/mort, etc.). Mais nous sommes aussi fortement influencés par des règles. Cependant, ces facteurs ne sont pas seuls responsables des influences, car nous savons que des modes de vie différents peuvent se développer malgré des circonstances identiques ou similaires. En d'autres termes, ce n'est pas seulement l'environnement qui détermine l'empreinte personnelle, mais ce sont plutôt les aspects mentaux qui semblent être le facteur le plus important. Ainsi, un enfant né dans les circonstances les plus défavorables peut malgré tout mener une bonne vie sans dommages psychiques et physiques majeurs, uniquement grâce à sa propre volonté et sa confiance en la vie.

La manière dont s'est déroulée la conception, la grossesse et l'accouchement constitue la première empreinte importante. Elle pose les jalons initiaux pour la constitution émotionnelle et physique de l'individu, ce qui peut avoir des conséquences importantes pour la vie future (p. ex. un traumatisme de la naissance peut causer le premier blocage psychologique). La phase de la petite enfance met les parents en face de la prochaine tâche importante. L'éducation de l'enfant devrait conduire l'être humain en pleine croissance à développer une pensée indépendante et une confiance en soi saine. Ici, la conscience qu'ont les parents de leurs propres empreintes et de leurs comportements correspondants est décisif, car les sentiments, les pensées et les attitudes sont transmis inconsciemment à l'enfant. Les dogmes (famille, religion, culture, statut social), les jugements de valeur (bien/mal, femme/homme), les pertes (guerre, mort, exclusion, séparation) et les traumatismes (événements, accidents, dévalorisations, harcèlements) peuvent créer des blocages psychologiques qui marquent toute la vie. De même, l'enfant en bas âge enregistre toutes les expériences positives telles que l'amour, la proximité, l'acceptation ou l'expérience d'un foyer protecteur. Cela se traduit, entre autres, par une confiance fondamentale et saine en la vie.

Beaucoup moins connu est le fait que l'empreinte physique a également lieu à cet âge. En effet, ce n'est pas seulement la psyché qui est façonnée, mais aussi le corps, par exemple la muqueuse intestinale, qui constitue une barrière importante entre le monde intérieur et le monde extérieur. L'être humain naît avec un intestin stérile. La première colonisation microbienne des muqueuses est effectuée par la flore vaginale de la mère au moment de l'accouchement. Elle est essentielle pour l'évolution stable du système lymphatique. Trois à quatre ans sont nécessaires pour le développement d'une flore bactérienne solide, et c'est exactement le temps qu'il faut au système immunitaire pour se former entièrement. C'est aussi le temps qu'il faut à la psyché pour développer ses traits individuels caractéristiques. Les parallèles avec la psycho-neuro-endocrino-immunologie (PNEI) sont évidents ici et montrent notamment que le développement sain de la triade fonctionnelle muqueuse-système lymphatique-flore est crucial pour le développement optimal de l'enfant et pour que s'ouvre à lui la voie vers un avenir sain. La malnutrition, le traitement suppressif des infections et les vaccinations pendant cette période déterminante laissent souvent des séquelles et peuvent affecter les capacités de sélection et de défense des barrières muqueuses pendant toute une vie.

À ce niveau, la santé intestinale des parents est également cruciale, en particulier celle de la mère. Des muqueuses parentales caractérisées par un lymphatisme ou une scrofulose se transmettent à l'enfant et, associées à une mauvaise alimentation, à des vaccinations et à des antibiotiques, aggraveront considérablement la situation intestinale de l'enfant. Les futurs parents doivent être conscients de ces facteurs déterminant avant même la conception et faire tout ce qui est en leur pouvoir pour créer les conditions optimales pour la nouvelle vie à venir.

L'interaction entre la situation constitutionnelle de départ et le mode de vie

Notre mode de vie a une influence sur le schéma de connexion des gènes. L'épigénétique, qui étudie les actions entre les facteurs génétiques et environnementaux, explique l'interaction entre la situation constitutionnelle de départ (génétique) et le mode de vie.

> *« L'une des modifications épigénétiques les plus importantes est la méthylation, qui caractérise généralement les gènes non activés. Afin de maintenir fidèlement le modèle de méthylation correct tout au long de la division cellulaire, de nouveaux groupes méthyle sont ajoutés à l'ADN fraîchement copié, y compris au trio moléculaire méthionine, bétaïne et choline. Nous pouvons fabriquer des groupes méthyle à partir de précurseurs tels que l'acide folique. »*
> (Pr Dr Neil Brockdorff, épigénéticien)

Les carences en substances essentielles (comme p. ex. le zinc ou la vitamine B12) ont un effet sur le degré de méthylation de l'ADN. Les habitudes alimentaires actuelles offrent ainsi une explication possible aux nouvelles maladies de notre époque comme le résume de manière brève et concise l'expression bien connue « Vous êtes ce que vous mangez ».

Ce n'est pas seulement l'apport alimentaire qui est important, c'est aussi la gestion des besoins du quotidien. Les chercheurs ont découvert que le stress pendant la petite enfance peut modifier les prédispositions mentales et le comportement de l'enfant. La méthylation de l'ADN est influencée par l'interaction des hormones du stress et des protéines neuronales. Ces dernières, importantes pour la fonctionnalité des voies nerveuses, sont ainsi produites incorrectement. Notre mode de vie laisse des traces biochimiques et un métabolisme modifié, qui influence durablement notre santé !

Facteurs qui marquent la personnalité et le mode de vie

Le modèle suivant permet de représenter les facteurs qui marquent la personnalité et le mode de vie individuel. Les côtés du cube forment les plans spécifiques.

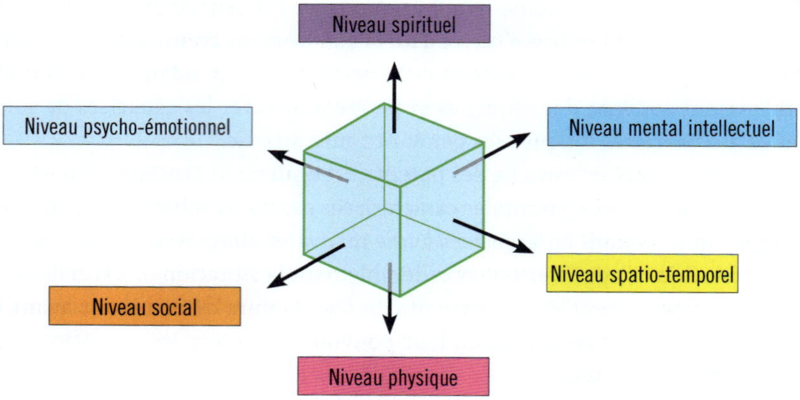

Les différents niveaux de l'homme

Niveau physique

Ce niveau décrit les éléments qui affectent le corps physique et sa physiologie, ainsi que les conditions génétiques et épigénétiques comme l'origine ethnique, la taille, le poids, l'âge biologique, la phase de développement physique, la constitution et le tempérament, la capacité à faire face à la maladie, l'aptitude de régénération, le soin du corps avec le sommeil, l'alimentation, l'exercice et la résistance, le niveau d'entraînement ainsi que la mémoire du système immunitaire à l'égard des maladies, accidents, opérations, médicaments, vaccinations, etc. déjà subis.

Niveau psycho-émotionnel : émotivité, réaction psychique

Ici se trouvent tous les états émotionnels et les facultés constitutionnelles de l'âme, les empreintes et les développements psycho-émotionnels,, la sensibilité, la gestion des exigences, les schémas de réaction, la résilience psychique, les stratégies d'assimilation, les capacités sentimentales, les facultés relationnelles, les croyances, les sujets tabous, les secrets et l'influence du milieu familial.

Niveau social

Ce niveau représente tous les contacts sociaux avec les parents, les grands-parents, les frères et sœurs, la famille élargie, ainsi que les relations au travail, avec les voisins, les amis et les connaissances. Le niveau social est également façonné par son propre engagement dans la famille, le cercle d'amis et la place dans la société.

Niveau mental intellectuel

Ce niveau comprend la vigilance mentale, la capacité de réflexion, la réceptivité, l'intelligence et l'empathie. L'intelligence sociale y est associée à la connaissance, à l'humanité, à la compassion et à la responsabilité, ainsi qu'à la pensée causale et cohérente.

Niveau spatio-temporel

Le sous-niveau temporel décrit l'esprit du temps de l'époque dans laquelle nous sommes nés, la date de naissance, la gestion des journées et des saisons, l'organisation personnelle de son temps et le respect des rythmes.

Le sous-niveau spatial comprend l'espace extérieur qui nous entoure, comme par exemple le pays, le continent dans lequel nous sommes nés, les conditions de logement, le lieu de travail, nos séjours dans et en dehors du pays, l'enracinement par la tradition et la culture, les exigences envers l'environnement, l'aménagement des espaces avec des matériaux et des meubles ainsi que des choses que nous aimons.

Ces deux sous-niveaux sont étroitement liés et dépendent directement l'un de l'autre.

Niveau spirituel

Au niveau spirituel, nous trouvons notre propre religion et ses directives transpersonnelles et transcendantales, les capacités spirituelles, la sagesse, l'intuition, ainsi que les capacités de clairvoyance, de ressenti ou de guérison.

Si un ou plusieurs niveaux sont surchargés, traumatisés ou négligés pendant une longue période, les autres niveaux peuvent avoir un effet compensateur pendant une certaine durée. Si plusieurs niveaux sont sollicités en même temps ou si la compensation s'épuise après un certain temps, tout le système peut s'effondrer et cela se manifeste par exemple par un burn-out (épuisement physique, émotionnel et mental).

Tous les niveaux font partie d'une anamnèse holistique et permettent le développement du concept thérapeutique.

Mode de vie

Un mode de vie sain et adapté aux circonstances individuelles à tous les niveaux offre la meilleure base pour profiter d'une santé stable. Non seulement elle est une condition préalable au processus de guérison, mais aussi et surtout au maintien de la santé. L'alimentation, les boissons, le sommeil, l'activité physique et l'environnement psycho-social sont les cinq piliers d'une « maison de vie » (selon Kneipp) et les fondements d'une vie saine. Ils apportent soutien et structure dans la vie quotidienne. Avec un bon « équilibre entre la vie professionnelle et la vie personnelle », le mode de vie influence positivement notre santé et crée une protection contre la maladie. Nous sentons que la vie « circule » et que nos besoins physiques, mentaux et spirituels sont satisfaits. Dès que ce flux vital est bloqué, le corps le signale par un « message d'erreur » sous forme de divers symptômes, qui se manifestent généralement au point le plus faible de l'organisme. Il est important de prendre au sérieux ce système d'alerte et de changer les aspects potentiellement morbides et néfastes à la santé de notre vie quotidienne, de nos pensées et de nos actions.

Alimentation

Notre alimentation sert premièrement à fournir à l'organisme suffisamment de nutri-

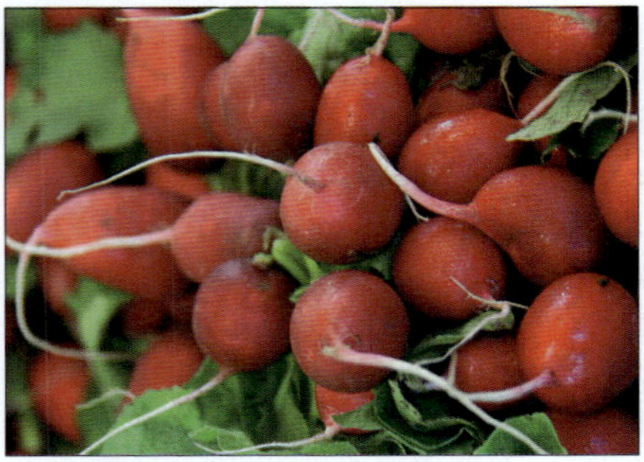

Nourriture vitale

ments, vitamines, minéraux, oligo-éléments et fibres. Mais manger implique aussi des aspects psychologiques, c'est à dire que l'alimentation est liée au plaisir et à la joie de vivre.

Nos habitudes alimentaires ont considérablement changé au cours des dernières décennies. Grâce à l'extraction, à la transformation et à la recomposition des aliments, nous obtenons un très grand nombre de créations alimentaires complètement nouvelles qui ne méritent pas ce nom. Les aliments devraient en effet « transmettre la vie ». Les aliments de base dénaturés (farine blanche, sucre blanc, sel de cuisine, etc.), les conservateurs, les stabilisateurs, les exhausteurs de goût, les colorants et les arômes modifient la perception du goût déjà chez les enfants. Les conséquences en sont les maladies de civilisation comme le diabète, l'hyperactivité, les maladies gastro-intestinales, les allergies, les maladies fongiques, l'obésité, une insatisfaction allant jusqu'à la léthargie, les changements psychologiques, les troubles du comportement et la dépression.

Il n'existe pas de régime alimentaire adapté à tout le monde dans la MTE. Chaque personne a besoin d'aliments et de modes de préparation différents en fonction de sa situation constitutionnelle actuelle (voir chapitre 6.7 : Théorie de la constitution, chapitre 9 Médecine humorale et chapitre 13 Alimentation). Par exemple, une personne de type chaud (cholérique/bilieuse) tolère très bien les légumes refroidissants avec une teneur en eau plutôt élevée ; chez un flegmatique, ces mêmes aliments peuvent entraîner une détérioration de sa santé.

Il convient également de noter que les aliments sont métabolisés différemment selon l'état du système digestif. Du point de vue de la naturopathie, la capacité de transformation des aliments dans le corps (assimilation) est également une expression générale de la réceptivité, des possibilités de traitement, de la sélection, du transport et de la capacité d'excrétion.

L'absorption a lieu jusqu'à l'intestin grêle. C'est là que les nutriments sont fournis aux tissus sous une forme finement adaptée aux besoins de chaque tissu. Lorsque les tâches peuvent être accomplies de manière adéquate, l'être humain se sent nourri et éprouve une satisfaction et un équilibre intérieurs.

Le principe excréteur est représenté par le côlon et les reins, les voies urinaires et la vessie, ainsi que la peau. C'est là que se manifeste la capacité d'éliminer et d'excréter les choses nuisibles ou en excès.

Boissons

L'équilibre hydrique est une variable relativement constante dans le « système de flux humain ». Environ 70 % de la masse corporelle est constituée d'eau, tout comme notre planète, qui se compose également de 70 % d'eau (équivalent à la correspondance microcosme-macrocosme). Si vous deviez considérer l'eau contenue dans le corps comme un organe, alors ce ne serait pas seulement notre organe le plus important, mais aussi le plus grand. La concordance entre l'homme et la terre va encore plus loin. Nous avons proportionnellement autant de sels différents dans notre corps que la terre en contient. C'est pourquoi il est si important de ne pas se contenter de sel de table ne contenant que deux éléments, le sodium et le chlore. Nous avons besoin de la variété des différents éléments pour un métabolisme sain. Le fait que nous soyons plus susceptibles de mourir de soif que de faim montre également que l'eau est l'élixir de vie numéro 1. Elle régule l'équilibre hydrique, énergétique et électrolytique ; elle est un moyen de transport et elle maintient des taux de pression spécifiques.

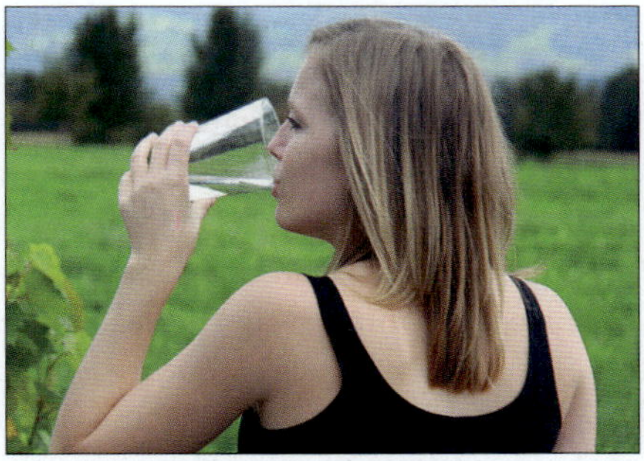
L'eau claire purifie le corps et l'esprit

Mais ce n'est pas seulement la quantité d'eau qui est déterminante, c'est aussi sa qualité. Plus l'eau est pure et naturelle, plus elle a un effet revitalisant et détoxifiant sur le corps. Notre organisme est pollué par un grand nombre de substances toxiques qui se forment soit dans le métabolisme, soit proviennent de l'extérieur sous forme de toxines environnementales. Toutes les substances toxiques doivent être éliminées par le corps via les organes de désintoxication, l'eau jouant un rôle clé en tant que véhicule. Un adulte devrait boire environ 2 litres d'eau par jour, et beaucoup plus en cas d'activité sportive.

Sommeil

Le sommeil est notre principale source de régénération. La privation de sommeil entraîne très rapidement de graves symptômes psychologiques, mentaux et physiques. Les causes des troubles du sommeil peuvent être : les conflits internes, les douleurs physiques, mais aussi les influences externes telles que le bruit, un environnement inconnu (vacances, déménagement), les changements de saisons, les changements climatiques, les habitudes alimentaires, la consommation de stimulants le soir, la lumière artificielle, le temps passé devant la télévision et l'ordinateur, de mauvaises conditions de sommeil (lieu de couchage, lit, matelas, oreillers), l'exposition aux champs électromagnétiques ou « électrosmog » (radio-réveil, téléphone portable), ou les expositions géopathiques (cours d'eau souterrains, failles géologiques). On parle de « décalage horaire social » pour les jeunes, les groupes marginalisés, les artistes, etc. qui ne respectent pas (ou ne peuvent pas respecter) le rythme naturel jour/nuit. Le travail en équipes (par ex. 3x8) a également un effet négatif sur le sommeil et, à plus long terme, sur la santé.

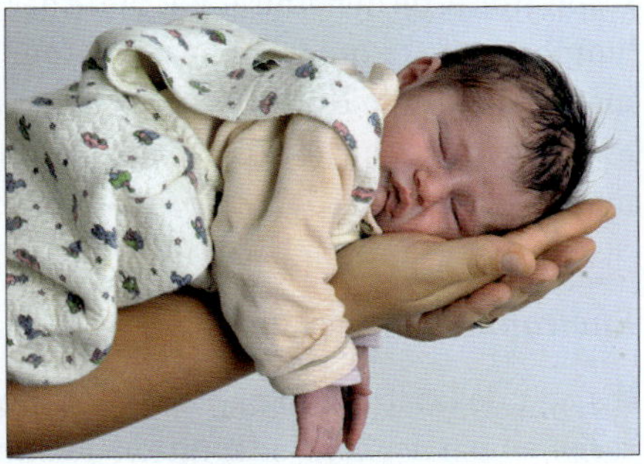
Le divin sommeil

Si notre système nerveux végétatif n'est pas équilibré, trop d'hormones de stress (adrénaline et cortisol) sont libérées pendant un sommeil non réparateur, ce qui peut affecter négativement l'ensemble de l'équilibre hormonal à long terme. Le métabolisme des graisses et des sucres ainsi que d'autres dérèglements hormonaux entraînent également des symptômes psychologiques et perturbent la personne tout entière. L'activité physique dans la nature et les stimuli sonores, visuels et olfactifs associés tels que le chant des oiseaux, le bruit d'un ruisseau, les vagues sur la plage, les flocons de neige, le vert et les odeurs de la nature ou encore les couleurs de l'arc-en-ciel calment le métabolisme en stimulant en douceur nos organes sensoriels. Le fait de suivre le biorythme personnel et de répondre au besoin de repos et de détente renforce le métabolisme, stabilise les fonctions nerveuses et équilibre notre état hormonal.

L'expression « apprendre en dormant » est justifiée car il y a une formation accrue de la mémoire pendant la phase de sommeil profond. Le traitement des expériences et des impressions des événements de la journée dans les rêves contribue à la satisfaction intérieure et à l'équilibre. Nous pensons que les rêves stimulent, activent et développent les réseaux neuronaux. Les mondes des émotions et des expériences sont ainsi reliés, traités, ordonnés et stockés ou effacés dans le subconscient.

Le mouvement

Le mouvement (et il ne s'agit pas seulement de sport) est un besoin fondamental et naturel du corps. Nos modes de vie modernes avec une activité sédentaire au travail, devant la télévision et des déplacements en voiture limitent trop souvent le nombre nécessaire de mouvements quotidiens. Une activité physique fréquente et saine (aussi souvent que possible dans la nature) nous rend non seulement plus « performants », mais aussi plus réceptifs au dialogue avec notre environnement, une telle activité nous procure ainsi plus de joie de vivre.

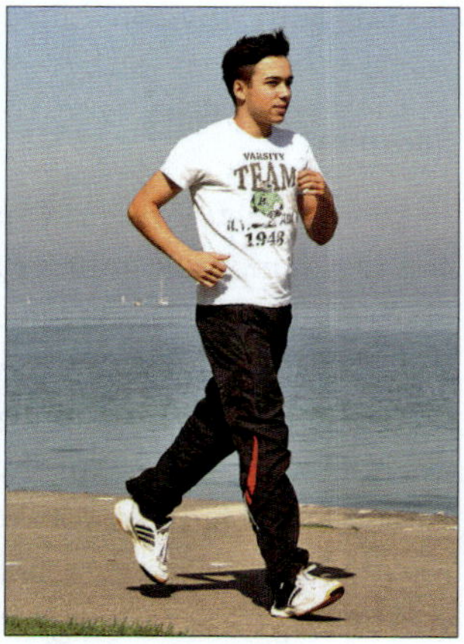

L'exercice régulier en plein air réchauffe l'organisme et stimule la circulation des humeurs.

L'effort physique a des effets positifs sur notre santé. Il permet la stimulation des systèmes cardio-vasculaire et respiratoire, de dynamiser l'activité des muscles et le flux lymphatique, ce qui favorise à son tour l'élimination des métabolites interstitiels. L'exercice physique stimule toutes les humeurs et améliore la capacité d'adaptation et la dynamique du corps. Il contribue également à réduire le stress.

Environnement psychosocial

Il s'agit de la situation psychologique fondamentale dans laquelle nous vivons. Elle concerne en particulier l'adaptation aux influences auxquelles nous sommes soumis quotidiennement. Les environnements professionnels et familiaux confrontent et façonnent les gens à tous les niveaux, par exemple positivement lorsqu'ils exercent un métier qu'ils aiment vraiment. Souvent, ce sont les aspects matériels qui motivent une activité professionnelle, ce qui correspond moins à des besoins personnels mais plutôt à la recherche d'un certain statut social. Un environnement familial sain et une organisation des loisirs raisonnable, axée non pas sur la performance, mais plutôt sur la joie de vivre et la relaxation, contribuent à créer un environnement psycho-social positif. Plus nous sommes conscients de la responsabilité que nous avons par rapport à notre mode de vie et donc à notre propre santé, plus nous ressentons l'équilibre et la richesse de notre être intérieur.

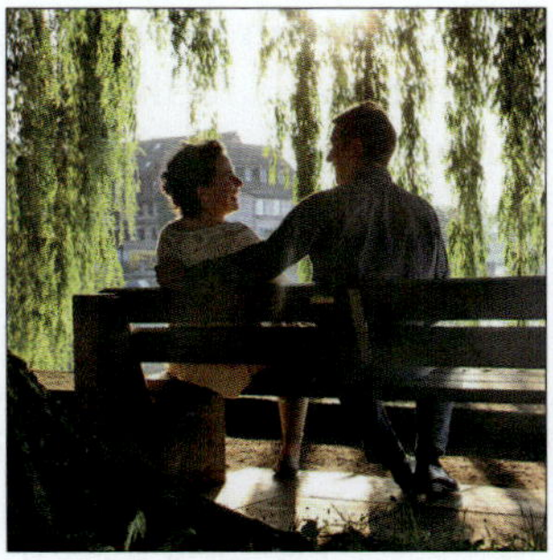
Entretenir de bonnes relations

> *« Ce que nous vivons physiquement façonne notre âme dès la première heure. Ce que nous percevons et la manière dont nous le traitons mentalement et spirituellement se voit dans notre corps au fil du temps. »* HEIDE-DORE BERTSCHI-STAHL

Prévention

Un mode de vie « adapté » individuellement est la meilleure condition préalable pour promouvoir sa propre santé. Plus nous accordons d'attention à ces règles de vie, en les intégrant dans le quotidien, plus nous sommes stables en tant qu'individus. La santé à long terme n'est possible que dans un environnement sain, naturel et socialement intact. La naturopathie accorde depuis toujours une grande importance à ces aspects, d'une part en offrant de précieuses possibilités de prévention des maladies et, d'autre part, en proposant des stratégies efficaces et éprouvées pour traiter les maladies en douceur et sans effet secondaire. En naturopathie, nous savons que nous pouvons renforcer notre santé par exemple par un jeûne et une détoxification au printemps. Il est tout aussi évident de traiter les maladies d'abord avec des remèdes de sa propre pharmacie à base de plantes avant d'appliquer des traitements suppressifs non naturels. L'augmentation fulgurante des maladies chroniques et allergiques au cours du siècle dernier parle d'elle-même et indique qu'il est nécessaire d'agir. La capacité du corps à guérir même les maladies et les blessures graves avec un soutien adéquat est largement sous-estimée.

Les capacités d'autoguérison sont souvent bloquées ou entravées car le patient se remet passivement à des experts lorsqu'une « réparation des dommages » est nécessaire. Des médicaments suppressifs et mettant fin aux symptômes sont utilisés pour réprimer les réactions du corps, de l'âme et de l'esprit. Des catégories entières de médicaments sont aujourd'hui nommées selon ce principe : antibiotiques, antihistaminiques, antifongiques, antidépresseurs, antipyrétiques, anti-inflammatoires, antiacides, etc. Le patient joue généralement un rôle passif dans son traitement (*patiens* = endurant, souffrant). En revanche, la médecine actuelle accorde peu d'importance aux mesures préventives ou de maintien de la santé, cette attitude répondant à la facilité recherchée par les personnes consuméristes. Une médecine orientée vers l'avenir vise la douceur, la tolérance et la responsabilité personnelle. Elle renforce la confiance en soi et les forces d'autoguérison. La médecine du futur travaille de pair avec la responsabilité sociale et écologique, ainsi qu'un fort altruisme. L'accent devrait être mis sur le passage de la médecine réparatrice à une médecine préventive afin d'empêcher les maladies de se développer en les détectant et en les traitant à un stade précoce, avant qu'elles ne deviennent chroniques ou ne commencent à détruire les organes.

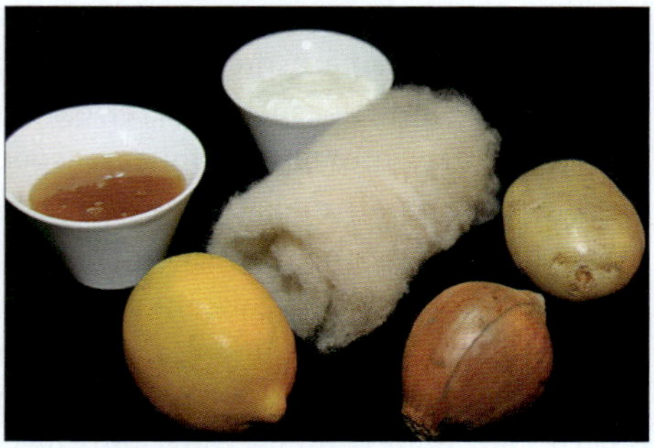
Remèdes maison : ils sont simples et toujours prêts

De nos jours, la santé est souvent une question d'éducation. Ainsi, les personnes bien informées savent qu'être et rester en bonne santé n'est pas seulement le fruit du travail du médecin et du thérapeute.

La personne qui veut retrouver la santé doit prendre ses responsabilités et modifier son propre mode de vie. Il devrait, à nouveau, aller de soi que les gens connaissent les remèdes maison, sachent les manipuler et les utiliser. Le praticien de santé devrait les soutenir dans cette tâche et renforcer la responsabilité personnelle de chacun ainsi que sa capacité d'action.

Le flux de la vie

Le terme flux de la vie désigne la plage dans laquelle les facteurs décrits précédemment influencent notre santé. Nos dispositions héritées, nos empreintes à différents niveaux acquises pendant l'enfance, notre propre caractère et le mode de vie qui en a résulté au fil du temps, sont conjointement responsables.

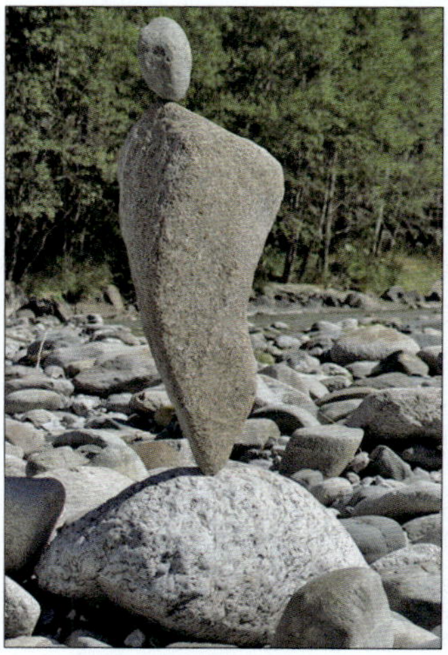
Trouver l'équilibre

Dans la mesure où nous adaptons notre comportement personnel au niveau de tous les éléments de base de la vie en mangeant, buvant, dormant, faisant de l'exercice et en ayant des contacts sociaux, notre santé est sujette à un changement constant et à un équilibre dynamique : c'est le flux de la vie.

Le corps nous pardonne souvent nos excès ou addictions quand nous sommes jeunes, mais nous ne vieillissons bien que grâce à un mode de vie adapté. Le bilan des excès ou des carences se manifeste au plus tard pendant la ménopause ou l'andropause.

Mais la prévention est importante aussi bien au niveau physique, qu'émotionnel et mental. Le développement d'un enfant façonne ses fondements mentaux de manière décisive et est important pour son épanouissement physique, mental et spirituel, tant au sens positif comme négatif.

Pour cela, les parents ont besoin de soutien (car il est facile de devenir parents, même sans posséder de compétences pédagogiques). Les lacunes résultant de cette situation n'apparaissent souvent qu'à la puberté et à l'âge adulte. Elles sont généralement difficiles à corriger et beaucoup plus coûteuses qu'une éducation préventive sensée. La coopération avec des institutions sociales comme des écoles ou des services de protection de l'enfance devrait donc être une évidence pour les naturopathes.

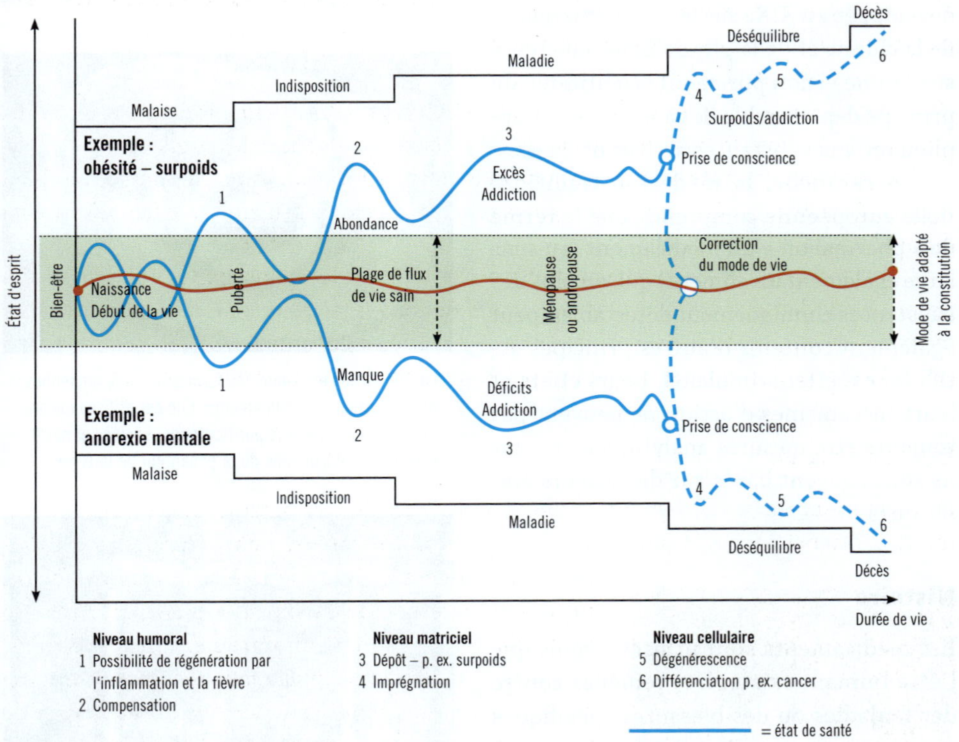

Les niveaux humoral, matriciel et cellulaire sont représentés et décrits selon le modèle en six phases de Reckeweg (chapitre 19).

Un bon environnement psychosocial peut se développer avant tout lorsque l'environnement affectif et intellectuel personnel d'un enfant est encouragé et entraîné au contact d'autres personnes. Un foyer parental stable et un bon mode de vie sont nécessaires au développement mental, qui permet à son tour la croissance saine du corps. Lorsque l'âme et l'esprit se sentent en sécurité dans le corps, l'enfant peut devenir un adulte satisfait et ouvert à l'épanouissement personnel. Le potentiel mental et spirituel peut être exploité et encouragé. Cet état influence l'être humain de manière positive et crée une protection contre la maladie. Sa vie, avec ses pensées, ses sentiments et ses désirs, forme alors un flux harmonieux. Insouciants et heureux, nous *sommes* simplement.

8.2. Traitement médicamenteux traditionnel

Au sens large du terme, la pharmacologie moderne s'occupe de la composition chimique des médicaments, de leurs effets, de leurs préparations et de leurs applications. Elle s'est développée au XIXe siècle avec l'émergence de la chimie et de la physiologie ; elle repose sur une vision purement scientifique du principe démontrable de cause à effet, s'appliquant aux substances actives utilisées.

En revanche, la médecine traditionnelle européenne comprend sous le terme de « pharmakon » un médicament (au sens large également un aliment) qui, en plus des substances chimiquement détectables, peut également contenir d'autres principes actifs (p. ex. effet stimulant). Leurs effets et leurs mécanismes d'action ne peuvent pas toujours être mesurés analytiquement, car ils sont souvent basés sur des valeurs empiriques.

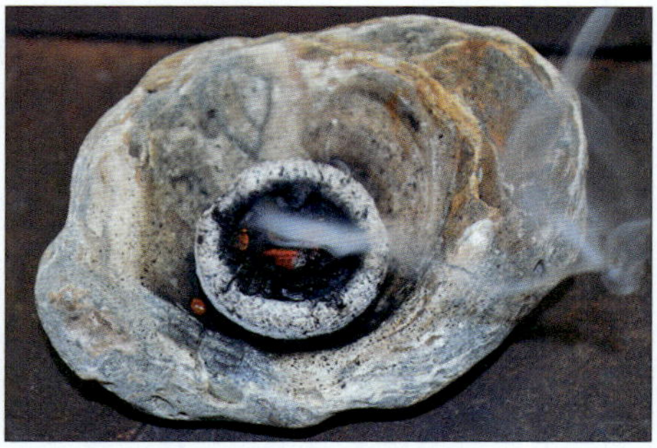

La fumigation est l'une des formes les plus anciennes d'application de médicaments. Elle est utilisée encore aujourd'hui à des fins purificatrices, sacrées et spirituelles et libère l'homme de la pesanteur de la terre.

Histoire

Les médicaments sont utilisés depuis que l'être humain existe. Des remèdes contre des maladies ou des blessures spécifiques sont connus même dans le monde animal. Par exemple, certains oiseaux tapissent leur nid avec des parties de plantes qui ont un effet antiparasitaire.

Depuis l'Antiquité, la médecine produit d'innombrables médicaments, dont beaucoup ont été oubliés depuis longtemps. Cependant, certains remèdes ancestraux, comme l'éphédra (Ephedra sp.), ont encore une certaine importance aujourd'hui.

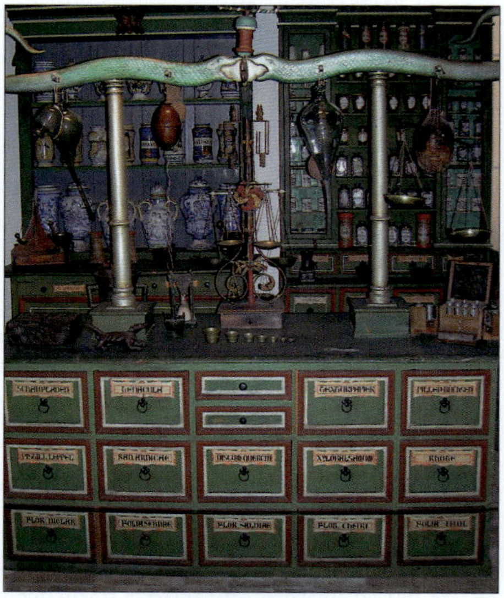

Pharmacie médiévale,
Musée de médecine naturelle de Zurich

Les médicaments sont appliqués sous différentes formes, dont certaines ont été reléguées au second plan au fil du temps (p. ex. la fumigation, les amulettes, le bain de vapeur abdominal).

Les applications habituelles d'aujourd'hui sont généralement entérales, parentérales ou externes. Certaines des formes traditionnelles sont heureusement remises au goût du jour par exemple dans les soins aux personnes âgées et en obstétrique.

Au Ier siècle, Dioscoride a décrit à lui seul près de 1000 remèdes à base de plantes dans son ouvrage « De Materia medica », qui constitue la pharmacopée antique la plus complète ; il a aussi décrit plus de 100 substances animales et environ 100 substances minérales.

Materia Medica

Traditionnellement, les substances utilisées dans la Materia medica européenne (le trésor médicinal) sont principalement d'origine végétale, animale et minérale. Cependant, les substances humaines ont également été utilisées à des fins de guérison.

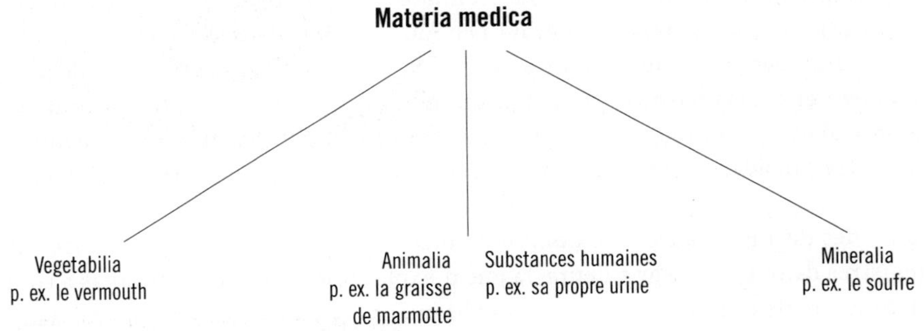

Vegetabilia : les remèdes à base de plantes

Les végétaux indigènes ont été utilisés à travers l'histoire non seulement comme nourriture, mais aussi comme remèdes. Par ailleurs, de nombreuses plantes médicinales, aliments et épices de pays lointains sont connus en Europe depuis l'Antiquité. Ces produits coûteux sont importés de régions éloignées et souvent transportés par des routes commerciales maritimes. De même, l'expansion de la civilisation grecque et romaine en Europe entraîne la propagation de nombreuses plantes utiles et médicinales bien connues. Au cours des siècles suivants, elles sont souvent été cultivées dans les jardins des monastères et utilisées dans les préparations curatives. La découverte du Nouveau Monde à la fin du Moyen Âge apporte encore une fois en Europe un grand nombre de denrées et de substances médicinales inconnues, par exemple l'écorce de quinquina (Cinchonae cortex).

Animalia : les remèdes d'origine animale

Hildegarde de Bingen (XIIe siècle) a décrit dans son œuvre « Physica » près de 170 remèdes d'origine animale. Les animaux, leurs différentes parties et produits avaient manifestement plus d'importance autrefois qu'aujourd'hui (p. ex. le venin de serpent, l'abeille mellifère, la « mouche espagnole »[15]).

L'utilisation de substances animales, humaines et d'une grande variété de produits excrétés a atteint son apogée avec la « médecine sale » du XVIIe siècle. La plupart d'entre elles ont été progressivement retirées du « trésor médicinal » à partir de 1800.

Sous-groupe : les remèdes d'origine humaine

Jusqu'au XXe siècle, des morceaux de momies égyptiennes étaient utilisés à des fins très diverses et répertoriées dans les pharmacopées (répertoires de médicaments). En outre, des produits humains tels que la graisse, la salive ou le placenta étaient transformés en médicaments. Aujourd'hui encore, nous trouvons dans la naturopathie de l'urine et du sang autologues propres, ainsi que divers nosodes et autonosodes.

Mineralia

L'effet guérisseur de certaines matières premières inorganiques était également connu depuis l'Antiquité. L'alchimie médiévale a conduit à une utilisation et une transformation croissante des minéraux, en particulier des métaux[16] (p. ex. l'argent) ; elle a considérablement élargi la pharmacopée traditionnelle. La chimie émergente (surtout du fait de Paracelse) et son traitement des substances curatives par des méthodes alchimiques peuvent être considérés comme des précurseurs de la chimie pharmaceutique moderne.

Au cours des derniers siècles, de nombreux médicaments traditionnels ont été retirés des registres de remèdes. Par ailleurs, la joie d'explorer les sciences naturelles a conduit à la découverte de nombreux nouveaux médicaments et au remplacement croissant des principes actifs naturels par des substances synthétiques (p. ex. l'aspirine au lieu de l'écorce de saule, Salicis cortex).

Les catégories de médicaments

Les médicaments sont fabriqués à partir de substances de base simples (Simplicia) ou de mélanges (Composita) selon différentes méthodes et d'après un concept supérieur.

Phytopharmacie, phytothérapie

Les plantes ou les préparations qui en sont dérivées sont utilisées pour traiter les symptômes ou pour maintenir en bonne santé, par exemple l'infusion de camomille (à partir de fleurs Matricariae flos) en cas de maux d'estomac ou les gouttes de valériane (à partir de racines Valerianae radix) lors de troubles du sommeil.

15 Mouche espagnole = Cantharide officinale

16 Les métaux et leurs composés sont répertoriés dans la classification des minéraux.

Spagyrie

Ce sont des médicaments préparés selon les étapes de fabrication alchimiques qui, selon la vision spagyrique du monde, transfèrent les substances de départ vers un niveau « purifié » et énergiquement supérieur.

Les étapes de traitement servent à décomposer la matière première par fermentation, distillation et incinération. Les sous-produits partiels obtenus sont ensuite combinés dans un « mariage spagyrique » pour former des essences parfumées et non toxiques.

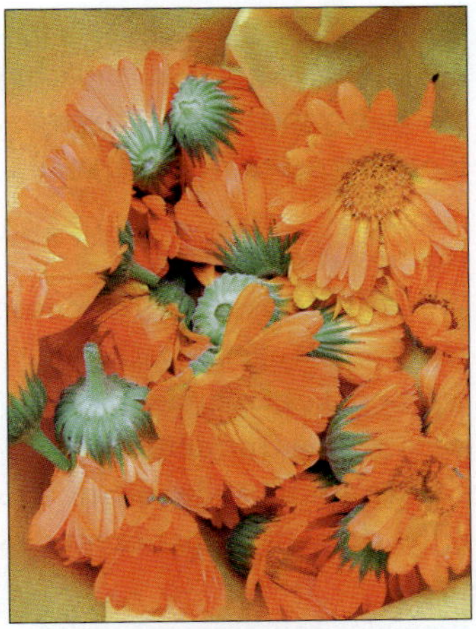

Les fleurs de souci (Calendulae flos) peuvent, par exemple, développer leurs vertus curatives sous forme d'infusion, de teinture ou de pommade.

Homéopathie

Dans la MTE, les remèdes homéopathiques sont utilisés selon des critères fonctionnels et non pas uniquement selon les lois de l'homéopathie classique. Ce type d'application est appelé homéopathie fonctionnelle. Un exemple en est l'utilisation de la belladone en dilution homéopathique dans les maladies présentant une chaleur excessive comme la fièvre.

La forme homéopathique ou spagyrique permet également d'utiliser des substances extrêmement toxiques, par exemple l'aconit bleu (Aconitum). De nombreuses substances médicamenteuses ne sont disponibles pour le thérapeute que sous forme de dilution homéopathique.

Biochimie du Dr Schüssler

Les sels nommés d'après Dr Wilhelm Schüssler (1821–1898) sont des minéraux en dilution homéopathique. Ils sont sélectionnés selon des aspects physiologiques et chimiques ; ils optimisent les fonctions tissulaires en normalisant l'équilibre minéral.

Substances vitales

Ce sont des substances importantes pour le corps comme les minéraux, les oligo-éléments, les enzymes, les substances végétales secondaires, mais aussi les acides gras et les acides aminés. Ils peuvent être d'origine végétale, animale ou minérale et sont généralement utilisés comme des compléments. Certaines substances vitales (p. ex. les vitamines) peuvent aujourd'hui être produites par synthèse ou par fermentation.

Remèdes anthroposophiques

Rudolf Steiner considérait la médecine anthroposophique comme une extension de la médecine conventionnelle, mais ses remèdes se recoupent souvent avec ceux utilisés en naturopathie. La thérapie anthroposophique veut atteindre non seulement le corps, mais aussi l'esprit et l'âme. En plus des méthodes habituelles, des étapes de préparation alchimiques comme par exemple la torréfaction, la carbonisation, la rythmisation, la dilution homéopathique et la dynamisation sont également choisies comme processus de production.

Isopathie

Les médicaments isopathiques sont préparés de manière homéopathique à partir de micro-organismes pathogènes et non pathogènes et sont utilisés selon la loi de l'égalité (combattre le mal par le mal).

Nosodes et autonosodes

Les nosodes (du grec « nosos » = maladie) sont des substances fabriquées à partir de matières ou agents pathogènes et utilisées dans des préparations homéopathiques à forte dilution. Les exemples incluent les expectorations tuberculeuses (Tuberculinum), les virus de la grippe (Influenzinum) et les tissus cancéreux (Carcinosinum).

Les autonosodes quant à eux sont développés à partir des propres substances corporelles du patient, par exemple son sang, ses urines ou sa lymphe.

Remèdes couramment utilisés en naturopathie aujourd'hui :

Catégories de médicaments importants	Matière première	Exemple
Phytopharmacie, phytothérapie	P	Arnica des montagnes
Spagyrie	P, M	Belladone (morelle furieuse)
Homéopathie	P, A, H, M	Lycopode (herbe aux massues)
Sels de Schüssler	M	Silice
Substances vitales	P, A, M	Sélénium
Remèdes anthroposophiques	P, A, H, M	Étain
Isopathie	A, H	Mucor racemosus
P = substances végétales (plantes), A = substances animales, H = substances humaines, M = substances minérales		

L'essence des médicaments traditionnels

Contrairement à la pharmacologie scientifique, les médicaments traditionnels n'utilisent généralement pas de substances individuelles isolées, car elles ne correspondent pas à leur présentation naturelle. Leur effet est plutôt produit par des complexes actifs dans lesquels différentes qualités (matérielles et non matérielles) sont imbriquées. Dans de nombreux cas, l'effet du remède produit par cet ensemble ne peut pas être détecté par les méthodes analytiques actuelles. Dans le cas des médicaments homéopathiques, il n'est même plus possible de fournir des preuves matérielles lorsque les niveaux de dilution sont élevés.

Chaque remède est une œuvre d'art globale dont l'essence et l'action ne se manifestent pas uniquement à travers ses éléments individuels (voir l'introduction sur le tableau « Chant du Rossignol » de Miró). D'un point de vue naturopathe, ils n'agissent pas seulement au niveau matériel. Leur effet régulateur et énergétique sur l'être humain dans son ensemble est tout aussi important. De même, le choix des remèdes ne suit pas la pensée linéaire indication/substance qui a cours aujourd'hui. Au contraire, les références aux théories des éléments, des humeurs et à l'astromédecine ainsi que les correspondances de signature jouent également un rôle. Il n'est donc pas possible de comprendre le mode d'action des remèdes traditionnels uniquement avec la pensée moderne et rationnelle. Certains ont également un caractère suggestif ou rituel, qui ne peut être appréhendé que par la compréhension traditionnelle, ce qui est aujourd'hui souvent interprété comme une sorte d'effet placebo et dévalorisé à ce titre.

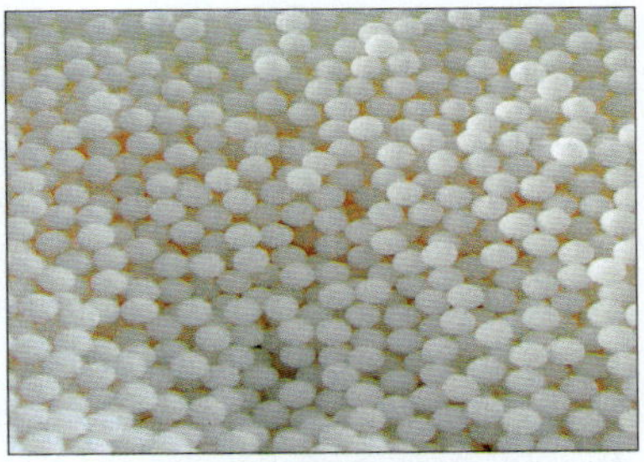

Globules homéopathiques C30 de la belladone (Atropa belladonna). La toxicité, la couleur ou les composants de la belladone ne sont plus visibles ni détectables dans le remède.

8.3. Procédures de dérivation et de drainage

« Si vous ressentez une douleur quelque part, sachez que la nature veut un point de sortie à cet endroit. Si la douleur n'est pas là naturellement, alors provoquez-la ; car la nature doit l'avoir précisément là ; elle ne fait que de la précipiter vers ce point de sortie. Maintenant, s'il n'y a pas de points de sortie ouverts ici, comme vous voyez pourtant qu'elle s'oriente, se rassemble et tend vers une sortie à cet endroit, alors ouvrez joyeusement cet endroit et permettez à la nature d'y sortir comme elle le veut. » PARACELSE

Dans cette citation, Paracelse décrit le contexte de médecine humorale pour l'application de méthodes de drainage thérapeutique, qui font partie des traitements de base en MTE depuis des siècles.

Ces procédés trouvent leur origine dans la connaissance empirique selon laquelle les produits métaboliques excessifs et pathogènes (acrimonies) peuvent être excrétés sous forme d'éruption cutanée (eczéma) si les organes naturels de drainage et d'excrétion ne parviennent pas à remplir cette tâche de manière suffisante. L'idée de solliciter ce processus par des stimuli cutanés générés artificiellement ou de l'imiter en ouvrant la peau repose sur cette base. À cette fin, de nombreuses méthodes de dérivation et de drainage ont été développées. En raison de leurs mécanismes d'action spécifiques, elles doivent être utilisées de manière ciblée en fonction de la situation individuelle de la maladie afin d'obtenir des effets optimaux. Les termes « drainage » et « dérivation » sont souvent utilisés à tort comme synonymes, mais ils diffèrent par leur principe d'action fondamental. Dans un procédé de drainage, des orifices artificiels sont effectués sur la peau au sens de la citation de Paracelse ci-dessus. Des procédures telles que la saignée et les sangsues ont en principe un effet systémique sur l'organisme entier et ne conviennent que partiellement pour une application locale.

Un procédé de dérivation sert à stimuler les voies de transport et les organes d'excrétion du corps de telle sorte que les accumulations d'acrimonie soient éliminées des tissus concernés. Cela peut être fait, d'une part, en stimulant certaines zones de la peau dont la surface n'est pas ouverte. Le procédé ayant recours aux ventouses sèches et à la méthode Baunscheidt peut être appliqué localement sur les zones douloureuses ainsi que dans le sens d'une réflexothérapie. L'effet réflexe se produit car les stimuli cutanés, qui font bouger les humeurs ou qui les évacuent, sont transmis aux tissus et organes reliés par des liaisons nerveuses réciproques (arcs réflexes cutivo-viscéraux). En réponse à cela, les tissus ou organes déclenchent une action correspondante à la qualité du stimulus cutané. Souvent, une dérivation est également provoquée par l'utilisation interne ciblée de médicaments (p. ex. les médicaments aquarétiques, les cholagogues). Les méthodes de dérivation et de drainage les plus couramment utilisées aujourd'hui sont présentées ci-dessous.

Procédure par ventouses sèches

Les ventouses sèches constituent un procédé de dérivation typique. Les ventouses en verre dans lesquelles un vide est créé au moyen d'une flamme, les poires en caoutchouc ou les pompes sont placées sur la zone de peau à traiter. Après 5 à 10 minutes, elles créent des ecchymoses circulaires sur la peau, qui restent visibles pendant quelques jours, mais qui sont indolores.

Les ventouses sèches constituent une méthode tonifiante, qui est utilisée quand un manque d'humeur et d'énergie est à l'origine de la maladie. Par conséquent, elles ne doivent pas être utilisées dans des situations de maladie basées sur un excès de sang dans les tissus ou une congestion sanguine et lymphatique.

Procédure par ventouses humides (scarifiées)

Les ventouses scarifiées constituent une procédure de drainage typique. L'application est effectuée comme décrit ci-dessus, mais en plus, la peau est piquée/scarifiée 8 à 10 fois à l'aide d'une lancette juste avant de poser les ventouses en verre sur sa surface. Cela permet d'aspirer un peu de sang dans les ventouses ; la quantité de sang varie fortement selon les individus allant de quelques gouttes au remplissage complet de la ventouse. La

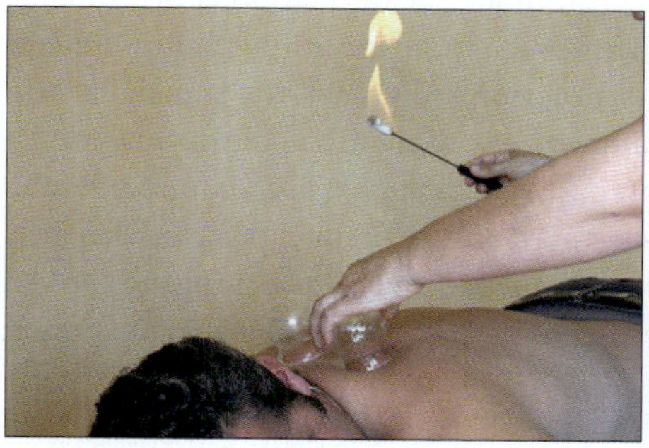

Mise en place des ventouses en verre

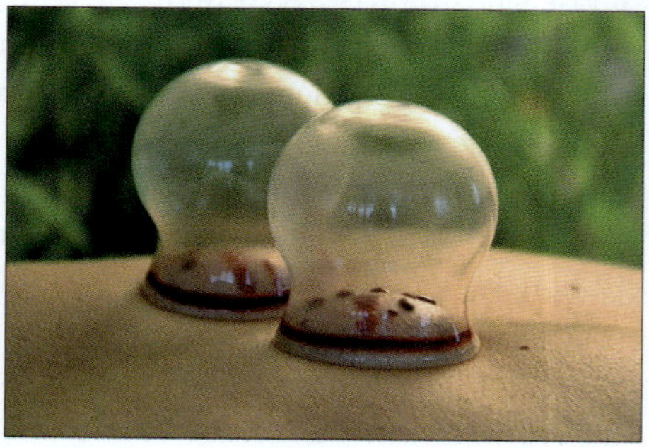

Ventouses scarifiées

procédure réduit la congestion locale dans le système sanguin. C'est pourquoi cette méthode est utilisée pour traiter les symptômes causés par une congestion sanguine (congestion ou pléthore). Les ventouses scarifiées sont un procédé détonifiant et « affaiblissant », qui élimine l'excès de chaleur physiologique du sang, mais aussi l'acrimonie jaune.

Elles ne doivent donc pas être utilisées dans des situations de maladie basées sur un manque de sang et d'énergie dans les tissus (p. ex. l'anémie).

Méthode Baunscheidt

La méthode actuelle de Baunscheidt utilisant de l'huile contenant de l'histamine est un procédé de dérivation inspiré par la stimulation de la peau au moyen d'orties (Urtica sp.).

Pour ce faire, la couche supérieure de la zone cutanée à traiter est percée de petits trous à l'aide d'un rouleau à aiguilles (vitralisateur) ou d'un tampon à aiguilles (réveilleur de vie), puis enduite d'une huile spéciale, dite de Baunscheidt. Au bout de 5 à 10 minutes, de petites vésicules intracutanées (papules, urticaire) contenant de la lymphe se forment. Cela provoque des démangeaisons et une légère sensation de brûlure. Les papules disparaissent en l'espace d'une heure et ne laissent aucune altération durable de la peau. La formation des papules montre que la méthode Baunscheidt stimule les fonctions de dérivation du système lymphatique et donc l'élimination interstitielle. Elle est couramment utilisée en MTE et est indiquée dans un large éventail de maladies et de symptômes.

L'expérience acquise avec près de 30 000 traitements par la méthode Baunscheidt montre que même les patients souffrant de diathèse allergique peuvent être traités sans problème par ce procédé. Afin de reconnaître à temps les patients présentant des schémas de réactions allergiques à ne pas piquer selon cette méthode, il est recommandé de ne piquer qu'une petite surface de peau et d'appliquer un maximum de trois gouttes d'huile de Baunscheidt lors des deux premiers traitements. Si aucune réaction d'hypersensibilité ou d'intolérance ne survient au cours de ces essais, la méthode Baunscheidt peut être utilisée sans restriction.

La seule contre-indication absolue est une allergie à l'un des ingrédients de l'huile de Baunscheidt.

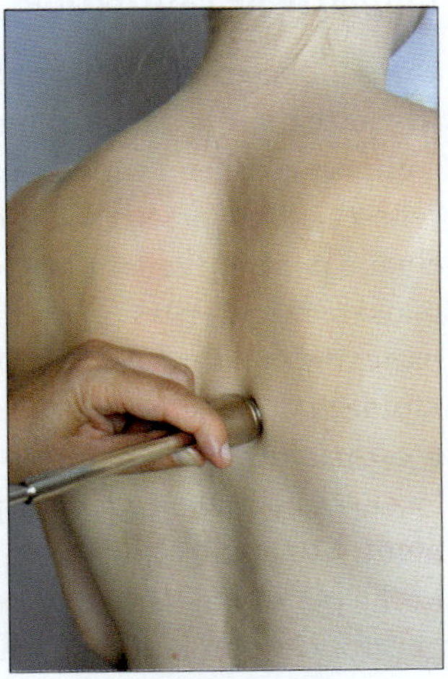

Utilisation d'un appareil Baunscheidt (« réveilleur de vie »)

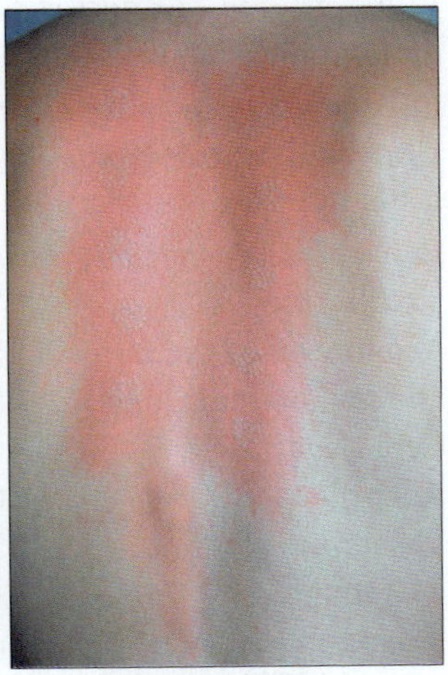

Papules typiques en réponse à l'huile de Baunscheidt contenant de l'histamine

Recette de l'huile de baunscheidt urticante :

Chlorhydrate d'histamine : . . . 1,3
Oleum caryophylli :. 20,0
Oleum Juniperi : 15,0
Isopropanol à 70 % : . . . .qsp 150,0

M. f. dil. (misce fiat dilutio = instruction pour mélanger les liquides dans les prescriptions)
DS : « Huile de Baunscheidt » – à l'extérieur ! (D.S. = da signa = donner et désigner [écrire dessus])

Emplâtre de cantharides

Une cloque emplie de lymphe est formée par l'application d'une pommade fortement irritante pour la peau sur une surface circulaire de 2 à 4 cm de diamètre au moyen d'une compresse collée à la peau. La formation de la cloque dure entre 10 et 12 heures. Ensuite, celle-ci est ouverte et vidée de son contenu. Pour renforcer l'effet, la peau recouvrant la cloque peut également être complètement enlevée. La plaie est ensuite traitée avec des pansements stériles (p. ex. tampon Askina) et de la pommade à l'hamamélis. L'effet drainant très puissant de cette procédure sur le système lymphatique a un effet analgésique rapide et durable. La procédure étant coûteuse et douloureuse, l'emplâtre de cantharides n'est pas utilisé de manière routinière, mais seulement dans des conditions de douleur localisées qui ne répondent pas de manière satisfaisante aux autres méthodes de traitement. Ces applications sont souvent très efficaces.

La plaie cicatrise généralement en une semaine mais la peau conserve une coloration plus foncée pendant environ six mois, qui se réadapte lentement et progressivement à la couleur de la peau environnante.

Ensuite, plus aucune trace de l'emplâtre de cantharides n'est visible. Le contenu de la cloque peut être utilisé pour produire un autonosode de lymphe. L'emplâtre de cantharides ne doit pas être utilisé chez les personnes présentant une maladie rénale cliniquement manifeste.

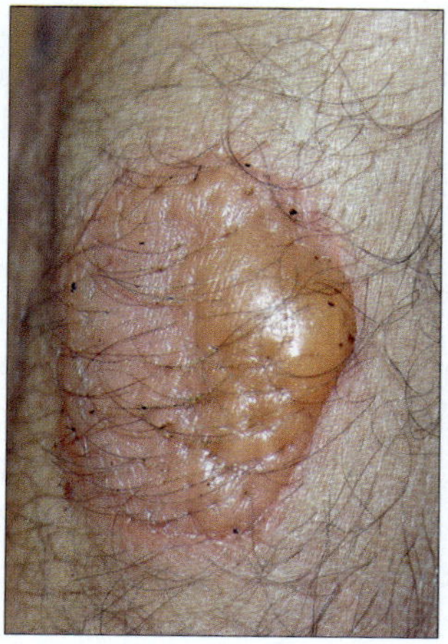

Vésicule après application d'un emplâtre de cantharides pour traiter une épicondylite latérale

Recette d'une pommade à base de cantharides :

Cantharides 7,0
Terebinthina communis . . 15,0
Oleum Terebinthinae 15,0
Cera flava 10,0
Adeps lanae 10,0
Vaselinum album 15,0

M. f. ungt. (M. F. Ungt. = Misce fiat unguentum = instruction pour mélanger les pommades dans les prescriptions)
« Pommade à base de cantharides »
(**Attention** : très agressif ! – Soyez extrêmement prudent lors de la fabrication !)

Sangsues

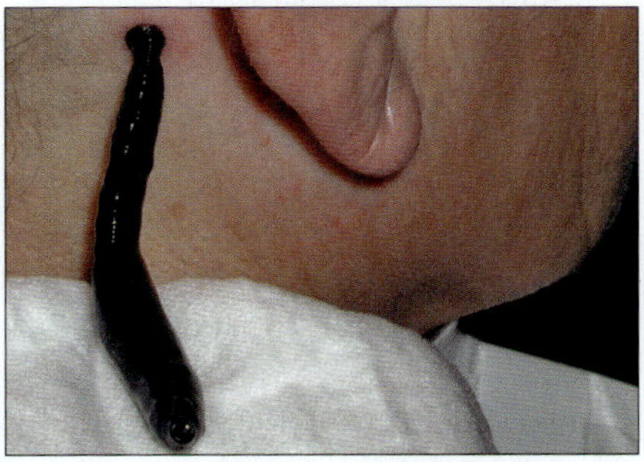

Sangsue placée sur le processus mastoïde pour le traitement des acouphènes

L'application de sangsues (Hirudo medicinalis) a un effet drainant et décongestionnant sur le système sanguin. La substance active, l'hirudine, que la sangsue libère dans la morsure, empêche la coagulation du sang. Il en résulte un saignement à l'endroit de la morsure, qui dure entre 10 à 14 heures. Ce saignement secondaire est le mécanisme d'action le plus important de cette méthode. Du point de vue de la médecine humorale, le traitement élimine la chaleur excessive du sang, en particulier l'acrimonie jaune. Il réduit ainsi les facteurs déclenchant des dérèglements vasculaires, tant congestifs que pléthoriques, et peut donc être utilisé pour de nombreuses maladies présentant ces conditions physiopathologiques. Les indications symptomatiques des sangsues sont principalement l'insuffisance veineuse chronique (varices), la thrombose, mais aussi l'inflammation avec un gonflement/œdème important.

Les sangsues médicinales sont spécialement élevées à des fins thérapeutiques. Pour des raisons d'hygiène, elles ne doivent être utilisées qu'une seule fois.

Les sangsues sont placées sur les zones de la peau à traiter. Elles s'y fixent fermement, en utilisant leurs dents en forme d'étoile à trois branches pour inciser la peau. Cela crée une douleur assez vive, mais qui s'arrête rapidement. La sangsue suce ensuite du sang ; le traitement peut durer entre 15 minutes et 2 heures. Lorsqu'elle se détache et tombe, la plaie doit être traitée avec des pansements bien absorbants (p. ex. une couche pour bébé) pour absorber le sang qui coule. La plaie cicatrise en quelques jours. Il reste une petite cicatrice qui disparaîtra avec le temps.

Les sangsues ne doivent pas être utilisées chez les patients souffrant d'anémie, lors de maladies basées sur le manque de sang et d'énergie ou en cas de prise de médicaments anticoagulants (p. ex. phenprocoumone [Marcumar], acide acétylsalicylique, héparine et coumarine à forte dose).

Saignée

Le sang est prélevé en ponctionnant une veine avec une canule épaisse. La quantité de sang évacué dépend fortement de la constitution et de la maladie de la personne traitée et est comprise entre 10 ml et 500 ml. Cette méthode est utilisée depuis des siècles dans les maladies hyperactives (sthénie), en particulier lors de fièvres inflammatoires et pour compenser les saignements menstruels insuffisants. La saignée a été discréditée parce qu'elle était autrefois utilisée beaucoup trop fréquemment et de manière inappropriée par rapport à la situation. Les saignées inappropriées affaiblissaient considérablement les malades et en ont même tués beaucoup. En revanche, lorsqu'elles sont utilisées correctement, elles sont sans danger et très utiles sur le plan thérapeutique (donner son sang est également une alternative utile). Ses contre-indications sont identiques à celles qui s'appliquent dans la thérapie par les sangsues.

La saignée d'après Hildegarde de Bingen

Il s'agit d'une forme plus douce de saignée, dans laquelle environ 150 ml de sang seulement sont prélevés de l'une des 3 veines du coude. Le prélèvement est effectué dans la veine qui contient le plus de sang impropre. Cela se manifeste par un durcissement palpable de la veine, provoqué par une irritation due à l'acrimonie. Le praticien choisit la veine la plus tendue pour la saignée.

Le sang foncé, fortement contaminé par l'acrimonie, s'écoule au début. Une fois ce sang éliminé, la couleur devient plus claire et du sang pur apparaît. Ce changement de couleur indique au praticien que la saignée peut être arrêtée. La méthode ne peut être effectuée qu'en phase décroissante de la Lune et doit s'accompagner de l'adoption d'un régime alimentaire spécifique.

Les indications de la saignée selon Hildegarde de Bingen sont toutes les maladies dyscrasiques et cacochymiques avec congestion. Le sang obtenu par ce type de saignée peut également être utilisé pour le diagnostic humoral. Pour ce faire, le caillot de sang coagulé est coupé en deux avec une lame. Les proportions quantitatives des quatre humeurs peuvent être déterminées à partir des différentes couleurs présentes à la surface de coupe ; des informations sur la situation humorale peuvent en être déduites.

Dérivation forcée sur la peau

Toutes les applications irritantes cutanées qui provoquent des rougeurs (dérivations) ont un effet dérivateur sur la peau. À cet égard, nous pouvons citer les exemples suivants :

- Les ventouses sèches
- La méthode Baunscheidt
- Les applications de moutarde (cataplasmes, enveloppements, pansements, bains de moutarde)
- Emplâtre de capsicum (aujourd'hui disponible dans le commerce sous le nom de patch chauffant)
- Cataplasme d'oignon (méthode éprouvée pour les maux d'oreille)
- Enveloppement sudorifique dans des draps chauds et humides (maladie fébrile aiguë, maladie catarrhale, thérapie constitutionnelle pour les enfants scrofuleux)
- Ablution de solution saline (notamment pour favoriser un exanthème, une éruption cutanée, en cas de maladies infantiles comme par exemple lors de varicelle)

Dérivation vers les organes excréteurs physiologiques

En plus des méthodes susmentionnées stimulant la peau, les procédés de dérivation comprennent la stimulation ciblée des organes excréteurs de la peau, des intestins, du système hépatobiliaire, des poumons, des reins, de l'utérus et du système lymphatique. Cette méthode est décrite en détail par Bernhard Aschner et sert soit à forcer l'excrétion des acrimonies pathogènes par les organes responsables de leur élimination, soit à stimuler la compensation des fonctions excrétrices insuffisantes par un autre organe.

Dérivation douce sur la peau

Ceci peut être réalisé avec l'utilisation interne de fleurs de tilleul (Tiliae flos), de sureau (Sambuci flos) ou de reine des prés (Spiraeae flos) en infusion. Ces plantes favorisent la « Perspiratio insensibilis » (transpiration imperceptible), mais aussi la transpiration perceptible.

Un traitement bien connu et éprouvé de la maladie catarrhale fébrile aiguë est le bain de sudation, dans lequel une grande tasse d'une infusion de plantes susmentionnées est bue avant et après le bain. Le résultat recherché est un fort accès de transpiration après le bain, qui permet souvent d'arrêter l'apparition d'un rhume dès le début.

Dérivation vers l'intestin (purge)

Depuis Hippocrate la purge est l'une des méthodes de traitement les plus importantes pour de nombreuses maladies. Elle est basée sur la découverte empirique selon laquelle la crise d'affections multiples s'accompagne d'une diarrhée, qui constitue un aspect du processus de guérison. La purge imite ce mécanisme naturel de guérison et peut être obtenue par différentes techniques :

- des laxatifs à base de plantes, utilisés en interne : bourdaine (Frangula alnus), séné (Cassia sp.) ou aloès (Aloe vera)
- des laxatifs à base de sels : sel de Glauber (sulfate de sodium), sel d'Epsom (sulfate de magnésium) et spécialités comme par exemple la préparation FX Passage
- des clystères et lavements, avec des additifs végétaux également : par exemple café (lie toute sorte de toxines et les rend propres à être excrétées)
- une méthode moderne de purge est l'hydrothérapie du côlon, dans laquelle des cycles d'entrée et de sortie d'eau, dans et hors du côlon, en combinaison avec le péristaltisme ainsi stimulé, permettent d'obtenir un effet très intense de nettoyage et d'évacuation.

Tous les médicaments cholérétiques et cholécinétiques ont un effet de purge indirect, car la quantité accrue de sels biliaires libérés stimule le péristaltisme de tout l'intestin. Cela permet même d'obtenir un double effet thérapeutique en stimulant simultanément l'élimination des acrimonies du foie et des intestins. Pour ce faire, les remèdes appréciés sont la chélidoine (Chelidonium majus), la fumeterre (Fumaria officinalis), le pissenlit (Taraxacum officinale), l'aigremoine (Agrimonia eupatoria), le podophyllum D6, le Natrum sulfuricum D6, etc.

Procédés par vomissements

Depuis Hippocrate, tous les guérisseurs travaillant en médecine humorale ont considéré la purge par vomissements induits comme une méthode de nettoyage irremplaçable. Hippocrate écrit à ce sujet : « Les douleurs au-dessus du diaphragme indiquent qu'une purge vers le haut (vomissements) est nécessaire, tandis que les douleurs en dessous indiquent qu'il faut une purge vers le bas. »[17] Néanmoins, cette méthode n'est utilisée aujourd'hui que pour les intoxications aiguës et elle est largement tombée dans l'oubli en tant que méthode de guérison à effet systémique.

Cependant, comme il s'agit d'une méthode basée sur le modèle de pensée et de travail de la MTE, rien ne s'oppose en principe à cette indication, tant qu'elle est acceptée par le patient et appliquée de manière adéquate.[18]

Sa pratique ainsi que ses indications et les contre-indications sont décrites avec précision dans la « Thérapie constitutionnelle » d'Aschner.

Dérivation vers les reins (procédure diurétique selon Aschner)

En MTE, les reins sont considérés comme les organes excréteurs les plus nobles. Cela traduit d'une part, leur importance pour le contrôle fin des qualités humorales et d'autre part leur grande sensibilité aux stimuli pathogènes. Cela signifie qu'ils ne conviennent que très partiellement aux fonctions d'excrétion compensatoire, car ils sont facilement épuisés et éventuellement endommagés. Ce problème s'est considérablement aggravé au cours des dernières décennies en raison de la pollution de l'environnement, des modes de vie malsains et de la surcharge sensorielle qui règne dans notre société. Les diagnosticiens iridologues ont remarqué à l'examen de l'iris qu'un grand nombre de personnes présentaient des signes de faiblesse au niveau des reins. Cela n'indique pas nécessairement des maladies dans ces organes, mais plutôt leur résistance constitutionnelle réduite et leur tendance à la surcharge. Le grand nombre de patients souffrant d'insuffisance rénale chronique et dialysés ayant besoin d'une greffe de rein montre le caractère excessif de cette évolution.

Cette situation doit également être prise en compte dans la MTE. En thérapie, une dérivation sur les reins ne doit être effectuée qu'avec prudence. Certains des médicaments listés par Aschner à cet effet peuvent surcharger cet organe déjà sur sollicité par le mode de vie actuel. Les remèdes en question, comme par exemple les baies de genévrier, doivent donc être utilisés avec modération et seulement à de petites doses. Il convient aussi d'être particulièrement prudent avec certaines huiles essentielles telles que celle de genévrier (Juniperi oleum) ou de térébenthine (Terebinthinae oleum), sachant que leur plante d'origine et leurs substances ne posent plus de problème sous forme diluée ou homéopathique. En règle générale, les moyens doux de dérivation tels que les feuilles de bouleau (Betulae folium), d'ortie (Urticae folium), la prêle (Equiseti herba), le rhizome de chiendent (Graminis rhizoma) et les fruits de l'épine-vinette (Berberidis fructus) ne posent pas de problème.

En cas de doute, la dérivation doit être effectuée de préférence vers l'intestin.

17 Aphor. IV, 18

18 En cas de boulimie, les vomissements ne sont pas sans conséquence et ne doivent être envisagés que chez les patients appropriés et avec prudence.

Dérivation vers l'utérus (méthode emménagogue d'après Aschner)

Le saignement menstruel est considéré depuis la nuit des temps comme un processus d'excrétion des humeurs cholériques (bilieuses). Cela signifie, entre autres, que la qualité de chaleur est régulée par ce mécanisme. De cette façon, l'organisme féminin parvient à la maintenir à un niveau légèrement inférieur (plus flegmatique), qui définit le principe féminin (le principe cholérique un peu plus chaud est spécifique au sexe masculin).

Si le saignement menstruel est diminué (hypoménorrhée) ou complètement absent (aménorrhée), cela entraîne pour la femme une augmentation non physiologique du principe de chaleur, qui peut devenir un facteur pathogène ou déclencheur de symptômes. Cela se produit régulièrement pendant la ménopause par exemple sous forme de bouffées de chaleur, de sueurs et de sautes d'humeur. Ces symptômes persistent jusqu'à ce que l'organisme féminin se soit adapté aux autres mécanismes de régulation de la chaleur.

Que les menstruations s'arrêtent en raison de changements pathologiques ou qu'elles soient supprimées par l'apport artificiel d'hormones, cela ne joue aucun rôle en ce qui concerne le potentiel pathogénique de l'aménorrhée. En ce sens, l'approche de la gynécologie moderne consistant à supprimer sans hésitation les menstruations à l'aide de la pilule, d'un stérilet hormonal ou d'un implant contraceptif, témoigne non seulement d'une ignorance effrayante des relations systémiques (souvent présentées avec une arrogance bornée), et doit également être qualifiée de catastrophique pour la situation constitutionnelle des femmes concernées.

Aschner a étudié systématiquement la signification physiopathologique de la suppression des saignements menstruels et l'a décrite pour de nombreuses maladies différentes, allant des troubles du dynamisme vasculaire (hypertension ou hypotension) aux maladies rhumatismales et métaboliques, en passant par les psychoses.

En conséquence, la stimulation des menstruations (lorsque cela est possible) ou la compensation des saignements menstruels par des procédures de drainage par voie sanguine (p. ex. après une hystérectomie) a un effet non négligeable sur le processus de guérison. La stimulation de la menstruation peut être réalisée par les moyens et méthodes suivants :

- Bains de siège chauds, bains de boue
- Bains de pieds (avec ou sans additifs stimulant la peau)
- Ventouses scarifiées ou sèches posées à l'intérieur des cuisses, à l'aine, au bas de l'abdomen et sur le sacrum
- Traitement par sangsues : Aschner recommande de les appliquer sur les grandes lèvres. Comme alternative, une application sur le sacrum a également fait ses preuves.
- Emplâtre de cantharides (5 x 5 cm) à l'intérieur des cuisses, alternativement sur le sacrum
- Saignée
- Méthode Baunscheidt à l'intérieur des cuisses, à l'aine et sur le sacrum
- Les plantes médicinales éprouvées sont l'armoise (Artemisia vulgaris) et l'angélique (Angelica archangelica).
- L'aloès, la gratiole et le genévrier sabine sont utilisés à des dosages homéopathiques faibles ou en préparation spagyrique.

Toutes les autres méthodes emménagogues décrites par Aschner (p. ex. hyperémie et scarification de la portion vaginale du col de l'utérus) ne sont réalisables qu'en cabinet gynécologique.

Stimulation de la circulation lymphatique

L'excès des humeurs et l'acrimonie doivent impérativement être éliminés par les organes d'évacuation. Pour ce faire, ils doivent passer des tissus aux systèmes de circulation. Le système lymphatique joue un rôle prédominant dans ce mécanisme. Par conséquent, il doit toujours être conjointement activé lors des thérapies de drainage. Les remèdes éprouvés à cet effet sont la scrofulaire noueuse (Scrophularia nodosa), le noyer (Juglans regia), le trèfle gris (Melilotus officinalis) et le thuya (remèdes spagyriques ou homéopathiques).

Méthode d'aspiration des amygdales (traitement Röder)

Avec cette méthode, les amygdales sont aspirées à l'aide d'une pipette en verre courbé dans lequel un vide est créé à l'aide d'une poire en caoutchouc. D'une part, les tissus sont stimulés mécaniquement et, d'autre part, les détritus accumulés dans les cryptes sont éliminés. Cette méthode est donc particulièrement adaptée pour enlever les bouchons et les calculs au niveau des amygdales.

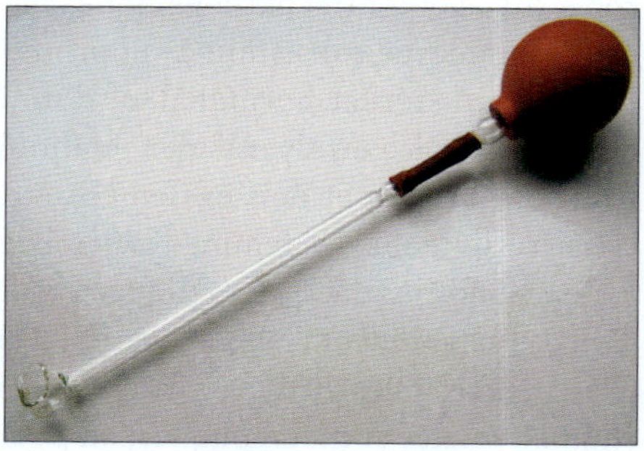
Dispositif pour aspiration des amygdales selon Röder

En cas d'amygdalite chronique, le traitement Röder est utilisé pour réactiver la phase aiguë, ce qui peut conduire à la guérison. Le processus convient également à la thérapie constitutionnelle en cas de lymphatisme et de scrofulose. En raison de son fort effet d'activation, elle ne doit pas être utilisée en cas d'amygdalite aiguë.

Réflexothérapie nasale

Un long coton-tige imbibé d'une huile essentielle spéciale pour les réflexes nasaux est introduit dans les trois voies nasales, qui sont massées au cours du processus.

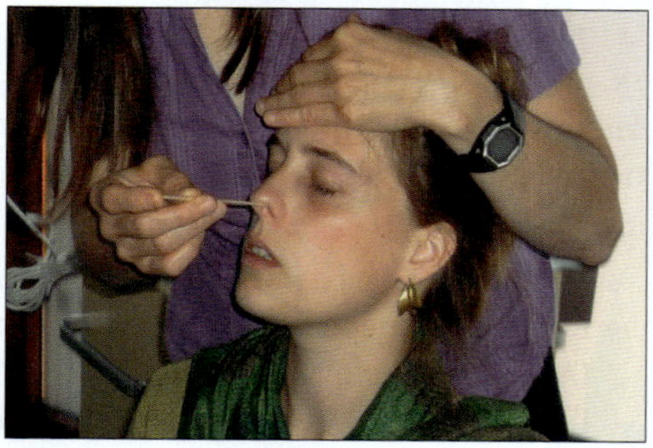
Réflexothérapie nasale

Les voies nasales ont des connexions réflexes avec d'autres organes et tissus. Ainsi, le passage nasal supérieur a des relations réflexes avec le cerveau et les sinus frontaux, le passage nasal médian avec les sinus maxillaires et les organes abdominaux et le passage nasal inférieur avec l'appareil urogénital. Pour cette raison, la réflexologie nasale est particulièrement adaptée pour stabiliser un cycle menstruel irrégulier et une dysménorrhée.

La réflexothérapie nasale est contre-indiquée en cas de rhinite aiguë et de sinusite.

Une prescription d'huile douce pour la réflexothérapie nasale :
Oleum Eucalypti 10,0
Oleum Citri 10,0
Oleum Menthae piperitae 7,5
Oleum Jojobae 72,5
M. f. oleum (instruction pour mélanger les huiles)
DS : « Huile pour la réflexothérapie nasale »

8.4. Thérapies manuelles

Le terme générique « thérapies manuelles » désigne diverses techniques de traitement, qui sont effectuées avec les mains (du latin « manus ») sur la surface du corps. Elles sont principalement utilisées pour traiter les troubles fonctionnels et les maladies de l'appareil statique et locomoteur. Cependant, tous les autres systèmes d'organes et l'état de santé de la personne dans son ensemble peuvent être influencés thérapeutiquement par le biais de connexions physiques, énergétiques, neurologiques et réflexes. Ces méthodes sont donc utilisées pour soulager les douleurs articulaires, musculaires ou dorsales, mais aussi pour traiter les troubles fonctionnels des organes internes (thérapie manuelle viscérale). Les techniques qui se concentrent sur les articulations et la colonne vertébrale ont une approche (patho-)fonctionnelle en ce sens que les différents éléments du système locomoteur doivent être dans une relation dynamique, mais anatomiquement correcte les uns avec les autres. Cela est démontré de manière diagnostique dans la position et la mobilité des éléments de la colonne vertébrale, y compris l'articulation sacro-iliaque, le bassin et les articulations des extrémités. La thérapie est également effectuée sur ces éléments, ainsi que de manière réflexe par la peau et les muscles.

Conformément à la philosophie holistique de la MTE, les manipulations physiques de la thérapie manuelle sont combinées avec d'autres mesures naturopathiques (comme p. ex. des ajustements alimentaires, les procédures de dérivation et de drainage, la thérapie selon Kneipp et les plantes médicinales). Les entretiens peuvent également aider à promouvoir la stabilité psychique des personnes, ce qui renforce leur « colonne vertébrale », symbole de leur position entre la Terre et le cosmos.

« Obtenez des informations de la colonne vertébrale, car de nombreuses maladies en sont issues. » Hippocrate de Kos

---

Histoire

Le traitement curatif avec les mains existe probablement depuis aussi longtemps que l'être humain. En Égypte, des peintures murales datant de 2300 av. J.-C. ont été découvertes montrant l'utilisation de la thérapie manuelle.

Au IVe siècle av. J.-C., les écrits d'Hippocrate mentionnent déjà la colonne vertébrale comme un organe représentant à la fois la cause et l'effet de l'évolution de la maladie, et répertorient les méthodes de traitement manuel comme les tractions et les frottements.

Galien de Pergame connaissait déjà au IIe siècle de notre ère l'importance sur notre organisme tout entier, des blocages du mouvement des articulations entres les vertèbres. Il comprenait l'altération pathologique du tonus des fibres musculaires comme l'arrière-plan physiopathologique de cet événement, le tonus étant à son tour le résultat des qualités énergétiques.

Dès le Xe siècle de notre ère, Avicenne décrit de manière très détaillée différentes techniques de massage avec leurs mécanismes d'action et leurs critères d'application dans son « Canon de la médecine ».

Au Moyen Âge, la thérapie manuelle tombe presque dans l'oubli en raison de l'hostilité de l'église à l'égard du corps humain. Elle ne se développa à nouveau qu'à partir du XVIe siècle. À ce moment, les méthodes manuelles sont souvent utilisées par les barbiers, dont les activités comprenaient aussi, outre l'administration des bains, la chirurgie, le traitement des plaies et des fractures, les saignées, l'application des ventouses et les extractions dentaires. Ils étaient donc également appelés « rebouteux ».

L'Américain Andrew Taylor Still a inventé le terme *ostéopathie* en 1885 et est considéré comme son créateur. Il a expliqué et justifié cette méthode de guérison avec les modèles de pensée de la médecine traditionnelle et l'a enseignée dans une école.

David Daniel Palmer (1845–1913) a fondé la méthode de la chiropratique aux États-Unis, qui est arrivée en Allemagne vers 1937 où elle a été principalement utilisée et développée par des naturopathes. La chiropratique n'est exercée par les médecins que depuis 1990 environ sous le terme de « chiropraxie ».

Tout au long de l'histoire, une grande variété de méthodes manuelles ont été développées dans différentes cultures, transmises et modifiées de génération en génération. Aujourd'hui encore, elles font partie intégrante de la MTE, sont développées en permanence et adaptées aux exigences de la vie et du travail « moderne ». Le drainage lymphatique, la réflexologie plantaire, le massage classique et du tissu conjonctif, etc. sont des procédés spéciaux qui sont décrits plus en détail dans la deuxième partie de ce livre.

Effet des techniques manuelles

En plus de la manipulation et de la stimulation ciblées, le toucher, le contact et la relation entre le patient et le praticien jouent un rôle important et soutiennent considérablement le processus de guérison.

Les trois mécanismes suivants caractérisent l'effet des méthodes manuelles :

- Adaptation des aspects fonctionnels (p. ex. régulation du tonus, sensibilité, irritabilité) par une sélection spécifique de la qualité et de l'intensité du stimulus

- Stimulation du mouvement des humeurs : cela permet d'optimiser la dérivation et l'élimination des humeurs excédentaires et des déchets (métabolites) et crée ainsi les conditions préalables à une meilleure nutrition des tissus
- Optimisation de la réparation : cela résulte des deux mécanismes susmentionnés, complétés par des phases d'activité et de repos qui diffèrent selon l'individu.

Les effets suivants sont obtenus lors de l'utilisation de techniques manuelles :
- Correction et stabilisation des interactions réflexes entre la surface corporelle (segments) et les organes internes
- Mobilisation de tous les éléments impliqués dans la fonction motrice
- Régulation du tonus tissulaire
- Activation du flux des humeurs (flux d'épuration et flux nutritif)
- Évacuation des liquides tissulaires stagnants (œdème)
- Optimisation de toutes les fonctions interstitielles de base selon Pischinger
- Soulagement des états douloureux
- Promotion de la guérison et de la régénération en cas de blessures et de processus dégénératifs
- Correction des malpositions dans les articulations (subluxations)
- Harmonisation végétative
- Optimisation de la coordination des processus moteurs
- Soutien aux autres mesures thérapeutiques

Techniques manuelles en MTE

Dans la médecine alternative d'aujourd'hui, le mode d'action et les critères d'application de la thérapie manuelle sont principalement définis par les relations réflexes dans l'organisme (arcs réflexes cuti-viscéraux ou viscéro-cutanés), ce qui correspond largement aux connaissances neurologiques et constitue donc un modèle explicatif de la médecine conventionnelle. Pour pouvoir utiliser ces méthodes thérapeutiques selon les critères de la MTE, il est nécessaire de « traduire » leurs mécanismes d'action dans le modèle humoral de pensée et de travail de la MTE. Ceci est la condition préalable pour pouvoir les utiliser de manière professionnelle conformément au diagnostic de la médecine humorale.

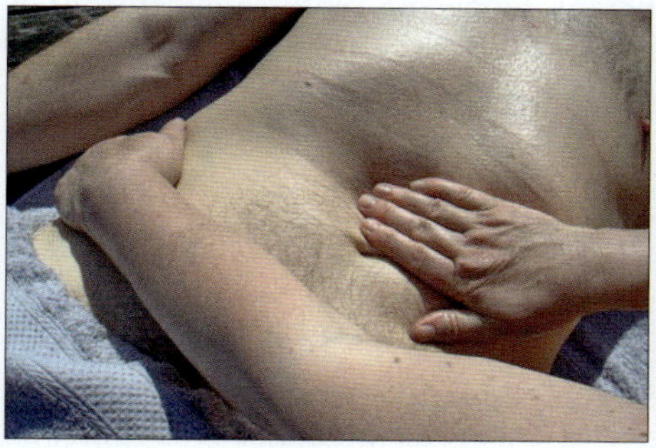

Massage du côlon

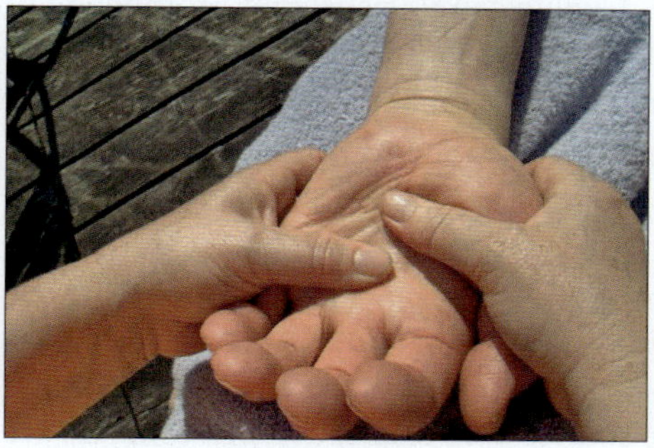

Massage des zones réflexes de la main

Selon la méthode et la technique d'application, les pratiques manuelles ont un effet chauffant ou rafraîchissant, humidifiant ou asséchant. D'après la situation humorale du patient, elles peuvent stimuler ou réduire les processus vitaux. Elles peuvent augmenter ou diminuer le flux des humeurs substantielles. Mais elles activent avant tout leur circulation et favorisent ainsi leur élimination nocive et excessive en dehors des tissus. Dans l'ensemble, cela conduit à une optimisation de la composition des humeurs et de leurs qualités énergétiques ce qui sert de base à un processus d'autoguérison efficace.

Les techniques manuelles ont pour but « d'éliminer les déchets qui se trouvent dans les muscles et qui n'arrivent pas à être excrétés par le mouvement ». AVICENNE

Les principes de la MTE peuvent être mis en œuvre en thérapie manuelle selon différents critères :

Procédure pour les processus pathologiques causés par une humeur cardinale dominante :
- Un état basé sur un excès du *principe sanguis* nécessite des stimuli harmonisant et apaisant le patient (p. ex. thérapie respiratoire, étirements, techniques plutôt sédatives).
- Un état qui repose sur un excès du *principe flegme* doit être traité par des stimuli chauffants et drainants qui activent le flux humoral stagnant (p. ex. massage classique ou drainage lymphatique, massage par ventouses, massage des tissus conjonctifs, massage à la brosse, mouvement actif).
- Un état causé par un excès du *principe bile jaune* doit être traité par des stimuli rafraîchissants et hydratants, avec une stimulation simultanée du flux biliaire (p. ex. enveloppement du foie à l'achillée millefeuille, procédures de drainage).
- Un état à dominante *mélancholique* nécessite des stimuli très doux qui ne sursollicitent pas les réserves énergétiques de l'organisme. Des applications nutritives qui réchauffent conviennent à cette fin (p. ex. bains chauds avec des plantes médicinales, massage à l'huile chaude).

Procédure selon les trois principes alchimiques, Sulfur, Mercurius et Sal :
- *Qualité de Sulfur :* énergisant, stimulant, réchauffant, fortifiant
- *Qualité de Mercurius :* équilibrant, libérateur, berçant, médiateur
- *Qualité de Sal :* pénétrant profondément, ancrant, modelant, renforçant, centrant

En outre, les applications manuelles peuvent également être basées, par exemple, sur la théorie des éléments ou l'astromédecine.

8.5. Thérapie respiratoire

Le souffle et la respiration ont toujours été des éléments fondamentaux de la santé. La respiration thérapeutique inconsciente et consciente fait partie des plus anciennes méthodes de guérison. Toutes les civilisations avancées (comme les Égyptiens, les Grecs, les Romains, les Indiens, etc.) connaissaient et reconnaissaient l'effet essentiel de la respiration dans leur système de guérison. Dans la plupart des doctrines de santé (d'Hippocrate au pasteur Kneipp), la thérapie respiratoire est utilisée en combinaison avec d'autres processus et ne peut être reniée. Autrefois, il était naturel pour de nombreuses personnes de passer quelque temps dans une clinique de montagne ou une station thermale pendant leur convalescence, pour profiter consciemment des conditions modifiées de l'air et de la respiration pour se remettre sur pied. Des cliniques de montagne renommées, par exemple à Wald ZH, à Davos Clavadel ou à Hundwil AR, sont encore aujourd'hui des stations thermales reconnues, qui combinent les bienfaits de l'air de la montagne à d'autres méthodes de guérison de la médecine conventionnelle et de la naturopathie, y compris de la MTE.

Inhalation et expiration, naissance et mort

Selon de nombreuses religions et philosophies, le « souffle » est insufflé dans l'être humain à la naissance. En mourant, nous sommes libérés du « corps que nous habitons sur terre » en expirant notre dernier souffle.

La respiration est la source primordiale de la vie débutante ainsi que de tous les processus vitaux. Les fonctions finement coordonnées des cellules et des organes ne peuvent se développer pleinement sans un rythme et un flux respiratoires réguliers. La première inspiration de l'Homme est d'une grande importance pour certaines méthodes de respiration intégrative. A partir de là, toutes les « stimulations cellulaires par la respiration » laissent des empreintes qui, plus tard, prédisposent des schémas respiratoires et qui se reflètent dans la posture du corps. Par exemple, des événements qui nous coupent le souffle ou le retiennent peuvent se manifester physiquement. Les termes Odem, Prana ou Pneuma incluent également le souffle et les processus respiratoires. Le réveil de l'âme et l'animation du corps physique et de ses organes par le souffle n'a pas perdu de son importance de nos jours. Au contraire, l'approche consciente de la respiration est un facteur primordial dans la gestion du stress. Par exemple, la fonction respiratoire joue un rôle essentiel dans la désintoxication, le tamponnage et l'évacuation des acides du corps.

En ce qui concerne le souffle, différentes méthodes se sont développées au cours des derniers siècles. Le travail respiratoire est utilisé à la fois thérapeutiquement et préventivement dans la psychothérapie et dans le travail corporel holistique. Les principes d'action de la respiration guidée consciemment par exemple selon Middendorf, Wolf, Glaser ou Coblenzer, améliorent la régulation des processus internes et du bien-être psychique.

La respiration et les fonctions vitales

En tant que fonction vitale centrale, la respiration affecte le corps, l'esprit et le bien-être mental. Inversement, notre constitution, notre âge, notre condition physique actuelle, nos émotions et nos pensées influencent le rythme de la respiration, le flux respiratoire et la qualité de la respiration.

En inspirant et en expirant, l'être humain se connecte à son environnement. À chaque inspiration, il absorbe une infime partie de son environnement. À chaque expiration, il restitue une partie de lui-même dans la course cosmique du monde. Il absorbe inconsciemment les stimuli externes et internes et y réagit à différents niveaux. La respiration active tous les systèmes du corps, le système nerveux central et végétatif, le cerveau et ses performances, ainsi que le système cardio-vasculaire. En interaction avec les hormones, la respiration a généralement un effet rythmique et harmonisant sur les processus vitaux.

Avec l'inspiration, les globules rouges sont chargés d'oxygène et transportés vers les organes internes via le système circulatoire au rythme de la pulsation et de la respiration. L'apport d'oxygène aux organes est un élément important de la respiration interne et de la « formation des humeurs » qui y est associée. Si les organes sont bien approvisionnés en oxygène, ils peuvent effectuer leur travail de manière plus détendue et avec une « énergie fluide », c'est par exemple le cas du foie lors de la formation de la bile et des enzymes. Si l'on représentait les différents types de constitution avec des caractères exagérés du point de vue postural et respiratoire, on dessinerait le sanguin comme une « personne respirant rapidement », dynamique, vive et enthousiaste comme une gazelle. En revanche, en tant que « personne respirant profondément » et reniflant, le cholérique ressemblerait plutôt à un taureau ou à un cerf bramant. Le flegmatique aurait une « respiration difficile » et laborieuse et on imaginerait un sanglier vautré dans de la boue ou un éléphant marchant tranquillement. Le mélancholique se caractériserait par une « respiration thoracique morne » en position penchée, tout comme un gorille résigné vivant en captivité dans un zoo.

Plus que toute autre fonction corporelle, la respiration est étroitement liée à tous les processus physiques et psychiques de l'être humain et relie les aspects suivants entre eux :

1. Sur le plan de la dynamique circulatoire, le mouvement respiratoire est étroitement lié à la fonction cardiaque, à la circulation corporelle et pulmonaire et à leurs maladies.
2. Sur le plan mécanique, il existe une interaction entre le mouvement respiratoire et de nombreux organes et systèmes du corps, par exemple les flux veineux et lymphatiques dépendent des mouvements externes. Le tonus musculaire adéquat, la tension et la relaxation sont rendus possibles à la périphérie par l'apport de l'oxygène aux muscles, ce qui entraîne une tension eutonique (équilibrante) de tout l'organisme.
3. Sur le plan chimique, la respiration influence l'oxygénation, le niveau de dioxyde de carbone, la concentration en ions et donc la situation métabolique globale. Ces relations sont aujourd'hui en partie étudiées dans les neurosciences modernes.
4. La respiration a un effet neuro-réflexif sur les organes et leurs fonctions, par exemple sur leur motricité. Elle influence également le cerveau et donc les processus de conscience de l'être humain ainsi que ses sens, sa vie affective et émotionnelle.
5. Avec l'expérience de la première inspiration, des modèles fondamentaux de physiologie et de comportement humains sont créés sur le plan de la psychologie du développement. La respiration – généralement inconsciente – devient le compagnon de vie permanent, une expression de la vie en général. Même le plus petit effet psychologique et physique influence notre respiration.

Respiration consciente et inconsciente

La respiration contrôlée consciemment et la vitalisation associée de tous les tissus influencent également la tension musculaire, la posture, la mobilité et la perception. Notre parole, le son de la voix et l'intonation sont également façonnés par la respiration. Ainsi, les fonctions des systèmes corporels peuvent se développer grâce à la respiration consciente. Les processus de conscience au niveau psychodynamique permettent le développement de la personnalité.

Le schéma respiratoire inconscient est souvent lié aux schémas de comportement et de contact individuels ; il peut se refléter dans la posture, la démarche et la manière de s'exprimer. Par exemple, une personne se contrôlant constamment retrouvera ce contrôle dans son schéma respiratoire.

Par la respiration libre, le laisser-faire et la respiration involontaire, le souffle devient le lien rythmique entre le corps et l'âme et le lien entre l'existence humaine et le cosmique. De cette façon, le développement spirituel peut également être encouragé thérapeutiquement par différentes méthodes de respiration.

La respiration est le mouvement rythmique constant entre absorber et lâcher prise, entre souhaiter la bienvenue et dire au revoir.

Maladies psychosomatiques

Souvent, ce n'est qu'au cours d'une expérience émotionnellement profonde (comme p. ex. la peur, la colère, l'offense ou un traumatisme) que nous prenons conscience de notre propre schéma respiratoire. La thérapie adéquate traite les troubles physiques et psychosomatiques ainsi que les maladies liées au stress comme par exemple l'insomnie, les migraines et les tensions.

La capacité à ressentir, expérimenter et penser est affinée grâce à ce genre de traitements. Elle augmente la résistance et active le système immunitaire afin que l'être humain puisse réagir de manière appropriée aux différentes influences externes et internes de notre époque. Un état eutonique (sensation de bien-être) du corps, de l'esprit et de l'âme est visé.

Thérapie respiratoire et travail corporel

De nombreuses thérapies corporelles telles que le massage ou la physiothérapie sont accompagnées par la thérapie respiratoire. Certaines techniques de massage sont consciemment associées à la respiration pour améliorer la relaxation musculaire.

En physiothérapie, par exemple, dans le travail viscéral, les interactions réflexes des organes sont utilisées avec le rythme respiratoire. Dans le drainage lymphatique manuel, les combinaisons de manoeuvres sont également coordonnées avec le processus respiratoire.

Respiration passive

En cas de mouvement passif, la respiration (p. ex. en position couchée) est dirigée consciemment vers les régions du corps affectées en bloquant et/ou en favorisant la respiration avec des étirements.

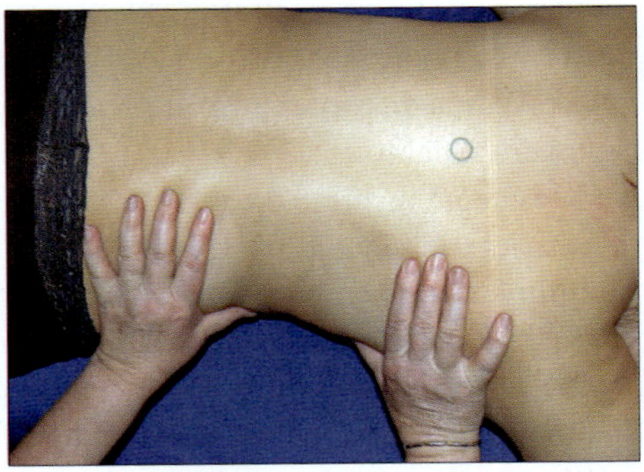

Favoriser le souffle

Respiration active

La respiration active peut être pratiquée debout en marchant ou couché en respirant profondément et consciemment. La respiration accélérée jusqu'à la respiration de transe, comprenant également la respiration holotropique, est utilisée thérapeutiquement pour divers schémas cliniques et pour une connaissance de soi plus profonde.

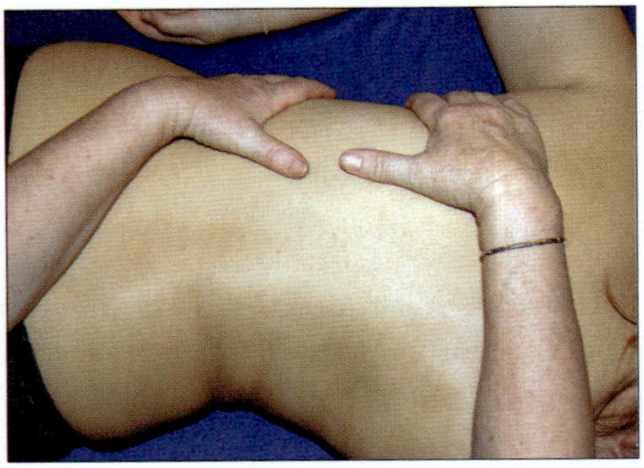

Inciter le souffle

Principales indications de la thérapie respiratoire :

- Maladies de la région ORL comme les difficultés respiratoires
- Comme traitement complémentaire de l'asthme bronchique et de la bronchite chronique
- Problèmes de dos et d'articulations, tensions dans le système musculaire
- Troubles végétatifs des organes internes
- Douleurs menstruelles
- Maux de tête et migraines
- Troubles sensori-moteurs
- Syndromes psychosomatiques
- États dépressifs, anxiété, troubles du sommeil, stress, épuisement, burn-out
- Accompagnement de grossesse et préparation à la naissance
- Travail sur le comportement et la conscience, sur le développement personnel
- Également pour la formation vocale, les entraînements de diction et de chant, pour améliorer l'endurance dans le sport et dans bien d'autres cas encore.

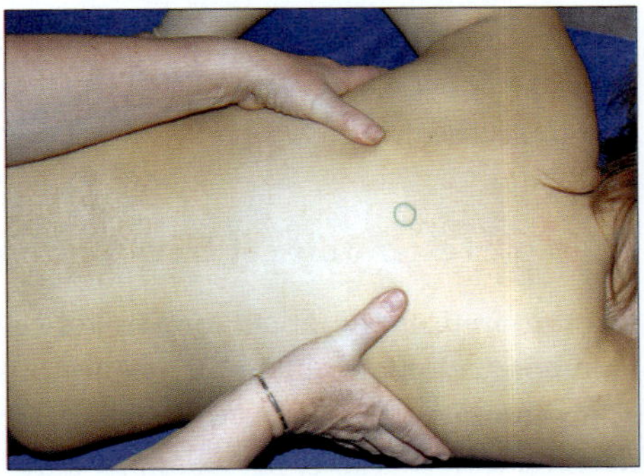

Le point ci-dessus représente l'origine de la respiration.

Étude de cas : la thérapie respiratoire dans la pratique de la MTE

Thérapie respiratoire biosomadynamique®

Le terme « thérapie respiratoire biosomadynamique » est une expression émergente. Cette forme de thérapie respiratoire prend spécifiquement en compte les éléments de la MTE. Elle intègre la constitution et le tempérament du patient.

Définition

Dans ce sens particulier, la biosomadynamique signifie que la vie est façonnée par le comportement de l'individu et son interaction avec les autres et l'environnement. Les états physiques et mentaux sont des modèles de réaction qui peuvent être observés dans des schémas respiratoires dynamiques (corps animé en interaction avec la respiration).

Conditions préalables

Scénario de base : afin de pouvoir travailler de manière ciblée en thérapie respiratoire biosomadynamique, il est nécessaire de reprendre les scénarios de base. Au cours du processus thérapeutique, des réactions comportementales oubliées depuis longtemps sont rendues conscientes à tous les niveaux de l'être. Le schéma de respiration reflète le résultat des expériences de l'enfance.

Anamnèse

Dans ce qu'on appelle ASEP[19], le scénario de base du patient, le schéma relationnel psychosocial et émotionnel de la famille d'origine, son lien au mode de vie social actuel sont soumis à une autoanalyse par un entraînement à la perception. Ces scénarios se manifestent dans le corps sous forme de tensions musculaires réduites ou excessives. Déjà dans l'utérus de la mère puis de la naissance à la puberté, le développement de l'enfant est façonné par des expériences complexes.

Après la naissance et dans les premiers mois et années de vie, le contexte familial et l'environnement ont des influences différentes sur l'enfant. La capacité à prendre conscience des choses et la possibilité d'utiliser sa propre force pour verbaliser clairement ses besoins ne se développent que lentement. Parfois, cependant, l'environnement ne permet ces développements que de manière limitée, voire pas du tout. Le corps enregistre ces expériences dans les cellules. Le schéma respiratoire permet de les reconnaître chez le patient. Le comportement respiratoire influence une grande variété de caractères.

Selon la constitution et le tempérament du patient, il est possible de créer des ressources ou de développer des « modèles de survie ».

Si une personne perçoit consciemment ses expériences de peur, de tristesse et de douleur ici et maintenant, elle peut réagir avec son moi adulte d'aujourd'hui. Le travail thérapeutique permet d'aborder les schémas de comportement anciens et parfois régressifs ou agressifs.

---

19 ASEP (Analyse des niveaux sociaux, émotionnels et psychologiques)

Le travail de la thérapie respiratoire biosomadynamique intègre des éléments de la thérapie par la parole et de la thérapie de l'art, ainsi que des exercices centrés sur le corps, des entrainements conscients et axés sur les besoins, avec une respiration consciente, des massages et le toucher de son propre corps. Afin de respecter la philosophie de la MTE, cette forme de thérapie respiratoire s'adapte à la constitution et au tempérament.

Par exemple, les blocages et les carapaces à prédominance cholérique sont libérés avec des exercices de respiration de « défoulement ». Alors que le tempérament sanguin est calmé et soutenu par des exercices corporels d'ancrage, de l'espace est gentiment crée pour le mélancholique, en incitant la respiration pendant la phase d'inspiration. Les besoins de l'enfance peuvent être « comblés a posteriori » chez tous les types de patients avec un massage doux et rythmé par le flux respiratoire ou grâce à des exercices quotidiens à la maison.

Thérapie respiratoire biosomadynamique chez une patiente souffrant d'asthme bronchique et d'anorexie mentale

Anamnèse et élaboration du concept de traitement :

1. Prise de contact et anamnèse
1.1. Symptômes du point de vue de la patiente
1.2. Symptômes du point de vue des membres de la famille
1.3. Évolution des symptômes
2. Phase initiale
2.1. Constatations du point de vue du thérapeute
2.2. Processus et clarification
2.3. Définition du type selon les critères de la MTE
2.4. Crise et hypothèse
3. Établissement d'objectifs et concept thérapeutique

1. Prise de contact et anamnèse

1.1. Symptômes du point de vue de la patiente, anamnèse de la patiente « Rosa »

Aînée de quatre filles. A grandi dans un environnement simple et rural. Les sœurs sont nées deux et cinq ans plus tard.

Famille d'origine, relations familiales

Dans l'ensemble, les relations familiales étaient très tendues en raison des difficultés relationnelles des parents, de leur mauvaise situation financière et du manque de place dans leur habitation.

Relation avec la mère : la mère était une femme très stricte, mais travailleuse, qui n'avait jamais de temps. Les relations avec elle étaient simples dans les premières années, s'étaient renforcées pendant la période de la puberté et sont aujourd'hui d'une agressivité sous-jacente. Cependant, il n'y a jamais eu de conflit ouvert.

Relation avec le père : elle considérait son père comme moins affirmé et plutôt doux par rapport à sa mère. Pourtant, elle le percevait comme une personne stricte qui était la « main droite » de sa mère. « Rosa » trouvait que les punitions infligées pour ses retards et son indiscipline étaient traumatisantes et extrêmement humiliantes. Elle recevait des fessées déculottées dans les toilettes. Le père parle encore fièrement aujourd'hui de ces mesures éducatives. Ce n'est que récemment qu'elle a pu ressentir de la honte et de la colère à ce sujet.

Relation avec les sœurs : au début, elle jugeait harmonieuse sa relation avec sa soeur cadette la plus proche. Cependant, au cours des derniers mois, elle a progressivement remarqué qu'il y avait aussi entre elles des non-dits conflictuels. Contrairement à Rosa, cette sœur était une enfant désirée. « Hildi » avait une relation plus étroite avec leur mère et a également répondu aux souhaits professionnels de cette dernière. Les relations avec ses sœurs (jumelles) qui ont cinq ans de moins sont sans hauts ni bas particuliers, ce qu'elle explique par leur grande différence d'âge.

Sentiments de la patiente dans le système familial

Dans l'ensemble, elle s'est sentie seule et isolée dans la famille pendant son enfance et son adolescence. Livrée à elle-même, elle a fait beaucoup de choses toute seule. En raison de ces circonstances, elle s'est retirée derrière ses livres et ses devoirs. D'une part, cela lui a permis d'être la première personne de la famille à recevoir une éducation académique en lui procurant une certaine supériorité mais, d'autre part, son isolement et sa détresse sociale et émotionnelle ont continué à s'aggraver.

Camarades de classe : « Rosa » décrit qu'elle était une élève solitaire dès sa première année de scolarité et qu'elle était présentée comme une bûcheuse. Cette configuration s'est répétée au séminaire pédagogique et au collège. Elle a beaucoup étudié à l'école pour obtenir de la reconnaissance et pour ne pas ressentir sa solitude douloureuse. Le sport était une matière « horrible » pour elle, car elle devait se changer avec et devant toutes ses camarades. Elle trouvait cela humiliant.

Développement physique

Naissance, enfance, puberté

Le développement physique a connu un certain retard par rapport aux enfants du même âge. La croissance mammaire très faible était problématique pour elle. Elle considérait ses camarades pleinement développées comme des concurrentes et les méprisait en même temps. Cependant, lorsqu'elle commence à prendre du poids, elle rejette le développement de sa poitrine, situation qui n'a pas changé à ce jour. Elle associe sa poitrine aux instincts animaux, qui constituent un sujet tabou et anxiogène pour elle.

Forme du dos : à l'âge de 17 ans, elle remarque qu'elle a une « forme de dos étrange ». Le médecin de famille de l'époque diagnostique un « dos voûté scoliotique ».

Crise d'asthme : Peu avant d'obtenir son diplôme de fin d'études secondaires, elle subit sa première crise d'asthme. À cette même époque, ses parents ont également eu de grandes difficultés relationnelles.

Alimentation

Alimentation par la mère – comparaison : elle n'a jamais été allaitée par sa mère. Elle peut également dire que sa mère se cuisinait toujours des « menus très différents » de ceux que la famille mangeait. Elle remarque les mêmes tendances chez elle.

Elle a orienté son alimentation personnelle principalement vers le végétarisme. En effet, elle estime qu'elle doit adapter sa nutrition à sa maladie. Pour cette raison, à cause de son asthme, elle mange différemment de sa famille, c'est-à-dire des aliments qui, selon elle, ne stimulent pas le flux de flegme. Parfois, elle ne mange qu'une pomme par jour et fait des cures de jus pour un nettoyage interne. La famille consomme beaucoup de produits laitiers et de glucides, qu'elle ne veut absolument pas manger.

Développement scolaire

École primaire : la progression scolaire s'est toujours déroulée sans problème sur le plan des performances. Elle a maîtrisé facilement chaque passage vers le niveau scolaire supérieur. Comme ses parents étaient pauvres, elle a reçu une bourse pour le séminaire pédagogique. Cela l'a motivée fortement à produire des résultats particulièrement bons. Cette incitation lui a fait du bien et lui a donné un sentiment de reconnaissance.

Profession

Elle décrit son métier d'institutrice comme un « accomplissement positif du devoir ». Elle a surtout eu des difficultés relationnelles avec les parents des élèves à problèmes. Sur le plan émotionnel, elle s'est sentie plutôt anxieuse et dépassée. En 1981, elle a commencé des cours particuliers d'orgue et d'instruments anciens.

Elle aurait aimé continuer à travailler. Elle a dû renoncer à son activité d'enseignante permanente avec la naissance de son premier enfant, ce qu'elle a trouvé très pénible. Aujourd'hui, elle enseigne l'orgue et l'épinette et donne des cours tous les lundis en tant que vicaire pour décharger un collègue.

Relations sexuelles

Elle a eu sa première relation avec un homme à l'âge de vingt ans. Au début, il ne s'agissait que d'une relation platonique. Cependant, lorsqu'il y a eu des contacts physiques, elle y a « juste participé ». Cependant, après un certain temps, le petit ami lui a demandé plus de sexualité, ce qu'elle ne pouvait pas donner, et il s'est donc tourné vers une autre femme. Il a été très difficile pour elle de faire face à cette rupture. Elle a cherché du réconfort dans une deuxième puis une troisième relation de courte durée.

Mariage

Elle a rencontré son mari actuel, un conducteur de train de montagne, au plus profond de son chagrin suite à la rupture susmentionnée. Il était sa béquille à l'époque et elle ne le voyait pas comme un partenaire potentiel. Il est travailleur et consciencieux, c'est un homme chaleureux, optimiste et qui a bon cœur. Il lui est inférieur intellectuellement, ce qui lui fait plutôt du bien, puisque cela lui apporte de la reconnaissance et un certain pouvoir.

La relation sexuelle est perçue différemment par elle et son mari. Elle vit ses désirs physiques comme trop fréquents et parfois « bestiaux ». Toutes les sécrétions corporelles la dégoûtent. Cela n'a pas toujours été le cas. Au début de sa relation avec son mari, elle en était le moteur. Elle a réveillé alors en lui « un géant endormi ». Elle en subit maintenant les « conséquences ». Elle essaie d'éviter tout contact physique. Le mari compense le manque de sexualité en travaillant davantage et en effectuant des travaux de rénovation dans la maison, dans le voisinage aussi ou en officiant dans des œuvres caritatives. Il est extrêmement serviable.

Configuration familiale actuelle

La première fille est née après 3 ans de mariage. La grossesse et l'accouchement se sont bien passés. La période d'allaitement a procuré à Rosa un plaisir particulier, car alors ses seins avaient une forme et surtout une fonction.

La deuxième fille est née peu de temps après. Ici aussi, elle se sentait à l'aise et a rempli ses devoirs de femme au foyer et de mère. Son mari l'a toujours soutenue activement en rentrant du travail.

Trois ans plus tard, le dernier enfant est né. Cette fois, elle a ressenti ses trois jeunes enfants comme un poids trop lourd à porter. Les premiers symptômes physiques de stress comme les maux de dos, les troubles du sommeil et les crises d'asthme fréquentes sont apparus à cette période.

L'état mental de la patiente dans le système familial

Pour l'instant, elle se sent exclue de la famille. Cela est assurément difficile pour elle, car elle connaît ce sentiment depuis l'adolescence. Ses filles traversent maintenant la puberté, ce qui représente un grand défi pour elle.

Puberté des filles, interaction avec la patiente

La fille aînée est en concurrence pour gagner les faveurs du mari, la fille cadette lui renvoie sa propre maladresse et des aspects de son mari qu'elle rejette. Son mari est incohérent dans l'éducation des enfants, il les prive puis les gâte sans vergogne. C'est ce qui la rend « folle ».

1.2. Symptômes du point de vue des membres de la famille

Mari

L'épouse tyrannise toute la famille avec son comportement alimentaire. Cela provoque parfois une dispute entre elle et lui. Il a depuis longtemps renoncé à dire quoi que ce soit. Il n'y a plus d'unité familiale. « Rosa » s'obstine dans son comportement alimentaire. Quand il cuisine quelque chose, ce n'est jamais au goût de son épouse.

Enfants

Les histoires de leur mère les énervent. Tout est beaucoup « plus décontracté » avec le père. Il ne s'arrête pas sur des principes comme le fait leur mère. Elle est sévère avec elle-même et les autres. Elle établit des règles familiales, qui sont très contraignantes pour les enfants.

1.3. Évolution des symptômes et antécédents médicaux

Scoliose : À 17 ans, des exercices de posture pour le dos lui ont été prescrits.

Cicatrice de fistule sacrée : Une fistule sacrée lui a été diagnostiquée à l'âge de 21 ans. Depuis son opération à 22 ans, elle n'a plus aucune sensation dans la zone cicatricielle de la région lombaire.

Problèmes de silhouette (déclaration de la patiente) : du point de vue de la thérapeute, il y a une anorexie nerveuse. Elle a perdu un peu de poids par rapport à avant et elle se sent mieux ainsi. Poids actuel de 48 kg pour 175 cm de hauteur.

Asthme : En ce qui concerne l'évolution de sa maladie asthmatique, « Rosa » rapporte qu'elle a eu sa première crise d'asthme à l'âge de 18 ans suite à de multiples contraintes sociales, physiques et psychiques. Il y avait beaucoup de disputes entre ses parents à l'époque. Elle était épuisée physiquement à l'école en raison de la pression générale poussant à la performance et des exigences sportives. Elle souffrait également de son isolement par rapport aux autres étudiants. D'une manière générale, elle peut dire que lorsqu'elle est confrontée à la pression du temps et de la performance ainsi qu'au stress de la vie quotidienne, elle réagit par de l'asthme et n'a presque plus envie de manger. La dernière grande crise d'asthme s'est produite il y a un an, lorsqu'elle aurait dû être à la fois vicaire scolaire, professeur d'orgue, femme au foyer et mère, sans le soutien de son mari (il était à l'étranger).

Indications et médicaments

Pendant cette période de crises d'asthme, son médecin de famille lui a prescrit de la cortisone, des antibiotiques et des bronchodilatateurs. Elle a mal réagi à ces médicaments en développant notamment une allergie cutanée, des ballonnements, des troubles digestifs et une vaginose. Elle a ensuite consulté un naturopathe ayant une formation holistique. Il a alors effectué un nettoyage des intestins. Il lui a été donné du chardon-marie pour le foie et des médicaments homéopathiques constitutionnels, et elle a fait des inhalations avec du sel et des substances expectorantes. Dans le même temps, un massage des zones réflexes plantaires a été entrepris comme mesure de soutien, en alternance avec une thérapie respiratoire biosomadynamique.

2. Phase initiale

2.1. Constatations du point de vue du thérapeute

Asthme bronchique et anorexie mentale

2.2. Processus et clarification

Niveau physique

Patiente de 42 ans, présentant une insuffisance pondérale significative (175 cm, 48 kg), une forte myopie, la dentition comportait autrefois des amalgames, mais la situation est aujourd'hui assainie. Muscles du cou très tendus, muscles des extrémités faiblement développés, muscles fléchisseurs et étireurs flasques. Muscles longs du dos tendus, muscles intercostaux rétractés. Turgescence de la peau flasque. Couleur de peau pâle, pieds et mains froids. Lésions cutanées semblables à des pustules sur tout le dos. Cheveux et poils : poils principaux denses, forte pilosité au niveau des mamelons et des jambes. Faible développement mammaire. Appareil locomoteur osseux : scoliose en forme de S dans la zone du rachis thoracique[20], thorax légèrement en entonnoir, articulations mobiles dans leur ensemble. Pieds : mycose des ongles sur le gros orteil, mycose interdigitale entre les 4e et 5e orteils. Callosité dans la zone plantaire distale, également dans la zone du talon qui est fissurée. Condition physique considérablement réduite. Faiblesse générale, presque aucune conscience corporelle (examen tactile par la thérapeute).

Niveau social

Mariée, impliquée dans la vie familiale et professionnelle. Habite dans une maison mitoyenne dans une agglomération. Travaille comme professeur d'orgue et d'épinette. Grâce à son travail, elle est en contact avec des élèves et des collègues. Bonnes compétences professionnelles, engagée dans l'église et la musique.

Niveau temporel

La patiente est mentalement très attachée au passé. Elle a parfois peur de l'avenir. Le présent est scrupuleusement structuré. De cette façon, la patiente se retrouve toujours dans des situations où elle manque de temps et souffre du stress qui en résulte. Elle a l'impression de ne pas avoir assez de moments pour elle.

Diagramme du temps : la patiente dessine un cercle sur une feuille de papier et divise le cercle en portions selon sa situation présente. Sur une deuxième feuille, elle dessine un cercle et indique la portion de temps dont elle a besoin pour ses propres besoins (situation cible). La patiente et le thérapeute comparent ces deux dessins, tout en observant et en verbalisant le processus respiratoire.

Niveau psychique

Modèle : Sigmund Freud[21] et Wilhelm Reich[22] (psychothérapie corporelle)

- *Structures du surmoi :* très prononcées, la patiente dessine des panneaux d'interdiction
- *Structure du Ça :* supprimé, évitement de l'instinct et de l'animalité, de la nourriture, du plaisir
- *Conscience de soi :* claire, analytique, peu d'émotion

20 Rachis thoracique : Les vertèbres thoraciques sont au nombre de 12, de T_1 à T_{12}

21 Sigmund Freud – Dans sa Métapsychologie (« Le Moi et le Ça », 1923), Freud distingue trois « Instances » de l'appareil psychique : « le Ça » comme l'instance pulsionnelle proche de la nature, « le Moi » et « le Surmoi ».

22 Le disciple de Freud, Wilhelm Reich, donna une nouvelle dimension signifiante au corps en décrivant « le Ça » dans son « Analyse de caractère » de 1933 comme « fonctionnellement identique » au caractère (bolide) sur le plan psychophysiologique.

- *Perception intérieure :* bonne intuition relative à autrui, perception réduite de ses propres sentiments
- *Expression des émotions :* les sentiments ne peuvent pas être exprimés en raison de la forte structuration de la vie quotidienne.
- *Orientation spirituelle :* la patiente est chrétienne pratiquante (joue notamment de l'orgue à l'église)

Canal préférentiel VAKOG (Visuel : yeux ; Acoustique : oreilles ; Kinesthésique/tactile : mouvement, toucher ; Olfactif : odorat ; Gustatif : goût)
- Perception externe : son canal de préférence est l'acoustique et l'olfactif. Elle souhaite développer le canal tactile. Au début, peu de compréhension des relations entre le corps et l'âme. Mécanismes de défense préférés : projection, refoulement, déni, intellectualisation

2.3. Définition du type selon les critères de la MTE

- *Constitution/tempérament :* cholérique caché avec des traits mélancholiques, avec excès lymphatique lors des crises d'asthme
- *Formes de communication incohérentes*[23] : alternance entre la forme compulsive et dépressive
- *Comportement :* rationnel, intellectualisant, accusateur et revendicatif en termes de justice, traits dictatoriaux dans la famille. Les relations temporelles et situationnelles sont décalées.
  Ses propos sont raisonnables, elle cherche souvent à défendre son comportement, se justifie, veut faire la différence entre les « voix intérieures » bonnes et mauvaises. Sa voix est alors légèrement monotone. Son image corporelle est immobile et très tendue, les muscles sont durs, en particulier le cou et le haut du dos avec une musculature fortement contractée qui gêne gravement la respiration.
- *Respiration :* peu profonde – « tendue » – défensive, difficile à contracter puis à relâcher. Montre le moins de sentiment et d'excitation possible en respirant peu profondément. Peur de perdre le contrôle et d'être à la merci de ses sentiments, parfois déprimée également dans le comportement respiratoire. Souffle souvent court, parfois complètement bloqué, surtout lorsqu'elle s'emporte contre les enfants, le mari ou la mère.
- *Voix :* La voix devient plus forte et plus audible à mesure qu'elle raconte son histoire, quelque part entre l'accusation et l'enfant dans le besoin.
- Désir « d'avoir raison », d'être reconnue, souvent peur d'être agressée par les enfants, la mère et les sœurs. Cela lui donne un sentiment d'incompréhension, d'injustice, d'envie et de jalousie. Elle éprouve une profonde douleur et une grande solitude lorsqu'elle réfléchit à sa situation. Tout cela renforce sa profonde méfiance.

---

23 Incohérence : communication confuse, conflit entre les parties de la personne, par exemple : je me comporte de manière adaptée, mais je suis en colère.

2.4. Crise et hypothèse

Crises d'asthme récurrentes avec perte de poids, qui sont traitées parfois par le médecin avec de la cortisone, des antibiotiques et des bronchodilatateurs, mais qui n'ont qu'un effet temporaire.

Les changements souhaités ont été abordés par la patiente chez le médecin. Elle essaie maintenant de trouver une solution avec l'alimentation, les remèdes naturopathiques et un accompagnement par la psychothérapie et la thérapie respiratoire.

La plupart du temps, la patiente a des peurs et de la colère, par exemple à cause des mesures éducatives de son père. Pendant son enfance, elle recevait des fessées déculottées dans les toilettes en guise de punition pour un mauvais comportement. La peur s'exprime également dans le schéma respiratoire, d'une part, dans le « blindage » des muscles et, d'autre part, par le « comportement de fuite », visible dans diverses réactions du corps : pieds et mains froids, pression artérielle basse, troubles circulatoires, anorexie mentale, etc. La colère se manifeste par des crises d'asthme.

3. Établissement d'objectifs, concept thérapeutique

Gestion du temps et déroulement possible du traitement

D'ici à l'automne, elle souhaite pouvoir organiser ses tâches ménagères et ses cours de musique avec moins de stress. Le thérapeute imagine une combinaison de différentes méthodes :

1. Nettoyage des intestins en douceur, reconstruction de la flore intestinale à l'aide de remèdes isopathiques, création conjointe d'un concept nutritionnel et explication par le thérapeute de l'effet obtenu dans le cerveau en mangeant, suppléments orthomoléculaires recommandés, remèdes à base de plantes qui stimulent le flux lymphatique, le foie et la production de flegme
2. Exercices pour percevoir le corps et le rendre tangible : applications physiques avec l'hydrothérapie et la thermothérapie, sauna infrarouge, thérapie par inhalation
3. Travail biosomadynamique : aborder consciemment les « sentiments incarnés et obstructifs » à travers la respiration, clarifier la conscience à tous les niveaux/dimensions de la vie
4. Renforcer la confiance en soi grâce à des exercices de respiration guidés, effectués même à la maison
5. Travail « comblant les besoins a posteriori » et éveillant le désir de vivre avec des exercices personnels comme toucher son corps par des soins corporels conscients
6. Développer la capacité à montrer de l'agressivité, la diriger de manière ciblée et la traiter avec des exercices physiques
7. Exercices de défense et d'assertivité
8. Massage respiratoire avec blocages, sollicitations et travail d'expiration avec des tons de la voix, travail corporel spécial sur « l'espace dorsal » (qui représente le passé, l'épine dorsale) – sentir les limites du contact, traiter les expériences traumatisantes de l'enfance et de la puberté par une éventuelle régression pour s'en libérer

9. « Combler les besoins a posteriori », motiver et soutenir positivement les succès partiels, « travail de maintien » au cours d'entretiens
10. « Grounding » avec des exercices de piétinements pour renforcer la confiance en soi
11. « Donner du fond » de soutien, travail de maintien sur un pied, tonification par réflexologie plantaire

8.6. Thérapies biophysiques

Le terme thérapies biophysiques désigne les différentes formes de traitement pour maintenir la santé, soigner et restaurer les fonctions corporelles. Le traitement doit développer son effet thérapeutique par des stimuli spécifiques de nature mécanique, thermique, chimique et électrique. Les procédures de bains chauds à température alternée, les bains ascendants (qui sont chauffés pendant le processus), les applications à froid comme la marche dans l'eau froide, la pression exercée par frottement, les frictions, les jets sous l'eau, les bains et les massages en font également partie. Les thérapies physiques permettent l'application pratique des quatre éléments que sont l'air, le feu, l'eau et la terre et peuvent être combinées entre elles. Elles ont un effet réchauffant, rafraîchissant, hydratant ou desséchant – tonifiant ou détonifiant, stimulant ou apaisant.

Depuis 2000 av. J.-C. déjà, les hommes connaissent différentes formes de thérapie par la lumière, l'air, l'eau et la terre. Les découvertes archéologiques dans de nombreuses cultures montrent des sources thermales et minérales, des salles de massage et de repos avec de lumière et rayonnements solaires, ainsi que des bains de vapeur et d'inhalation avec utilisation d'herbes, d'huiles et d'argile.

Mode d'action général des qualités thermiques		
Chaleur	**Froid**	
	Applications brèves	Application prolongée
analgésique	analgésique	diminution de la circulation sanguine
stimulation du métabolisme	augmentation de la tension musculaire	ralentissement du métabolisme
stimulation de la circulation sanguine	stimulation de la circulation sanguine	
augmentation de l'élasticité et de la mobilité des tissus	stimulation du métabolisme	
apaisant	activation	

Exemples de rapport entre les éléments et les thérapies		
Air	réchauffant et hydratant	Inhalation
Feu	réchauffant et desséchant	Lampe solaire
Eau	rafraîchissant et hydratant	Marche dans l'eau
Terre	rafraîchissant et desséchant	Compresse d'argile

Tableau récapitulatif des procédés biophysiques en naturopathie et en médecine conventionnelle[24]

Lumière/son		
Effet physique	**Thérapies naturelles**	**Thérapie physique/ médecine conventionnelle**
– Réaction cutanée – Synthèse de vitamine D – Adaptation – Régulation – Antidépresseur	– Héliothérapie : bains de soleil pour traiter les maladies des os et de la peau – Thérapie par la lumière rouge – Thérapie thermique – Chromopuncture selon Mandel – Hyperthermie	– Thérapie par laser – Micro-ondes – Électrothérapie – Ultrasons – Rayonnements UV

Air		
Effet physique	**Thérapies naturelles**	**Thérapie physique / médecine conventionnelle**
– Respiration, souffle – Stimulation cutanée – Oxygénation des tissus	– Thérapie respiratoire, soins respiratoires – Inhalation de parfums, d'huiles et de sels (p. ex. pour humidifier les muqueuses) – Sauna et bains de vapeur – Thérapie climatique – Cures d'air, bains d'air – Cures de repos dans un climat stimulant – Travaux à l'air libre – Loisirs/détente en plein air	– Thérapie par inhalation à l'aide d'appareil (également avec des substances chimiques) – Chambre climatique – Bains d'O_2, de CO_2 – Thérapie par inhalation d'oxygène – Médecine d'urgence, anesthésie, réanimation – Néonatalogie

24 Ce tableau provient à l'origine du Manuel sur les traitements naturopathiques, volume II, de Klaus-Christof Schimmel, des éditions Hippocrates-Verlag, mais il a été modifié, complété et élargi ici.

Eau		
Effet physique	**Thérapies naturelles**	**Thérapie physique / médecine conventionnelle**
– Réaction aux stimuli par le changement de température – Renforcement – Équilibrage du bilan chaud/froid	– Hydrothérapie, thérapie selon Kneipp – Lavages, compresses – Marche dans la neige, sur la rosée, dans l'eau – Jets sous l'eau – Cures liquides – Balnéothérapie, thalassothérapie – Thérapie par le froid et cryothérapie – Thérapie de surchauffe – Bains d'eau salée, piscine à vague et d'eau de mer – Hydrothérapie du côlon avec additifs végétaux et salins (Laxativa)	– Bains médicinaux (également avec des additifs chimiques) – Bain Stanger – Mouvement sous l'eau – Massage par pression-aspiration avec appareil – Massage par jet sous l'eau

Terre		
Effet physique	**Thérapies naturelles**	**Thérapie physique / médecine conventionnelle**
– Absorption – Dispositifs caloporteurs et réfrigérants – Apaisant – Purifiant	– Terre médicinale (usages internes et externes) – Argile, tourbe, boue – Bains de sable – Bains de boue thermale, enveloppements – Plantes séchées (p. ex. sachet de fleurs de foin)	– Substances minérales inorganiques

L'intensité de toutes les thérapies physiques est basée sur la règle d'Arndt-Schulz, décrite dans le chapitre sur la théorie des stimuli.

Hydrothérapie

Les soins par l'eau ont toujours joué un rôle important dans la MTE. L'hydrothérapie (du grec Hydros = eau) et son développement ultérieur constitue un pilier important de la pratique naturopathique. Malheureusement, elle est aujourd'hui souvent délaissée pour des raisons de temps et d'organisation.

L'hydrothérapie est utilisée pour la prévention et le traitement des maladies. Le pouvoir de guérison de l'eau était connu dès les premières civilisations, comme en témoignent entre autres les sources littéraires les plus anciennes, les bâtiments des Égyptiens, les dessins sur papyrus des Babyloniens, des Assyriens et des Juifs ainsi que les thermes romains. Au XIXe siècle, l'hydrothérapie a connu un véritable essor, surtout en Allemagne, grâce à Johann et Siegmund Hahn, à Sebastian Kneipp et à Vincenz Priessnitz.

Sur le plan thérapeutique, l'eau est administrée sous toutes ses formes, en interne et en externe, et est complétée par divers additifs (compresse de séré, de moutarde, de graines de lin, d'enveloppements aux fleurs de foin, de chaussettes au vinaigre, etc.). En plus de l'hydrothérapie, l'exercice, le style de vie sain (règles de vie et nutrition) ainsi que les bains d'air et de lumière sont recommandés. Les stimuli thermiques et mécaniques sont utilisés dans différentes combinaisons. Les douches continues, les douches Kneipp et les jets sous l'eau à différentes températures permettent d'obtenir la qualité de stimulation adaptée à la situation individuelle du patient. Les stimuli thermiques sont obtenus par des bains ascendants et descendants (bains complets ou d'une partie du corps). On entend par là l'apport d'eau chaude, voire brûlante, ou le refroidissement du bain ou du bain partiel avec de l'eau froide.

L'hydrothérapie sert au renforcement général et donc au renforcement du système immunitaire, mais elle est également utilisée pour les maladies aiguës.

Les indications de l'hydrothérapie sont :
- Les maladies rhumatismales
- Les maladies métaboliques
- Les maladies respiratoires
- Les maladies de la peau
- Les troubles digestifs
- Les affections musculosquelettiques
- Les affections vasculaires et lymphatiques
- En soutien pendant la convalescence
- La dystonie psycho-neuro-végétative

La composition de l'eau (par exemple en acide carbonique, oxygène et soufre) est également importante pour l'efficacité de l'application. De nombreuses eaux minérales et curatives avec des teneurs en minéraux les plus diverses sont connues. Les bains de soufre sont bénéfiques par exemple en cas de maladies cutanées, respiratoires et rhumatismales. Paracelse prescrit des cures liquides et des cures de bains pour favoriser le bien-être et la désintoxication du corps. La source curative près de laquelle il a travaillé pendant un an est toujours active dans le vieux Bad Pfäffers près de Bad Ragaz. Les bains et les inhalations aromathérapeutiques, les effets de lumière sous l'eau, mais aussi les bains de lumière dans le spectre des couleurs font partie des applications les plus récentes de la naturopathie.

Trois paramètres régissent la qualité de stimulation des applications hydrothérapeutiques :
- La durée d'application
- La température de l'eau : constante, changeante, croissante ou décroissante
- Le lieu d'application : effet local, par la réflexologie ou segmentaire en sélectionnant la région du corps à traiter

Intensité des stimuli des différentes applications hydrothérapeutiques :
Stimuli légers

- Lavages et frictions
- Bains ascendants des pieds et des avant-bras
- Affusions froides des genoux, du visage et des bras.
- Marche dans l'eau
- Enveloppement allant jusqu'à entourer le thorax
- Compresses humides
- Bain de vapeur de la tête

Stimuli modérés

- Bains partiels d'une partie du corps et demi-bains ascendants
- Brosses
- Bains de siège de chaleur changeante
- Enveloppement du torse
- Sauna

Stimuli forts

- Bain de surchauffe
- Jet complet
- Enveloppement au 3/4 ou total

PARTIE 2

Dans la deuxième partie de ce livre, différents auteurs approfondissent des thèmes qui sont d'une importance capitale pour travailler en MTE. Ils traitent en outre d'aspects actuels de la MTE ainsi que de son développement, en distinguant d'une part, les points de vue scientifiques courants et d'autre part, les avis en MTE (par exemple dans la théorie des infections).

CHAPITRE 9

MÉDECINE HUMORALE

Friedemann Garvelmann

La théorie des humeurs a déjà été résumée dans le chapitre 6.5 de ce livre. En raison de son importance essentielle pour la MTE, elle sera approfondie ci-après.

9.1. Importance de la théorie des humeurs pour la MTE

Alors que le terme MTE désigne l'ensemble du système médical traité dans ce livre, la théorie des quatre humeurs est l'un des éléments de base indispensable du modèle de pensée et de travail de la MTE, avec un sens qui la caractérise et la définit. Cela signifie que La MTE et la médecine humorale ne sont pas synonymes, mais que les méthodes diagnostiques et thérapeutiques qui fonctionnent sans concept humoral ne peuvent pas être incluses dans le système de la MTE.

La théorie des humeurs est pour la MTE ce que la neige est aux sports d'hiver ou ce que les routes sont aux transports ! Il s'agit donc d'un aspect qui ne doit pas être toujours central, mais qui constitue néanmoins une condition préalable essentielle à l'intégrité et à l'utilisabilité du système en question.

Même si, dans l'histoire de la MTE, certains auteurs comme Paracelse se sont montrés réticents à l'égard de la pathologie humorale, cette critique se référait en premier lieu à la schématisation et à la « standardisation »1[25] qui étaient déjà en usage à l'époque dans le traitement des malades, ce qui est absolument incompatible avec l'exigence d'une définition individuelle de la thérapie. Les connaissances de Paracelse relatives aux principes de la nature, aux éléments et à leurs correspondances dans la vie humaine, incluent la théorie des humeurs et peuvent être considérées comme une extension de celle-ci. Même des auteurs comme Hildegarde de Bingen, dont les publications ne sont pas analytiques, mais principalement phénoménologiques, montrent clairement une façon de penser basée sur les humeurs avec des énoncés tels que « la bourrache prend la tristesse mélan-

25 En ce sens, la « standardisation » des diagnostics et des traitements recherchés aujourd'hui ne peut guère être considérée comme un critère de qualité, mais plutôt comme un signe de pauvreté.

cholique du cœur ». Depuis l'époque d'Hippocrate jusqu'au changement de paradigme vers la pathologie cellulaire de Rudolf Virchow en 1858, c'était le modèle de pensée et de travail dominant qui allait de soi pour tout médecin.

Les représentants de la MTE d'aujourd'hui se sont donné pour tâche non seulement de préserver les énormes connaissances systémiques et fonctionnelles de la médecine de l'époque pré-Virchow, qui ont été presque entièrement classées comme « obsolètes » avec le changement de paradigme, mais aussi de développer la médecine humorale pour en faire une méthode cybernétique moderne. Cette initiative ne peut cependant pas réussir en pratiquant et évaluant « l'ancienne » médecine selon les critères de la « nouvelle » médecine. Il en résulte des incompatibilités fondamentales insolubles, qui caractérisent malheureusement ce que l'on appelle aujourd'hui la « naturopathie », qui n'est en réalité rien d'autre qu'une « médecine conventionnelle utilisant des remèdes naturels ». Ce serait comme essayer de se repérer dans Paris avec un plan de la ville de Genève et, expliquer l'échec en disant que la carte est « mauvaise ».

Pour rester sur cette image : dans le « bon plan » de la MTE, la médecine humorale est indispensable et elle seule permet d'obtenir les résultats optimaux quant aux procédures spécifiques à la MTE pour la prévention, la salutogenèse, la diététique, l'analyse, le diagnostic et la thérapie. En conséquence, son importance est également élevée dans la définition et la systématisation de la MTE en tant que branche indépendante de la médecine.

9.2. Notions

Basés sur le terme latin « humor » pour humeur ou humidité, les termes suivants sont utilisés aujourd'hui :

Théorie des humeurs : théorie fondamentale reposant sur les quatre humeurs cardinales.

Médecine humorale : concept médical au sein de la MTE, qui fonctionne en physiologie, physiopathologie, pathologie, diagnostic et thérapie sur la base de la théorie des humeurs.

Pathologie humorale : en traduction littérale, il s'agit de la théorie de la maladie selon les critères de la théorie des humeurs. Cependant, ce terme est souvent utilisé dans la littérature improprement, comme synonyme de toute la médecine humorale. Nous l'évitons donc délibérément dans ce livre ou nous l'utilisons seulement de manière significative en relation avec des maladies.

Diagnostic humoral : mesures diagnostiques visant à identifier la physiopathologie humorale du patient.

Thérapie humorale : toute intervention thérapeutique basée sur la physiopathologie humorale du patient.

Qualité humorale : Principe d'action selon le système chaud/froid – humide/sec.

« Durchgehendes Humoralross » : métaphore des excès mentaux de l'auteur, qui sort du cadre et n'est plus contrôlable lors de l'écriture de textes humoralotropiques.

9.3. Base empirique de la médecine humorale

La médecine humorale est le résultat pratique d'une philosophie qui voit l'être humain comme se trouvant dans une unité indissociable avec la nature tout entière, comme un microcosme dans le macrocosme. Il en résulte logiquement que les éléments de la nature sont représentés dans l'organisme humain et que les mêmes lois s'appliquent à ses fonctions et structures. En ce sens, la naturopathie est un sous-domaine de l'histoire naturelle.

Les principaux constats de la MTE résultent d'une observation attentive des réactions de l'être humain face aux conditions variables de son environnement, par exemple face aux changements de saison et d'autres rythmes, face à l'alimentation, mais aussi face à des facteurs mentaux comme par exemple la joie ou le deuil.

Puisque les symptômes n'apparaissent que lorsque la capacité individuelle de la personne concernée à s'adapter aux stimuli endogènes et exogènes est dépassée (voir le chapitre sur la théorie constitutionnelle), les réactions sous-jacentes aux « facteurs perturbateurs » ne deviennent reconnaissables avec les symptômes correspondants que lorsqu'un état pathologique est déjà présent. Il en résulte que de nombreuses légitimités physiologiques ne sont saisissables que sur la base des conclusions physiopathologiques. Cela est particulièrement vrai pour la médecine humorale, dans laquelle les principes pathogéniques (comme facteurs causaux les plus importants du diagnostic humoral) sont souvent déjà reconnaissables dans les caractéristiques des symptômes de la maladie ou deviennent détectables par des méthodes de diagnostic spécifiques (p. ex. diagnostic par l'examen du pouls, de l'urine, de l'iris ou des résultats cliniques).

L'observation des phénomènes physiologiques et physiopathologiques ainsi que l'analyse de leurs liens ont été et sont encore à la base du savoir de l'art de guérir traditionnel. Les connaissances anatomiques ont toujours été obtenues par l'autopsie de personnes décédées ou d'animaux morts. Mais comme la médecine humorale est essentiellement une science axée sur les fonctions et que celles-ci ne sont possibles et reconnaissables que dans un organisme vivant, les aspects matériels (représentés par l'anatomie) ont ici une importance secondaire en tant « qu'outils d'analyse des processus vitaux ». En ce sens, les constats pathologiques relatifs aux organes doivent être interprétés dans de nombreux cas comme des conséquences secondaires de troubles fonctionnels, et non l'inverse !

Les personnes qui s'intéressent sérieusement à cette « ancienne » science sont toujours fascinées et admiratives face au fait de découvrir qu'un système médical « biocybernétique » complexe, progressiste et surtout praticable peut émerger sur une base largement empirique.

9.4. Adaptations nécessaires

Au cours des siècles, une grande partie des connaissances détaillées actuelles n'étaient pas encore connues, c'est pourquoi la littérature traditionnelle, en particulier en ce qui concerne les explications anatomiques, contient certaines erreurs qui sont corrigées dans la MTE d'aujourd'hui.

Le système cardio-vasculaire

Cela inclut les idées sur la structure du système vasculaire sanguin. Ce n'est qu'au milieu du XVIIe siècle que le médecin anglais William Harvey a découvert que le sang coulait en circuit fermé. Jusque-là, la doctrine de Galien considérait que le sang était constamment régénéré, qu'il était transporté par les veines dans les tissus et qu'il y était consommé. Même si la branche veineuse du système vasculaire n'est pas encore prise en compte dans cette représentation, les mécanismes, les forces et les lois nécessaires au mouvement et à la distribution du sang ont été correctement décrits. Ils peuvent être facilement transposés aux conditions d'un circuit sanguin fermé, sans pour autant rejeter complètement les connaissances galéniques de l'hémodynamique. En ce sens, voici une tentative de mise à jour de la physiologie vasculaire humorale :

La branche artérielle du système vasculaire sert à transporter activement dans les tissus le précurseur du sanguis, qui a été préparé lors des deux premières étapes de la coction, mais qui n'a pas encore effectué l'étape de sanguification. Cela signifie que, dans la qualité du sang, les humeurs nutritives sous forme d'humidité physiologique (flegme) avec un potentiel thermique déjà élevé, prédominent. Elle ne subit ensuite que la sanguification finale dans la zone capillaire en passant par le processus de la troisième coction. Suivant les forces attractives du tissu, le sanguis pénètre d'abord dans l'interstitium, où il contrôle, par l'influence de sa qualité thermique, le flux nutritif et épuratif, mais aussi les performances des tissus parenchymateux. La chaleur du sang agit donc comme impulseur énergétique et régulateur, tandis que son humidité constitue la « substance de construction ». Les forces répulsives agissant sur les humeurs à excréter dans l'interstitium sont également une expression du principe de chaleur. Cela déclenche le drainage des humeurs en excès et des métabolites hors de l'interstitium via la branche veineuse du sang et les vaisseaux lymphatiques. C'est-à-dire que la qualité humorale du sang veineux – et donc sa physiologie et sa physiopathologie – est dominée par les humeurs à excréter.

Système lymphatique

Cela vaut également pour le système lymphatique, dont la tâche principale consiste à évacuer l'excès d'humidité et les substances « grossières » à excréter.

La prédominance du flegme dans le lymphatisme conduit souvent à l'association mentale suivante : la lymphe est équivalente au flegme, ce qui est absolument faux. La lymphe est le fluide corporel qui représente dans une large mesure les qualités froides et humides du flegme. Mais il s'ensuit également qu'il doit y avoir suffisamment de chaleur physiologique dans les tissus pour la faire circuler.

Un système lymphatique sain est plus proche du système sanguin artériel que du système veineux en termes de capacité à être stimulé. Cela s'explique par la dynamique musculaire du système lymphatique, qui est nettement plus prononcée tant sur le plan anatomique que fonctionnel par rapport à la branche veineuse, dont les performances dépendent fortement de la dynamique des tissus environnants (pompes musculaires et articulaires, mouvement des vaisseaux artériels). Dans la lymphologie moderne, ce n'est pas sans raison que les lymphangions situés entre deux valves sont également appelés « cœurs lymphatiques ». Ils maintiennent le flux lymphatique par des contractions rythmiques de leur musculature, qui sont initiées de manière sympathique par des voies intra-muros et externes (ce qui correspond à la chaleur physiologique sur le plan de la médecine humorale). Cela est tout à fait cohérent avec leur physiologie en médecine humorale.

Ceci explique également pourquoi un déficit du principe thermique, facteur physiopathologique central dans le développement du lymphatisme et de la scrofulose, entraîne une stagnation de l'humidité dans les tissus. Cette dernière se manifeste alors de manière symptomatique avec, entre autres, des états hyperplasiques des tissus affectés, des excrétions compensatoires de substitution (catarrhe, eczéma) et des schémas de réaction torpides des systèmes de défense.

La chaleur physiologique du sang est le facteur de dynamisation vasculaire le plus puissant.

Elle est ainsi le moteur de chaque mouvement humoral.

Cœur

Dans la MTE, le cœur est également considéré comme un élément à part entière du système circulatoire ; il est soumis aux mêmes mécanismes de régulation que le système vasculaire. Le cœur est la première source d'impulsions pour le mouvement du sang et la « porte » pour sa distribution vers les poumons et la circulation systémique.

En raison de l'élasticité des vaisseaux, la force de pompage du cœur ne peut être efficace que dans les grosses artères. Le mouvement du sang dans les artérioles, le système capillaire et la branche veineuse doit s'effectuer à travers le tonus des muscles vasculaires, combiné à la dynamique des muscles et des vaisseaux environnants. L'idée commune selon laquelle le mouvement du sang est principalement le résultat de l'effet de pression et d'aspiration du cœur n'est pas réaliste car un tel fonctionnement nécessiterait un système de tuyaux rigides (comme dans un système de chauffage central), ce que ne sont pas les vaisseaux sanguins. Il faut donc considérer le cœur, le système vasculaire et le sang comme une unité fonctionnelle complexe dont les mécanismes de régulation ne peuvent être dissociés. Le cœur et les vaisseaux sanguins sont activés par la chaleur du sang pour adapter temporairement leur tonus aux conditions exogènes et endogènes présentes de chaque organe et chaque tissu. Si la qualité humorale du sang change d'une manière non physiologique (principalement par l'acrimonie), cela entraîne à la fois des dérégulations de la motricité vasculaire et des déviations pathologiques dans la dynamique cardiaque, qui sont clairement définies dans la physiopathologie de la médecine humorale.

Transport de substances

La circulation sanguine explique également les possibilités dont dispose l'organisme pour transporter facilement et rapidement n'importe quelle substance d'un point A à un point B dans le corps. Elle rend également superflu, par exemple, le postulat traditionnel de l'existence d'un passage de la rate à l'estomac, par lequel les fractions de bile noire à excréter sont éliminées via le tractus gastro-intestinal. Mais cette adaptation du modèle explicatif ne change pas la véracité de l'importance physiologique de la bile noire pour la régulation du tonus de l'estomac, bien que la manière en soit moins directe.

9.5. Principes de base du modèle de pensée humorale

Les deux aspects suivants définissent à la fois la médecine humorale et la MTE dans son ensemble et les distinguent du modèle de travail causal/analytique et solidaire/pathologique de la médecine conventionnelle d'aujourd'hui, comme C.W. Hufeland l'a énoncé :

« La nature ne connaît pas d'organes, elle ne connaît que des fonctions et a créé l'organe comme un outil. »

Cela signifie que la médecine humorale ne se focalise pas sur l'état *matériel* de l'organe, mais toujours sur ses fonctions ou ses dysfonctionnements, qui ne sont jamais isolés, mais toujours considérés fondamentalement dans le contexte de l'organisme entier avec toutes les influences exogènes et endogènes afférentes.

La théorie des humeurs est donc la base d'une physiologie et d'une physiopathologie indépendantes et de la théorie de la pathologie qui en résulte.

Parallèles

La médecine humorale présente des parallèles avec la technologie, qui fait la distinction entre le matériel informatique « hardware » (matière) et le logiciel « software » (information). La puissance de travail de l'ordinateur ne peut être obtenue que par l'interaction des deux éléments : agissant comme des intermédiaires, le logiciel a besoin du matériel informatique approprié pour pouvoir fonctionner. Ce dernier nécessite le logiciel pour pouvoir développer une fonctionnalité et mettre à disposition les informations non matérielles dans le monde matériel. Même si la comparaison entre le fonctionnement de l'organisme humain et d'un ordinateur n'est possible que dans des limites très étroites, elle reflète néanmoins la vision de Hufeland : l'organe (équivalent au matériel informatique) ne remplit ses tâches spécifiques du point de vue de l'organisme entier que s'il est stimulé par des impulsions énergétiques et informatives (équivalentes au logiciel, ce qu'on appelle en MTE la « force vitale »), et que son exécution est régulée.

Si nous poussons la réflexion plus loin, nous arrivons à la conclusion selon laquelle la médecine conventionnelle est une « médecine Hardware » et que la MTE est une « médecine Software ».

Les humeurs sont des principes d'action

À ce stade, il convient de souligner à nouveau que les « humeurs » de la médecine humorale ne sont pas des fluides corporels substantiels mais, dans un sens allégorique, des représentants des principes d'action qualitatifs **chaud/froid** et **humide/sec** qui sont également appelés qualités *humorales* ou qualités *élémentaires*. Concrètement, cela signifie que :

- Le *liquide* sanguin n'est pas identique au sanguis, mais c'est le produit matériel formé par l'organisme selon les principes d'action de toutes les humeurs. Pour éviter toute ambiguïté, il convient donc de distinguer clairement dans chaque cas si le terme « sang » désigne le liquide sanguin ou l'humeur sanguis.
- Par exemple, le mucus produit en grande quantité par la muqueuse nasale lors d'un rhume n'est pas le flegme lui-même, mais le substrat matériel du flegme, produit à la suite d'un état pathologique.
- Le suc biliaire n'est pas la bile jaune elle-même, mais le résultat substantiel quantitativement et qualitativement des processus de la bile jaune (cholériques) de tout l'organisme.
- Il est plus facile de dissocier mentalement l'humeur cardinale bile noire du liquide corporel car il n'y a pas de substance « mélancholique » unique dans l'organisme. Le principe mélancholique se reconnaît exclusivement à travers le rôle bloquant et destructeur qu'il joue dans l'évolution de la maladie. Nous y reviendrons plus tard.

La qualité « chaleur »
représente le principe actif ou dynamique dans l'organisme. Puisqu'aucune fonction cellulaire, tissulaire ou organique ne fonctionne en principe « automatiquement », des stimuli initiateurs et régulateurs sont constamment nécessaires. Dans la théorie des humeurs, la chaleur, avec ses différents niveaux d'intensité, représente ce stimulus qui

- met en mouvement toutes les fonctions,
- les maintient en marche et
- les régule.

Voici quelques exemples où cela est particulièrement évident :

- Coction (assimilation, digestion)
- Circulation du sang et de la lymphe
- Adaptation aux conditions environnementales changeantes
- Processus de défense et de réorganisation
- Processus de guérison

La qualité « humidité »
représente d'une part le principe matériel en tant que base pour la construction et la régénération de toutes les structures et substances dans l'organisme. D'autre part, l'humidité représente la forme de stockage de l'énergie et donc la quantité d'énergie en réserve.

Interactions
La chaleur et l'humidité n'apparaissent jamais comme des éléments individuels, mais toujours en combinaison les uns avec les autres, en proportions variables à court, moyen et long terme (« degrés »).

Ils sont en interaction constante mutuelle, ce qui signifie que le principe de chaleur influence le principe d'humidité, et vice versa. (Des parallèles avec le principe yin/yang de la MTC sont très évidents ici.)

L'image d'une bougie allumée illustre symboliquement les relations entre chaleur et l'humidité : la cire, en tant que forme de stockage de l'énergie, correspond à d'humidité. La lumière et la chaleur représentent la forme active de l'énergie. Cependant, une partie de cette énergie active doit rendre l'énergie de stockage disponible en faisant fondre la cire sur la mèche, ce qui symbolise le processus d'assimilation de la nourriture, qui sera discuté ci-dessous. Mais le « modèle de la bougie » n'est pas complet sans l'intégration de la théorie du spiritus. La flamme représente le spiritus ou le pneuma. Nous détaillerons ce sujet dans un chapitre ultérieur.

Dans ce modèle explicatif, l'influence constante de la flamme (spiritus) en tant que médiateur entre la « chaleur » et « l'énergie stockée » est la condition préalable pour maintenir le système « bougie allumée » en fonctionnement.

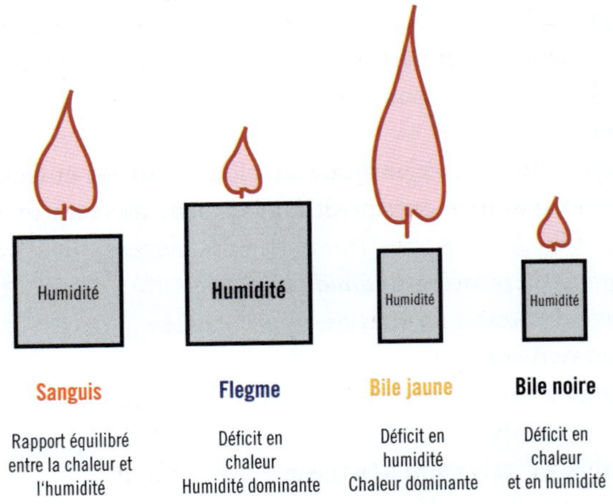

Interactions de la chaleur et de l'humidité sur le modèle de la bougie

Les qualités « froid » et « sécheresse » doivent généralement être comprises comme la polarité de la chaleur et de l'humidité. Concrètement, cela signifie que le froid est un déficit de chaleur et que la sécheresse est un déficit d'humidité.

- Cependant, le froid et la sécheresse, en particulier en tant que facteurs de perturbation climatique, peuvent également présenter des qualités distinctes à potentiel pathogène.
- L'intensité (« degrés ») et la relation entre les principes de chaleur et d'humidité régissent l'activité et la continuité de tous les processus de la vie.
- La « situation humorale à long terme » individuelle caractérise à la fois le tempérament et les schémas de réaction constitutionnels de chaque personne.

- La « situation humorale à court terme », en revanche, façonne les symptômes et l'évolution des troubles fonctionnels et des maladies actuels.
- En outre, une distinction est faite entre la chaleur et l'humidité « physiologique » ou « pathologique », les états pathologiques étant causés par différents principes d'action agressifs (« acrimonie »), qui conduisent à une modification pathologique des humeurs.

Résumé

Importance physiologique du principe de chaleur :
- Energie actuellement efficace
- Information (principe non matériel)
- Condition préalable à la dynamique et au mouvement
- Condition préalable à l'initiation et à l'exécution des fonctions physiologiques de chaque tissu
- Condition préalable à l'adaptabilité aux conditions et stimuli exogènes et endogènes variables (psychiques et physiques)
- Condition préalable aux processus d'assimilation (en particulier la coction)
- Chaleur corporelle (physique)
- Est un aspect partiel de « l'énergie vitale » (selon Hufeland et Hahnemann)
- Est aussi synonyme de sentiments positifs (« chaleur du cœur »)

Importance physiologique du principe d'humidité :
- Forme de stockage de l'énergie, énergie « potentielle »
- Mesure de la réserve d'énergie
- Condition préalable à toute structure ou matière organique
- Base des fluides corporels
- Condition préalable à l'irrigation des tissus

Affectation des qualités aux humeurs cardinales

Chaque humeur cardinale présente une combinaison clairement définie de qualités chaudes et humides ou de leur déficit :

Sanguis	Chaud et humide	Les qualités sont dans une relation physiologique équilibrée les unes avec les autres. Le sanguis représente le niveau de perfection de la formation des humeurs, le produit final de la métamorphose des humeurs, qui ne se constitue que dans les tissus où il est consommé pour les fonctions et la structure des tissus.
Flegme	Froid et humide	Il y a un déficit du principe de chaleur, ce qui signifie que le principe de l'humidité devient dominant. Le flegme peut être considéré comme un « précurseur » du développement du sanguis et peut être transformé idéalement en sanguis par l'influence des processus thermiques. Ainsi, le flegme représente les énergies de réserve. La dominance du flegme est un fond humoral causal des processus pathologiques froids et humides, avec des symptômes et une progression hypokinétique, ainsi que des excrétions de substitution catarrhales et eczématiques. Il n'existe pas d'organe excréteur pour le flegme (à l'exception des sécrétions physiologiques des muqueuses). En conséquence, le flegme doit être transformé en sanguis et consommé sous cette forme, sinon il acquiert un potentiel pathogène.
Cholera Bilis (Bile jaune)	Chaud et sec	Il existe un déficit du principe d'humidité, et le principe de chaleur devient dominant. Le cholera ou bile jaune est le principe d'action qui déclenche et maintient tous les processus actifs dans l'organisme. C'est une condition préalable au mouvement des humeurs dans le corps, ainsi qu'à la dynamique des processus de défense et de guérison. La prédominance du cholera est une condition préalable à tous les états de maladie hyperkinétique et à leur évolution. Physiologiquement, la bile jaune est excrétée par le système hépatobiliaire.
Melancholera **Atrabilis** (bile noire)	Froid et sec	La bile noire représente le déficit des deux qualités, ce qui perturbe tous les processus actifs, mais aussi la structure et la régénération des tissus. La bile noire peut être considérée comme une « plaquette de frein » dans toutes les fonctionnalités de l'organisme, à tous les niveaux. Sa prédominance initie des processus pathologiques hypokinétiques dégénératifs, y compris des maladies malignes. La rate est l'organe d'excrétion physiologique de la bile noire.

Association aux éléments

Les quatre « humeurs cardinales » *sanguis*, *flegme*, *cholera* (bile jaune) et *melancholera* (bile noire), qui sont formées à partir de l'alimentation par des processus de transformation actifs (coction), représentent les éléments naturels air (sanguis), eau (flegme), feu (bile jaune) et terre (bile noire) dans l'organisme humain. Selon l'humeur dominante, sont façonnés le tempérament, les caractéristiques de la constitution et les schémas de réaction de la personne aux stimuli venant de l'intérieur et de l'extérieur (voir l'image sur la page suivante).

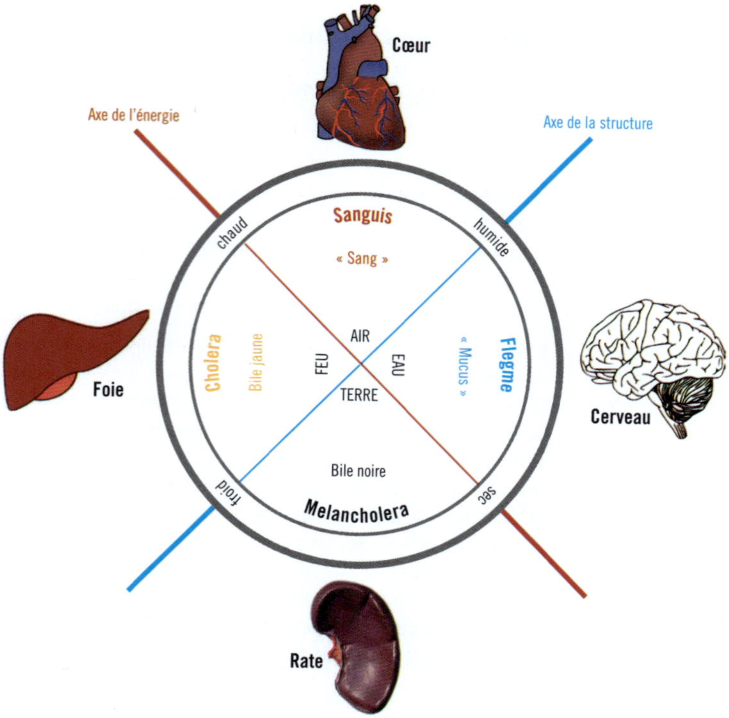

Le système des quatre humeurs cardinales

9.6. Métamorphose des humeurs

Toutes les humeurs proviennent des aliments qui (à l'exception du lait maternel) sont toujours composés de substances étrangères au corps. Elles doivent être transformées en substances endogènes ou utilisables par l'organisme après des processus énergivores. En médecine humorale, ce processus est appelé « coction » (du latin « coctio »). Le terme assimilation est également utilisé aujourd'hui.

La dénomination de coction exprime de manière très imagée l'importance du principe de chaleur dans ce processus. Au cours de la coction, la nourriture initialement froide et humide (avec des nuances spécifiques) est progressivement amenée à un niveau énergétique plus élevé sous l'influence de la chaleur physiologique jusqu'à ce qu'elle atteigne les qualités chaudes et humides du produit final parfait, le sanguis, et qu'elle se soit ainsi adaptée qualitativement au corps. Ce processus se déroule de manière dynamique depuis l'ingestion de la nourriture jusqu'à la « consommation » du sanguis dans les tissus ; elle se divise en trois étapes :

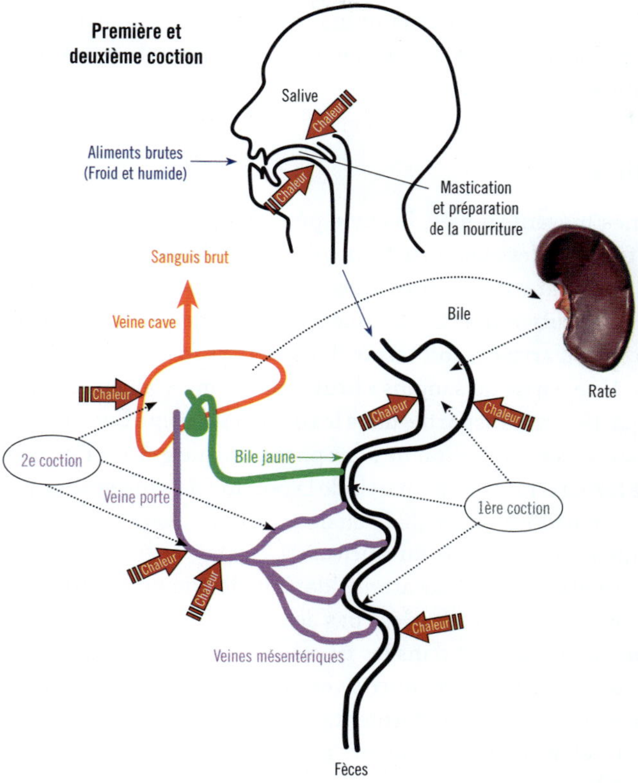

Représentation schématique des première et deuxième coction

Première coction

Elle commence déjà dans la bouche, où la nourriture est mastiquée et mélangée à la salive. La bouche est en étroite relation consensuelle avec l'estomac et est influencée par son état. Grâce aux mouvements de la langue, le chyme est poussé dans l'œsophage et attiré par l'estomac. Cette attraction provoque un péristaltisme de l'œsophage qui dépend de l'appétit : plus celui-ci est fort, plus l'estomac attire la nourriture, qui s'y voit mélangée ; par contact étroit avec la paroi gastrique, la chaleur physiologique est transférée au chyme. Ce processus est également soutenu par la chaleur des organes environnants. L'estomac retient le chyme et n'ouvre la sortie gastrique que lorsque la première coction est terminée. La vapeur des éléments nutritifs qui se forme au cours de ce processus satisfait la faim « animale ». Cependant, la faim « naturelle » ne peut être satisfaite qu'une fois le sanguis formé ; seul le sanguis peut accumuler de la substance.

Lorsque la première coction est terminée, le pylore s'ouvre et le *chyme* qui pèse maintenant sur l'estomac est transporté dans l'intestin grêle par la force d'éjection (expulsive) de l'estomac. Le chyme devient ainsi le chyle. L'absorption des nutriments dans les veines mésentériques s'effectue maintenant sur toute la longueur de l'intestin grêle. Les substances résiduelles superflues sont envoyées dans le côlon, où elles sont stockées jusqu'à la défécation.

Deuxième coction

À partir des veines mésentériques, le chyle pénètre dans la veine porte puis va directement dans le foie. La deuxième coction commence dans les veines où un chauffage supplémentaire a lieu par contact direct avec la paroi veineuse. À partir de la veine porte hépatique, l'humeur nutritive est distribuée à travers de petits vaisseaux dans le foie, où la deuxième coction arrive à son terme. Plus ceux-ci sont petits, plus l'activation est intense et rapide. Une partie du sanguis « brut » ou « jeune » qui en résulte nourrit le foie. Mais la majeure partie est transportée dans le corps via la veine cave. La distribution dans les différents tissus et leur nutrition ne sont possibles que grâce à l'influence du spiritus naturalis, qui est formé dans le foie à partir de la portion de sang rendue particulièrement pure et vaporeuse sous l'influence de la chaleur du foie. Pour en savoir plus à ce sujet, consultez le chapitre sur la théorie du spiritus.

Bien que le potentiel de chaleur atteint dans la deuxième coction soit déjà élevé, la transformation en sanguis parfait n'est pas achevée. Cet état n'intervient que dans la troisième coction, qui se produit dans les tissus où il est nécessaire.

Dans le foie, toutes les humeurs nutritives ne sont pas transformées en sanguis brut mais, comme dans le processus de fermentation du vin, des humeurs vaporeuses à excréter (bile jaune) s'élèvent et des humeurs terreuses à excréter (bile noire) se déposent. L'élimination des humeurs d'excrétion cholériques (bile jaune) se fait via le système biliaire ; les humeurs mélancholiques à excréter (bile noire) sont acheminées vers la rate, transformées ensuite puis finalement éliminées via le tractus gastro-intestinal.

Dans ce contexte, la médecine galénique postule l'existence d'un système complexe de différents canaux entre le foie et la rate ou entre la rate et l'estomac. Comme nous l'avons déjà mentionné dans la section « Adaptations nécessaires », nous pouvons et devrions abandonner aujourd'hui cette construction si nous nous basons sur la connaissance de la circulation sanguine !

Troisième coction

Le sanguis brut est expulsé du foie d'une part et aspiré par le pouvoir attractif des tissus qui en ont besoin d'autre part. La métamorphose complète en sanguis est obtenue uniquement dans le réseau capillaire correspondant, par un transfert supplémentaire de chaleur physiologique. De cette manière, le sanguis acquiert précisément les qualités du tissu et peut ainsi devenir le tissu en question. Par la voie du transit interstitiel, il est acheminé vers l'endroit où soit il construit des structures en adhérant à la charpente fibreuse, soit il est utilisé comme énergie active dans les activités tissulaires spécifiques.

Les conclusions du Pr. Alfred Pischinger sur le « système de régulation de base » interstitiel reflètent essentiellement, avec une multitude de détails, ce qui est compris de manière assez « floue » par la pensée systémique de la médecine humorale comme des processus de régulation induits par la chaleur. La théorie de Pischinger est donc un complément extrêmement précieux à la médecine traditionnelle. Toutefois, elle ne peut être utilement intégrée dans la MTE sur le plan diagnostique et thérapeutique que si elle est liée à sa pensée systémique-fonctionnelle.

Dans les tissus, l'excès de sérum est isolé et forme l'urine dans les reins. De plus, de l'acrimonie est produite au cours du métabolisme des tissus et il reste des humeurs en excès, qui doivent être éliminées, car elles sont par ailleurs hautement pathogènes. Ce sujet sera développé ci-dessous.

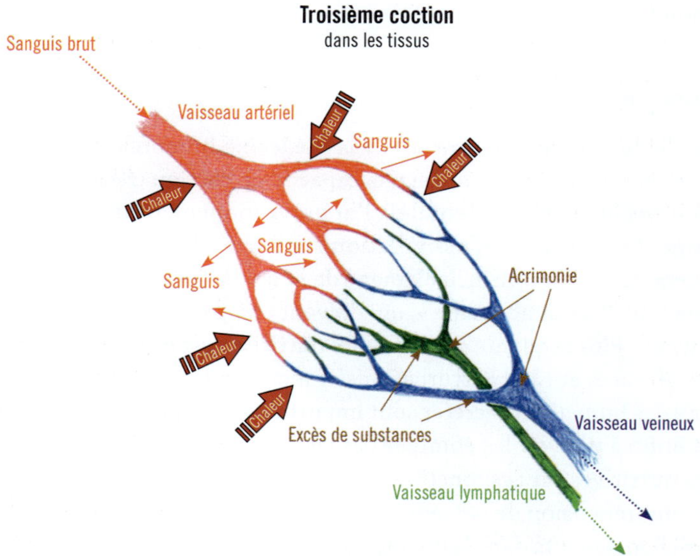

Fonctions de l'estomac

Les tâches physiologiques de l'estomac décrites lors de la première coction révèlent le rôle central de cet organe dans l'approvisionnement et la régulation de tout l'organisme. Cela montre également les conséquences pathogéniques profondes d'un « estomac froid et flasque » pour l'ensemble de l'organisme. Le manque de chaleur physiologique et l'atonie de l'estomac qui en résulte sont responsables non seulement de l'assimilation incomplète de la nourriture avec des états dyspeptiques et, par conséquent, de divers syndromes de manque d'énergie et de troubles de l'approvisionnement. Ces manques affectent également la régulation du tonus de tous les tissus corporels. La MTE considère donc l'estomac comme un centre du tonus, qui régule à la fois l'état de tension de chaque muscle, la « tension » mentale et spirituelle et enfin les fonctions sexuelles.

Si la capacité fonctionnelle de l'estomac d'un patient est réduite, son *activation* doit être l'objectif thérapeutique principal, par exemple par l'utilisation de plantes médicinales au goût amer. De nos jours, un estomac froid et atonique est la règle plutôt que l'exception. Dans le diagnostic par l'examen de l'iris, cet état est facilement reconnaissable à l'assombrissement de la collerette, qui est généralement directement adjacente au bord de la pupille. Les brûlures d'estomac sont rarement le signe d'une hyperacidité, mais bien plus le symptôme d'une atonie du sphincter cardiaque ou d'un séjour prolongé des aliments dans l'estomac, la fermentation produisant des acides qui montent ensuite. Dans ces situations, l'estomac ne doit en aucun cas être immobilisé davantage, que ce soit par la camomille, la racine de réglisse ou d'une « poudre basique ». De plus, les principes actifs oméprazole et pantoprazole, qui sont administrés aujourd'hui sans aucune critique, ont un potentiel nocif qui peut être difficilement surmonté pour les raisons mentionnées, car leur principe d'action humoral est de *générer* un estomac froid et flasque, empêchant ainsi la coction !

L'importance de la coction

Dans le modèle de pensée et de travail de la médecine humorale, qui considère l'organisme comme un système à flux ouvert, la capacité de coction (facultas concoquens) est une condition préalable fondamentale à l'approvisionnement matériel et énergétique de l'organisme. Les capacités d'assimilation sont cruciales pour la qualité de tous les processus suivants. Il s'agit principalement de la qualité et de la quantité des humeurs produites pendant le « métabolisme », qui doivent être excrétées des tissus fonctionnels (flux d'épuration). Plus la qualité des humeurs nutritives est élevée, plus les fonctions des organes sont efficaces et sans perturbations et moins la quantité et la pathogénicité des « acrimonies » des humeurs à excréter sont importantes. De plus, la capacité à les éliminer des tissus et enfin à pouvoir les éliminer par les organes excréteurs dépend de la qualité des humeurs nutritives car ces fonctions sont également très énergivores.

Selon la compréhension de la médecine humorale, chaque situation pathologique est basée sur des changements dans la qualité globale des humeurs, qui elle-même repose sur la qualité des humeurs nutritives et d'excrétion. Cependant, étant donné que la signification physiopathologique directe réside principalement dans l'acrimonie des humeurs à excréter, la thérapie en MTE se concentre souvent sur la promotion de l'élimination, notamment avec les processus de dérivation et de drainage. C'est sans aucun doute une approche importante en thérapie. Mais, tant qu'une coction insuffisante n'est pas optimisée dans le même temps, la production accrue d'acrimonie doit être constamment « traitée a posteriori » sans que puisse être atteinte une stabilité humorale permanente dans le système global.

Sur le plan de l'iridologie, les capacités d'assimilation sont identifiables dans la zone de la collerette, c'est-à-dire au centre de l'iris, directement autour de la pupille. En relation avec ce qui précède, le principe suivant a été élaboré comme une indication pour la structuration judicieuse d'un concept thérapeutique :

« Les signes centraux de l'œil sont d'une importance centrale pour la thérapie. »
Friedemann Garvelmann

9.7. Forces dynamiques

Les « forces dynamiques » déjà évoquées sont considérées comme une puissance partielle « subordonnée aux instructions » du spiritus naturalis, que nous aborderons plus en détail dans la section 9.13. Ces forces ont une importance cruciale pour le mouvement et la distribution des humeurs et sont classées comme suit :

Force d'attraction

Grâce à l'attraction, les humeurs nutritives « appropriées » sont attirées vers les tissus. De cette façon, le foie attire le chyle depuis les veines mésentériques et la veine porte. Par l'attraction, le sanguis brut, qui s'est déjà fortement adapté aux propriétés des tissus, est également attiré vers ces derniers afin qu'il puisse devenir le sanguis parfait via le processus de la troisième coction. L'attraction est réalisée à l'aide des fibres longitudinales des tissus.

Force de rétention

La rétention des humeurs dans les tissus crée les conditions préalables aux processus d'assimilation pour obtenir des humeurs nutritives physiologiques parfaites. Elle est réalisée principalement par les fibres obliques, parfois aussi par les fibres transversales.

Force de coction (digestion)

La coction est le processus par lequel les humeurs attirées et retenues sont transformées de leur état brut en humeur nutritive mature. Ce processus est décrit en détail ci-dessus.

Force de répulsion (dépulsion)

Cette force est une condition préalable pour que les humeurs nocives et en excès puissent être éliminées des tissus. Avicenne ne fait pas de distinction entre la force de répulsion et la force d'excrétion.

Force d'excrétion (élimination, expulsion)

Les substances non nutritives ainsi que les aliments ou matières en excès qui ne sont plus nécessaires après avoir rempli leurs tâches sont éliminés du processus de digestion. L'excrétion a lieu via les voies d'élimination naturelles des urines et des selles.

Si ces dernières ne sont pas disponibles, les déchets sont détournés soit d'un organe supérieur vers un organe inférieur, soit d'un organe dur vers un organe mou. Les forces d'expulsion réalisent la dérivation compensatoire des humeurs à excréter vers la peau et le système muqueux, où elles sont éliminées sous forme d'eczéma (« éruption cutanée ») ou de catarrhe.

Le système d'excrétion est un principe naturel favorisant l'élimination des excréments via les voies excrétoires physiologiques. Par exemple, la bile noire peut être excrétée par des vomissements.

Les forces dynamiques sont influencées par les quatre qualités humorales. Cela s'applique principalement à la chaleur, car comme tout processus actif, les forces dynamiques consomment également de l'énergie. Autrement dit, elles deviennent insuffisantes en l'absence de chaleur physiologique. C'est l'une des raisons pour lesquelles les processus de la coction et d'excrétion sont également insuffisants dans les états froids (flegmatiques ou mélancholiques). Cependant, cela explique aussi que la stimulation thérapeutique des fonctions excrétrices n'est possible efficacement que si la mise à disposition de l'énergie dans le cadre des processus d'assimilation est également adéquate. Cela nécessite à son tour un estomac chaud et tonique comme point de départ crucial pour la thérapie.

Les autres qualités froides, humides et sèches ont des significations et des rôles très spécifiques dans la régulation des forces dynamiques. Cependant, une différenciation précise dépasserait le cadre de ce travail.

9.8. Association des organes

Le schéma de la page 192 montre les organes qui sont directement associés aux quatre humeurs.

Cœur > Sanguis

Comme mentionné plus haut, le système vasculaire est une unité indissociable. Les mécanismes de régulation du système cardio-vasculaire et donc la distribution adéquate du sang sont directement contrôlés par la qualité thermique de celui-ci. Par conséquent, ses écarts de qualité se manifestent principalement par des symptômes au niveau du système cardio-vasculaire :

- Le sanguis trop *chaud* provoque des syndromes *hyper*kinétiques :
  Congestion, hypertension artérielle, bouffées vasomotrices, arythmies cardiaques tachycardiques
- Le sanguis trop *froid* provoque des syndromes *hypo*kinétiques :
  Pléthore, hypotension artérielle, extrémités froides, arythmie bradycardique

Les vaisseaux sanguins veineux et le système lymphatique dérogent à cette règle en réagissant à la fois à l'hyperthermie et à l'hypothermie, et en particulier à la contamination des humeurs par l'acrimonie ; ils réagissent par une réduction du tonus vasculaire, ce qui entraîne des états pléthoriques dans le système sanguin et des stagnations dans le flux lymphatique. Ces schémas de réaction partiellement contradictoires des différentes sections vasculaires conduisent souvent à une confusion dans les diagnostics. Pour une thérapie différenciée, cependant, il est essentiel d'identifier correctement l'état humoral, car le choix approprié des médicaments et des autres applications en dépend.

Voici quelques exemples concrets selon la pharmacopée traditionnelle :

Activation de la chaleur du sang	De nombreuses plantes amères (activation de la coction) : Romarin (Rosmarinus officinalis, nouveau : Salvia rosmarinus) Arnica (Arnica montana) éventuellement en remède homéopathique à faible dilution Aubépine (Crataegus oxyacantha) Verveine officinale (Verbena officinalis)
Atténuation de la chaleur du sang	Capselle bourse-à-pasteur (Capsella bursa pastoris) Sanguinaire du Canada (Sanguinaria canadensis) en remède homéopathique à faible dilution Mandragore (Mandragora officinarum) en remède homéopathique à faible dilution Genêt à balais (Spartium scoparium) en supplément : évacuation de l'acrimonie cholérique (voir ci-dessous)
Tonification des veines	Achillée millefeuille (Achillea millefolium) Linaire commune (Linaria vulgaris) Marronnier d'Inde (Aesculus hippocastanum) Hamamélis de Virginie (Hamamelis virginiana) en supplément : évacuation de l'acrimonie (voir ci-dessous)

Cerveau > Flegme

En tant qu'organe au métabolisme énergétique très élevé, le cerveau dépend de réserves suffisantes qui sont disponibles avec le flegme.

Néanmoins, cela ne signifie pas que le cerveau est nourri directement par le flegme. Ici aussi, la métamorphose finale en sanguis doit avoir lieu pendant la troisième coction, qui nécessite une chaleur physiologique. C'est aussi une condition pour le mouvement du flegme dans le cerveau. Si la chaleur manque, cela entraîne la stagnation du mouvement du flegme dans le cerveau. Il s'agit d'un contexte pathologique humoral fréquent pour de nombreuses maladies avec des symptômes au niveau de la tête. Quelques exemples : maux de tête sourds et oppressants, difficultés de concentration, pensée lente, étourdissements, AVC apoplectique sans effusion de sang, acouphènes, mauvaise vue, sinusite chronique.

Dans ce contexte, il est également intéressant de noter l'idée de la médecine galénique relative à la façon dont l'excès de flegme est éliminé du cerveau : il s'écoule à travers les fentes du cerveau dans les cellules ethmoïdes puis coule par le nez.

Cela coïncide de manière surprenante avec les résultats actuels de l'élimination de la lymphe du cerveau : au lieu de vaisseaux lymphatiques, il existe dans le cerveau des fissures lymphatiques qui dirigent le flegme vers les cellules ethmoïdes qui est ensuite éliminé par le système lymphatique de la tête. La purge par la muqueuse nasale est considérée comme un processus compensatoire d'excrétion dont il sera question plus tard.

Dans ce domaine également, voici quelques exemples de pharmacothérapie traditionnelle, dont l'objectif thérapeutique est de réchauffer le flegme froid et de résoudre la stagnation :

Activation du principe de chaleur	Plantes amères : Acore odorant (Acorus calamus) Armoise citronelle (Artemisia abrotanum) Angélique (Angelica archangelica) Benjoin (Peucedanum ostruthium)
Activation du mouvement muqueux	Scrofulaire noueuse (Scrophularia nodosa) Noyer commun (Juglans regia) Primevère officinale (Primula veris) Thuya occidental (Thuja occidentalis) comme remède homéopathique de faible dilution en supplément : évacuation de l'acrimonie (voir ci-dessus)

Système hépatobiliaire > Cholera (bile jaune)

Le foie, en tant que centrale thermique du corps, participe à la fois à la formation des humeurs (deuxième coction) et à la dérivation et l'excrétion de toutes les humeurs et acrimonies de bile jaune. L'élimination se fait par les voies biliaires, avec stockage temporaire dans la vésicule biliaire. Ces organes sont également nourris par la bile jaune physiologique. En raison de sa fonction détoxifiante, la bile est également appelée « poubelle du foie » dans la MTE.

Les fonctions bien connues aujourd'hui des sels biliaires en tant qu'émulsifiants lors de la digestion des graisses doivent être considérées comme un effet secondaire utile de la production de bile. Mais ce n'est certainement pas leur fonction biologique principale, qui est l'évacuation des humeurs et acrimonies chaudes. Cela explique aussi l'importance de la bile dans la pathologie humorale : si l'évacuation cholérique est insuffisante, des tableaux cliniques hyperkinétiques apparaissent chez les constitutions biliaires. En voici quelques exemples : l'inflammation aiguë, les allergies aiguës, les coliques, les spasmes du système musculosquelettique, la formation de calculs (cristallose), l'agitation, l'insomnie, les états maniaques et bien d'autres.

Voici également quelques exemples concrets tirés de la pharmacopée de la MTE :

Activation de l'évacuation de la bile jaune (cholera)	Grande chélidoine (Chelidonium majus) Pissenlit commun (Taraxacum officinale) Podophylle pelté (Podophyllum peltatum) en remède homéopathique à faible dilution Vomiquier (Nux vomica) en remède homéopathique à faible dilution Bryone blanche (Bryonia alba) en remède homéopathique à faible dilution
Réchauffement d'un foie froid	Chardon-Marie (Silybum marianum) Quassia amer (Quassia amara) Artichaut (Cynara scolymus)

Rate > Melancholera (bile noire)

En médecine humorale, on accorde à la rate une importance qui va bien au-delà de ce qui est connu à son sujet dans la médecine conventionnelle actuelle.

C'est un organe extrêmement « silencieux », qui ne se manifeste que rarement de manière symptomatique mais plutôt indirectement par des processus pathologiques très différents, dans lesquels nous ne pensons initialement pas à une implication de la rate. Les troubles fonctionnels de la rate sont également un cofacteur commun en physiopathologie humorale. Cela explique que la rate puisse être impliquée dans une variété infinie de maladies. Dans ce cas également, le thérapeute MTE reçoit des informations importantes sur ces relations par le biais de l'iridologie : le secteur de la rate est assez localisable dans l'œil gauche à 4 heures. On y trouve très souvent des points clairs ou des fibres d'irritation (> hyperkinésie de la rate), des champs sombres ou des trous (> insuffisance de la rate), des ectasies dans la collerette ou transversales (> pléthore dans le système de la veine porte). Parfois, un bord ciliaire large et sombre est également visible dans ce secteur, comme une indication générale d'une faiblesse dans l'élimination par la rate.

L'association de la rate à la bile noire est due au fait qu'elle est responsable de son élimination du sang. Elle dirige la bile noire (melancholera) à excréter vers l'estomac, qui est tonifié si violemment que cette dernière est transmise à l'intestin, d'où elle est finalement excrétée avec les selles. La rate est le seul organe nourri en partie par la bile noire.

Une autre fonction physiologique de la rate est de distribuer l'humidité physiologique dans l'organisme. Une insuffisance de la rate peut donc également entraîner des troubles nutritionnels (dystrophie) et des symptômes de sécheresse (perte d'élasticité, cristallose) des tissus. Voici quelques exemples concrets pour la thérapie de la rate :

Activation de l'excrétion de la bile noire	Langue de cerf ou scolopendre (Scolopendrium vulgare) : remède universel pour la rate Bourrache (Borago officinale) : consensus rate-cœur Fumeterre (Fumaria officinale) : consensus rate-bile Scille maritime (Urginea maritima) : stagnation de l'humidité Grindélia (Grindelia robusta) : consensus rate-respiration Céanothe d'amérique (Ceanothus americanus) : consensus rate-sang
Pléthore splénique de la veine porte	Langue de cerf ou scolopendre (Scolopendrium vulgare) Aigremoine eupatoire (Agrimonia eupatorium)

9.9. Physiopathologie en médecine humorale

La condition préalable à la bonne santé est, d'une part, un rapport équilibré entre les principes humoraux et, d'autre part, la qualité optimale des humeurs elles-mêmes. En particulier, le ratio entre les principes humoraux ne *doit* pas être statique, mais doit être flexible en fonction de la situation individuelle afin de pouvoir s'adapter aux conditions changeantes de l'environnement. Tous les schémas de réaction des individus sont façonnés par leur situation humorale individuelle, à tous les niveaux. Ainsi, la prédominance de base et à long terme de l'une des quatre humeurs cardinales façonne le *tempérament*, qui n'est pas statique non plus, mais qui change de manière caractéristique au cours des phases de la vie. La situation humorale à long terme est également responsable de l'expression et du développement de la constitution[26] d'une personne.

Les modifications à court et à moyen terme de l'équilibre des humeurs constituent le contexte physiopathologique de tous les troubles et de toutes les maladies. Plus précisément, les conditions suivantes sont les éléments de base de la physiopathologie humorale :

- *Ratio de mélange* des humeurs modifié pathologiquement (dyscrasie)
  Traduit dans notre langage moderne, cela signifie : « Troubles du métabolisme, de l'équilibre énergétique et hydrique car, même dans l'Antiquité, l'organisme était représenté comme un système à flux ouvert »[27]
- *« Contamination »* pathologique des humeurs par ce que l'on nomme « l'acrimonie », qui donne un caractère agressif aux humeurs (cacochymie)

Les humeurs pathologiques sont reconnaissables d'une part par des sécrétions telles que du pus, du mucus nasal visqueux ou des éruptions cutanées suintantes et d'autre part par les schémas de réaction de base de l'hyperkinésie ou de l'hypokinésie. Reconnaître la situation humorale individuelle du patient à partir de ces phénomènes, l'analyser et en tirer les conclusions qui s'imposent est la mission centrale du diagnostic en médecine humorale. En plus de l'anamnèse et des examens cliniques, ce diagnostic utilise également des méthodes de diagnostic spécifiques telles que le diagnostic par l'examen du pouls, des urines et de l'iris, qui sont décrits dans les autres chapitres de ce livre. Des concepts thérapeutiques sont développés sur cette base et doivent également correspondre de manière cohérente aux critères des théories des humeurs et des qualités. Ils contiennent des recommandations nutritionnelles personnalisées et des conseils sur le mode de vie (diététique), ainsi que des remèdes et des méthodes spécifiques à la MTE. On procède selon le principe des contraires (contraria contrariis curentur – les contraires sont guéris par les contraires).

Concrètement, cela signifie (de manière schématisée et simplifiée) :

- En cas de maladie chaude, on utilise des applications et des remèdes rafraîchissants.
- En cas de maladie froide, on utilise des applications et des remèdes chauffants.
- En cas de maladie humide, on utilise des applications et des remèdes desséchants.
- En cas de maladie sèche, on utilise des applications et des remèdes hydratants, conformément à la diététique et à la pharmacologie traditionnelles.

À cela s'ajoutent les procédés de dérivation et de drainage de la MTE, qui servent à optimiser le mouvement et la qualité des humeurs en évacuant les acrimonies contaminantes.

---

26 Même si la constitution est mentionnée ici en relation avec la physiopathologie humorale, il faut souligner que la situation constitutionnelle ne représente *pas* nécessairement une situation pathologique, mais définit simplement les « thèmes physiopathologiques » typiques et les schémas réactionnels. La situation constitutionnelle est donc la base et le « dénominateur commun » de la plupart des maladies, même si elles surviennent à des endroits et à des moments différents. Elle permet d'identifier les tendances à la maladie dans le sens de la disposition et de la diathèse, ce qui a une importance pratique pour la prévention.

27 Citation de Joachim Broy, La Constitution, p. 23.

Dyscrasie

Les changements dans le ratio de mélange des quatre principes humoraux conduisent à la prédominance de l'une des quatre humeurs, ce qui fait ressortir ses principes d'action. Si ce changement est si modéré qu'il n'a pas de potentiel pathogène sous-jacent ou seulement un, il va affecter le type de tempérament.

La dyscrasie peut être déterminée génétiquement ou déclenchée temporairement par des stimuli endogènes et exogènes. La prédominance génétique d'une humeur est à la base de la constitution, mais elle varie tout au long de la vie.

La dyscrasie temporaire est l'une des causes des états pathologiques du moment, bien que (à quelques exceptions près) la situation constitutionnelle dicte toujours la « direction humorale ». C'est l'une des raisons pour lesquelles, même dans le cas de maladies aiguës, la connaissance du contexte constitutionnel peut être déterminante pour indiquer l'objectif thérapeutique. Le diagnostic est toujours basé sur les deux qualités chaleur et humidité, qui sont en excès ou en déficit en cas de troubles fonctionnels et de maladie. Cela se traduit par les associations suivantes des humeurs avec des exemples de symptômes typiques :

Augmentation du potentiel de chaleur avec une humidité adéquate (bon état nutritionnel) – *Sanguis dominant*

Augmentation de l'activité cardiaque (arythmies cardiaques tachycardiques, palpitations) ou de la dynamique vasculaire (états congestifs au niveau de la tête, bouffées de chaleur, crises hypertoniques)

Diagnostic par l'examen de l'iris : œil hématogène (marron) avec des fibres d'irritation de couleur claire, en particulier dans le secteur de la tête ou du cœur ; sillons de congestion

Réduction du potentiel de chaleur avec une augmentation de l'humidité – *Flegme dominant*

Accumulation des humeurs (gonflement, œdème), en particulier dans les muqueuses (excrétions de substitution catarrhales), la peau (excrétions de substitution eczématiques) ou les membranes séreuses (p. ex. rhumatismes articulaires)

Lenteur des processus des organes, lenteur d'adaptation et de défense (inflammation chronique)

Diagnostic par l'examen de l'iris : œil lymphatique (bleu) avec des flocons, des nuages ; zone de collerette souvent assombrie

Augmentation du potentiel de chaleur avec une réduction du principe d'humidité – *Bile jaune dominante*

Processus de défense chaud (inflammation aiguë)

Fonctions hyperkinétiques des organes (spasmes, coliques, névralgie, côlon irritable, vessie irritable, etc.)

Cela inclut des troubles de la nutrition dus à un manque de réserves (dystrophie, épuisement facile [« faiblesse irascible »], endurance réduite – également pour sur-

monter les maladies). En conséquence, les maladies commencent par de violentes réactions inflammatoires, mais perdent rapidement leur force et évoluent vers une forme chronique et lente.
Diagnostic par l'examen de l'iris : iris souvent mixtes à hétérochromie centrale brune, éclaircissements et fibres d'irritation dans le secteur foie-vésicule biliaire, aussi transversales, multiples cryptes noires minuscules dans tout l'iris (appelées « trous biliaires », considérés comme des « signes de sécheresse »).

Réduction du principe de chaleur avec un déficit du principe d'humidité –
Bile noire dominante
Fonctions des organes (insuffisance) et processus de défense hypokinétiques
Troubles massifs de l'adaptation dans tous les domaines, y compris psychologiques,
Évolution principalement chronique et dégénérative de la maladie avec une tendance aux tumeurs malignes
Troubles de l'alimentation entraînant des syndromes de manque d'énergie
Inflexibilité et rigidité dans tous les domaines
Diagnostic par l'examen de l'iris : aspect sale, pigmentation ocre à grise de l'iris, signes de relâchement, lacunes et transversales dans le secteur de la rate
(Les signes iridologiques dans le secteur de la rate sont des signes importants de l'excès de bile noire, qui doivent absolument être pris en compte dans le concept thérapeutique, même à titre prophylactique s'il n'y a pas encore de symptôme correspondant.)

L'acrimonie comme base de la cacochymie

Le terme communément utilisé en médecine humorale « acrimonie » est un terme général très malléable pour désigner des « facteurs perturbateurs humoraux » à caractère agressif. Les acrimonies contaminent les humeurs, en particulier le flegme, dénaturent leur qualité humorale et ont donc *toujours* un potentiel pathogène. L'acrimonie apparaît soit lors de son assimilation en tant que sous-produit d'une coction non physiologique, soit comme une substance à excréter dans le métabolisme catabolique des tissus.

En fonction des qualités, nous distinguons les acrimonies chaudes (bile jaune) des acrimonies froides (bile noire). Dans le contexte de la scrofulose, nous parlons aussi parfois d'acrimonie flegmatique, mais à y regarder de plus près, nous reconnaissons toujours des principes cholériques (bile jaune) ou mélancholiques (bile noire). La qualité chaude de l'acrimonie de la bile jaune est toujours une chaleur *non* physiologique. Cela signifie qu'elle ne peut pas initier les processus fonctionnels physiologiques (p. ex. la coction ou la dynamique vasculaire), mais qu'elle a un potentiel exclusivement pathogène.

Cela signifie aussi que le manque de chaleur physiologique ne peut jamais être compensé par une acrimonie chaude !

Il est donc extrêmement important lors du diagnostic de faire la distinction entre la chaleur physiologique et la chaleur pathologique.

La contamination par l'acrimonie signifie que les qualités typiques des humeurs sont

éclipsées par la qualité de l'acrimonie, ce qui entraîne une modification non physiologique de leur principe actif d'origine par la qualité de l'acrimonie.
Concrètement, cela signifie :

- Si le flegme est contaminé par l'acrimonie chaude, les processus de défense qui, en raison des qualités froides et humides du flegme, auraient tendance à développer des formes torpides et chroniques, acquièrent un caractère agressif et chaud à cause de l'acrimonie chaude (bile jaune). Cela se manifeste par des schémas de réaction hyperkinétiques, tels que des allergies aiguës, des réactions inflammatoires violentes, des processus d'excrétion agressifs à travers la peau et les muqueuses. Des éruptions cutanées inflammatoires accompagnées de fortes démangeaisons se développent sur la peau. Des catarrhes violents avec des sécrétions irritantes apparaissent sur les muqueuses provoquant une rougeur des sites de sortie, souvent accompagnée de douleurs liées aux brûlures. Voici d'autres exemples de symptômes : spasticité de tous les muscles, névralgie, congestion artérielle (hypertension, maux de tête pulsatiles, bouffées de chaleur). Ou des combinaisons de catarrhes et d'hyperkinésie musculaire : asthme bronchique, maladie de Crohn, pour n'en citer que quelques-uns. De nombreuses maladies auto-immunes reposent également sur cette physiopathologie. L'acrimonie chaude *ne peut pas* aider à transformer les principes d'humidité froide du flegme en sanguis utilisable. Elle entraîne même une modification de l'humidité, de sorte qu'elle perd non seulement ses qualités nutritives, mais qu'elle peut même créer d'autres acrimonies suite à la perturbation de la nutrition. Un cercle vicieux peut en résulter. La fatigue chronique, l'insuffisance de certains organes, les troubles du développement, etc. sont typiques des états de carence énergétique qui en résultent.
  Approche thérapeutique : En plus de consolider ou d'optimiser l'assimilation (stimulation *douce* de la coction), qui doit toujours venir en premier, l'acrimonie chaude est évacuée en activant les fonctions d'élimination du système foie-vésicule biliaire (p. ex. avec Chelidonium, Podophyllum, Bryonia, Taraxacum, entre autres).

- La contamination avec une *acrimonie froide* (froide et sèche) rend les schémas de réaction flegmatique dans le comportement de défense encore plus lents et inefficaces, jusqu'à atteindre l'inertie complète. La qualité sèche réduit les fonctions nutritives de l'humidité avec les conséquences qui ont déjà été décrites ci-dessus. Les processus inflammatoires dégénératifs chroniques, l'arthrose, la fibrose, la sclérose, mais aussi la dégénérescence maligne des tissus est un résultat typique de cette situation humorale, qui peut également se manifester sous la forme d'états d'esprit mélancholiques. Les symptômes courants sont un eczéma sec et squameux (p. ex. psoriasis) et un catarrhe persistant des voies respiratoires avec un mucus très visqueux et filant (p. ex. sinusite, asthme bronchique, BPCO). L'acrimonie froide est reconnue distinctement lorsque les processus exsudatifs sur la peau ou les muqueuses, qui auraient un caractère flegmatique dans leur « forme pure », sont secs ou produisent des sécrétions sèches et visqueuses. Des démangeaisons persistantes sans lésion (p. ex. le prurit sénile) se produisent souvent en raison d'acrimonies froides. La caractéristique générale est la tendance extrêmement limitée à l'autoguérison, quels que soient les états pathologiques, mais aussi une réponse insuffisante aux stimuli thérapeutiques de toutes sortes.

Approche thérapeutique : En plus de consolider ou d'optimiser l'assimilation, l'acrimonie froide est évacuée en activant les fonctions spléniques concernées (p. ex. Scolopendrium, Borago, Grindelia, Scilla, Conium, sulfate de potassium, entre autres).

Toutes les formes scrofuleuses reposent sur une augmentation constitutionnelle du flegme avec contamination simultanée par des acrimonies chaudes ou froides. La prédominance du flegme est caractéristique de la *scrofulose torpide.* Cependant, si l'acrimonie chaude domine la situation humorale, elle façonne la *scrofulose éréthique.* La combinaison des qualités des « humeurs de base » avec celles des acrimonies contaminantes donne lieu à des tableaux cliniques ou des symptômes qui peuvent déconcerter le diagnosticien, car de nombreux éléments différents et contradictoires sont présents dans la physiopathologie. Ceci ne permet pas une association claire à l'une des humeurs cardinales.

Par conséquent, la règle d'or pour le praticien peut être la suivante : si un patient présente des symptômes qui ne révèlent pas les qualités typiques d'une humeur ou qui ont même des caractères contradictoires au sens de la théorie des humeurs, celles-ci sont contaminées (cacochymie).

L'iridologue reconnaît l'acrimonie grâce à des pigments étrangers[28] qui se superposent à des signes de type brume ou nuage (p. ex. tophi). Une pigmentation étrangère de la zone lymphatique/sanguine directement à l'extérieur de la collerette est également typique. Les tableaux suivants résument les conséquences caractéristiques des changements dans les qualités humorales.

Pour le diagnostic humoral, l'étape la plus importante est la reconnaissance des schémas physiopathologiques dans la symptomatologie et dans l'apparence générale du patient ! Par conséquent, la question primordiale est :

- Hyperkinétique ou hypokinétique ?
- Trop humide ou trop sec ?

28 Les « pigments étrangers » sont des taches dont la couleur diffère nettement de la couleur de base de l'iris.

9.10. Aperçu des associations physiopathologiques

EXCÈS DU PRINCIPE DE CHALEUR	
Schémas physiopathologiques	**Syndromes hyperkinétiques** – Fièvre – Inflammation aiguë – Hypertonie musculaire – Congestion (= afflux sanguin actif dans les tissus grâce à une augmentation de la dynamique vasculaire artérielle) – Allergies aiguës – Hypersécrétion des glandes (endocrines et exocrines) – Dispersion de structures dures (cristallose)
Perception de la douleur	– Hyperesthésie
Caractère de la douleur	– Aiguë et violente, pulsatile, lancinante, coupante, brûlante, névralgique
Exemples de symptômes typiques dans les systèmes d'organes (liste non exhaustive) :	
Cœur et vaisseaux	– Troubles du rythme cardiaque tachycardiques – Palpitations cardiaques dues à une accélération du rythme cardiaque – Hypertension artérielle – Bouffées de chaleur – Spasme vasculaire artériel (p. ex. syndrome de Raynaud, angine de Prinzmetal) – Diathèse hémorragique, saignements spontanés
Tête	– Maux de tête et migraines présentant les caractères de douleur susmentionnés – Accident vasculaire hémorragique
Voies respiratoires	– Inflammation aiguë depuis la muqueuse nasale jusqu'aux poumons – Asthme bronchique – Bronchite spastique aiguë – Tachypnée – Forte excursion diaphragmatique
Système digestif	– Syndrome de globus – Spasmes de l'estomac et de ses sphincters – Coliques – Météorisme avec spasmes – Constipation spastique – Côlon irritable – Gastrite aiguë – Hyperacidité gastrique

EXCÈS DU PRINCIPE DE CHALEUR	
Système urogénital	– Cystite aiguë – Vessie hyperactive – Pollakiurie – Néphrolithiase (physiopathologie très complexe) > Coliques – Dysménorrhée – Hyperménorrhée
Peau	– Hyperhidrose – Rougeurs de toutes sortes – Crises de démangeaisons – Sensations de chaleur subjectives et objectives – Sensibilité au toucher
Système endocrinien	– Hyperthyroïdie – Augmentation du niveau des hormones de stress
Appareil locomoteur	– Hypertonie des muscles moteurs – Arthrite aiguë et périarthrite – Inflammation aiguë dans le contexte de la goutte (L'inflammation aiguë est utilisée pour dissoudre les cristaux d'urate)
Système nerveux et organes sensoriels	– Agitation sans motif – Nervosité – Troubles du sommeil – Hypersensibilité à la lumière, au bruit et aux odeurs – Névralgie – Dystonie végétative sympathicotonique
Psyché	– Hyperactivité – États maniaques
Modalités	– Symptômes améliorés par le repos et les applications froides – Symptômes aggravés par l'exercice et les applications chaudes – Indication pour les procédures de détoxification et de drainage : Ventouses scarifiées, saignées, procédure emménagogue d'Aschner
Phénomènes iridologiques	– Éclaircissement du stroma – Fibres d'irritation

DÉFICIT DU PRINCIPE DE CHALEUR (= FROID)	
Schémas physiopathologiques	**Syndromes hypokinétiques** – Hypothermie – Inflammations chroniques – Réactions insuffisantes des systèmes de défense, jusqu'à la rigidité de la réaction – Altération de la capacité d'adaptation aux changements des conditions exogènes et endogènes – Hypotension musculaire jusqu'à la parésie (concerne les muscles lisses et striés) – Pléthore (= congestion sanguine passive due à une diminution du tonus vasculaire des veines et de la pompe musculaire) – Hyposécrétion (glandes endocrines et exocrines) – Processus de densification (cristallose), parfois en combinaison avec de la sécheresse – Diminution générale de la dynamique tissulaire – Processus d'assimilation insuffisants (coction incomplète) > Manque d'énergie
Perception de la douleur	– Hypoesthésie
Caractère de la douleur	– lourde, oppressante, sensation de froid
Exemples de symptômes typiques dans les systèmes d'organes (liste non exhaustive) :	
Cœur et vaisseaux	– Arythmies cardiaques bradycardiques avec pauses dans le rythme cardiaque – Insuffisance myocardique et insuffisance coronarienne – Hypotension artérielle (y compris orthostatique) – Extrémités froides – Insuffisance veineuse et insuffisance lymphatique (en combinaison avec une humidité excessive ou une acrimonie)
Tête	– Maux de tête et migraines présentant les caractères de douleur susmentionnés
Voies respiratoires	– Inflammations chroniques depuis la muqueuse nasale jusqu'aux poumons – Mucus abondant et difficile à excréter (surtout en combinaison avec beaucoup d'humidité) – Bradypnée – Excursion diaphramatique faible
Système digestif	– Dyspepsie due à une insuffisance fonctionnelle de toutes les glandes digestives > Météorisme sans spasmes – Sensation de satiété persistante (l'estomac se vide trop lentement) – Constipation atonique – Hypoacidité gastrique – Intolérances alimentaires de toutes sortes (lactose, fructose, gluten, etc.)
Système urogénital	– Cystite chronique, également récidivante – Atonie des sphincters → Incontinence urinaire – Vidange incomplète de la vessie – Prostatite chronique (souvent la conséquence d'une pléthore pelvienne) – Hypoménorrhée – Descente de l'utérus et de la vessie

DÉFICIT DU PRINCIPE DE CHALEUR (= FROID)	
Peau	– Sueurs froides – Pâleur, coloration bleue – Sensation de froid subjective et objective – Sensibilité réduite aux stimuli de toutes sortes
Système endocrinien	– Hypothyroïdie – Diminution du niveau des hormones de stress
Appareil locomoteur	– Atonie des muscles moteurs – Arthrites chroniques et périarthrites – Goutte chronique (possible sur toutes les articulations)
Système nerveux et organes sensoriels	– Faiblesse de la perception dans tout le système sensoriel – Inertie des réactions – Sensation de douleur réduite – Dystonie végétative parasympathicotonique
Psyché	– Inertie, apathie – Peu de sensations – Faiblesse de la concentration et des capacités cognitives – États dépressifs
Modalités	– Symptômes améliorés par l'exercice et les applications chaudes – Symptômes aggravés par le repos et le froid – Indication pour les procédures réchauffantes et tonifiantes : ventouses sèches, massages, rouleau chaud, lumière rouge, boue
Phénomènes iridologiques	– Obscurcissement du stroma (particulièrement pertinent dans la zone de la collerette) – Relâchement du stroma de l'iris

EXCÈS DU PRINCIPE D'HUMIDITÉ	
Schémas physiopathologiques	**Troubles tissulaires hypertrophiques/hyperplasiques, en particulier :** – Hypertrophie muqueuse – Hyperplasie lymphatique – Catarrhe humide (= excrétion compensatoire de substitution) – Engorgement – Congestion aqueuse/œdème – Kystes (peuvent être considérés comme des « lacs lymphatiques ») – Inertie dans toutes les fonctions et réactions – Obésité L'humidité excessive est généralement combinée avec le froid ; il manque l'aspect de coction et de mouvement de la chaleur.

EXCÈS DU PRINCIPE D'HUMIDITÉ	
Exemples de symptômes typiques dans les systèmes d'organes (liste non exhaustive) :	
Cœur et vaisseaux	– Hydrémie – Veinosité – États pléthoriques (en combinaison avec le froid ou l'acrimonie)
Tête	– Symptômes similaires à ceux déclenchés par le froid – Sensation lourde et oppressante de gonflement – Accident vasculaire ischémique (« congestion cérébrale par le flegme ») – Étourdissements, vertiges – Yeux larmoyants
Voies respiratoires	– Catarrhe « humide » depuis la muqueuse nasale jusqu'aux poumons > Sécrétion abondante de mucus – Congestion nasale due à une hyperplasie de la muqueuse – Polypes
Système digestif	– Salivation abondante – Météorisme – Défécation fréquente de selles aqueuses (= « flux de l'abdomen », comme une excrétion compensatoire de substitution via l'intestin)
Système urogénital	– Polyurie – Leucorrhée, « Fluor albus » (il s'agit d'une excrétion compensatoire de substitution via l'endomètre et la muqueuse vaginale) – Myome (stagnation de l'humidité due à un manque de chaleur physiologique) – Hypertrophie et hyperplasie de la prostate (pléthore pelvienne)
Peau	– Gonflements œdémateux – Papules (urticaire) – Eczéma humide
Système endocrinien	– Myxœdème (en combinaison avec le froid) – Excès d'œstrogènes (les médicaments à base d'œstrogènes créent un état d'humidité iatrogène qui réduit la chaleur dans un deuxième temps)
Appareil locomoteur	– Gonflement articulaire, épanchement articulaire – Myogéloses – Œdème au niveau des nerfs rachidiens, syndromes d'irritation radiculaire – Fibromyalgie (= rhumatisme musculaire) : l'humidité est contaminée par l'acrimonie
Système nerveux et organes sensoriels	– Anosmie due à un gonflement de la muqueuse nasale – Augmentation de la quantité de cérumen
Modalités	– Le mouvement, les mesures réchauffantes et tonifiantes améliorent la situation – Indication pour des procédures de drainage vigoureux (ventouses scarifiées, saignées, emplâtre de cantharides, sangsues)
Phénomènes iridologiques	– Nuages – Tophi – Dépôts nébuleux (dans la zone lymphatique sanguine et la zone ciliaire moyenne)

DÉFICIT DU PRINCIPE D'HUMIDITÉ (= SÉCHERESSE)	
Schémas physiopathologiques	– Dégénérescence – Dystrophie – Dessèchement des tissus/perte d'élasticité – Atrophie des muqueuses – Hypoplasie lymphatique – Organes de surface secs (peau et muqueuses) – Cristallose (calculs et dépôts) – Fibroses, cirrhoses – Sclérose – Syndromes de manque d'énergie, d'asthénie
Exemples de symptômes typiques dans les systèmes d'organes (liste non exhaustive) :	
Cœur et vaisseaux	– Viscosité élevée du sang – Thrombose – Embolie
Voies respiratoires	– Catarrhe sec depuis la muqueuse nasale jusqu'aux poumons – Mucus visqueux, filant, peu soluble – Sécrétions bronchiques dans l'asthme bronchique – Enrouement chronique
Système digestif	– Selles dures
Système urogénital	– Sécheresse de la muqueuse vaginale
Peau	– Eczéma sec et squameux – Ulcération chronique (ulcère de la jambe)
Système endocrinien	– Déficit en œstrogènes
Appareil locomoteur	– Mobilité réduite des articulations – Rigidité des muscles et des articulations – Maladie de Bechterew
Système nerveux et organes sensoriels	– Yeux secs
Psyché	– Inflexibilité dans le comportement et la pensée – Troubles de l'adaptation – Manque de « persévérance » (psychique, mentale et physique)
Modalités	– Indication pour des applications humidifiantes (enveloppements chauds et humides, enveloppements aux huiles essentielles, bains)
Phénomènes iridologiques	– Signes de sécheresse (petites cryptes multiples, également appelées « trous biliaires ») – Trabécule – Pigments couleur tabac à priser

Les noms de maladies figurant dans ces tableaux de systèmes d'organes sont une tentative de relier le modèle de pensée de la médecine humorale à celui de la médecine conventionnelle. Cela n'est possible que dans une certaine mesure. Les qualités associées aux maladies citées caractérisent le principe humoral de base de la maladie ; elles se vérifient souvent, mais ne sont en aucun cas obligatoires. Dans tous les cas, la situation humorale individuelle du moment (et pas le nom de la maladie) est déterminante pour le diagnostic et le traitement de la MTE. Par exemple, dans la maladie de Bechterew susmentionnée, la sécheresse représente le principe de base de la « perte d'élasticité et de la rigidité de la colonne vertébrale ». Néanmoins, des phases avec des symptômes de chaleur peuvent survenir sous la forme de processus inflammatoires aigus au cours de l'évolution de la maladie. Dans ces situations, une thérapie par la chaleur est indiquée, mais il faut sans cesse la modifier en fonction de l'évolution de la maladie.

9.11. Principaux mécanismes physiopathologiques[29]

Inflammation aiguë

Sur le plan de la médecine humorale, l'inflammation aiguë et la fièvre sont interprétées comme des excès du principe de chaleur induits par la bile jaune : l'inflammation aiguë est un processus localisé, la fièvre est un processus généralisé. Dans la terminologie d'Hufeland, ces processus font partie des maladies « sthéniques ».

La citation « les toxines d'une maladie brûlent dans le feu de la fièvre » est souvent utilisée et décrit essentiellement l'importance du processus de chaleur pour l'organisme entier ; cela est bien sûr également valable pour l'inflammation aiguë. Le terme « toxines d'une maladie » est utilisé pour désigner tous les déchets et acrimonies à potentiel pathogène qui s'accumulent au cours du processus de la maladie et qui doivent donc être éliminés. Dans le langage actuel, il est judicieux de remplacer « toxines de la maladie » par « informations pathogènes ». Cela nous amène à dire que « l'inflammation aiguë et la fièvre effacent les informations pathogènes », phénomène qui se produit dans les phases inflammatoires *suivant la crise*. Pour arriver à la guérison de la maladie proprement dite (qui n'est pas synonyme de l'absence de symptômes), il est donc absolument nécessaire d'accompagner l'évolution naturelle du processus de chaleur en le soutenant et en le modulant au besoin, mais en aucun cas en le supprimant. La non-suppression des informations pathogènes entraîne généralement une récidive de la maladie après une période de latence de trois à six semaines ; elle peut se répéter plusieurs fois.

29 Le livre « Naturheilkunde für Kinder » (naturopathie pour les enfants) d'Alber-Jansohn/Garvelmann (éditions AT-Verlag) traite de manière détaillée ces mécanismes pathologiques. (Non traduit en français et épuisé en allemand)

Les récidives observées régulièrement après les traitements anti-inflammatoires et antibiotiques actuels ne sont donc pas un « hasard », mais elles résultent d'une loi naturelle immuable[30].

Approches thérapeutiques :
- Hufeland utilise la *saignée* comme méthode de traitement la plus importante en cas d'inflammation aiguë et de fièvre. Si l'on tient compte de la situation constitutionnelle du patient et des règles d'application spécifiques à la méthode, cette procédure est sans danger et peut être utilisée avec succès aujourd'hui dans le traitement des processus de chaleur excessifs.
- Aliments et boissons rafraîchissants
- Enveloppements rafraîchissants (p. ex. enveloppement des mollets)
- Médicaments : Belladone, Aconite, Ferrum phosphoricum, Arnica (tous à faible dilution homéopathique, p. ex. D6)
- Évacuation par la peau : bains de vapeur
- Infusion de fleurs de sureau (Sambucus nigra), de reine des prés (Filipendula ulmaria) ou de fleurs de tilleul (Tilia cordata/platyphyllos)

Inflammation chronique

Si le principe de chaleur s'épuise dans un processus inflammatoire aigu, alors l'inflammation se transforme en un processus à évolution lente, languissante et chronique. Cependant, le stimulus pathogène ne peut pas être surmonté de cette manière. Le résultat est une dégénérescence des tissus affectés. Le contexte humoral de la chronicisation est soit un manque de chaleur physiologique, soit un tarissement de l'humidité physiologique, ce qui entraîne un manque d'énergie de réserve nécessaire à la mise en œuvre à long terme des processus actifs induits par la chaleur.

Nous savons que la quantité de chaleur et d'humidité disponible détermine le tempérament. Concrètement, cela signifie que les réserves s'épuisent plus rapidement dans les cas de tempéraments secs, cholériques ou mélancholiques que dans les cas de tempéraments sanguins ou flegmatiques. Mais même le flegmatique a tendance à avoir des processus inflammatoires chroniques ; dans ce cas, ceci est dû à son principe de chaleur réduit. Par conséquent, les personnes sanguines sont moins susceptibles de développer ce genre d'inflammation.

Elles ne peuvent guérir que par une activation ou une réactivation dans la phase aiguë (voir ci-dessus).

C'est aussi la raison de ce que l'on appelle « l'aggravation initiale », qui peut (et devrait) survenir avec tout traitement naturel d'une maladie chronique. Elle est caractéris-

30 Aujourd'hui, lorsque le suffixe -ite est ajouté à un nom d'organe pour décrire une inflammation (p. ex. amygdalite, bronchite), les individus interprètent presque automatiquement à tort que l'inflammation est la maladie. Le processus utile de défense et de réponse pour surmonter la maladie est considéré comme une maladie et donc souvent réprimé. Les conséquences en sont une augmentation rapide des allergies, des maladies dégénératives chroniques et des tumeurs malignes.

tique et signale l'activation des processus de chaleur, plus ou moins fortement selon la situation constitutionnelle.

Approche thérapeutique : Activation des processus de chaleur
- Injections de sang autologue mélangées à des remèdes réorganisants, par exemple Acidum formicicum (éventuellement aussi du sang autologue 0, mais cela a un effet plus faible)
- Médicaments : Sulfur D6 – D12 (Attention : active de manière violente et imprévisible)
- Calcium sulfuricum D12, Kalium sulfuricum D6
- Échinacée (Echinacea purpurea), capucine (Tropaeolum majus), géranium herbe à Robert (Geranium robertianum)
- Ventouses sèches, méthode Baunscheidt, applications réchauffantes

Vicariation

Le terme vicariation (parfois appelée vicarisation) désigne *le changement de lieu* d'un processus pathologique. Dans ce contexte, Hufeland utilise le terme « métastase », qui est aujourd'hui utilisé pour désigner la propagation de tumeurs secondaires en cas de malignité de celles-ci.

Le mécanisme de la vicariation est lié à la théorie de l'inflammation et concerne avant tout les relations entre les différentes surfaces muqueuses et la peau, c'est-à-dire les « organes de surface ». Le mécanisme suivant se produit : si un processus pathologique ne peut pas être guéri avec succès même après plusieurs récidives dans le même tissu, alors il est transféré vers un tissu similaire dont les défenses immunitaires sont encore plus « inutilisables ».

Par exemple, une amygdalite réprimée plusieurs fois par des antibiotiques se transforme en otite moyenne ou en bronchite spastique. Une fièvre supprimée par le paracétamol se transforme en cystite ou en diarrhée récurrente (comme symptôme de processus catarrhal de la muqueuse intestinale). Une cystite non guérie se transforme en eczéma. Toutes les variations imaginables sont possibles dans tout l'organisme. Les processus pathologiques sont relativement peu problématiques au sens de la médecine humorale tant qu'ils se manifestent sur les organes de surface (peau et muqueuses). Une excrétion des acrimonies y est possible et avec elle, la guérison. Une vicariation vers « l'intérieur » est problématique, que ce soit sur les membranes séreuses (« champs de compensation mésenchymateux » selon Broy) ou sur les tissus parenchymateux.

Approche thérapeutique : Remontée vers une surface, idéalement au « tissu d'origine » de la maladie
- Traitement constitutionnel
- Activation des processus de chaleur comme décrit ci-dessus
- Toutes les méthodes de dérivation et de drainage

Excrétion de substitution (élimination compensatoire)

Cet élément physiopathologique est très caractéristique de la théorie des maladies en médecine humorale et peut être identifié dans de très nombreux cas de pathologies. Il s'agit essentiellement de la capacité des organes compensateurs à excréter les acrimonies qui ne peuvent pas être éliminées de manière suffisante par leur organe d'excrétion physiologique. Par exemple, le système hépatobiliaire peut assumer partiellement les fonctions rénales en cas d'insuffisance des reins. On parle alors de syndrome hépatorénal.

Étant donné que les organes compensateurs ne sont pas destinés à réaliser cette tâche, l'excrétion compensatoire « prise en charge » se situe en dehors de leurs compétences d'adaptation physiologiques. Cela provoque des symptômes dans l'organe compensateur et donne l'impression qu'il est malade, alors que le problème fondamental réside dans l'organe dont la fonction est compensée.

Cependant, il ne présente souvent que peu de symptômes en raison de sa dynamique réduite. La complexité d'une telle physiopathologie n'est perceptible que dans un contexte systémique, le diagnostic par l'examen de l'iris offrant une aide précieuse.

Les organes de surface de la peau et le système muqueux ont une importance particulière dans les processus compensatoires d'excrétion et sont appelés « organes d'excrétion communs » en MTE. C'est pour exprimer le fait qu'ils « interviennent » en tant qu'organes compensateurs de manière universelle dans l'intérêt de tout l'organisme. Mais comme ce mécanisme ne peut pas se produire sans symptômes, comme indiqué ci-dessus, l'eczéma cutané[31] (dermatoses) et les inflammations des muqueuses concernées (appelées « catarrhe » dans la MTE) se développent.

Pour le diagnostic et le travail thérapeutique, il est nécessaire de préciser davantage la physiopathologie de l'eczéma et des catarrhes (voir illustration à droite).

La base de la physiopathologie est un déficit de chaleur physiologique, ce qui signifie que la troisième coction est incomplète (symbolisée dans le schéma par les lignes bloquant l'effet de la chaleur). Cela limite la métamorphose du flegme en sanguis, de sorte que l'humeur nutritive ne peut pas être utilisée. En conséquence, l'excès de flegme doit être éliminé de manière compensatoire par la peau ou les muqueuses, car il n'existe pas d'organe physiologique d'excrétion du flegme.

La connaissance de ces mécanismes a été largement oubliée dans la médecine actuelle (et malheureusement aussi dans la médecine alternative). L'eczéma et le catarrhe sont considérés comme des événements locaux et sont traités par voie externe de manière suppressive. Le phénomène observé quotidiennement, à savoir qu'un eczéma supprimé avec une pommade aux corticoïdes récidive immédiatement dès la fin du traitement, prouve clairement l'exactitude de la physiopathologie de la médecine humorale.

Cependant, il est également possible de supprimer l'eczéma avec des remèdes fréquemment utilisés en médecine alternative, par exemple des tanins et des applications externes de zinc. Les pommades, les lotions, les tampons et les bains, etc. ne peuvent donc

31 Le mot « excrétion » exprime clairement le processus de sécrétion vers l'extérieur.

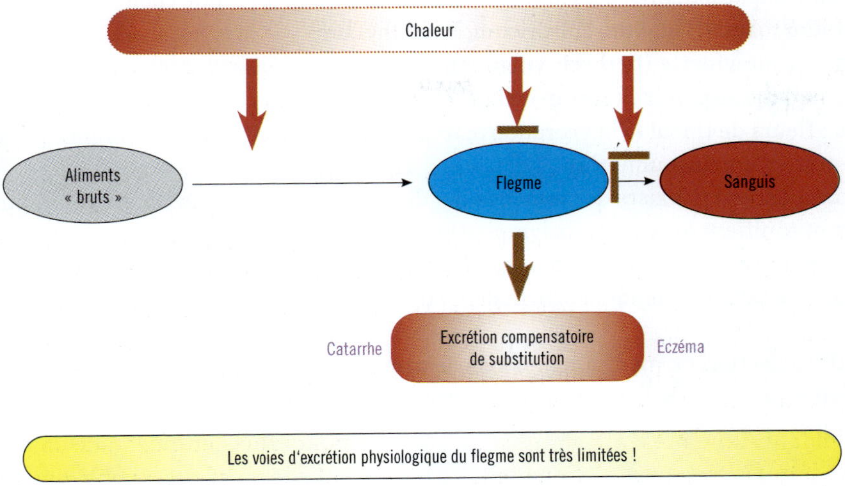

Physiopathologie des excrétions de substitution du flegme

être considérés en médecine humorale que comme des adjuvants à la thérapie interne pour atténuer les symptômes et doivent donc être prescrits avec parcimonie.

Il convient également de mentionner que le flegme à excréter en cas de cacochymie peut également être contaminé par des acrimonies (non-représenté sur le schéma). Cela complique la physiopathologie et modifie en outre les symptômes de l'eczéma et du catarrhe en fonction de la qualité humorale des acrimonies. Un trop de flegme contaminé par l'acrimonie définit la base humorale de la *scrofulose* et donc d'un grand nombre de maladies différentes dont la physiopathologie constitutionnelle commune ne peut être comprise que par les diagnostics humoraux.

Approches thérapeutiques :

- Activation de la chaleur physiologique pour optimiser la coction
- L'alimentation doit être adaptée aux capacités constitutionnelles
- Sélection de plantes médicinales *(plantes amères)* : aurone (Artemisia abrotanum), acore odorant (Acorus calamus), angélique (Angelica archangelica)
- Soutien stimulant des organes excréteurs inefficaces :
  Intestin : aurone (Artemisia abrotanum)
  Système hépatobiliaire : Chardon-Marie (Silybum marianum), chardon béni (Cnicus benedictus, nouveau : Centaurea benedicta), quassia amer (Quassia amara)
  Reins : solidage verge d'or (Solidago virgaurea), salsepareille (Sarsaparilla)
  Peau : pensée tricolore (Viola tricolor), gaillet jaune (Galium verum)
- Stimulation des organes responsables de l'excrétion des acrimonies :
  Intestin : laxatifs doux, par exemple bourdaine (Frangula alnus)

Système hépatobiliaire : pissenlit (Taraxacum officinale), grande chélidoine (Chelidonium majus), Natrium sulfuricum, Podophyllum
Reins : épine-vinette (Berberis vulgaris), ortie (Urtica dioica/urens), bouleau (Betula pendula), salspareille (Sarsaparilla)
Peau : fleurs de tilleul (Tilia cordata/platyphyllos), sureau (Sambucus nigra), reine-des-prés (Filipenula ulmaria)
- En complément, il existe des remèdes qui dissolvent le flegme, évacuent les impuretés et tonifient les vaisseaux lymphatiques *(appelés « remèdes lymphatiques »)* : épine-vinette (Scrophularia nodosa), thuya (Thuja occidentalis), noyer (Juglans regia), calendula (Calendula officinalis), euphraise (Euphrasia officinalis)

Une petite sélection de médicaments avec le principe d'action correspondant, issue de l'expérience pratique de l'auteur, est répertoriée dans chaque cas (la liste n'est pas exhaustive).

Conclusion : Les mécanismes physiopathologiques décrits indiquent que la maladie ne peut ni être interprétée en fonction d'une localisation précise (vicariation), ni en fonction d'une fenêtre temporelle (récidive) ou d'une forme d'évolution donnée (aiguë/chronique/allergique). Tout change dynamiquement et constamment. L'état humoral du moment, basé sur la situation constitutionnelle individuelle, est toujours pertinent sur le plan diagnostique et thérapeutique.

9.12. Bases du traitement en médecine humorale

Ce ne sont pas les méthodes ou les moyens eux-mêmes qui sont décisifs pour la thérapie au sens de la médecine humorale, mais toujours leurs qualités humorales. En principe, il est possible de reconnaître les qualités humorales dans le mécanisme d'action de chaque moyen ou méthode, et ce même dans les médicaments chimiques et les méthodes physiques. Nous ne pouvons donc pas dire que seules certaines méthodes thérapeutiques conviennent à la thérapie humorale, car presque tous les traitements peuvent être effectués selon des critères qualitatifs et humoraux, à l'exception des interventions chirurgicales. Cependant, la MTE offre un éventail spécifique de procédés utilisés en thérapie humorale :
- La diététique, dans le sens d'un mode de vie, implique entre autres un ajustement alimentaire individuel selon des critères humoraux (voir le chapitre 13)
- La thérapie médicamenteuse (voir le chapitre 14)
- Les procédures de dérivation et de drainage (voir le chapitre 8.3)
- La thérapie manuelle, la réflexologie (voir le chapitre 16)
- Les thérapies physiques, par exemple la thérapie selon Kneipp (voir le chapitre 15)

9.13. Théorie du pneuma ou du spiritus

Le terme grec « Pneuma » (πνεύμα) est synonyme du terme latin « spiritus ». La théorie du pneuma ou du spiritus remonte à l'époque de la MTE précédant Hippocrate. Comme tous les autres domaines de la médecine, elle a été modifiée à plusieurs reprises au fil du temps. Par conséquent, il existe également des différences significatives entre les divers auteurs, par exemple dans la classification des spiritūs et de leur effet sur le système des humeurs.

Définition

Un spiritus est un véhicule qui sert d'intermédiaire entre la chaleur et la substance, et qui contrôle ainsi les fonctions tissulaires et organiques. Il n'est lui-même ni énergie ni matière, mais résulte de leur union. L'air inspiré est nécessaire pour sa formation et son maintien. Cet air nourrit d'une part le spiritus et, d'autre part, il refroidit la chaleur et empêche ainsi qu'elle soit en excès. Comme les humeurs, les spiritūs ne sont pas directement reconnaissables en raison de leur qualité non matérielle, mais seulement indirectement par leurs effets sur la régulation des fonctions corporelles.

« Cette substance médiatrice doit être très subtile, se déplacer à grande vitesse dans le corps et pouvoir le pénétrer de tous côtés, afin que la chaleur puisse déployer ses effets partout et immédiatement. Les humeurs reconnaissables dans le corps sont totalement inadaptées à cette fin, car elles sont trop grossières et trop lentes. »[32].

Type de spiritūs

La doctrine galénique distingue le *spiritus naturalis, le spiritus animalis* (pneuma psychoticon, pneuma de l'âme) et le *spiritus vitalis* (pneuma zooticon, pneuma de la vie).

Spiritus naturalis

Des étapes spéciales de coction permettent de créer un sanguis fin et vaporeux dans le foie à partir de composants alimentaires particulièrement purs et légers. La chaleur du foie métamorphose cette vapeur en *spiritus naturalis* parfait, qui est transporté dans les tissus par les veines. Le spiritus naturalis est à son tour divisé en deux aspects supérieurs de régulation et en facultés subordonnées, appelées « *forces dynamiques* ». Leur importance a déjà été évoquée plus haut.

1. Le premier aspect primordial est le maintien de la vie individuelle par la régulation de la nutrition et de la croissance.
2. Le deuxième aspect supérieur est la capacité de reproduction, ainsi que celle de l'attribution de la structure et de la forme.

32 Citation d'Ingo Müller : Médecine humorale ; p. 45

Spiritus vitalis

Une partie du spiritus naturalis pénètre dans le cœur par la veine cave et se transforme en spiritus vitalis grâce à la chaleur du cœur. L'air rafraîchissant des poumons empêche sa surchauffe.

Le spiritus vitalis est distribué dans l'organisme par les artères. Sous l'effet du spiritus vitalis, le sanguis encore inachevé devient léger et chaud, s'écoule plus facilement et peut ainsi circuler à travers les plus petits vaisseaux sanguins. Le spiritus vitalis pénètre dans les tissus avec le sanguis et y est consommé lorsque le feu métabolique s'enflamme. Cela crée un excès de substances irritantes anciennement nommées « fumée ».

Elle atteint les poumons et la peau, où elle est expirée ou excrétée de manière imperceptible sous la forme de Perspiratio insensibilis.

Spiritus animalis

Combiné à l'air inspiré par le nez, le spiritus vitalis est transformé en spiritus animalis (également appelé « pneuma de l'âme ») dans le cerveau et stocké dans les ventricules cérébraux.

Galien reconnaissait déjà le tissu cérébral comme siège des capacités cognitives, sensibles et sensorielles. Le spiritus animalis est le médiateur de ces facultés (facultates) dans le reste de l'organisme. Le transport vers les organes s'effectue via les voies nerveuses.

« Aucune [...] partie du corps ne peut accomplir ne serait-ce qu'une seule tâche sans le spiritus entrant. Le foie régit toutes les fonctions nutritionnelles via le spiritus naturalis, le cœur les fonctions vitales telles que la respiration et le pouls via le spiritus vitalis, et le cerveau les fonctions sensorielles et les mouvements volontaires via le spiritus animalis. »[33]

	Localisation organique	**Relation humorale**	**Fonction physiologique**	**Distribution par**
Spiritus naturalis	Foie	Flegme favorise la maturation du flegme	Toutes les fonctions nutritionnelles	Vaisseaux sanguins (« veines »)
Spiritus animalis	Cerveau	Cholera (bile jaune)	Fonctions nerveuses : système sensoriel, motricité volontaire	Nerfs
Spiritus vitalis	Cœur Collaboration étroite avec les poumons	Sanguis, Cholera (bile jaune) favorise le principe de chaleur	Médiateur des processus vitaux fondamentaux : rythme vs. pulsation et respiration ; activation et distribution de la chaleur	Vaisseaux sanguins (« artères »)

33 Citation d'Ingo Müller : Médecine humorale ; p. 45

Signification pratique de la théorie du spiritus

Comme les humeurs, le spiritus n'est reconnaissable qu'indirectement à travers les fonctions des tissus et des organes qu'il déclenche ou contrôle. Il n'y a pas de symptôme tant que ces missions se déroulent dans le cadre physiologique. Les fonctions physiologiques ne sont donc pas perçues consciemment. Ce n'est que lorsque leur déroulement est perturbé que les spiritūs deviennent reconnaissables par les symptômes et permettent de tirer des conclusions diagnostiques sur les états physiopathologiques dont ils sont responsables. De ce point de vue, le dysfonctionnement est un paramètre de l'état des spiritūs. Il n'existe, en soi, aucune thérapie des spiritūs. Par contre, une thérapie régulant les fonctions les consolidera automatiquement.

Dans la pharmacopée traditionnelle, nous trouvons tout au plus quelques indications rudimentaires allant dans ce sens. L'influence du spiritus a lieu indirectement avec chaque concept de thérapie systémique qui s'inspire des lois de la nature. La théorie du spiritus fournit des explications théoriques à certains phénomènes physiologiques et pathologiques, qui peuvent toutefois être expliquées de manière plus simple et surtout, beaucoup plus pratique, par la théorie des humeurs « modernisée ».

L'auteur de ce chapitre se pose donc la question quelque peu provocatrice de savoir s'il ne serait pas bénéfique pour l'enseignement et l'apprentissage, ainsi que pour l'application pratique de l'ensemble de la MTE, de se débarrasser ici d'enseignements superflus...

CHAPITRE 10

LA MAISON DE L'ART DE GUÉRIR SELON PARACELSE

Christian Raimann

10.1. Une nouvelle théorie de l'art de guérir

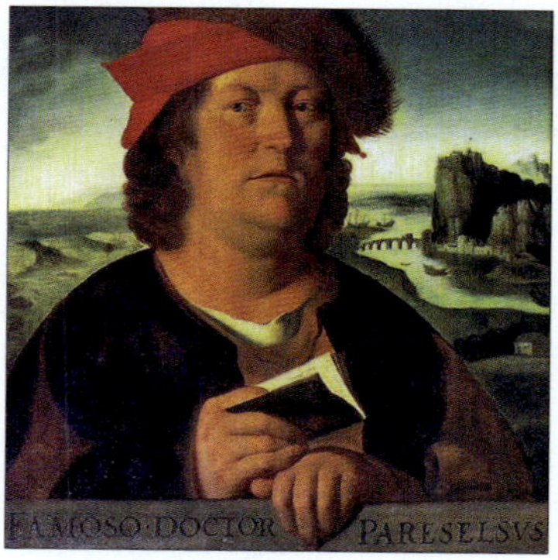

Paracelse, tel que représenté par Quentin Massys (XVe siècle)

Dans l'histoire de la médecine, Paracelse est certainement l'une des personnalités les plus remarquables et les plus passionnantes. Des siècles après sa mort, sa vie, sa pensée et son action fascinent encore de nombreuses personnes.

Pourtant, l'importance de Paracelse ne réside pas principalement dans la découverte de l'alchimie, de la spagyrie et de la théorie des signatures, qui lui ont été attribuées à tort. Sa plus grande réussite est bien plutôt d'avoir été l'un des derniers représentants de la médecine occidentale à intégrer les nombreux aspects individuels de la civilisation d'alors dans un système médical autonome. Il a ainsi combiné la médecine, la chimie, la physique, l'astronomie et l'astrologie, la théologie, l'alchimie et bien d'autres disciplines encore dans une vision magique du monde et dans une théorie synergique de l'art de guérir. Tous les domaines de sa médecine sont une expression des substances et des énergies élémentaires du macrocosme ; tout est lié par des correspondances.

Paracelse a libéré la médecine de l'époque de la vision étroite selon laquelle la santé et la maladie étaient soit une pure question de mélange d'humeurs, soit une récompense ou punition de Dieu. L'idée selon laquelle le vice et le péché étaient une cause importante de maladie et de souffrance occupait une position dominante au Moyen Âge (par exemple dans la pensée et l'action d'Hildegarde de Bingen), il régnait comme une sorte de « chamanisme christianisé ». D'autre part, Paracelse a élaboré un concept prêtant aux maladies des causes plus différenciées avec des types de thérapies et de médecines correspondants. En tant que penseur praticien, il est revenu sur les aspects physiologiques, physico-chimiques, mentaux, spirituels, sociaux et fatals qui caractérisent les deux pôles que sont la santé et la maladie.

L'alchimiste et le spagyricien transforment pour ainsi dire l'ancienne médecine poussiéreuse, ils distillent ses contenus dignes d'être conservés, calcinent (incinèrent) les restes et en tirent un art de la guérison supérieur et contemporain.

10.2. Paracelse (1493–1541)

Au tournant des années 1500, une ère se termine et il s'en ouvre une nouvelle. Les colonisateurs ont découvert le Nouveau Monde et Copernic la vision héliocentrique du monde selon laquelle le soleil est au centre et non l'homme et la terre. Luther a renversé l'ancien ordre ecclésiastique et le visionnaire De Vinci a chamboulé les lois de la gravité en construisant une machine volante. L'imprimerie a rendu accessibles les connaissances accumulées au commun des mortels.

Cette ère à la limite du Moyen Âge profond et obscur est rempli d'un espoir optimiste pour un avenir plus ouvert. C'est à ce moment clé, dans ce saut temporel vers un monde nouveau, que naît Paracelse, fils d'un médecin pèlerin issu d'une famille de chevaliers souabes et d'une d'une femme avec le statut de serf, travaillant au monastère bénédictin d'Einsiedeln. Sa maison natale accolée au pont du Diable à Einsiedeln, une maison de bain, était considérée comme le dernier bastion séculier sur le chemin du pèlerinage de Saint-Jacques-de-Compostelle avant de traverser le pont pour rejoindre l'intérieur du monastère. Il y était encore permis de se régaler, de boire et de profiter d'autres plaisirs de la chair. Paracelse semble avoir été imprégné de cet air du temps qui dépasse les frontières et avoir anticipé une époque entièrement nouvelle, dans laquelle les valeurs prônées jusqu'à ce jour s'estompent et doivent être modifiées.

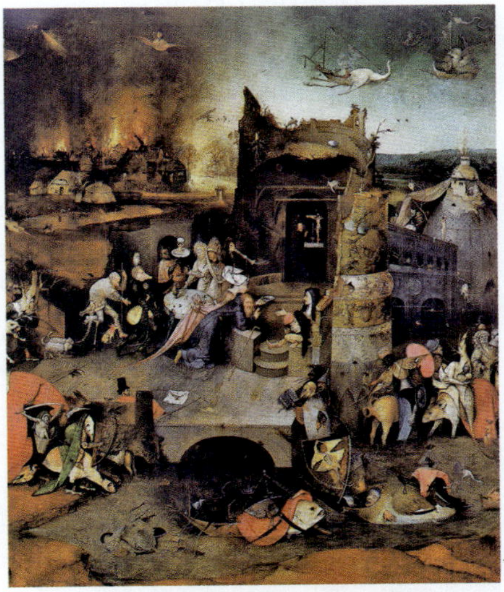

Jérôme Bosch (vers 1450–1516), contemporain de Paracelse, a exprimé l'esprit de l'époque dans plusieurs de ses tableaux. (Tableau central du triptyque « la tentation de saint Antoine », Museu Nacional de Arte Antiga, Lisbonne)

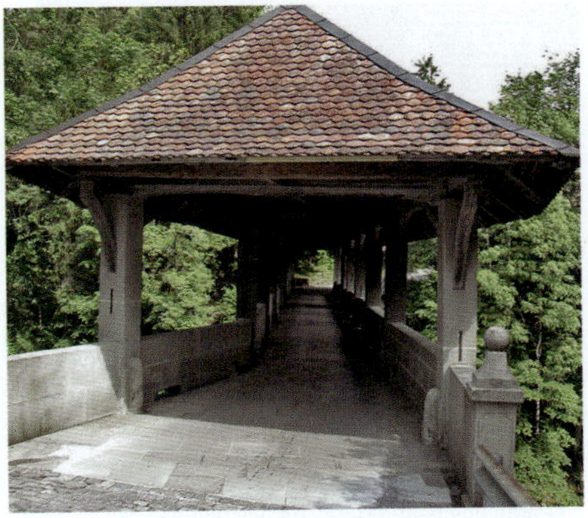

Le pont du diable à côté de la maison natale de Paracelse

À l'âge de neuf ans, il émigre en Carinthie avec son père. Le sort de sa mère, dont nous ne connaissons même pas le nom, est inconnu.

Grâce à l'activité médicale de son père à l'étranger, il rencontre des mineurs et des métallurgistes et apprend à connaître l'or, le fer, le plomb et d'autres métaux. Une grande partie de sa pensée reflète symboliquement ce contact profond avec les montagnes de son enfance et de sa jeunesse ; c'est le cas aussi des noms qu'il a choisis pour les trois principes Sulfur, Mercurius et Sal.

Tout au long de sa vie, Paracelse n'a cessé d'être un chercheur et scientifique qui ne se contente pas de ce qui est déjà connu, mais qui demeure toujours ouvert à la nouveauté et à ce qui n'est pas conventionnel. Au cours de ses nombreux voyages, c'est parmi de simples paysans, des voyageurs et des femmes herboristes qu'il a trouvé ses professeurs, développé ses connaissances et construit son expérience. Les personnes nées sous le signe du scorpion affrontent l'establishment, les médecins, les pharmaciens et toute autorité partout où l'occasion se présente.

Paracelse a dit à propos de ses contemporains : « *Ils m'ont chassé de Lituanie, puis de Pologne, je n'ai pas plu aux Hollandais et aux universitaires, et pas non plus aux Juifs ou aux moines. Mais moi, grâce à Dieu, j'ai plu aux malades.* » (Dans la suite du texte, toutes les autres citations de Paracelse sont imprimées en italique et sans indiquer son nom).

À Bâle, il enseigne en allemand, ce qui est considéré comme insultant et scandaleux pour le monde savant de l'époque. Il a rassemblé, regroupé et consigné les connaissances anciennes, la théorie des éléments et des humeurs, l'alchimie et la science des signatures et a également ouvert la voie vers l'avenir et vers des perspectives plus modernes. Grâce aux connaissances acquises dans les mines et les fonderies, Paracelse est parvenu à une nouvelle compréhension chimique des processus de la vie et des maladies. Il est l'un des premiers à introduire des substances chimiques comme par exemple les métaux dans l'art de guérir, ainsi que la distillation de substances médicamenteuses. C'est pourquoi il est considéré comme le précurseur de la chimie des XVIe et XVIIe siècles et donc aussi comme un pionnier de la chimie pharmaceutique actuelle. Sa devise la plus connue est encore souvent citée aujourd'hui et inspire toujours la médecine moderne en particulier dans la règle d'Arndt Schulz :

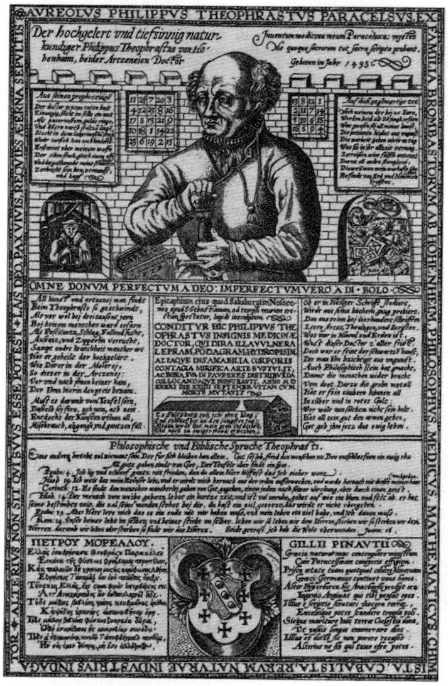

« Philippe Théophraste de Hohenhaim, très érudit et profondément naturaliste, docteur des deux médecines… »
Brochure, gravure sur cuivre du XVIe siècle

« *Tout est poison, seule la dose fait le poison.* »

Cependant, il ne croit pas à une théorie des remèdes exclusivement végétale ou chimique, mais avant tout à un guérisseur intérieur :

« Ce n'est pas la plante qui guérit. Ce n'est ni une poudre chimique, ni la chaleur, ni le froid. Une seule chose peut guérir. C'est le guérisseur insaisissable, compétent et infiniment puissant qui vit en nous. Il est capable de tout guérir. Si une personne tombe malade, c'est uniquement parce que le guérisseur intérieur a été affaibli et handicapé par une vie inadéquate. Si je veux guérir, je ne peux rien faire d'autre que de l'aider à reprendre des forces. »

Lors de la publication d'un calendrier annuel en 1529, son nom actuel, Paracelse[34], apparaît pour la première fois comme un pseudonyme. Le savoir paracelsien est consigné dans environ 400 écrits, dont la plupart sont publiés en allemand.

L'amour qu'il porte à autrui et à l'art de guérir est une motivation importante dans son travail. Cela l'a poussé à élargir constamment ses connaissances et son expérience, à considérer les pensées et actions indépendantes comme une priorité absolue et à ne pas se laisser limiter par les conventions et les lois. Cela a déplu aux autorités. En raison de sa façon de penser et de vivre, Paracelse a souvent été contraint de se justifier devant les tribunaux.

Le naturaliste Conrad Gessner a écrit en 1560 : « à notre connaissance, ce Paracelse est un magicien, un homme étrange [...] qui est allé à l'école des démons, comme le faisaient les druides. Je suppose que les théophrastes sont les derniers représentants des druides, qui ont été instruits par des démons dans les anciennes tavernes souterraines des Celtes pendant quelques années. »

10.3. Les 4 piliers de l'art de guérir

Dans son livre Paragranum, Paracelse a décrit en détail les fondements de sa théorie de la guérison, qui repose sur quatre piliers :

• La philosophie	La connaissance de la nature et de ses pouvoirs
• L'astronomie	La connaissance du temps et de ses qualités
• L'alchimie	La connaissance de la métamorphose et de la transformation
• La vertu médicale	la connaissance de l'action et de la coutume

Le modèle en quatre parties peut être considéré comme une transition entre l'ancienne théorie des humeurs et une compréhension de la médecine orientée vers les sciences naturelles, qui se développe lentement.

34 Du grec. « Para » = contre, au-dessus ; Celse d'après l'auteur romain d'un ouvrage de référence sur la médecine humorale, né probablement vers 25 av. J.-C.

Philosophie

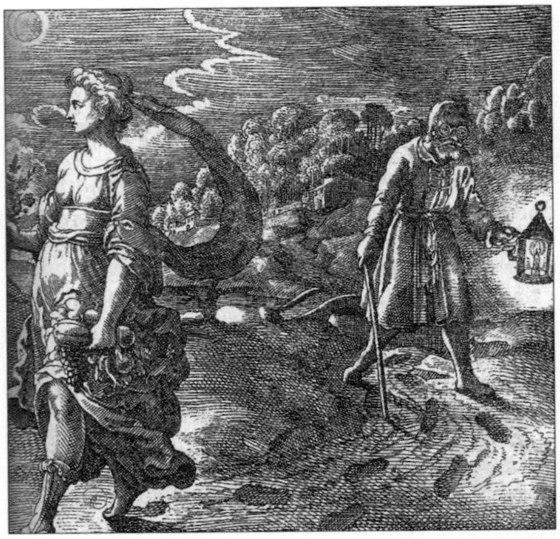

La nature (la femme comme guide), la raison (la canne), l'expérience (les lunettes) et l'étude (la lanterne) façonnent le chemin philosophique.
(Michael Maier, Atalanta fugiens, Oppenheim, 1618)

Chez Paracelse, la philosophie prend le sens d'une connaissance de la nature (nous parlons aujourd'hui de « sciences naturelles ») et témoigne de son amour profond pour la création. Les connaissances médicales et l'expérience ne s'apprennent pas dans les universités, mais seulement à travers les mystères de la nature, à travers la *« lumière de la nature »*. La condition préalable fondamentale à un tel apprentissage est l'ouverture et la formation à la perception sensorielle et spirituelle du monde.

L'étude et la pratique de la médecine au Moyen Âge n'avaient pas grand-chose à voir avec cette pensée. De nombreuses maladies simples (du point de vue d'aujourd'hui) étaient considérées comme incurables ou venant de la main de Dieu. Paracelse considérait la maladie comme une manifestation individuelle, qui devait également être traitée en conséquence. Il a appris de son père qu'il existait une herbe pour chaque maladie. La formation universitaire lui apporte donc peu sur le plan pratique. Au cours de ses longs voyages à travers les campagnes et dans toute l'Europe, il apprend des gens simples « illettrés » et de la nature elle-même.

Pour lui, ces gens ont plus de connaissances que les savants médecins, qu'il ne tient pas en haute estime : *« Celui qui n'a pas étudié la philosophie [...] fait un médecin comme un ramoneur fait un boulanger »*.

« [...] donc que toutes les prairies et pâturages, toutes les montagnes et collines sont les pharmacies [...] de la nature, le monde entier est une pharmacie et n'est pas recouvert d'un toit. »

Paracelse est convaincu que le philosophe naturaliste n'apprend à connaître « le parcours de l'homme » qu'à travers ce genre de recherche de terrain, les plantes, la nature et toutes ses forces. Il a pressenti derrière ces éléments l'existence d'une force primordiale qui se cache dans la matière et est invisible, comme une quintessence de la guérison. Cet effort permet également de reconnaître la signification essentielle de la théorie des signatures dans la vision du monde de Paracelse. Car le médecin ne peut les découvrir que par l'étude pratique des maladies et des remèdes correspondants. Pour le grand savant, chaque remède révèle sa qualité par des signatures externes et internes, qui ne se montrent qu'avec l'intense expérience, compréhension et entendement de la nature. C'est le seul moyen de trouver un schéma de correspondance entre un tableau clinique, un patient et un remède adapté.

Paracelse est allé jusqu'à désigner la maladie par le nom du remède, c'est ainsi qu'il parle, par exemple, de la « *maladie de l'euphorbe* ». Pour Paracelse, l'expérience du divin réside dans la reconnaissance et l'interprétation de ces secrets de la nature.

« Dieu (...) a créé le médecin et laisse pousser ses médicaments sur la terre, de telle manière qu'il reconnaisse l'anatomie de ces plantes terrestres. Ensuite, le médecin doit se tourner vers l'anatomie de la maladie. Il trouvera alors une correspondance entre la maladie et les remèdes et il reconnaîtra ce qui va ensemble. Le médecin naît du parallélisme de ces deux anatomies. Sans elles, il n'est rien. »

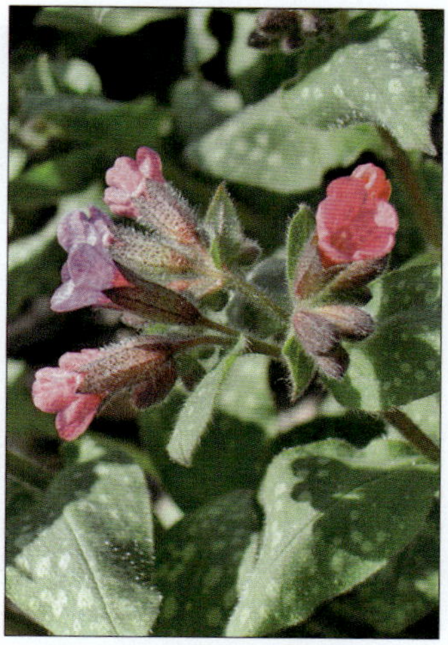

Les signatures de la pulmonaire officinale (Pulmonaria officinalis) : La forme des feuilles, les taches et les poils rugueux de la feuille révèlent à ceux qui reconnaissent les signatures l'effet curatif de la pulmonaire officinale sur les maladies respiratoires. Une autre correspondance se trouve dans les fleurs dont la couleur change après la pollinisation et prend une teinte semblable au sang artérialisé dans les capillaires pulmonaires.

Astrologie

C'est à partir de cette vision du monde qu'il construit le deuxième pilier de son art de guérir. Il reconnaît également le divin dans la perception des astres et des forces élémentaires. Les qualités astrales servent de professeurs spirituels, qui donnent aux individus accès à leur vraie nature.

Comme mentionné dans la première partie du livre, l'astrologie de Paracelse ne doit pas être comprise de manière causale, mais dans le sens d'une connaissance du temps et de sa qualité. Un moment spécifique n'est pas causé par un corps céleste spécifique, mais ce moment est rendu possible parce qu'il correspond à la qualité du temps (C.G. Jung parle de synchronicité). Les astres et les signes du zodiaque sont des noms symboliques pour les forces archétypales. Ils sont mères de la vraie médecine pour Paracelse.

« Les étoiles ne gouvernent rien en nous, ne peuvent produire aucune qualité en nous ni nous influencer. Elles sont libres pour elles-mêmes et nous sommes libres pour nous-mêmes. Mais prenez conscience que nous ne pouvons pas vivre sans les astres, car le froid, la chaleur et la qualité des choses que nous mangeons et utilisons proviennent d'eux. Sauf l'homme. »

Alchimie

Chez Paracelse, l'alchimie n'est pas réduite à la fabrication spécifique de médicaments, mais elle est considérée plutôt comme une recherche des lois et de la structure de la vie.

Elle commence par l'observation attentive de la nature, conduit à l'imitation et même à l'optimisation des processus naturels en tant qu'objectif supérieur. « *Si vous ne connaissez pas l'alchimie, vous ne connaissez pas non plus la matière de la nature.* »

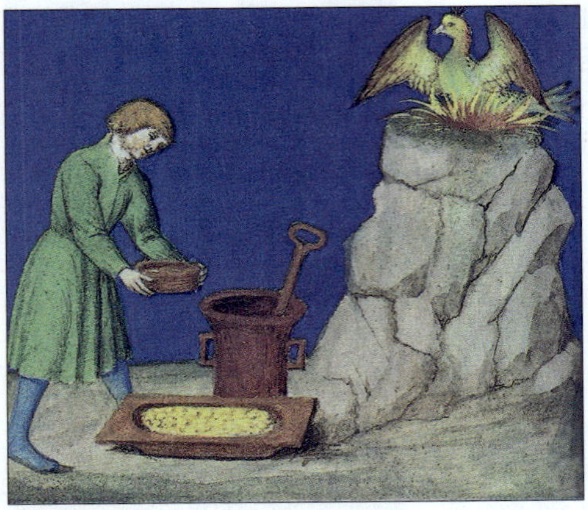

L'alchimiste comme le boulanger prépare la pâte.
(Aurora consurgens, XVe siècle)

Selon Paracelse, une personne qui connait la philosophie et l'astrologie, n'est pas encore médecin. Ce n'est que lorsqu'elle sait amener les « fruits » de la nature à maturité qu'elle peut guérir. Car la nature est brute et tranchante dans son être, de sorte qu'elle peut difficilement être utilisée sans modification : *« Un alchimiste est un boulanger quand il cuit le pain, un vigneron quand il fait le vin (...) La personne qui amène les choses au but auquel elles sont destinées par la nature est un alchimiste. »*

Les processus de conversion, de transformation et de transmutation sont au centre de la tradition alchimique, mais ils ne se limitent pas à la matière et au matériel car ils englobent les connaissances spirituelles et psychiques. En effet, l'ennoblissement n'est pas seulement recherché matériellement, mais aussi spirituellement, comme un chemin vers la connaissance de soi qui *« fait briller à nouveau la lumière intérieure de l'homme »*. Les processus de guérison et les remèdes ne doivent pas seulement transformer la maladie en santé, mais aussi permettre à l'homme de connaître et de pressentir sa raison divine.

Convaincu que les causes de la maladie ne se trouvent pas seulement dans le corps, mais aussi dans l'esprit de l'homme, il est donc évident pour Paracelse que les thérapies et les remèdes doivent inclure des aspects spirituels. Pour la médecine moderne, cela est difficile à comprendre, car la nature spirituelle d'un médicament est impossible à mesurer et à quantifier. Mais, puisque la mesurabilité ne s'applique qu'aux choses matérielles, seules celles-ci peuvent être guéries.

Chez Paracelse, l'attitude alchimique de base consiste en la recherche de la compréhension des forces et des processus qui maintiennent le monde ; il s'agit donc de bien plus qu'une simple théorie antique, il s'agit d'une vision du monde, d'un art.

La vertu médicale

Ce pilier de la médecine, également appelé *« proprietas »* (intégrité), représente l'éthique médicale chez Paracelse. En tant que fondement essentiel, il supporte les trois autres piliers de l'art de guérir. Selon Paracelse, il y a trois façons d'être un bon médecin : soit on naît médecin, soit on a un très bon professeur, soit on y est appelé par Dieu. L'exercice de la médecine exige de l'intégrité, des compétences, de la charité et de l'humilité devant Dieu.

Un guérisseur est censé être un bon philosophe, un connaisseur de l'astromédecine et de l'alchimie. Mais toutes ces connaissances sont inutiles si la vertu et l'humilité font défaut. La compréhension actuelle de la profession médicale diffère diamétralement de ce que Paracelse entendait par l'art de guérir.

La polarisation sur des principes actifs, des séquences génétiques et des valeurs statistiques ne peut être conciliée qu'avec une connaissance profonde de la nature, un émerveillement et une admiration sans borne de ses phénomènes. Il reste à voir dans quelle mesure la recherche du profit est devenue la valeur actuelle la plus élevée, à la place de la charité. « *Toute la connaissance du monde que nous, les hommes, possédons sur la terre ne vient que de la lumière de la nature. Cette lumière de la nature s'étend du visible à l'invisible et elle est aussi merveilleuse ici qu'elle l'est là-bas. L'invisible est visible à la lumière de la nature.* »

Paracelse aurait vécu modestement et traité gratuitement les personnes démunies. Dans ses écrits, il s'exprime volontiers, longuement et abondamment sur ses confrères médecins et sur d'autres professions comme les pharmaciens : ils ne sont « *(...) bons qu'à vider la bourse du paysan stupide.* »

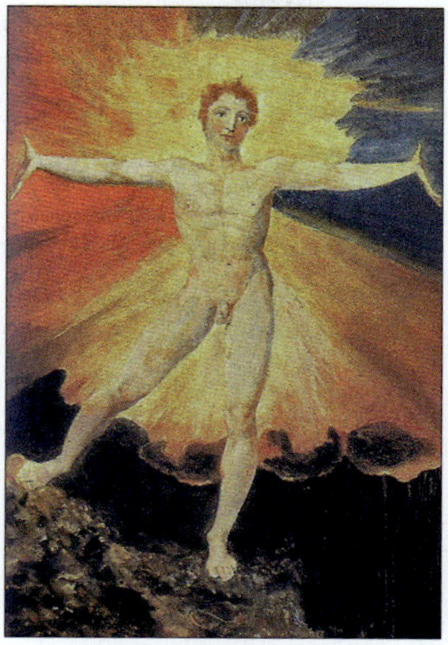

La nature humaine est liée au cosmos et aux sphères divines.
(W. Blake, Danse d'Albion, vers 1794, British Museum, Londres)

10.4. La théorie des entités

Dans la pensée du Moyen Âge, les maladies sont causées par la contamination ou le déséquilibre des humeurs, ou sont le résultat d'une punition de Dieu. En conséquence, la gamme des approches thérapeutiques possibles est également relativement restreinte. Le changement de vision du monde qui s'amorce apporte de nouvelles connaissances sur les lois de la nature. Celles-ci ne sont plus compatibles avec une pensée magico-mystique ou une pathologie humorale qui suit inconditionnellement et à la lettre les écritures antiques.

Paracelse rompt avec cette physiopathologie étroite en tentant d'expliquer l'être humain, sa santé et sa maladie à l'aide des « *cinq manières d'être* », à travers les cinq entités. Dans son ouvrage « Volume Paramirum », Paracelse divise les connaissances médicales sur la santé et la maladie en cinq niveaux. Les trois premiers façonnent principalement le corps, les deux derniers principalement l'esprit :

- Ens astrorum Le niveau du physique, du cosmos
- Ens veneni Le niveau du métabolisme et des contaminants
- Ens naturale Le niveau de la constitution et de la prédisposition
- Ens spirituale Le niveau du spirituel
- Ens deale Le niveau du Divin

Les entités peuvent être considérées comme cinq catégories ou domaines fondamentaux des personnes en bonne santé et des personnes malades. Ils sont les « cinq princes » qui gouvernent notre existence. S'ils sont en harmonie, ils signifient la santé. S'ils sont perturbés, ils signifient la maladie.

Ens : « (...) est une origine ou une chose qui a le pouvoir de gouverner le corps. Cette chose doit être considérée dans ses 5 aspects pour la reconnaître.
Cinq principes dont chacun est capable de corrompre ou de guérir le corps. Si un médecin ne voit pas ces cinq origines (chacune dans son contexte intérieur), alors il reste aveugle, car aucun ens n'accepte la cure d'un autre. »
J. Friedrich Helvetius, alchimiste, XVIIe siècle

Ens astrorum

(Également Ens astrale, du latin « astrum » = étoile, ciel) L'homme est impliqué dans tous ses aspects dans le grand événement universel. Ce cadre cosmologique porte l'homme et son environnement.

L'être dépend d'influences cosmiques, qui maintiennent la vie. Ce sont la chaleur, les saisons ou le climat. L'homme peut difficilement se soustraire à ces influences. Il peut tout au plus les modifier ou les utiliser par une résonance dans cette grande danse cosmique. L'Ens astrorum décrit la nature et les influences des astres et des signes du zodiaque, sans toutefois postuler un déterminisme astrologique. Paracelse ne comprend pas cette force comme ayant une influence déterminante sur le destin, ni comme une prévision de l'horoscope convaincante, mais plutôt comme une affinité symbolique intérieure entre l'homme et l'univers.

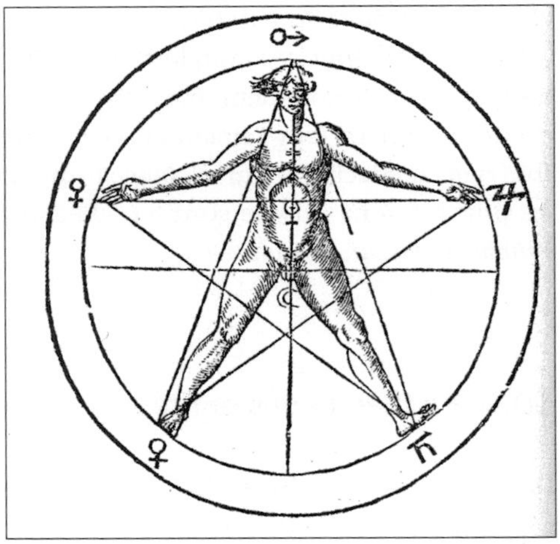

Agrippa von Nettesheim, 1486–1535, de occulta philosophia : L'homme dans le cercle d'action de la grande unité (cercle) et des astres.

Les effets des astres sur l'homme correspondent à la course microcosmique du ciel en nous-mêmes.

« Vous êtes convaincus que les hommes doivent leur bonheur et leurs talents aux astres, de sorte que l'un se développe mieux que l'autre. L'un dans les arts, l'autre dans la richesse et le troisième dans le pouvoir. Vous considérez ces capacités comme des dons des astres. Nous rejetons ce point de vue et expliquons ces choses comme suit : le bonheur vient de la faculté et la faculté vient de l'esprit. Les capacités d'un homme dépendent de la nature de l'esprit qu'il possède, et sa chance dépend de son talent. »

Ens veneni

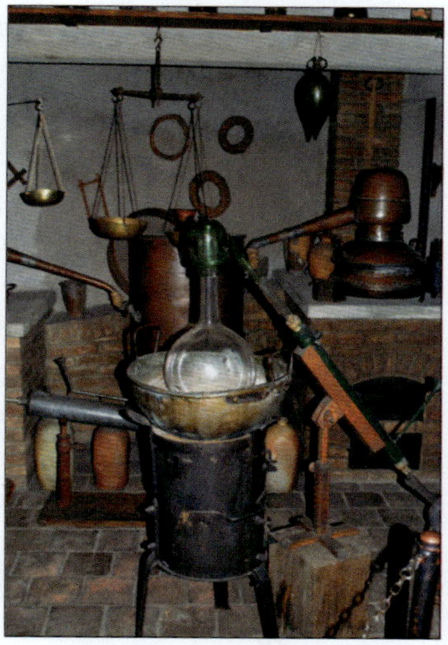

Pour exploiter la nourriture, l'alchimiste intérieur doit la réchauffer, la fermenter ou la digérer et la transformer en or d'une autre manière, comme dans le laboratoire du corps lui-même.
(Musée de la Pharmacie de l'Université de Bâle)

(Du latin « venenum » = poison) Quand Paracelse décrit l'influence cosmique sur les hommes dans l'Ens astrorum, il traite du mode de vie humain, des processus corporels naturels et de ceux issus du monde extérieur, ainsi que et de la res non naturales dans l'être humain lui-même. À ce niveau, il relie l'être humain à son environnement, son alimentation et sa respiration, qui constituent tous les domaines fondamentaux de la diététique. Basé sur une théorie des maladies à orientation écologique, l'être humain est exposé à une grande variété d'influences, bénéfiques ou néfastes, par exemple aux poisons endogènes et exogènes. Selon Paracelse, il faut un *« alchimiste intérieur »* pour traiter ces stimuli et séparer ce qui est utile de ce qui est toxique. D'un point de vue actuel, il souligne ainsi l'importance d'une alimentation adéquate et d'un métabolisme fonctionnel. Comme la composition alimentaire actuelle est souvent réfrigérée, crue ou insuffisamment cuite, la chaleur nécessaire à la digestion manque souvent, ce qui constitue l'une des causes fréquentes d'une pathologie humorale. Dans la mesure du possible, les aliments doivent subir un processus alchimique, être cuits à la vapeur, bouillis et agrémentés avec des herbes réchauffantes pour répondre aux besoins du corps.

Ens naturale

(Du latin « natura » = nature, particularité) Paracelse a décrit la nature même de l'homme, sa constitution, les prérequis génétiques et les dispositions qui en résultent au niveau cosmique et environnemental. Cette Ens est la base de l'évolution constitutionnelle de la vie et des causes endogènes des maladies. Selon Paracelse, ce niveau est également soumis aux influences des forces astrales. Les sept astres s'incarnent dans les sept organes principaux (cerveau, foie, poumons, reins, rate, cœur, vésicule biliaire) et suivent leurs trajectoires dans le corps humain de manière plus ou moins harmonieuse.

Ens spirituale

(Du latin « spiritus » = esprit, souffle) Dans cet aspect, Paracelse fait référence à la partie psychosociale et psychosomatique de la physiopathologie, au pouvoir de l'esprit, de la volonté et de l'imagination. Paracelse a également inclus la magie, l'enchantement et la sorcellerie dans cette force.

En ce sens, le terme spirituel n'est pas compris théologiquement, mais comme une cause indirecte de maladie, de troubles émotionnels et psychosomatiques affectant le corps humain. Étant donné que la cause la plus profonde d'une maladie est enracinée dans l'esprit, son interaction avec le corps est un aspect essentiel de la théorie des maladies de Paracelse. Ce n'est que ces dernières années que la médecine moderne s'est ouverte à ces aspects longtemps ignorés et qu'elle étudie dans la discipline de la psycho-neuro-immunologie ce que Hohenheim avait déjà postulé il y a des siècles. Paracelse est l'un des premiers médecins à parler de la volonté humaine et à décrire les maladies mentales, la suggestion et l'autosuggestion.

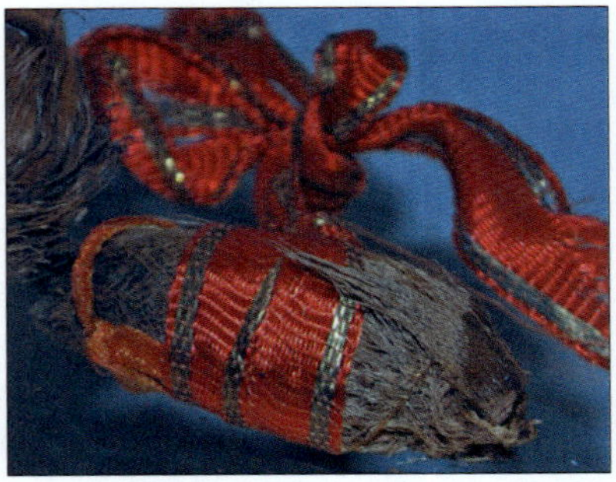

La gousse d'ail de la sainte victoire (Allium victorialis) a été portée comme une amulette de guérison pour se protéger contre les blessures. (Musée de la Pharmacie de l'Université de Bâle)

Ens deale

(Aussi Ens dei, du latin « deus » = Dieu) Paracelse a décrit les quatre premières entités comme païennes et la cinquième comme chrétienne. Contrairement aux premiers ens, le praticien ne peut plus influencer cet aspect de la maladie et Dieu seul le peut. Nous retrouvons chez lui l'œuvre de Dieu comme cause potentielle de santé, de maladie ou de souffrance. Pour l'homme moderne, cela peut être décrit par les termes destin ou karma. Paracelse lui-même considérait les souffrances comme des fléaux de Dieu et comme la preuve constante que l'homme demeurait imparfait et, en fin de compte, ignorant.

Paracelse était profondément croyant, mais pas au sens ecclésiastique. À une époque où certains de ses contemporains (et surtout des femmes) sont persécutés et assassinés par l'église en raison de leur liberté de penser ou d'agir, il demeure toujours à la limite de ce qui est toléré.

« Je dis et j'affirme qu'il est plus utile de laver et de panser les plaies des pauvres, que d'assister debout à la messe pour brailler à l'office de Prime, de Tierce aux Vêpres et pour le Completorium. Vous dites que je ne suis donc pas chrétien et que j'agis contre la foi chrétienne. Mais j'ai reçu le message du Christ qui dit : tu mangeras, tu boiras et tu t'habilleras, mais il n'a pas pensé à la messe. »

10.5. Les cinq types de médecins

En correspondance avec les cinq niveaux de maladie, Paracelse a postulé l'existence de cinq types de médecins, qui répondent aux causes et aux besoins de la maladie. S'il y a cinq maladies, il doit aussi y avoir cinq voies de guérison, cinq concepts de traitement adéquats. Mais avant de les utiliser, le pilier le plus important de la santé pour Paracelse est la protection du « médecin intérieur », des vraies forces d'autoguérison : « *Si on protège seulement la nature, c'est elle qui guérit toutes les maladies car elle sait comment les guérir. Le médecin ne peut pas savoir cela et, par conséquent, son travail consiste uniquement à protéger la nature.* »

Ce n'est qu'après cette étape préventive que le « *médecin externe* » a le choix entre les cinq voies de guérison. Comme plusieurs entités ens sont impliquées dans de nombreuses maladies, les différentes procédures thérapeutiques sont souvent combinées.

Naturalis

Le médecin observe la nature et traite en conséquence selon un concept antipathique (Contraria contrariis curentur). Ce médecin n'a pas besoin d'une connaissance approfondie des effets spécifiques du traitement et des médicaments, car il reste souvent purement axé sur les symptômes. Les procédures utilisées ont un effet relativement non spécifique et vont dans le sens d'une thérapie de réorganisation, de stimulation, de reconstruction et de renforcement. En 1926, Aschner a écrit dans sa préface aux œuvres de Paracelse : « il faut se rendre compte que la médecine scientifique d'aujourd'hui ne comprend que Naturalis, c'est-à-dire qu'un seul des cinq types de médecins. »

Specificus

Ce type de médecin traite à partir de son expérience et de sa profonde connaissance des médicaments, en utilisant des remèdes qui ont un effet sympathique (principe d'égalité). « *Le traitement doit être effectué avec ce qui a causé la maladie.* »

Paracelse est allé jusqu'à nommer la maladie non pas par un nom lié à la pathologie, mais par le remède : « *guérir Saturne avec Saturne (...)* ». Ces considérations montrent que Paracelse est un précurseur de l'homéopathie.

Le praticien utilise des procédés antidyscrasiques, de dérivation et de drainage, ainsi que des médicaments spécifiques.

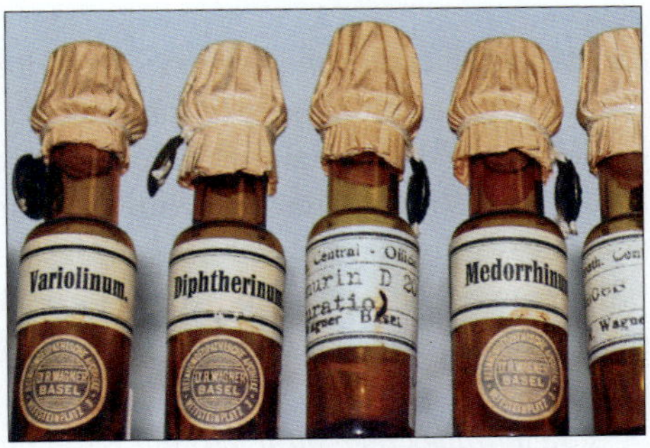

Nosodes homéopathiques, remèdes fabriqués à partir de sécrétions et de tissus pathologiques humains (Musée de la Pharmacie de l'Université de Bâle)

Characteralis

Le médecin Characteralis n'a pas besoin de remèdes, son art de guérir est nourri par sa sagesse et son expérience. Il guérit par la parole, la psychologie, l'hypnose et il conduit ainsi le patient à la connaissance de soi. Le médecin Characteralis a du charisme, de l'empathie et peut-être même des capacités de clairvoyance. Ce type de médecin comprend également l'astrologue, qui guide les gens dans leur découverte d'eux-mêmes avec ses connaissances approfondies des relations astrales.

Spiritualis

Le médecin guérit avec des pouvoirs spirituels ou magiques. Dans ce contexte, la magie ne signifie pas sorcellerie, mais guérison en harmonie avec les forces élémentaires et astrales, avec les rythmes de la nature. Le guérisseur magique, le chaman ou le thérapeute naturaliste comprend les signes des astres, le langage des plantes, des animaux et des métaux et il s'allie avec eux pour ramener l'homme malade à l'équilibre. C'est un médecin doté de pouvoirs supérieurs.

Fidelis

Ce médecin, ou plutôt ce prêtre, guérit uniquement par la foi et la spiritualité, auxquelles il facilite l'accès aux patients en leur ouvrant l'esprit et l'âme. La foi peut déplacer des montagnes et si elle ne peut pas guérir une maladie, elle permet parfois de mourir « guéri ».

10.6. L'importance de la théorie des entités et des médecins

La théorie de la maladie de Paracelse tente de comprendre les personnes en santé et malades à tous les niveaux de leur être et d'en déduire un mode et une hygiène de vie. Elle englobe ainsi des domaines qui sont soit complètement ignorés par la médecine actuelle, soit relégués à d'autres disciplines, comme la psychosomatique. La médecine actuelle réduit ses efforts pour comprendre les personnes saines et malades de même que des phénomènes tels que la douleur, à l'examen de quelques aspects individuels limités. La maladie est considérée soit comme un défaut matériel, soit comme un dysfonctionnement du corps.

« Remarquez bien qu'il y a cinq Entia qui créent et causent toutes les maladies. Les cinq Entia signifient cinq origines de la maladie, c'est-à-dire qu'il y a cinq causes, dont chacune est capable de créer et de produire toutes les maladies avec force, autant de maladies qui ont été, sont et seront dans le monde. »

Nous pouvons déduire de cet énoncé qu'il ne considère pas qu'il puisse n'y avoir qu'une sorte de mal de tête, mais au moins cinq types, et peut-être même que chaque céphalée constitue un phénomène tout à fait unique. Dans cette façon de penser, une céphalée liée aux conditions météorologiques, à l'alcool, des maux de tête hépatiques ou enfin des maux de tête psychogènes sont différents types de maladies, qui nécessitent également des thérapies différentes. Cette pensée peut difficilement être respectée en attribuant simplement des noms de maladies étroitement définis et en prescrivant les thérapies standard correspondantes de la médecine actuelle.

Pour avoir une vue globale, il est donc indispensable d'inclure tous les aspects possibles, toutes les entités et tous les domaines de l'être. Ce n'est qu'ainsi que la personne malade et son état de maladie peuvent être compris et qu'un concept thérapeutique spécifique et individuel peut être élaboré. En effet, chaque maladie, quel que soit son nom, a besoin d'un thérapeute approprié avec des concepts thérapeutiques adéquats. Contrairement à la spécialisation médicale actuelle, l'objectif principal du praticien est toujours de ne pas s'éloigner d'une vue d'ensemble. Les aspects de la maladie peuvent également s'influencer les uns les autres – une ens faible peut également affecter d'autres enties (p. ex. un trouble métabolique peut également affaiblir l'esprit).

Avec ses idées novatrices, Paracelse a occasionné une renaissance de l'art de guérir en réaction à la médecine médiévale figée, selon ses propres mots : une nouvelle monarchie. Il a laissé Galien derrière lui et brûlé les doctrines des anciens dans le feu de la Saint-Jean en 1527.

Ce savant universel a reconnu et réaffirmé publiquement que la santé et la maladie ne relèvent pas uniquement de la théorie traditionnelle grecque des humeurs ou de la soumission fataliste à une divinité punitive. Au contraire, l'homme est impliqué dans le grand théâtre du monde et soumis à ses lois cosmologiques et biologiques. La vie est synonyme de changement, de rythme, d'adaptation et implique des processus biologiques et alchimiques.

Les choses les plus vraies, cependant, ne sont pas tangibles ; elles ne sont que la frontière visible de la réalité profonde. Ce ne sont pas les apparences qui sont réelles, mais les forces et les principes qui les sous-tendent. Vu sous cet angle, le vrai médecin n'apparaît pas comme un maître tout-puissant et infaillible de la vie et de la mort, mais comme un humble serviteur apprenant de la nature. Une nature qui ne ressemble plus à la vallée moyenâgeuse du péché, écrasée par la religion, mais à un mystère merveilleusement exalté auquel l'homme peut participer.

« La connaissance ne réside pas dans le médecin, mais dans la nature. Et c'est pourquoi la nature peut connaître la nature en elle-même, le médecin non. Parce que la maladie vient de la nature, pas du médecin, et le remède vient de la nature, pas du médecin. Le médecin doit donc être celui qui doit apprendre de la nature. »

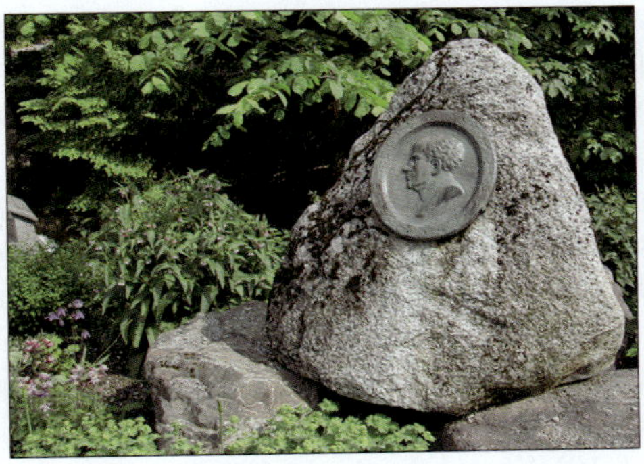

Pierre commémorative posée sur le lieu de naissance de Paracelse près d'Einsiedeln, en Suisse.

CHAPITRE 11

L'ASTROMÉDECINE : UNE MÉDECINE EN RÉSONANCE AVEC LES ASTRES

Christian Raimann

11.1. Introduction

Chaque phénomène a une âme, est doté de sa propre conscience et est lié à tout ce qui existe par des connexions invisibles. L'être humain soucieux de la nature, en tant que partie de ce grand agencement, est étroitement lié à tous les autres ordres : à celui des plantes, des minéraux, des animaux et à celui du cosmos environnant et des astres qui s'y déplacent. Cette certitude a été le point de départ d'une prise de conscience humaine qui faisait figure d'évidence dans notre culture jusqu' à il y a quelques siècles.

L'homme primitif était si profondément impressionné par l'apparence des astres, du Soleil et de la Lune en particulier, qu'il les a assimilés à des êtres divins. La lumière et la chaleur du Soleil sont indispensables à la vie sur Terre. Les propriétés de la Lune se manifestent de toute évidence lors des marées. À partir de ces connaissances, on ne peut qu'envisager l'existence humaine sur Terre comme étant influencée par les astres.

Les manifestations de ces forces primitives, leur nature, leur luminosité et leurs mouvements ont été transformés et représentés sous des traits et des caractéristiques anthropomorphes, ont été entourés de mythes et fredonnés en chansons. Cette vision archaïque du monde, qui remonte jusqu'à l'âge de pierre, constitue l'élément de base de la plupart des cultures traditionnelles. Elle représente l'être humain comme étant au centre de cette ronde cosmique.

Cette vision dite géocentrique du monde, dans laquelle tout tourne autour de l'être humain, est le fondement de l'astrologie (l'astronomie et l'astrologie ne faisaient qu'un jusqu'au XVIe siècle). Elle propose des principes structurants et explique les liens et résonances entre les hommes et les astres. Pour la description et la clarification des concordances établies, l'astrologie utilise un langage visuel et un symbolisme propre allant dans le sens d'une théorie des correspondances cosmologiques (voir aussi la Théorie des signatures, chapitre 6.10). L'être humain, en tant que microcosme, reflète les grands phénomènes macrocosmiques.

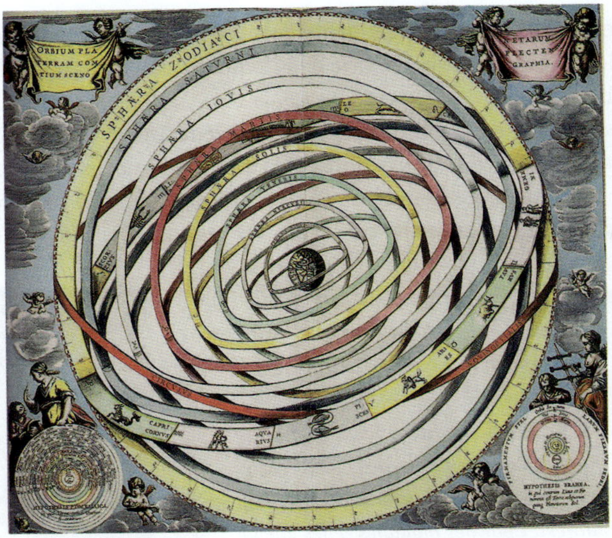

La vision géocentrique du monde d'Andreas Cellarius
(Harmonia Macrocosmica, Amsterdam, 1660)

Dans cette perception du monde, les 7 astres visibles dictent non seulement les rythmes temporels (p. ex. les jours de la semaine), mais sont également impliquées dans l'organisation de la vie dans ce qu'elle a de plus profond. Ils façonnent, par exemple, le rythme des cycles des âges de la vie humaine qui couvrent une période de 7 ans.

Les 7 jours de la semaine comme reflets des 7 astres classiques		
Lundi		Jour de la Lune
Mardi	En allemand Dienstag : Ziu ~ du lat. Mars	Jour de Mars
Mercredi		Jour de Mercure
Jeudi	En allemand Donnerstag : Donar ~ du lat. Jupiter	Jour de Jupiter
Vendredi	En allemand Freitag : Freya ~ du lat. Vénus	Jour de Vénus
Samedi	En anglais Saturday	Jour de Saturne
Dimanche	En allemand Sonntag	Jour du Soleil

Les racines babyloniennes, persanes, arabes, juives et grecques sont évidentes dans l'astrologie médiévale européenne. Les astrologues antiques ont perfectionné l'observation et l'interprétation des phénomènes célestes. Ils ont présenté leurs découvertes comme constituant une base importante pour différents domaines de la science, également dans la médecine. Presque tous ses représentants des 2500 dernières années étaient convaincues que l'astrologie, en plus de la Théorie des éléments, constituait le pilier de fondation de la médecine holistique.

L'astromédecine, née de la combinaison de la médecine et de l'astrologie, offre des explications imagées pour différents domaines comme l'anatomie, la physiologie et la pathologie. Elle combine tous les processus humains avec ceux de l'astrologie, y compris l'âge, les tempéraments, les traits de caractère, les organes, les fonctions du corps et les symptômes de la maladie.

De plus, c'est un facteur important pour le choix des thérapies et des remèdes, ainsi que pour leur préparation et leur administration.

Du point de vue de l'astromédecine, le Soleil est lié au cœur humain (source d'énergie vitale, de chaleur et de rayonnement), comme le sont l'été, le midi et le dimanche. Mars peut se manifester par des maladies telles que la fièvre et l'inflammation. C'est l'expression de la planète Mercure que l'on trouve dans le monde végétal, p. ex. dans la respiration foliaire et dans les plantes à floraison délicate telles que les ombellifères.

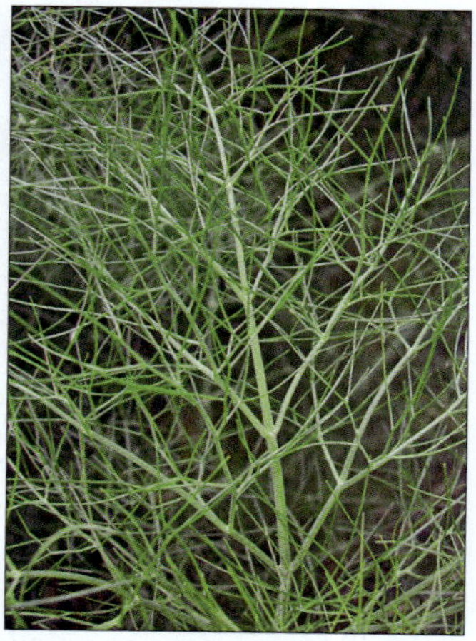

Les feuilles du fenouil et son huile essentielle révèlent que le légume est par sa nature associé à mercure.

En fin de compte, l'astromédecine dans son ensemble incarne l'expression de la connaissance profonde et originelle selon laquelle l'être humain en tant que partie entière de la nature est soumi aux mêmes influences, lois et processus que cette dernière.

11.2. La notion du temps

La perception du temps relève d'une question existentielle pour l'homme. La découverte de l'orbite de la Lune et la perception des différentes saisons (selon le continent) ont conduit l'être humain il y a des milliers d'années (probablement 6000 à 7000 ans) à organiser son temps et à créer un calendrier. Jusqu'à il y a quelques générations, le rythme de vie de nos ancêtres était basé sur une expérience cyclique du temps. Les événements récurrents et les qualités variables de celui-ci constituaient des repères fixes permettant de s'orienter tout au long de l'année. L'être humain moderne, lui, utilise majoritairement un axe du temps linéaire, alors que les petits enfants et les animaux ont encore des rythmes cycliques (« encore trois dodos... »).

Dans le bassin méditerranéen, les calendriers lunaires créés en référence à l'orbite de la Lune autour de la Terre, sont les ancêtres de notre calendrier actuel. À ce jour, le monde islamique a conservé un calendrier lunaire. Aujourd'hui encore, Pâques, vu comme la fête archaïque de la fécondité, est toujours liée à la Lune et est fixé le dimanche suivant la première pleine Lune du printemps.

Les ancêtres des calendriers solaires, basés sur les quatre saisons et donc sur la position du Soleil au-dessus de la Terre, étaient déjà connus dans l'Égypte ancienne. Les équinoxes du printemps et de l'automne, les solstices d'hiver et d'été continuent à être des repères essentiels du système temporel européen.

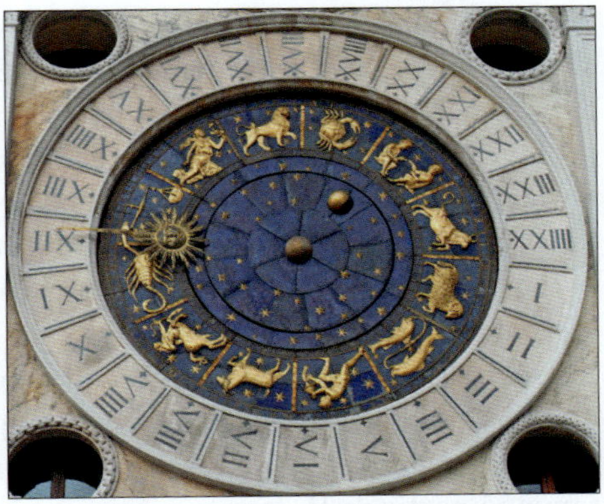

L'horloge de la Torre dell' Orologio à Venise, avec un cadran en lapis-lazuli, montre le Soleil, la Lune et le zodiaque.

Avec l'introduction du calendrier julien par les Romains, vers 46 av. J.-C., un comptage continu des années s'est doucement développé. Cependant, en raison de la précision insuffisante du calendrier de l'époque, l'écart avec l'année astronomique n'a cessé de s'accentuer. Ceci a conduit à sa correction par le pape Grégoire en 1582. Cette année-là fut raccourcie de dix jours, c'est-à-dire que le 4 octobre fut immédiatement suivi du 15 octobre ; les jours de la semaine, eux, suivirent leur cours habituel. Dans le même temps, la règle régissant jusqu'alors les années bissextiles fut affinée et optimisée. Dans certains pays, le passage au calendrier grégorien a été immédiat, tandis qu'il a fallu des siècles dans d'autres pays.

En Chine, par exemple, le changement n'a été définitivement adopté qu'au XXe siècle. L'Église orthodoxe de certains pays calcule encore aujourd'hui ses fêtes et jours fériés selon le calendrier julien.

Toutes les religions et tous les mythes du monde sont profondément enracinés dans le rythme du cycle annuel des saisons et de la perception du temps. La croissance et le déclin au cours du cycle de la nature se manifestent dans notre culture à travers les coutumes populaires, mais aussi dans l'année liturgique et dans la Bible. Par exemple, la division de la semaine en 7 jours, probablement imaginée par les Babyloniens, se retrouve dans la genèse chrétienne et dans une grande variété de coutumes et de contes.

Le cadran de nos horloges modernes est une image microcosmique du ciel : les heures correspondent aux 12 signes du zodiaque, l'aiguille des heures à la course du Soleil dans une année solaire et l'aiguille des minutes à l'orbite de la lune autour de la Terre.

11.3. L'histoire de l'astromédecine

La pensée et les actions humaines ont toujours été profondément influencées par la connaissance astrologique des astres et des signes du zodiaque. L'astrologie est considérée comme l'une des plus anciennes sciences humaines et peut s'appuyer sur des milliers d'années d'expérience. Les peintures rupestres permettent déjà de prouver l'interaction entre l'homme de l'âge de pierre et les astres célestes. Des constructions anciennes basées sur les principes de l'astronomie, comme Stonehenge, témoignent encore aujourd'hui de l'étendue des connaissances de l'époque.

Mythologiquement, l'astrologie remonte au légendaire Hermès Trismégiste. Ses lois hermétiques sont à la base de l'astrologie, par exemple le principe allégorique : *« Ce qui est en bas est comme ce qui est en haut ; et ce qui est en haut est comme ce qui est en bas »*.

La correspondance entre macrocosme et microcosme est d'une importance fondamentale dans la vision astrologique du monde. Le cosmos se reflète dans les phénomènes terrestres qui, à leur tour, ont leurs équivalents dans le macrocosme. Les premières preuves d'observation et d'exploration systématiques des astres sont livrées par des civilisations avancées telles que les cultures babylonienne, sumérienne et assyrienne de la Mésopotamie. A partir de là, les connaissances acquises se sont probablement propagées vers la Perse, l'Inde, et plus tard vers la Grèce et Rome. Un savoir similaire s'est également développé, de manière indépendante dans l'Amérique précolombienne, en Afrique et dans d'autres parties du monde.

Les 7 astres classiques, leur orbite et le zodiaque en 12 parties dans sa forme actuelle étaient déjà connus au Ve siècle avant J.-C. En Europe, l'astrologie a connu son apogée au Moyen Âge, après avoir été développée dans le monde arabe et s'être propagée à nouveau via l'Espagne. L'astromédecine, parfois appelée iathromathématique au Moyen Âge, a toujours fait partie intégrante de cette vision du monde précitée.

Hildegarde de Bingen, par exemple, considérait l'être humain comme le reflet du cosmos et ses forces comme l'élément indispensable d'un art de guérir global. Paracelse a élevé l'astrologie au rang de « Mère de la vraie médecine » ; il la considérait comme l'un des quatre piliers de la médecine. Cependant, il comprenait l'astrologie comme une « théorie de la qualité du temps » et non dans son sens actuel de théorie de l'horoscope. Il n'accordait pas d'importance aux horoscopes eux-mêmes et s'abstenait de les interpréter.

Au Moyen Âge, l'Église a tenté d'éradiquer et de détruire les connaissances anciennes par des interdictions et de la violence. Les femmes et les hommes savants de ces siècles passés ont été cruellement punis ou tués pour leur expérience et leurs compétences. L'un des derniers astromédecins remarquables au sens ancien du terme fut Nicholas Culpeper (1616–1654), surnommé le Paracelse anglais. Son ouvrage « The Herbal », paru en 1652 sous le titre « The English Physitian », a été publié dans plus de 100 éditions, ce qui en fait l'un des livres les plus imprimés au monde.

Il y a quelques siècles à peine, les astrologues étaient de puissants conseillers de la société et des gouvernements sur les questions politiques, sanitaires et sociales. La dernière chaire d'astrologie en Allemagne (à Erlangen) a été supprimée en 1835. Autrefois élément fondamental d'une vision cosmologique du monde, l'astromédecine a perdu aujourd'hui son importance centrale pour de nombreuses personnes. Son contenu n'a plus sa place dans la pensée scientifique rationnelle et abstraite de l'Homo modernus contemporain.

11.4. L'astromédecine : une théorie de la résonance

L'astrologie, issue du monde des croyances magico-mystiques de nos ancêtres de l'âge de pierre, considère les constellations cosmiques comme le cadran d'une horloge universelle imaginaire sur laquelle nous pouvons lire les qualités créatrices du moment. En tant que théorie de la correspondance cosmique, elle tente de convertir la pensée conceptuelle humaine en un aspect imagé et imaginaire. Pour ce faire, elle forme des chaînes de symboles archétypaux à l'aide de principes astraux (p. ex. Mars – chaleur – résistance – affirmation de soi – inflammation, etc.). Selon ces analogies, les propriétés et les qualités des forces célestes se retrouvent chez les animaux, les minéraux, les plantes, ainsi que chez les êtres humains, leurs fonctions organiques et leurs maladies.

> *« Alors, comprenez que le cerveau est la Lune, le poumon Mercure, le rein Vénus, la bile Mars, le foie Jupiter, la rate Saturne et le cœur, le Soleil. »*
>
> PARACELSE

Les symptômes dus à une faiblesse cardio-vasculaire peuvent ainsi indiquer une faiblesse du principe solaire, qui doit donc être soutenu par des remèdes à action solaire tels que l'or, le millepertuis (Hypericum perforatum) ou le safran (Crocus sativus). La détermination des remèdes astromédicaux n'est pas soumise à la conception analytique actuelle des principes actifs de la phytothérapie, mais repose par association sur des analogies correspondantes.

Ce point de vue selon lequel il existe une résonance entre le monde céleste et les processus terrestres, où le semblable répond à son semblable, est appelé « synchronicité » par C.G Jung. Les astres ne sont nullement la cause de ces forces, mais représentent simplement des similitudes synchrones (une « coïncidence significative » selon C.G. Jung).

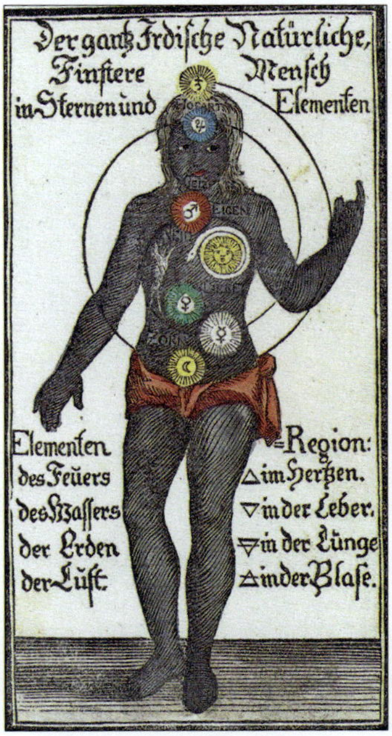

L'homme et ses organes en relation avec les éléments et les astres.
(Georg Gichtel, 1638–1710, Theosophia practica)

> *« Nous ne sommes pas prédéterminés par la puissance des astres. Chaque maladie commence dans l'astre et par la suite peut pénétrer dans l'être humain. Ce que le ciel ébauche, commence à s'accomplir dans l'homme. Ce n'est que lorsque l'homme laisse libre cours à sa passion que les astres ont un pouvoir absolu sur lui. Mais s'il chemine sagement, il sera bientôt libéré de toute servitude. »* PARACELSE

11.5. Les astres

Pour l'astromédecine, les astres subsolaires (situées entre la Terre et le Soleil) connus depuis l'Antiquité que sont la Lune, Mercure, Vénus, le Soleil lui-même et les trois astres supra-solaires (plus éloignées du Soleil que la Terre) tels que Mars, Jupiter et Saturne, sont d'une importance capitale. Au cours des siècles suivants, les planètes Uranus, Neptune et Pluton, qui ne pouvaient pas être observées à l'œil nu et qui ont été découvertes à l'aide d'instruments, s'y sont ajoutées.

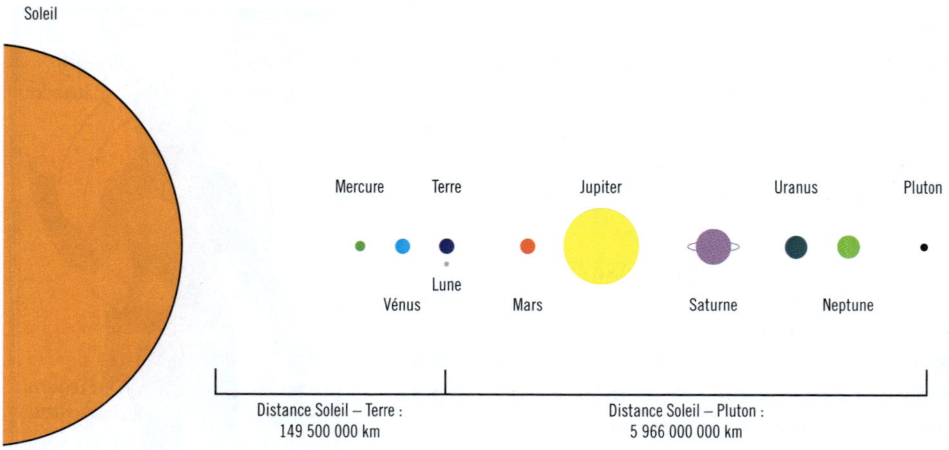

Ces 7 astres et leurs correspondances sont intégrés dans le système d'ordre imbriqué (totalité, polarité, tria principia, 4 éléments, 7 astres, etc.) de la MTE. Ils permettent une observation et une structuration fines des forces élémentaires formatrices et des processus par lesquels toute vie naît, existe, change et disparaît.

L'essence des principes astraux est représentée au moyen de la personnification (généralement en tant que figures mythologiques du monde des dieux gréco-romains), des chaînes d'associations, des symboles et des mythes. Tous les règnes de la nature sont liés aux astres et constellations qu'ils traversent. Les forces cosmiques sont à l'œuvre partout : dans la nature environnante et, bien sûr, dans l'être humain lui-même. Chaque astre est lié aux organes du corps humain, aux traits de caractère, aux maladies et aux concepts thérapeutiques pour ce qui relève de leur traitement.

Les symboles des astres

Les éléments de base suivants expriment leurs qualités principales spécifiques par rapport à l'être humain en tant que symboles composites :

Cercle	Esprit
Demi-cercle	Âme
Ligne verticale	Entendement, compréhension
Ligne horizontale	Corps
Croix	Matière
Flèche	Impulsion, force ciblée
Point	Conscience de soi

Les signes planétaires (symboles planétaires) sont combinés à partir de ces composants individuels en fonction de leur nature.

⊙ Le symbole du Soleil, par exemple, représente un cercle avec un centre, car les forces solaires incarnent la source de la vie et le centre de l'individu.

Les plantes médicinales et leurs références astromédicales

Comme la plante est en fait un être orienté vers l'extérieur, un intérieur tourné vers l'extérieur (ainsi ses feuilles correspondent par exemple aux capillaires pulmonaires de l'être humain), elle est particulièrement liée aux forces stellaires qui sont ici à l'œuvre. Les remèdes à base de plantes peuvent réguler, intensifier ou atténuer les effets de ces dernières.

« Chaque plante est donc un astre terrestre et appartient au ciel. Chaque astre est une plante céleste, dotée d'une forme et d'une nature spirituelles, qui ne diffère pas des plantes qui sont sur la Terre. La matière est simplement différente. »

« Non seulement la force des plantes vient de la Terre, mais également de l'astre, et le corpus vient de la Terre. »

PARACELSE

Selon Paracelse, le pouvoir de guérison des plantes repose également sur l'action des astres. Ceux-ci ont en outre donné à ces dernières des caractéristiques particulières (signatures), afin que l'être humain puisse reconnaître à quoi elles conviennent. La plupart des plantes médicinales ne peuvent pas être associées uniquement à une planète ou à un signe du zodiaque. Selon la partie de la plante, la localisation et la période de végétation, d'autres forces cosmiques peuvent se manifester. Les qualités astrales sont également influencées par le moment de la récolte, le mode de préparation et d'administration. Par exemple, l'églantier (Rosa canina) indique son lien avec Vénus par ses fleurs roses au parfum doux et agréable ; les forces de Mars se manifestent dans ses épines, dans la couleur rouge du cynorrhodons aux petits poils urticants.

Les métaux et leurs références astromédicales

Les veines de métal traversent la croûte terrestre comme des vaisseaux sanguins, c'est pourquoi les métaux ont été considérés comme des manifestations terrestres des astres. Il y a une résonance directe avec certaines forces planétaires en fonction de la qualité du métal.

Du point de vue de sa consistance, le mercure, par exemple, n'est ni solide ni liquide. Pour cette raison, il est associé à la planète du même nom, dont les qualités correspondent précisément à cette indétermination et à cette mobilité. Dans le corps humain, les médicaments contenant ce métal agissent sur les forces de Mercure ; ils déploient leurs effets notamment sur les surfaces d'échange de la peau et des muqueuses, qui ont un lien fort avec Mercure (« le messager des dieux »).

Le Soleil terrestre se manifeste dans l'or parce que ce dernier contient de la lumière. Utilisé comme substance curative, il peut agir sur le cœur, qui correspond au Soleil microcosmique dans l'être humain (le langage populaire parle de la « chaleur du cœur »). Sur le psychisme, les préparations contenant de l'or améliorent l'état d'esprit et renforcent la confiance en soi.

Utilisés comme remède dans une préparation appropriée (souvent homéopathique ou spagyrique), les métaux administrés dans le corps humain ont un effet fortifiant, affaiblissant ou régulateur sur les forces célestes des astres. L'homéopathie utilise diverses préparations métalliques diluées et dynamisées. La théorie anthroposophique des remèdes connaît aussi les miroirs métalliques. Un métal est chauffé sous vide jusqu'à ce qu'il se vaporise et qu'un film mince se dépose en coagulant sur les parois des vases de distillation. De plus, les plantes médicinales sont (dit simplement) « fertilisées avec du métal dynamisé » sur trois générations. En tant que métal ainsi végétalisé, Hypericum Auro cultum D3, par exemple, est utilisé lors d'états dépressifs.

> *« Il y a donc sept planètes et aussi sept métaux. L'expérience nous enseigne que les sept métaux qui se trouvent en nous ont le pouvoir d'agir contre les sept planètes. Par conséquent, quelle que soit la planète qui attaque le corps, utilisez la Quinta Essentia de son métal (préparation alchimique) contre elle (...) »* PARACELSE

Autres références astromédicales en lien avec les thérapies naturopathiques

Dans la MTE, les qualités des astres ne sont pas seulement associées aux remèdes métalliques et à base de plantes. Leurs propriétés trouvent également leur résonance dans les méthodes thérapeutiques telles que la médecine nutritionnelle et certaines applications manuelles spécifiques. Ainsi, un massage sportif vigoureux présente des qualités martiennes évidentes, qui se manifestent par l'apparition de rougeurs, une augmentation de la circulation sanguine et de meilleures performances. En revanche, les propriétés lunaires d'un drainage lymphatique augmentent le flux lymphatique et réduisent la stagnation des fluides.

Un principe astral trop faible peut être renforcé par une sélection d'aliments spécifiques. Si par contre il est trop fort, celui-ci peut être affaibli par son antagoniste. Les huiles et les noix, par exemple, ont un caractère jupitérien, les aliments épicés ou grillés s'approchent plus des propriétés de Mars. Les aliments crus, en revanche, ont un effet rafraîchissant, tout comme les tomates et les concombres. En outre, dans certaines formes d'alimentation, les céréales sont associées aux astres : le blé au Soleil, le riz à la Lune, le millet à Mercure, l'orge à Mars, l'avoine à Vénus, le seigle à Jupiter et le maïs à Saturne. Le fait de préparer la céréale le jour de la semaine correspondant (du riz le lundi, de l'orge le mardi, etc.) renforce son lien avec l'astre du jour. Les références aux qualités planétaires se retrouvent également en hydrothérapie et dans les applications biophysiques, avec leurs potentiels réchauffant, rafraîchissant, hydratant ou desséchant.

Les qualités et les références des astres : les sept astres classiques

Le Soleil : la source de vie ☉

Diamètre : 1 392 000 000 000 km
Température à la surface : 5500 °C
Taille : 333 Terres
Distance par rapport à la Terre : 149 600 000 000 km
Période d'orbite sidérale : 1 an (temps d'un passage dans le zodiaque)

Seule la chaleur du Soleil rend la vie possible sur Terre, c'est la raison pour laquelle ses forces sont perçues comme bienfaisantes et vivifiantes pour notre existence. Dans la mythologie grecque, Hélios était le guide suprême de la lumière. Il quittait son palais à l'est le matin avec un attelage de chevaux, voyageait à travers les cieux pendant la journée pour atteindre son palais à l'ouest le soir. La nuit, il était ramené endormi à l'est dans un bac qui traversait l'océan.

Symbole

- Cercle avec point au centre, la source de toute vie, le centre de l'individu

Mots-clés

- La force primordiale de la vie, de la vitalité et de l'activité, l'énergie vitale
- Chaleur, feu, rayonnement et lumière
- Ordre, mouvement
- Dignité, beauté et noblesse
- La domination du cœur, l'autorité bienveillante, le bienfaiteur
- La détermination, la conscience de soi, le centre de la personnalité
- Individualité et affirmation de soi

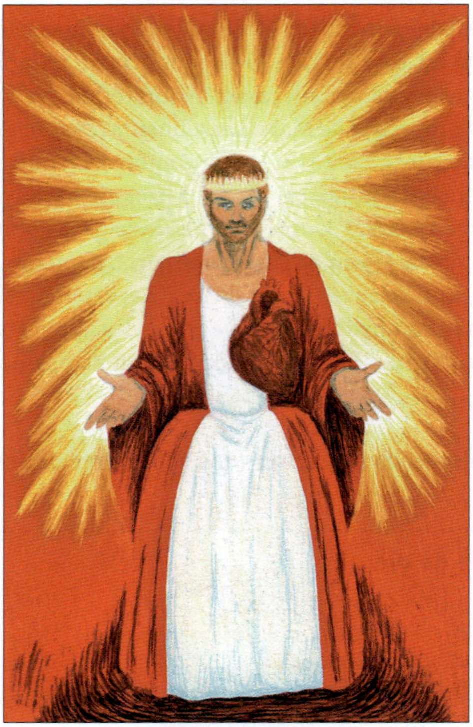

Qualités

- Principalement chaud, sec

Caractère

- Masculin, rationnel
- Ouvert d'esprit, généreux, bienveillant, confiant
- Individualité très développée, confiance en soi
- Qualités de leader chaleureux, enthousiaste
- Avec beaucoup de passion et de persévérance

Organisme humain

- Circulation sanguine, système cardio-vasculaire
- Vision, état de santé général
- Notre vie se termine avec le dernier battement de cœur. Lorsqu'un être humain parle de lui-même, il pose sa main sur sa poitrine au niveau du cœur. Le « Moi » est associé à la qualité du cœur. En tant qu'organe du « je », le cœur réagit de manière rapide et sensible aux changements d'humeur. « L'amour du cœur » relie non seulement les gens les uns aux autres, mais il unit et nourrit également tous les organes et tissus internes.

Exemples de troubles

- Maladies cardio-vasculaires
- **Excès :** hypertension, chaleur, fièvre
  Excès de confiance, égoïsme, orgueil, autodestruction, soif de pouvoir, euphorie, manie, nervosité
- **Défaut :** hypotension, faiblesse, vertiges, troubles de la vision, troubles de la conscience
  Dépression, apathie, froideur intérieure, manque d'estime de soi, vieillissement prématuré

Effets thérapeutiques des remèdes à action solaire

- Revitalisant, tonifiant, fortifiant
- Recentrant, fortifiant cardiaque
- Réchauffant, séchant
- Facilite la digestion
- Antidépresseur

Plantes médicinales liées au Soleil

- Substances actives : beaucoup d'huiles essentielles, flavonoïdes
- Formes d'application : p. ex. extraits huileux
- Familles : nombreuses astéracées
- Plantes dressées fièrement, colorées et à croissance rapide, concentrées autour d'un point central, poussant dans des endroits chauds et secs
- Tige : forte et droite
- Feuilles : odeur agréable
- Fleurs : semblables à des tournesols ou à des molènes, couleur jaune d'or, parfumées
- Nuances chaudes de jaune ou d'orange
- Avec des senteurs balsamiques et aromatiques
- Avec du liquide jaune ou la formation de résine
- Fruits : division en forme de disque, riches en graines
- Racine : grande, odeur agréable
- Exemples : angélique, millepertuis perforé

Métal

- L'or (Aurum) est un remède astromédical important, qui agit principalement sur le système cardio-vasculaire et la conscience de soi.

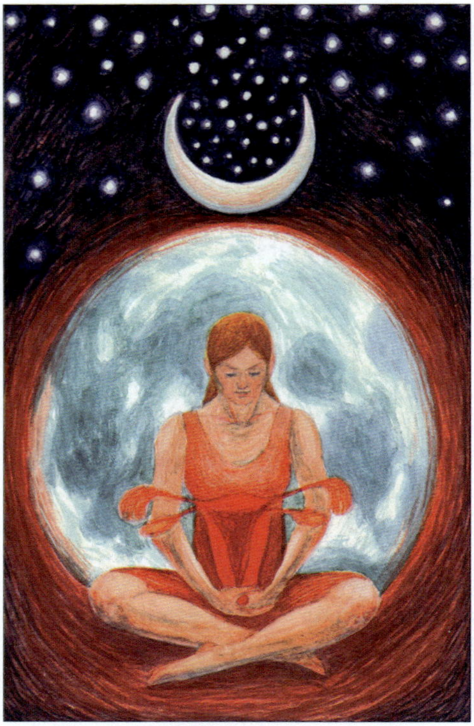

La Lune : le miroir

☽

Diamètre : 3476 km
Température moyenne à la surface : +/–130 °C
Taille : 0,012 Terre
Distance par rapport à la Terre : 384 400 km
Distance par rapport au Soleil : 152 000 000 000 km
Période d'orbite autour de la Terre : 27,32 jours
Période d'orbite sidérale : 28 jours (passage à travers le zodiaque)

La Lune est le miroir du Soleil, son pôle opposé ; son caractère variable est clairement perceptible. Ses forces se manifestent dans l'alternance des marées et dans le cycle menstruel. La Lune provoque non seulement les marées basses et hautes, elle transporte également les fluides corporels de manière rythmique. Séléné (Luna), est la déesse de la Lune et aussi de la nuit et du sommeil. Toutes les femmes sont sous sa protection. Artémis, la déesse de la fertilité est également l'incarnation de la Lune ; en tant qu'ancêtre de la vie, elle est en même temps la sage-femme divine.

Symbole

- Demi-cercle, le croissant ouvert comme le principe récepteur, comme l'âme. Il est tourné vers l'arrière, c'est-à-dire qu'il « regarde vers l'arrière », en direction du passé.

Mots-clés

- Étrangeté, pouvoir de la profondeur, subconscient, moi inférieur
- Imagination, instinct, fantaisie, mythologie
- Le reflet en tant que miroir du Soleil, image de soi, réaction
- Le lien entre l'esprit (Soleil) et le corps (Terre)
- Agilité comme processus de changement, évolutivité
- Âme
- Fertilité, enfance
- Contraction, compression, ralentissement, contention
- Le flux de la force vitale, le pouvoir régénérateur

Qualités

- Principalement humide, froid

Caractère

- Féminin, froid, passif
- Introverti, instable (changements fréquents d'humeur), lunatique
- Rêveur, romantique

Organisme humain

- Fluides corporels
- Organes féminins, glandes mammaires, processus hormonaux cycliques tels que les saignements menstruels, l'utérus pendant la grossesse
- Membranes muqueuses
- Lymphe
- Cerveau : système limbique, hypophyse, hypothalamus

Exemples de troubles

- Troubles de la fertilité, maladies féminines
- **Excès** : lymphatisme, ballonnements, hydropisie, pertes, kystes, mucus
  Caprices, somnolence
  Mycose
  Hystérie
- **Défaut** : troubles du sommeil
  Stérilité, fausse couche, manque de lait, aménorrhée, atrophie des muqueuses, maigreur, déshydratation, anorexie

Effets thérapeutiques des remèdes à action lunaire

- Rafraîchissant, apaisant, hydratant
- Anti-inflammatoire
- Protecteur, calmant, favorisant le sommeil
- Régénérant, favorisant la fertilité

Plantes médicinales liées à la Lune

- Substances actives : mucilages
- Formes d'application : p. ex. macérats à froid, bains
- Familles : nombreuses cucurbitacées
- Tiges : circulaires, courtes, dépourvues de poils, aqueuses, plantes étranges, rampantes au sol, avec des ramifications
- Feuilles : grandes, légèrement veinées, aqueuses, au goût désagréable, les bourgeons gonflent fortement
- Fleurs : courtes, blanchâtres, souvent scintillantes et argentées, de couleur blanchâtre ou jaune clair
- Odeurs fades, insipides ou légèrement acides
- Fruits : à croissance rapide, riches en humidité, beaucoup de fruits
- Rafraîchissants, juteux, visqueux ou avec un jus laiteux blanc, petites graines
- Racine : courte, lisse, blanchâtre
- Exemples : concombre, lamier blanc

Métal

- L'argent (Argentum) est un très bon conducteur et révèle en cela une grande mobilité intérieure. Il déploie ses effets notamment dans la région génitale, sur les muqueuses et dans le système nerveux.

Mercure : le médiateur ☿

Diamètre : 4878 km
Température moyenne à la surface : +350 °C
Taille : 0,055 Terre
Distance par rapport au Soleil : 58 000 000 000 km
Période d'orbite autour du Soleil : 0,24 an
Période d'orbite sidérale : 88 jours

Hermès (Mercure), le messager ailé des dieux était un médiateur entre le ciel, la Terre et le monde souterrain. C'était le dieu des marchands, des contrats, des chemins et en même temps le protecteur des bandits et des voleurs. Son talent de négociateur va de pair avec son charme prononcé, sa ruse et son éloquence.

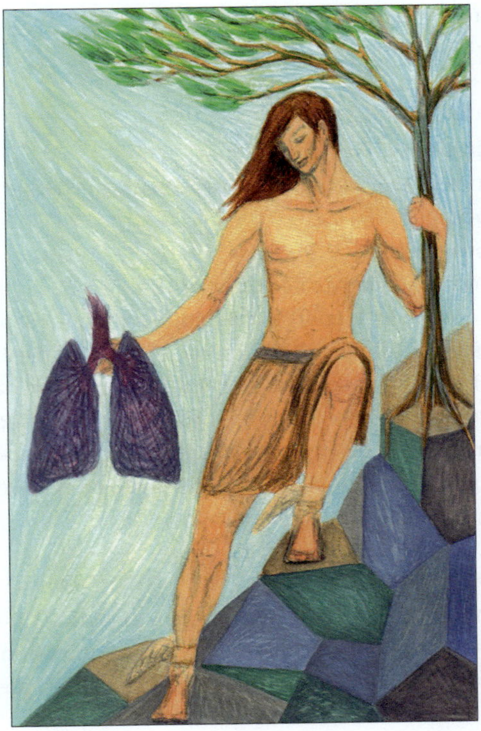

Symbole

- Connexion de l'âme, de l'esprit et de la matière, synthèse de toutes les autres planètes et de leurs relations mutuelles. L'âme médiatrice est au-dessus de l'esprit et de la matière.

Mots-clés

- Médiation, messager
- Communication, agilité, intelligence, logique
- Langue, écriture
- Indétermination, flexibilité
- Médiation entre la matière et l'esprit
- Art et connaissance, inventivité, esprit, répartie, esprit curieux

Qualités

- Variable, instable

Caractère

- Svelte, vif et sensible
- Plutôt intellectuel
- Changeant, habile, réceptif

- Sensible à toutes sortes de stimuli
- Rusé

Organisme humain

- Organes respiratoires
- Nerfs et organes sensoriels, tous les processus d'échange
- Système endocrinien
- Membres (mouvement)
- Toucher, connexion de la parole et de l'ouïe
- Les poumons absorbent l'énergie cosmique à chaque inspiration et, à chaque expiration, restituent un peu de l'homme et de son âme au ciel. Ainsi, la fonction respiratoire sert d'intermédiaire entre le haut et le bas, entre la Terre et le cosmos. L'énergie de la respiration a aussi à voir avec notre incarnation. Ce n'est pas pour rien que les mythes de la création disent : « [...] et il lui insuffla la vie [...] » Par ailleurs, l'homme termine sa vie en rendant son dernier souffle. La respiration est aussi le rythme de la vie.

Exemples de troubles

- Maladie des organes d'échange (respiration, digestion)
- Troubles nerveux, allergies, problèmes de communication
- **Excès** : distraction, instabilité, symptômes hyperkinétiques, tremblements, logorrhée
  Diarrhée
- **Défaut** : asthme
  Neurasthénie
  Trouble de la parole, troubles de la coordination
  Timidité
  Constipation, symptômes hypokinétiques

Effets thérapeutiques des remèdes mercuriens

- Dilatateur, soulageant, exaltant
- Inspirant, stimulant l'esprit
- Expectorant, liant
- Rythmant
- Neurorégulateur

Plantes médicinales liées à Mercure

- Substances actives : nombreuses huiles essentielles, saponine
- Formes d'application : p. ex. inhalation
- Familles : nombreuses ombellifères
- Plantes à croissance rapide et haute, grimpantes et fines avec une structure étagée
- Poussant sur les voies de circulation

- Tige : creuse, fine, délicate
- Feuilles : en forme de lance, fortement pennées, pointes rugueuses, bonne odeur
- Fleurs : bonne odeur, peu ouvertes, en ombelles, jaune chaud
- Parfum aromatique
- Racine : longue, rosâtre, bonne odeur
- Exemples : persil, fenouil, mercuriale

Métal

- Étant le seul métal « mobile », le mercure (Mercurius) occupe une position intermédiaire en raison de son état physique particulier. Médicalement, il agit notamment sur le système nerveux, la peau, les muqueuses et le système glandulaire.

Mars : le défenseur ♂

Diamètre : 6794 km
Température moyenne à la surface : -23 °C
Taille : 0,107 Terre
Distance par rapport au Soleil : 228 000 000 000 km
Période d'orbite autour du Soleil : 1,88 année
Période d'orbite sidérale : 687 jours

Mars, enfant unique et belliqueux de Zeus et d'Héra, était vénéré par les Romains comme dieu de la guerre. Ses enfants sont Éros, Harmonia, Daimos (peur) et Phobos (terreur).

Symbole

- Force impulsive, le physique est au-dessus du spirituel.

Mots-clés

- Force, puissance, force de volonté, énergie pour l'action
- Action, mouvement ciblé, initiative, détermination
- Lutte, énergie, ambition, résistance, agressivité
- Désir, masculinité, pouvoir de procréation
- « Petit malheur », « petit malfaiteur »

Qualités

- Principalement sec, chaud

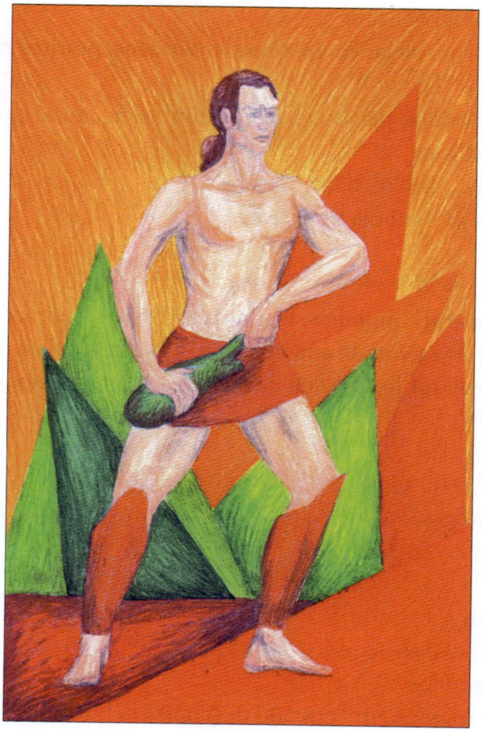

Caractère

- Agité, insistant
- Impulsif, fougueux
- Passionné

Organisme humain

- Système immunitaire
- Bile
- Muscles, tendons
- Organes masculins
- Hémoglobine et utilisation de l'oxygène dans le corps
- Odorat
- La vésicule biliaire libère sa bile de manière ciblée dans l'intestin afin que les nutriments puissent y être décomposés. Comme l'énergie de Mars, l'énergie de la bile doit être canalisée à travers d'autres organes.

Exemples de troubles

- Troubles de la vésicule biliaire, troubles du système immunitaire
- **Excès :** hyperstimulation, impatience, colère, hypertension

Inflammation, fièvre
Crampes, certains types de migraines, éruption cutanée, ulcération
- **Défaut** : manque de volonté
Anémie, faiblesse circulatoire, hypotension
Infections
Faiblesse, atonie, faiblesse musculaire
Faiblesse sexuelle chez les hommes

Effets thérapeutiques des remèdes martiens
- Nettoyant, dilatateur
- Phytobiotique, immunostimulant
- Énergisant, réchauffant, déclencheur de réaction
- Stimulant de la vésicule biliaire et du foie
- Hématopoïétique
- Irritant pour les muqueuses et la peau
- Sympathicotonique

Plantes médicinales liées à Mars
- Substances actives : huile de moutarde, huiles essentielles
- Formes d'application : p. ex. urtication, cataplasme de moutarde
- Familles : nombreuses crucifères
- Plantes à épines, piquants et poils urticants
- Plantes noueuses mais plutôt herbacées
- Plantes irritantes par contact et même parfois vénéneuses
- Tiges : rougeâtres, goût amer
- Feuilles : longues, non poilues, entaillées, teintées de rouge
- Parfums forts et pénétrants, goût similaire à celui de la moutarde, piquant et brûlant
- Fleurs : jaunes à rouges, pourpres
- Fruits : pointus, souvent petits et blanchâtres
- Racine : rouge-brun, lignifiée, peu juteuse, amère et piquante
- Exemples : arum, épine-vinette, ortie, chardon

Métal
- Le fer (Ferrum) a un effet hémostatique ; il renforce les défenses immunitaires et favorise la formation du sang.

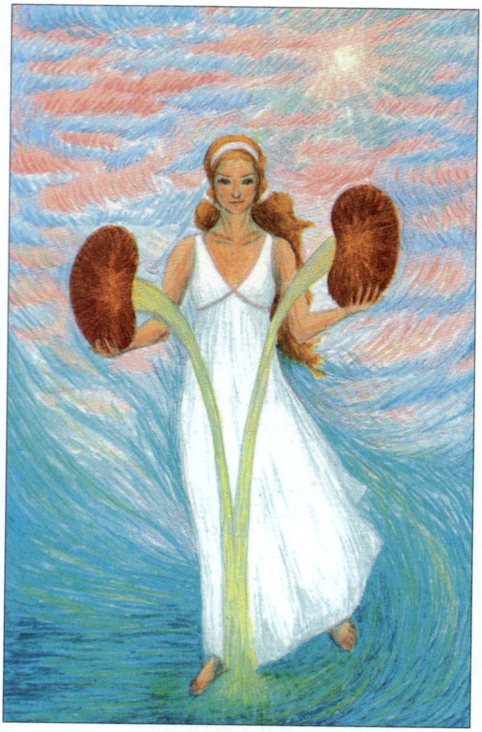

Vénus : l'harmonieuse ♀

Diamètre : 12 104 km
Température moyenne à la surface : +480 °C
Taille : 0,815 Terre
Distance par rapport au Soleil : 108 000 000 000 km
Période d'orbite autour du Soleil : 0,62 an
Période d'orbite sidérale : 225 jours

Vénus/Aphrodite est la plus belle déesse de l'Olympe. L'amour et la nature florissante sont sous sa protection.

Symbole

- Le spirituel est au-dessus du physique et forme la matière.

Mots-clés :

- Douceur, beauté, sens de la beauté, besoin d'harmonie, grâce

- Équilibre
- Sensation, émotion, amour, féminité
- Lien, charme
- Détente, relâchement, légèreté
- « Le petit bonheur »
- Volupté

Qualités

- Principalement humide, froid (dans certaines sources, peut également être modérément chaud)

Caractère

- Harmonieux, doux et bienveillant
- Séduisant
- Léger, volatil, rêveur
- Absorbant, souple, équilibrant
- Créatif

Organisme humain

- Organes génitaux féminins, reins, prostate
- Veines
- Cou, gorge
- Système endocrinien
- Le toucher
- Les reins mettent l'être humain en harmonie par leur fonction excrétrice et le traitement des stimuli mentaux et spirituels.

Exemples de troubles

- Troubles rénaux, troubles hormonaux
- Maladies des voies génitales
- **Excès** : soif de plaisir
  Augmentation de la libido féminine, narcissisme
- **Défaut** : froideur mentale
  Crampes douloureuses, maigreur, syndromes menstruels, diminution de la libido féminine

Effets thérapeutiques des remèdes vénusiens

- Régénérant
- Rafraîchissant, relaxant, relâchant, liquéfiant, assouplissant
- Apaisant, aphrodisiaque
- Diurétique

Plantes médicinales liées à Vénus

- Substances actives : certaines huiles essentielles, salicine, arbutine
- Formes d'application : p. ex. parfum, eau de toilette
- Familles : beaucoup de rosacées, de malvacées
- Plantes vives, colorées et joyeuses, avec des fleurs sphériques en forme d'assiette
- Croissance délicate, parfum agréable et sucré
- Tige : lisse, creuse, légèrement aplatie, agréablement parfumée
- Feuilles : dentelées, dépourvues de poils, veinées claires, bien odorantes, disposées symétriquement
- Fleurs : bicolores, jaunes et bleues, claires, bleu vert, rouges, roses, bien odorantes
- Fruits : comestibles, sucrés, savoureux, avec de petites graines
- Racine : bien parfumée
- Exemples : guimauve, pomme, rose

Métal

- Le cuivre (Cuprum) a un effet analgésique, spasmolytique et équilibrant sur le plan végétatif.

Jupiter : le généreux ♃

Diamètre : 143 884 km
Température moyenne à la surface : -150 °C
Taille : 318 Terres
Distance par rapport au Soleil : 778 300 000 000 km
Période d'orbite autour du Soleil : 11,86 ans
Période d'orbite sidérale : 12 ans

Jupiter, le fils de Saturne, est assimilé à Zeus dans l'Empire romain.

Symbole

- Le demi-cercle est posé au-dessus de la croix, représentant ainsi la suprématie de l'âme sur la matière.

Mots-clés

- Charisme, modelage, force de développement
- Fertilité, plénitude, luxuriance, expansion, élargissement, croissance et maturité organiques, développement
- Grandeur et dignité

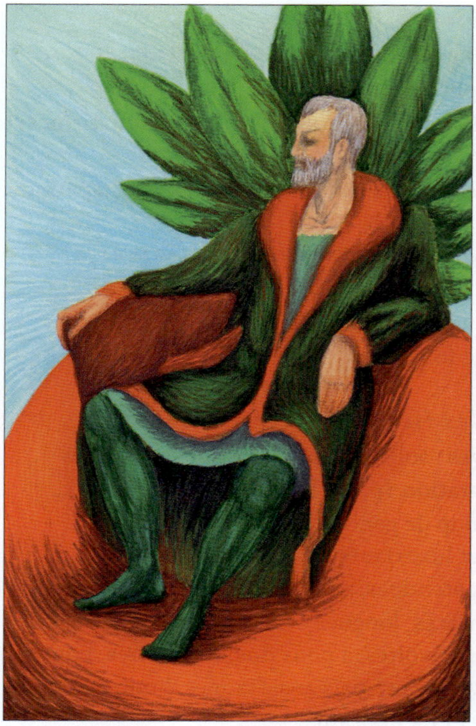

- Enseignant, savoir, droit et justice
- Bienveillance, générosité
- Le « grand bienfaiteur », « le grand bonheur », « le petit Soleil »

Qualités
- Principalement chaud, sec

Caractère
- Au seuil de la vieillesse
- Jovial, généreux, juste, modéré
- Protecteur

Organisme humain
- Système hépatobiliaire, nutrition
- Goût
- Le foie, en tant que laboratoire de chimie, est vital pour le métabolisme humain et aussi pour la détoxification. Il pardonne beaucoup nos excès et est associé à Jupiter en raison de sa bonté et de sa taille (le foie est plus grand que le cerveau humain).

Exemples de troubles

- Affections hépatiques, maladies du métabolisme
- **Excès :** hypertrophie du foie
  Maladies de civilisation telles que la goutte, rhumatismes, toxicomanie, vantardise
- **Défaut :** faiblesse du tissu conjonctif, défaillance hépatique, cirrhose

Effets thérapeutiques des remèdes jupitériens

- Bienfaisant
- Régulateur général, régulateur du métabolisme
- Fortifiant pour le foie

Plantes médicinales liées à Jupiter

- Substances actives : substances amères, huiles grasses
- Formes de préparation : p. ex. liqueurs, confitures, etc.
- Familles : beaucoup de gentianacées
- Plantes pleines et luxuriantes
- Feuilles et fleurs étendues, apparence majestueuse et dense
- Tiges : dures, coriaces, longues et charnues
- Feuilles : longues, étroites, à poils fins, rougeâtres, bon goût
- Fleurs : bleues, violettes, mais aussi jaunes, bonne odeur
- Parfum agréable et bienfaisant
- Fruits : savoureux, goût sucré, fruits comestibles, en particulier les graines et les noix, graines riches en matières grasses, brunes et rondes
- Racine : de taille moyenne, brune, juteuse, poils racinaires, odeur agréable
- Exemples : pissenlit, aigremoine

Métal

- L'étain (stannum) est un métal souple et flexible qui se déforme facilement (lien avec Jupiter).

Saturne : le père des dieux ♄

Diamètre : 120 536 km
Température moyenne à la surface : -180 °C
Taille : 95,2 Terres
Distance par rapport au Soleil : 1 427 000 000 000 km
Période d'orbite autour du Soleil : 29,46 ans
Période d'orbite sidérale : 29,5 ans

Cronos, le Saturne romain, était à l'origine l'ancien dieu des agriculteurs et des moissons.

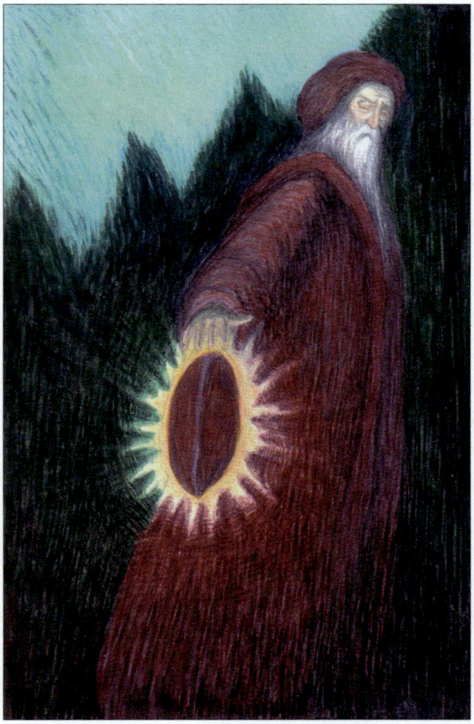

Symbole

- La matière et les limites du temps et de l'espace sont au-dessus de l'âme.

Mots-clés

- Durcissement, épaississement, ralentissement, inhibition
- Lourd, sérieux
- Sécurité, norme
- « Le gardien du seuil », vieillesse, mort, mais aussi « le porteur de lumière », moisson
- Concentration, persévérance
- Mélancolie, méfiance
- Stabilité, patience et temps, soin
- « Grand malheur », « malfaisant », « planète du destin »

Qualités

- Principalement froid, sec

Caractère

- Rigide, lent, fermé, dédaigneux, inaccessible, querelleur
- Fiable, frugal, discipliné
- Profond, paralysant

Organisme humain

- Rate
- Os, ligaments, dents, peau
- Formation de la structure et processus de vieillissement
- Audition
- La rate, en tant qu'organe de la « mort », est le cimetière des globules rouges, ainsi qu'un organe immunitaire important pour la différentiation.
  La distinction entre le moi et le non-moi est vitale.

Exemples de troubles

- Troubles liés à l'âge, maladie des os
- Maladies chroniques, maladies de la peau et du squelette
- **Excès** : peurs, étroitesse, contraintes, avarice
  Intolérance, fermeture d'esprit
  Inflexibilité, déshydratation, infertilité, formation de calculs, dépôt, durcissement
  Psoriasis
- **Défaut** : démence, dépendances
  Trouble de l'ossification, rachitisme, ostéoporose, faiblesse ligamentaire

Effets thérapeutiques des remèdes saturniens

- Très rafraîchissant, raffermissant
- Cristallisant
- Contre les flux indésirables, desséchant, contractant
- Minéralisant, ostéogène

Plantes médicinales liées à Saturne

- Substances actives : acide silicique, alcaloïdes
- Formes d'application : p. ex. poudre, comprimés
- Familles : conifères, solanacées
- Plantes anciennes sur le plan de l'évolution comme les lycopodes, la fougère, la prêle
- Plantes à croissance lente, vivaces, résistantes et sèches
- Poussant dans des conditions extrêmes, à feuilles persistantes
- Tiges : gris-noir, noueux, odeur désagréable, couleurs sombres
- Effet toxique
- Feuilles : rugueuses, sombres, amères
- Fleurs : brun vert, pétales ronds, odeur amère,
  parfums forts et enivrants, goût âpre et sec, surfaces rugueuses
- Racine : courte, épaisse, noueuse, velue, lignifiée, gris-noir, goût amer
- Graines : gros fruits plats, noir profond
- Exemples : cynorhodon, lierre, grande ciguë

Métal

- Le plomb (Plumbum), utilisé en radiographie dans les tabliers de plomb pour la protection contre les rayons X. Médicalement, il agit notamment sur le système nerveux.

Les qualités et liens astraux : les trois astres transsaturniens

Jusqu'à la découverte des planètes transsaturniennes que sont Uranus, Neptune et Pluton, Saturne était le « grand malfaisant » et le principe stellaire le plus ambigu. D'une part, les trois planètes transsaturniennes reprennent à leur compte de nombreuses qualités de l'ancien Saturne et, d'autre part, elles incarnent une tonalité ou une octave plus élevée que certains astres classiques spécifiques. Pluton, par exemple, est appelée Mars « triple ». En fait, rien qu'entre Mars et Jupiter, plus de quatre mille petites planètes, appelées planétoïdes, ont été découvertes au cours des deux derniers siècles, mais elles ne jouent pour la plupart aucun rôle dans l'astrologie.

Uranus

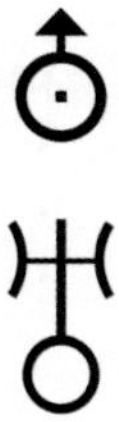

La planète a été découverte en 1781, au siècle des Lumières, avec le télescope à miroir.

Diamètre : 51 118 km
Température moyenne à la surface : -214 °C
Taille : 14,6 Terres
Distance par rapport au Soleil : 2 869 000 000 000 km
Période d'orbite autour du Soleil : 84,02 ans

Uranus est le maître de la voûte céleste.

Symbole

- « Éclair solaire », les qualités solaires sont renforcées par la force d'impulsion de Mars.

Variante de symbole

- Les croissants de l'âme sont dirigés vers l'arrière et vers l'avant ; ils sont reliés par la matière en leur centre.

Mots-clés

- Octave supérieur à Mercure
- Transformation, bouleversement, réforme, rébellion, soif de liberté

- Bonne compréhension
- Rayonnement, moteurs
- Catastrophes, spontanéité, phénomènes occultes
- Changement soudain, autonomie
- Échange entre l'esprit et la matière, rythme

Qualités

- Principalement chaud, sec

Caractère

- Masculin, actif
- Non conventionnel, excentrique, très sensible
- Nerveux, versatile, imprévisible, provocateur
- Créatif, trépidant et coordonné

Organisme humain

- Moelle épinière, système nerveux (cerveau)
- Rythme (respiration et pouls)
- Coordination des activités corporelles

Exemples de troubles

- Maladies nerveuses
- Épilepsie, choc
- Crampe
- Névrose, stress

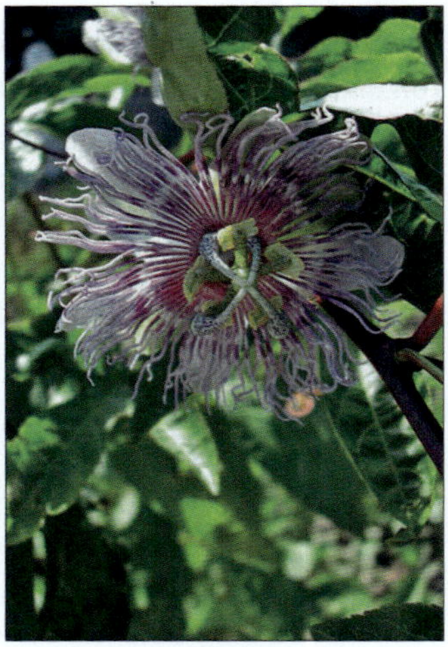

La passiflore (Passiflora incarnata) a un fort caractère uranien.

Effets thérapeutiques des remèdes uraniens :

- Stimulant, rythmant
- Antispasmodique
- Accroissement de la conscience
- Souvent utilisés uniquement en homéopathie ou en spagyrie en raison de leur toxicité fréquente

Plantes médicinales liées à Uranus :

- Tiges/feuilles grandes et fines
- Fruits avec dispositif d'éjection et de vol
- Localisations géopathiques
- Malformations, structures en forme d'antenne
- Parfois toxiques, hallucinogènes
- Fleurs violettes
- Exemples : passiflore, mercuriale

Neptune

Découverte en 1846, pendant la période romantique, cette planète porte en elle l'esprit de cette époque.

Diamètre : 50 538 km
Température moyenne à la surface : –220 °C
Taille : 17,2 Terres
Distance par rapport au Soleil : 4 504 000 000 000 km
Période d'orbite autour du Soleil : 164,75 ans

Neptune est le maître du royaume aquatique.

Symbole

- Trident, le croissant de l'âme est pénétré par la matière.

Mots-clés

- Octave supérieure à Vénus
- Réceptivité, influençabilité, empathie, instinct primal
- Mystère, tromperie, imagination
- Intoxication, intuition, rêve, drame
- Perspicacité, spiritualité, engourdissement, addiction, folie, hallucinations
- Engouement, idéalisme, panique
- Charité désintéressée, médecine homéopathique, illusion, hypnose

Qualités

- Principalement humide, froid

Caractère

- Féminin, passif

Organisme humain

- Épiphyse
- Plexus solaire
- Système lymphatique
- Nerfs
- Membres, muscles

Exemples de troubles

- Empoisonnements
- Hypofonctions, somnolence, coma
- Faiblesse nerveuse, engourdissement, hystérie, paralysie, troubles mentaux

- Alcoolisme, maladies mentales
- Fortes sautes d'humeur

Effets thérapeutiques des remèdes neptuniens

- Unifiant et résolutoire
- Paralysant, anesthésiant, analgésique
- Souvent utilisés uniquement en homéopathie ou en spagyrie en raison de leur toxicité fréquente

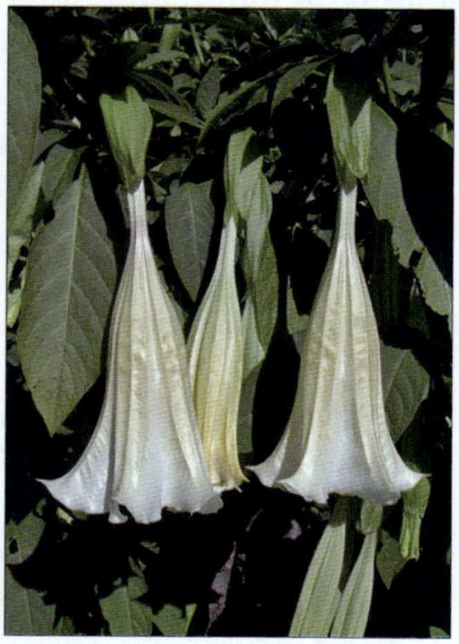

Neptune se manifeste p. ex. dans la trompette des anges (ici : Brugmansia suaveolens).

Plantes médicinales liées à Neptune :

- Champignons
- Formes de fleurs extraordinaires, souvent luxuriantes
- À forte croissance
- Poussant sur des zones de stimulation ou dans des zones humides
- Couleurs délicates, translucides et aqueuses
- Fleurs jaunes, pâles et parfois délicates
- Souvent avec un parfum bizarre
- Exemples : trompette des anges, beaucoup de fougères

Pluton

La planète (aujourd'hui une planète naine) a été découverte en 1930.

Diamètre : 2324 km
Température moyenne à la surface : –220 °C
Taille : 0,002 Terre
Distance par rapport au Soleil : 5 900 000 000 000 km
Période d'orbite autour du Soleil : 248 ans

Pluton est le souverain des profondeurs de la Terre, du monde souterrain.

Symbole (variante de symbole)

- Croissant – l'esprit domine (la matière) à travers l'âme.

Mots-clés

- Octave supérieure à Mars, « triple Mars »
- Force majeure, pouvoir invisible

- Inconscient, conscience collective
- Fanatisme, racines archaïques de l'inconscient, magie
- Mouvement de masse chaotique
- Sentiments forts, élimination et transformation

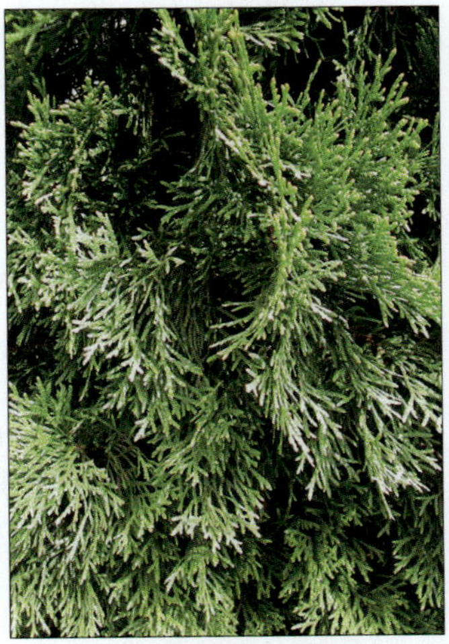
Le thuya occidental a un fort caractère plutonien (Thuja occidentalis).

Qualités
- Variable, plutôt chaud et sec

Caractère
- Destructeur et régénérant en même temps
- Sans compromis

Organisme humain
- Reproduction
- Transit intestinal

Exemples de troubles :
- Maladies chroniques, cancer, SIDA
- Abcès, tumeurs malignes, fistules
- Fanatisme, jalousie, oppression

Effets thérapeutiques des remèdes plutoniens :
- Induisant une transformation, nettoyant
- Immunostimulant
- Insecticide

Plantes médicinales liées à Pluton :
- Plantes rares aux formes sombres et bizarres
- Parasite
- Mimétisme (p. ex. en imitant les insectes), pièges à insectes, crochets
- Couleurs sombres
- Exemples : Thuya, If

Relations entre les astres

Les influences cosmiques sont également soumises aux forces qui structurent, définissent et qui sont issues de principes qualitatifs et quantitatifs. L'ensemble des sept astres classiques forme une unité dans laquelle le Soleil joue, à son tour, un rôle central en tant qu'unité universelle.

À partir de là se forment des paires opposées, des polarités telles que :
- Lune – Saturne : début et fin, régénération et dégénérescence

- Mercure – Jupiter : mouvement et stabilité, recherche et plaisir
- Vénus – Mars : féminin et masculin, harmonieux et agressif

La trinité permet de surmonter l'antagonisme :

- La Lune, Mercure et Vénus (les astres subsolaires) ont tendance à déterminer le destin de l'être humain. Mars, Jupiter et Saturne (les astres suprasolaires) sont plutôt des planètes qui libèrent du destin.
- Les trois lumières cosmiques, Soleil (jour), Lune (nuit) et Saturne (obscurité) sont les sommets de l'ordre planétaire ascendant et descendant.

Les interactions entre les astres

Mars et Saturne sont les deux « malfaiteurs » dont les influences peuvent entraîner des maux et la maladie. Le Soleil, Vénus et Jupiter, en revanche, sont les bienfaiteurs indispensables au développement et à la santé de l'être humain. Mercure et la Lune sont changeants à cet égard et parfois, ils sont la deuxième correspondance astrologique pour les plantes toxiques.

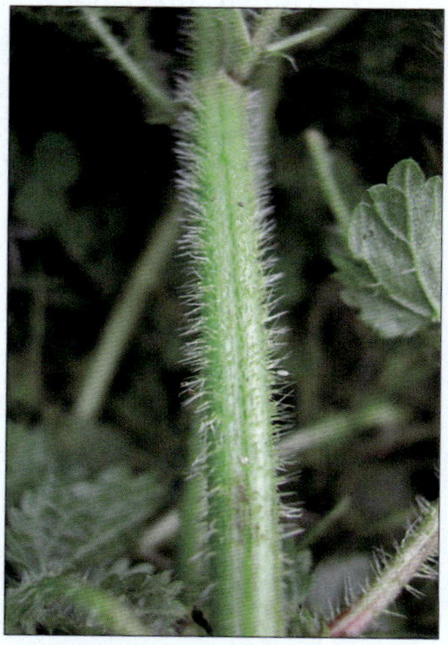
Poils urticants de l'ortie (Urtica dioica)

Effet opposé, polaire

- Lune – Soleil
- Lune – Saturne
- Vénus – Mars
- Jupiter – Saturne
- Jupiter – Mercure

Effet équilibrant

- Vénus et Mars (Vénus est amie avec tous les astres, mais surtout avec Mars)
- Jupiter et Saturne
- Mercure est considéré comme un artisan de la paix entre des principes incompatibles (Mercure est également ami de tous les astres, mais surtout de Jupiter).
- Vénus affaiblit les substances hautement actives dans les préparations et atténue leurs effets secondaires éventuels.

Effet amplifiant

- Mercure renforce toutes les autres planètes (y compris les malfaiteurs, c'est pourquoi les bienfaiteurs devraient également être présents dans les mélanges de remèdes mercuriens)
- Mars et Mercure par rapport à Saturne
- Soleil, Mercure, mais aussi Saturne par rapport à Mars

Sympathie – Antipathie

La naturopathie connaît généralement deux approches de traitement opposées, qui sont tout aussi importantes en astromédecine :

- La guérison sympathique fonctionne sur un mode de traitement par lequel maladies et symptômes sont traités avec des remèdes de même nature, par exemple infusion de feuilles d'ortie (Urticae folium) lors d'urticaire.
  En astromédecine, les remèdes sympathiques régulent et optimisent les bonnes propriétés des principes stellaires. Leurs pouvoirs ne sont donc pas renforcés, mais améliorés qualitativement. À cette fin, les remèdes sont utilisés, souvent en petites quantités, sous forme de spagyrie ou de remèdes homéopathiques.
  Les maladies saturniennes peuvent ainsi être soulagées avec des remèdes saturniens, par exemple : l'artériosclérose liée à l'âge est traitée par Vinca minor, la petite pervenche vivace.
- La méthode de guérison antipathique agit de manière opposée, c'est-à-dire que les maladies et les symptômes sont traités avec des remèdes aux effets opposés, par exemple une brûlure avec une poche de froid.
  Les médicaments à effet antipathique diminuent une qualité excessivement prononcée des astres. Les remèdes sont principalement utilisés sous leur forme substantielle et à des doses qui vont de moyennes à élevées.
  Les maladies lunaires sont ainsi traitées avec des remèdes solaires, par exemple le mucus dans les voies respiratoires est traité avec des fleurs de molène (Verbasci flos).

Âge biologique

L'être humain, en tant que cosmos terrestre, parcourt une fois dans sa vie les sphères planétaires. En commençant par l'astre le plus proche de la Terre, la Lune, il passe au niveau supérieur tous les sept ans (rythme septennal) jusqu'au Soleil, puis redescend jusqu'à Saturne. Les planètes peuvent être considérées comme des professeurs qui accompagnent et influencent les phases de vie.

- L'enfant entre 0 et 7 ans est fortement influencé par les forces lunaires, en particulier dans l'utérus et pendant les trois premières années de la vie. Il y vit des processus vitaux principalement végétatifs (les os, par exemple, sont encore mous et en forte croissance).
- Entre 7 et 14 ans, les forces de Mercure influencent l'être humain en devenir. Le mouvement, la pensée et la communication sont l'expression de ces forces vitales aériennes.
- Vénus accompagne l'être humain de 14 à 21 ans. Sous son autorité, les sentiments profonds peuvent remonter à la surface.
- Le Soleil est au-dessus de la phase de vie comprise entre 21 et 42 ans, c'est le zénith de la vie.
- La période entre 42 et 49 ans suit le signe de Mars, car cette étape de la vie peut être difficile et demande parfois beaucoup de discipline.

- Entre 49 et 63 ans, tout peut être abordé de manière plus calme et festive. Ce qui a été accompli jusqu'àlors peut, sous le signe de Jupiter, être enfin apprécié et mis au repos.
- Saturne marque les années à partir de 63 ans : la deuxième période de maturation de la vie. Les crises qui surviennent pendant cette période peuvent également conduire à des changements spirituels.

En ce qui concerne l'attribution des phases de la vie à chacun des astres, il existe d'autres systèmes, qui diffèrent en partie de la répartition susmentionnée.

11.6. Les signes du zodiaque

En plus des astres, le zodiaque est un autre élément important de l'astromédecine. Les signes du zodiaque n'ont toutefois plus que le nom en commun avec leur véritable origine, les constellations.

Avec un peu d'imagination, les constellations sont identifiables dans le ciel nocturne comme des figures concrètes, qui peuvent être représentées par un regroupement de plusieurs astres (en apparence, car les astres peuvent être très éloignés les uns des autres dans l'espace tridimensionnel). Cependant, les signes du zodiaque résultent d'une division artificielle de l'année solaire (par rapport à la bande orbitale apparente du Soleil, de la Lune et des planètes autour de la Terre) en 12 sections de taille identique. Ces dernières correspondent sur le plan macrocosmique aux 12 heures de notre division du temps et décrivent symboliquement des principes universels et des images archétypales.

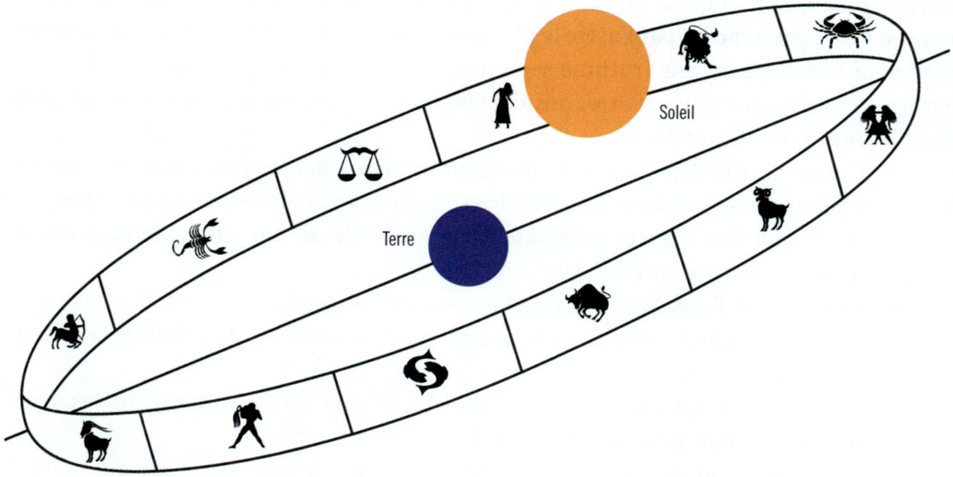

Le zodiaque représenté comme une bande apparente, divisée en parts égales autour de la Terre et parcourue par le Soleil.

À l'origine, les signes du zodiaque ont été nommés d'après les constellations du même nom dans le ciel, que le Soleil traversait au cours d'une année. Cependant, en raison du changement de l'inclinaison de l'axe de la Terre, les signes du zodiaque et leurs constellations éponymes se sont éloignés les uns des autres depuis leur dénomination il y a plusieurs milliers d'années. Aujourd'hui, par exemple, ce n'est plus la constellation du Capricorne qui accompagne le signe du zodiaque du même nom, mais celle du Sagittaire.

Bien que cette référence astronomique directe n'existe plus aujourd'hui, le zodiaque a été conservé comme une image archétypale, qui découle des changements saisonniers de la nature. En effet, le Soleil ne suit pas simplement et uniformément sa course dans le ciel en faisant le tour du zodiaque en un an.

Au contraire, sa position est directement liée aux changements qualitatifs qui se produisent dans la nature au cours de l'année. En Europe, cela se manifeste principalement par les quatre saisons. En hiver, le Soleil suit une courbe basse au-dessus de l'horizon ; les journées sont courtes et fraîches, les nuits longues et sombres. En été, par contre, sa trajectoire est haute et large au-dessus de l'horizon ; les journées sont longues et lumineuses. Nos ancêtres considéraient donc les solstices d'hiver et d'été et les équinoxes du printemps et de l'automne comme les pierres angulaires de leur perception de la nature. C'est précisément dans ce sens que le zodiaque est un reflet des qualités saisonnières et qu'il est également divisé en quatre sections ou quadrants du zodiaque.

Signes du zodiaque et éléments

Les signes de feu

Les signes riches en énergie comme Bélier, Lion et Sagittaire sont directement liés au principe cholérique. Ils ont des réactions rapides et vigoureuses, une bonne estime de soi, de la volonté et beaucoup de dynamisme créatif.

Les Signes de terre

Les signes plus terre-à-terre que sont Taureau, Vierge et Capricorne, sont liés au principe mélancholique. Leur force (et en même temps leur faiblesse) sont leur sobriété, leur réalisme, leur persévérance tranquille et leur patience.

Les signes d'air

Les signes aériens, sanguins et agiles Gémeaux, Balance et Verseau sont sociables et vifs, énergiques et enthousiastes. Leur nature est souvent changeante et leur endurance peu prononcée.

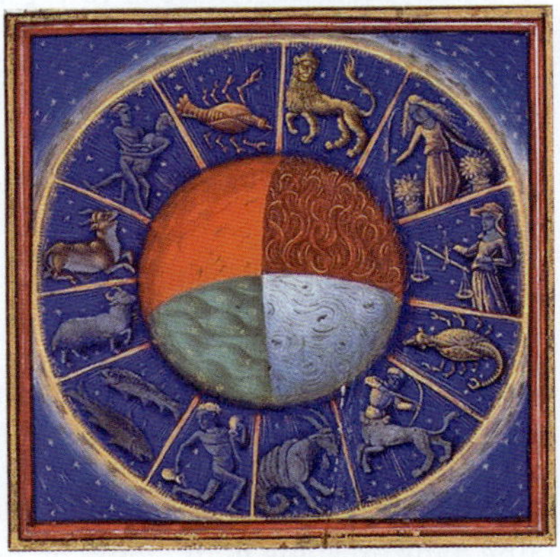

Le zodiaque et les quatre éléments (Bartholomeus Anglicus, On the properties of things, XVe siècle, Le Mans)

Les signes d'eau

Les signes d'eau Cancer, Scorpion et Poissons, sont plus émotifs, sensibles, empathiques et liés au principe flegmatique.

Relations du zodiaque

Chaque signe du zodiaque est régi par un astre qui peut mieux développer ses qualités sous ce signe ; par exemple le Soleil régente le signe du lion, dans lequel les propriétés solaires se manifestent le plus fortement. La position de la Lune dans le zodiaque a également une grande importance. D'un point de vue géocentrique, elle parcourt tous les signes en un peu moins d'un mois ; ainsi elle est en relation étroite avec chacun d'eux durant quelques jours.

Comme l'être humain se révèle être un cosmos extérieur à travers les astres, il devient aussi un cosmos organique à travers le zodiaque. Chaque signe est associé à des traits de caractère, à des organes et à des régions du corps distincts, ainsi qu'aux maladies qui leur sont attachées.

Ces associations sont, entre autres, importantes pour le choix du moment des interventions médicales. Aucune opération ne devrait être effectuée sur un organe lorsque la Lune traverse un signe associé à ce dernier ; si la Lune, par exemple, se trouve dans le signe du lion, aucune intervention au cœur ne devrait être accomplie.

Le zodiaque indique également la voie en ce qui concerne le choix, la préparation et l'administration de remèdes. En conséquence, les plantes médicinales sont semées, récoltées, transformées et utilisées selon des corrélations astrologiques.

Classification générale des parties de plante

Signes de feu :
Bélier, Lion, Sagittaire : Fruit, graines
Signes de terre :
Taureau, Vierge, Capricorne : Racine
Signes d'air :
Verseau, Gémeaux, Balance : Fleurs
Signes d'eau :
Poissons, Cancer, Scorpion : Feuille

Semis et récolte de plantes médicinales et alimentaires

Lune dans un signe de terre : jours de racines
Lune dans un signe d'air : jours de fleurs
Lune dans un signe d'eau : jours de feuilles
Lune dans un signe de feu : jours de fruits

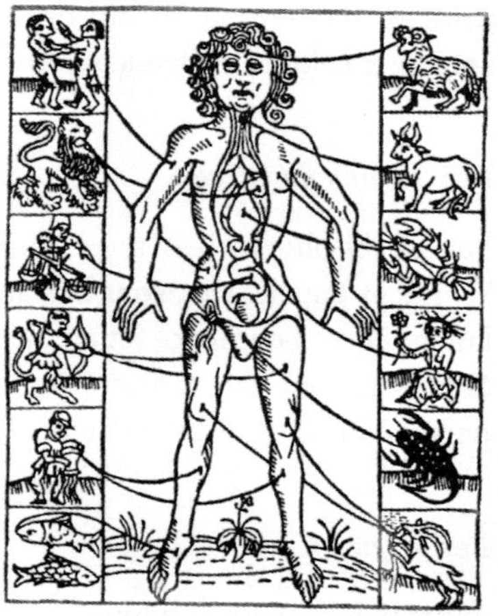

L'homme des saignées aidait le guérisseur, le soigneur ou même le père de famille à déterminer le moment et le lieu d'une intervention. (Extrait du « Martyrologium der Heiligen nach dem Kalender », Strasbourg 1484)

Dans l'idéal, les carottes sont par exemple semées les jours où la Lune se trouve dans un signe de terre ; elles sont ensuite récoltées pendant les jours de racines qui sont également optimaux pour la fertilisation et le traitement du sol.

L'attribution des plantes médicinales et des remèdes aux signes du zodiaque n'est pas aussi détaillée et uniforme que leurs relations avec les astres. Certains auteurs proposent une évaluation des remèdes spécifique au zodiaque; il est toutefois difficile d'en tirer des critères cohérents pour une telle classification. Ainsi, ce sont souvent des plantes médicinales correspondant à l'astre dominant ou à la région du corps concernée qui sont choisies. Cela signifie que les plantes médicinales associées au Taureau sont souvent des plantes vénusiennes, par exemple la mauve (Malva silvestris) ou des plantes pour la gorge comme le plantain (Plantago lanceolata). L'analogie astrologique peut également changer selon la partie de la plante utilisée.

Vue d'ensemble des 12 signes du zodiaque

(Les dates suivantes sont des moyennes et peuvent varier de 1 à 2 jours selon l'année considérée.)

♈	**Bélier**	**21/03–20/04**	**Signe de feu, Mars**
Mots-clés	Force créatrice primordiale, lutte et courage, violence, autonomie, robustesse, affirmation de soi, initiative		
Caractère	Masculin, actif, rapide et spontané, aventureux et téméraire, dynamique, résolu, débridé, jeune		
Organisme	Tête, visage		
Exemple de plante médicinale	Sauge		

♉	**Taureau**	**21/04–20/05**	**Signe de terre, Vénus**
Mots-clés	Endurance tenace, nature nutritionnelle, amour de la beauté, possession, valeur, matérialisation, disposition pratique		
Caractère	Féminin, passif, mélancholique, lent, lourd, contemplatif, têtu, passionné, sensuel, gourmand, fidèle, équilibré, calme		
Organisme	Gorge, cou, nuque		
Exemple de plante médicinale	Plantain lancéolé		

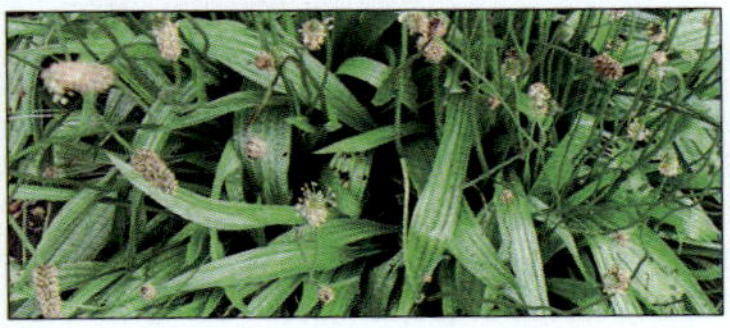

Plantain lancéolé (Plantago lanceolata) : la plante médicinale est – notamment en raison de sa propagation le long des voies de circulation – principalement gouvernée par Mercure ; dans ses mucilages elle possède également certaines des qualités de Vénus. Le pouvoir cicatrisant de ses feuilles appartient au signe du Taureau avec son effet apaisant sur les inflammations de la gorge et des voies respiratoires supérieures.

♊	Gémeaux	21/05–21/06	Signe d'air, Mercure
Mots-clés	Polarité, agilité, communication, force de division, intellect, liberté et flexibilité, indépendance, refus de l'engagement		
Caractère	Aérien, sanguin, adaptable, agile, inconstant, sociable, lunatique, délicat, élancé		
Organisme	Bras, épaules, mains		
Exemple de plante médicinale	Achillée millefeuille		

♋	Cancer	22/06–22/07	Signe d'eau, Lune
Mots-clés	Sensibilité, irritabilité nerveuse, carapace protectrice, peau dure/cœur mou, la psyché a un effet sur le corps, retenue		
Caractère	Passif-féminin, aqueux, flegmatique, sensible – mais aussi lunatique, régressif, instinctif, domestique et solitaire, sédentaire, peu pratique, délicat		
Organisme	Poitrine, poumons, intestins		
Exemple de plante médicinale	Saule		

♌	Lion	23/07–22/08	Signe de feu, Soleil
Mots-clés	Sentiment de puissance, volonté, confiance en soi, homme/femme d'action, joie de vivre, physique solide		
Caractère	Actif-masculin, force de volonté, fougueux, ambitieux, énergique, confiant, conquérant, vital		
Organisme	Colonne vertébrale, cœur, dos		
Exemple de plante médicinale	Arnica des montagnes		

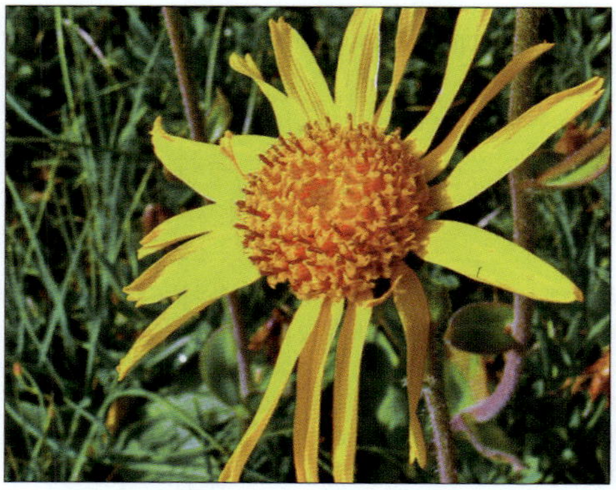

L'arnica des montagnes (Arnica montana) est assurément une plante solaire et ressemble à un lion ; son spectre d'action s'étend principalement au système cardio-vasculaire et au système musculosquelettique.

♍	Vierge	23/08–22/09	Signe de terre, Mercure
Mots-clés	Devoir, autodiscipline, pédanterie, discipline et ordre, compréhension et sensibilité, intériorité		
Caractère	Passif-féminin, terrestre, mélancholique, timide, pratique, mince, délicat avec des traits fins		
Organisme	Rate, organes digestifs, viscères		
Exemple de plante médicinale	Fenouil		

♎	Balance	23/09–22/10	Signe d'air, Vénus
Mots-clés	Harmonie, relation, équilibre, justice		
Caractère	Aérien-masculin, sanguin, réfléchi, élégant		
Organisme	Reins, vessie		
Exemple de plante médicinale	Géranium		

♏	Scorpion	23/10–21/11	Signe d'eau, Mars (et également Pluton)
Mots-clés	Endurance, intensité, déchirements intérieurs, impulsivité, peur, rage destructrice, venimeux, sexualité, sensualité		
Caractère	Passif-féminin, aqueux, flegmatique, ambivalent, contradictoire, sentiment d'infériorité, solitaire, fermé		
Organisme	Organes génitaux et excréteurs, utérus		
Exemple de plante médicinale	Basilic		

♐	Sagittaire	22/11–20/12	Signe de feu, Jupiter
Mots-clés	Liberté, sagesse intérieure, chevaleresque, esprit sportif, productivité		
Caractère	Flexible, indocile ou amical, athlétique		
Organisme	Cuisse, hanche		
Exemple de plante médicinale	Marronnier commun		

♑	Capricorne	21/12–19/01	Signe de terre, Saturne
Mots-clés	Ambition, détermination, responsabilité, respect		
Caractère	Réservé, distant, passif-féminin, mélancholique, réservé, cassant, avare, impartial, précis		
Organisme	Genou, os		
Exemple de plante médicinale	Grande consoude		

♒	Verseau	20/01–18/02	Signe d'air, Saturne (et également Uranus)
Mots-clés	Visionnaire, convivialité, transparence		
Caractère	Aérien, sanguin, incertain et anxieux, volonté de satisfaire tout le monde, utopique, désintéressé, humble		
Organisme	Bas de la jambe		
Exemple de plante médicinale	Romarin		

♓	Poissons	19/02–20/03	Signe d'eau, Jupiter (et également Neptune)
Mots-clés	Mi-figue, mi-raisin, agilité, compassion, attachement, Amalgame entre rêve et réalité		
Caractère	Passif-féminin, aqueux, flegmatique, dépersonnalisé, sensible		
Organisme	Pieds		
Exemple de plante médicinale	Colchique d'automne		

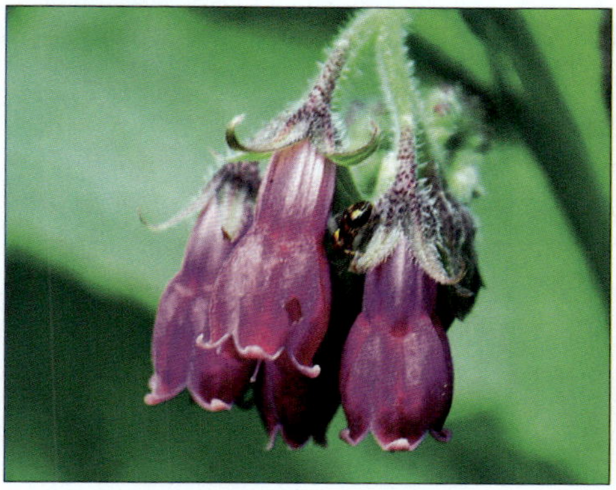

La grande consoude (Symphytum officinale) est fortement liée à Saturne, ce qui se traduit par la couleur de ses fleurs et les poils hérissés et siliceux présents sur la plante entière. Le pouvoir guérisseur de sa racine est associé au signe du Capricorne et soulage, entre autres, les douleurs articulaires et osseuses.

11.7. L'horoscope

Depuis l'antiquité, les astrologues font des calculs qui indiquent l'emplacement et la position des astres les uns par rapport aux autres et leur situation dans le zodiaque à un moment très précis. Les astronomes babyloniens étaient déjà capables de déterminer mathématiquement de telles constellations et de les interpréter comme un horoscope.

Avec l'horoscope de naissance, une partie de cette vision du monde interconnectée existe encore. Il reproduit la carte du ciel astronomique au moment de la naissance et symbolise les potentiels personnels d'un individu. La position momentanée des planètes les unes par rapport aux autres ainsi que dans le zodiaque lui-même, est interprétable comme le reflet potentiel de nos qualités, tendances, atouts et faiblesses. Au cours de sa vie, l'être humain a la liberté de réagir d'une manière ou d'une autre à cette situation de départ. Ainsi, elle peut être inhibée, compensée ou développée. Dans certaines circonstances, un potentiel qui n'a pas atteint sa maturité au cours d'une vie humaine peut (en termes simples) se manifester sous forme de maladie.

En plus du thème astral, les horoscopes horaires sont calculés pour des moments spécifiques de l'existence. Le cadre astrologique posé pour répondre à une question précise, pour le choix d'une intervention médicale par exemple ou pour l'utilisation d'un remède, est dérivé de la position actuelle des astres et de la constellation.

11.8. L'importance actuelle de l'astromédecine

Des siècles d'interdictions, d'éducation et de pensée prétendument rationnelles n'ont pas réussi à effacer complètement le sentiment de connexion profonde entre l'homme et les forces cosmiques. Un bref coup d'œil jeté aux vitrines des librairies permet de se convaincre du contraire. Le fait de penser et d'agir en se fondant sur les principes astrologiques est encore profondément ancré dans l'esprit humain, en particulier dans les zones rurales des Alpes, principalement quand il s'agit d'agriculture, d'horticulture et de médecine.

L'astromédecine (en corrélation avec les connaissances actuelles) peut encore constituer un prolongement enrichissant pour la naturopathie du XXIe siècle. Elle permet une intégration imagée de nos processus de vie, de la polarité de la santé et de la maladie, des remèdes et des toxines dans un grand contexte global. En outre, elle permet à l'homme moderne de renouer plus facilement avec les grands rythmes et les variations de qualité du temps, qui le relient à sa nature intérieure et extérieure.

En ce sens, le concept astromédical peut également être considéré comme un lien relevant de la naturopathie avec des domaines de la recherche scientifique relativement récents tels que la chronobiologie et la chronomédecine. Ces dernières traitent également de l'effet des rythmes endogènes (internes) et exogènes (externes) sur les êtres vivants, sur leurs maladies et leurs processus de guérison. Aujourd'hui, même pour la science moderne, il est incontestable que les maladies et les effets de nombreuses interventions médicales et de divers médicaments sont soumis à une dynamique temporelle et rythmique.

CHAPITRE 12

LE RYTHME DE L'ANNÉE : AU FIL DU TEMPS

Christian Raimann

12.1. L'être humain en tant qu'élément de la vision cosmologique du monde

La marche du monde est un spectacle insolite dans lequel chaque être vivant, chaque être humain, chaque animal, chaque plante est intégré comme faisant partie d'un tout. Nous faisons l'expérience de la vie et du changement à travers les processus terrestres et cosmiques, qui sont la mélodie et le rythme de ce grand mécanisme. Leurs manifestations sont le pouls de cet organisme unique. En résonnant avec cette ronde naturelle et en étant emporté par elle, l'être humain se connecte brièvement avec ces derniers et intègre ainsi la danse universelle. Avec un esprit alerte et des sens en éveil, il peut les percevoir et utiliser leurs qualités activatrices et régénératrices.

- La vie est un rythme ; sans rythme, la vie n'existe pas.
- Les rythmes structurent et unissent les forces.
- Les rythmes libèrent les blocages et l'énergie.
- Les rythmes augmentent les performances.
- Les rythmes sont salutaires.

Nos ancêtres majoritairement ruraux étaient inévitablement plus proches de la nature, car leur rapport à la végétation, aux saisons et aux influences climatiques conditionnait leur existence bien plus que pour nous, les hommes modernes. Ces rythmes naturels ont joué un rôle central dans la vie de nos grands-parents, de nos ancêtres, des groupes ethniques médiévaux et de nos aïeux alémaniques, germaniques et celtiques. Leur influence dans la tradition, le monde légendaire, les coutumes locales et la langue est encore présente aujourd'hui, surtout dans les Alpes. Le lien avec la nature, la sensibilité naturelle et la connaissance des forces et des qualités visibles et invisibles de notre monde ont survécu jusqu'à aujourd'hui, même si les coutumes et le mode de vie ont changé.

Le biologiste britannique Jim Lovelock et son hypothèse Gaia (Gaia/Ge : Terre mère en grec) n'était pas le premier à considérer la planète Terre comme un organisme vivant et intelligent, qui se contrôle et se régule, et dans lequel les terres, les mers, les plantes, les gens et les animaux se trouvent en parfait équilibre. Non, en effet, dans la mythologie celtique et germanique, nous trouvons déjà l'idée d'un grand être universel dont les os représentent les chaînes de montagnes et les rochers, les rivières représentent les chaînes de montagnes, le Soleil à son cœur, la surface de la Terre à sa peau, les forêts et les steppes à ses cheveux et le vent à sa respiration.

C'est ainsi qu'il existe encore aujourd'hui une vision du monde dans laquelle toute est lié à tout ; elle trouve ses références pratiques quotidiennes par exemple dans ce livre, décrivant les éléments fondamentaux de la MTE : les éléments, les astres, les rythmes de vie, etc. La lumière, l'air, l'eau, l'exercice physique et l'alimentation ne mettent pas seulement l'homme en relation directe avec la nature et les saisons, ils constituent plutôt la base existentielle de sa vie.

12.2. Les rythmes naturels

Savoir que nous sommes connectés aux forces cosmiques et élémentaires nous permet d'avoir une conception profonde de la vie. C'est aussi la base de notre compréhension du temps, de notre culture et de nos coutumes. Nos ancêtres percevaient leur existence terrestre comme cyclique, par exemple le cycle des heures de la journée, les cycles lunaires et annuels. À cet égard, l'alternance de la lumière et de l'obscurité, par exemple du jour et de la nuit, est l'une des mesures du temps les plus fondamentales de la vie humaine et de celle de tous les êtres vivants.

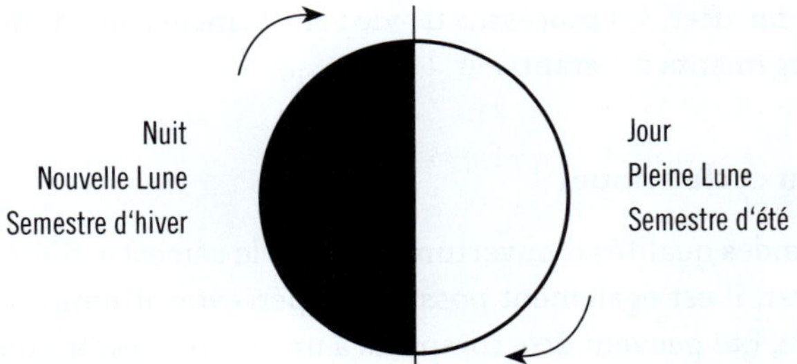

La compréhension cyclique du temps concevoit l'existence en cercle

Fréquence annuelle

Une autre partie importante de ce rythme cosmique est le cycle annuel, qui divise l'année en 4 fenêtres temporelles différentes, dont les qualités correspondent également aux points cardinaux, à l'âge et aux heures de la journée.

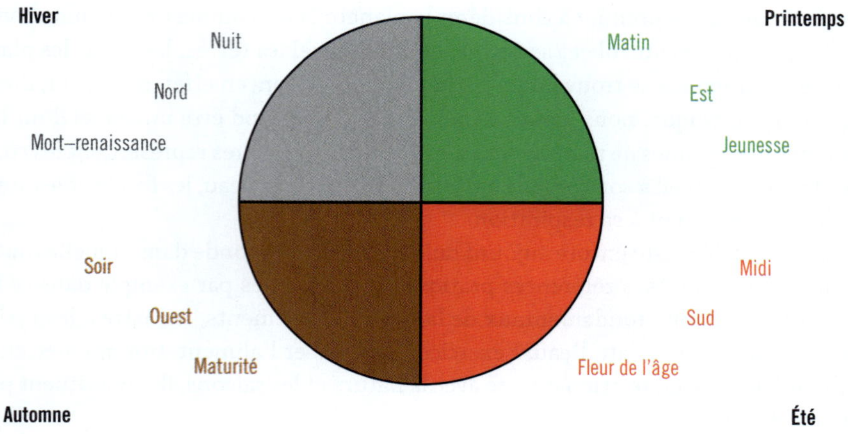

Les quatre qualités du cycle de l'année et de la vie.

Pour saisir la nature dans toute son essence, il ne suffit pas d'interpréter et d'étudier scientifiquement ses propriétés matérielles et ses processus. Il faut également développer une sensibilité profonde à son égard, afin de ressentir ses qualités et ses changements en suivant son rythme tout au long de l'année. Il faut laisser son atmosphère, ses couleurs, ses tons, ses odeurs et ses humeurs nous influencer. Ce n'est qu'ainsi que nous pourrons observer et connaître ses processus.

Ainsi, à plus ou moins long terme, nous percevrons la nature (du latin « nasci » = naître) dans son intégralité et même notre planète Terre comme des êtres vivants au même titre que les plantes, les animaux et les humains. Ressentir les transformations du cycle annuel et reconnaître chaque qualité est une condition préalable pour comprendre la nature et la vie. En effet, les processus de vie sont principalement définis par les modifications et changements constants.

La respiration du cycle annuel

Outre les deux grandes qualités d'ouverture pendant le semestre d'été et de retrait lors du semestre d'hiver, il est également possible de percevoir des mouvements plus fins au cours de l'année, qui peuvent être comparés à un rythme respiratoire (inspiration et expiration) ou à une pulsation. Lorsque nous observons par exemple une plante, ce processus traverse tout son développement : la qualité de retrait est évidente dans la graine ; l'éclosion des feuilles germinales est une ouverture nette vers l'extérieur ; tandis que leurs bourgeons expriment une forme de fermeture, leur croissance représente un autre geste d'ouverture ; les bourgeons floraux qui se forment près des feuilles sont une forme encore fermée ; l'éclosion des fleurs est un mouvement orienté vers l'extérieur ; la formation des fruits est un nouveau retrait ; leur maturation est une ouverture supplémentaire ; la formation des graines est à son tour une contraction.

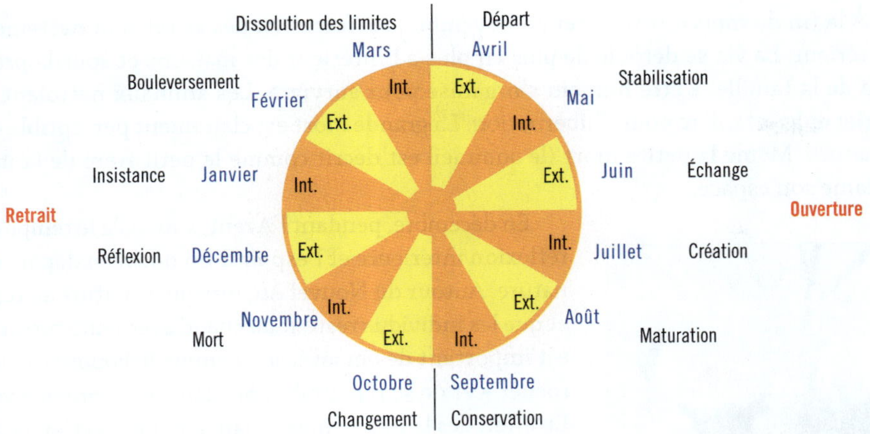

Les cycles rythmiques annuel : alternance continue d'inspirations et d'expirations
Int. / Ext. : intérieur / extérieur

Le printemps apporte une percée puissante fin mars/début avril. Les jours rallongent et se réchauffent à nouveau. Les êtres humains, animaux et plantes se régalent de chaque rayon de soleil. La nature verdit, pousse et se trouve dans une ambiance de renouveau perceptible, audible et clairement observable.

En mai, les forces sont rassemblées et recueillies. Il s'agit maintenant de consolider et d'enraciner les processus émergents.

Ce n'est que sur cette base qu'en juin, le signe d'air Gémeaux permet, par sa danse joyeuse, d'échanger et de se connecter avec l'environnement. Dans le monde végétal, cette période se manifeste dans la floraison et la pollinisation. Chez les humains et les animaux, un besoin accru de contact et un déplacement des activités vers l'extérieur deviennent visibles.

La fécondation de la fleur végétale au mois de juillet signifie une inversion de l'énergie vers l'intérieur ; la fructification/« grossesse » est essentielle pour maintenir la vie. L'homme moderne aime aussi entreprendre des activités « pour lui et sa famille » durant ce mois de vacances.

Le Lion du mois d'août est plein de joie de vivre et d'envie de s'exposer. Le fruit du processus végétatif trouve ici son expression la plus forte, sa maturité.

En septembre, il est important de rassembler ses forces et de les préserver. La moisson demande beaucoup de travail et d'efforts. La récolte est soigneusement ramassée et stockée dans des hangars, des sacs et des conteneurs.

Une fois le travail effectué, il est important, en octobre, sous le signe de la Balance, de choisir son propre rythme et de s'y acclimater afin que cette période puisse également servir à la détente et à la régénération.

Bien que les forces croissantes et décroissantes soient encore en harmonie pour le moment, la rigueur des saisons plus froides approche à grands pas.

À la fin du mois d'octobre et en novembre, les forces vitales se retirent nettement à l'intérieur. La vie se déroule de plus en plus à l'intérieur des maisons et sous la protection de la famille. L'être humain s'organise pour survivre. Les animaux nettoient leur terrier et leur tanière pour l'hibernation. La grande mort est clairement perceptible dans la nature. Même la petite mort (le sommeil est décrit comme le petit frère de la mort) réclame son espace.

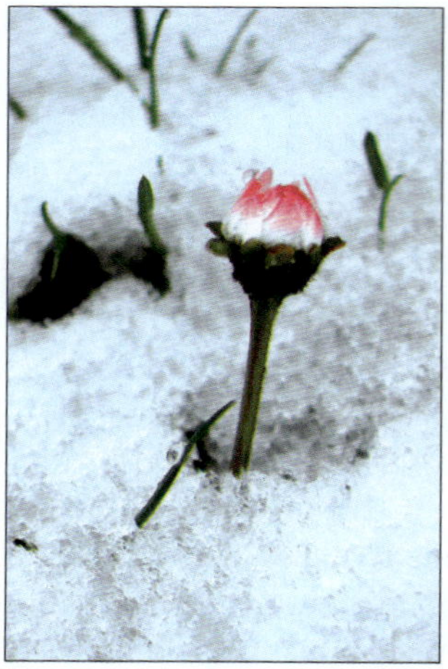
Floraison des pâquerettes en mars

En décembre, pendant l'Avent, s'installe le temps de la réflexion intérieure et l'espoir d'un nouveau départ de la nature. Autour du Nouvel An, lorsque la nature se repose et que les individus restent au chaud avec leurs proches, il est important de persévérer – comme le bouquetin sur le rocher – et de se réjouir du nouveau cycle annuel à venir. En effet, dès la fin du mois de janvier et en février, la glace commence à se briser, les jours s'allongent sensiblement (et l'impatience s'installe) : tout le monde attend la métamorphose imminente.

Le mois de mars nage souvent entre deux eaux : la neige fond, un nouveau cycle de végétation s'apprête à commencer. Les frontières deviennent plus floues et finissent par disparaître complètement. La transformation de l'ancien en nouveau s'opère progressivement. Bientôt, une nouvelle naissance, un déploiement et une disparition vont se produire comme une pérégrination annuelle.

La nature au printemps

À l'approche de la fin de l'hiver, la force croissante du soleil est de plus en plus perceptible, la durée du jour augmente et les températures s'élèvent progressivement. L'énergie solaire accrue repousse l'hiver et amène le printemps. Les rayons du soleil sont perceptibles non seulement sous forme de lumière, mais aussi de rayonnement thermique. En tant que moteur de la photosynthèse, seule la lumière rend la vie possible sur notre planète. Dans le monde végétal, l'augmentation des températures fait fondre l'eau gelée et stimule la circulation des humeurs vitales chez les animaux et les êtres humains. Dans un premier temps, ces cycles se déroulent en partie secrètement. Les hormones, les substances nécessaires à la croissance et à la vie ainsi que l'allongement de la journée jouent un rôle important dans ces processus vitaux. Le printemps libère de fortes énergies en nous, tout pousse vers l'extérieur.

Pendant ce temps, les plantes synthétisent de nombreuses substances amères qui, comme un remède, stimulent à nouveau le métabolisme ralenti et éliminent les résidus de l'hiver. Par exemple, faire une cure purifiante de printemps en consommant les premières petites feuilles de pissenlit est une application appropriée au printemps.

Le frémissement printanier nous apporte un soutien supplémentaire en augmentant notre besoin d'activité et d'exercice.

La phénologie, l'étude des phénomènes naturels, ne connaît pas seulement le printemps du calendrier, mais un un début de printemps, un milieu de printemps, une fin de printemps. Les phases des saisons ne sont pas liées à des dates, mais sont liées à des plantes repères dites de signalisation ou d'identification. Le début du printemps est le moment où fleurissent les perce-neiges et les cornouillers ; son milieu constitue le moment où fleurissent le forsythia et le pissenlit, enfin la fin du printemps commence avec la fleur de marronnier d'Inde et se termine par la fleur de framboisier. La chaleur printanière pénètre dans tous les coins et recoins des tanières d'hiver des animaux. Les abeilles commencent à nettoyer leur ruche des excréments et autres débris accumulés pendant l'hiver. Les escargots repoussent vers l'extérieur l'opercule calcaire fermant leur coquille, le mangent et commencent à s'hydrater. D'autres animaux commencent à construire leur nid avec enthousiasme.

La lumière a également une grande importance pour l'être humain. Plus d'un tiers du cerveau humain est occupé par des impressions optiques. Les couleurs jouent également un rôle important. Les jeux de lumière et de couleurs éclairent et ravissent notre esprit, lequel influence notre système hormonal.

Au printemps, nous devenons particulièrement conscients de la puissance de ces processus. Aucun d'eux ne serait possible sans le réchauffement du soleil. Il n'est donc pas surprenant que celui-ci soit particulièrement vénéré dans toutes les cultures.

La nature en été

Au début de l'été, le soleil commence à s'élever dans le ciel et avec lui les températures. Les êtres humains et les animaux subissent l'effet de cette énergie croissante. Ils déplacent désormais sensiblement leurs activités à l'extérieur, dans la nature, dans les rues et sur les places. La parade nuptiale et la reproduction ne concernent pas seulement le monde animal, car notre espèce aussi cherche sa préservation. Les nuances et les parfums des plantes deviennent plus intenses et variés à mesure que les fleurs se développent. C'est la saison des herbes aromatiques, car les huiles essentielles ont besoin de la chaleur de l'été pour se développer. Nous sommes gâtés par les saveurs sucrées comme celles des framboises et les parfums du sureau et des fruits rouges nous bercent de rêveries.

> *Elle déclara : « J'aspire l'été en moi comme les abeilles sauvages aspirent le miel. Je vais accumuler un gros morceau d'été et j'en vivrai lorsqu'il ne sera plus. Et sais-tu de quoi il se compose ? C'est un immense gâteau de levers de soleil et de brindilles de myrtilles mûres et de taches de rousseur (...) et de clair de lune le soir au-dessus de la rivière et de la forêt dans la chaleur de midi, rempli de lumière du soleil. »* *Extrait de Ronya, fille de brigand d'*ASTRID LINDGREN

Cependant, le soleil dépasse déjà son apogée au gros de l'été ; chaque jour supplémentaire rapproche la nature de sa retraite annuelle et de la disparition. La chaleur torride de la fin de l'été engendre enfin des tons rouge vif aux plantes indigènes et accentue la formation de sucre dans les fruits. C'est le moment de la récolte : les fruits, les céréales et les légumes poussent en grandes quantités et variétés. Pour nos ancêtres vivant principalement en milieu rural, c'était une saison extrêmement difficile et laborieuse.

La nature en automne

Dès la fin du mois d'août, les fleurs violettes du colchique d'automne annoncent son arrivée. En même temps, les premiers signes de retrait peuvent être décelés en plusieurs endroits dans la nature. Les champignons soutiennent activement les processus de dégradation croissants du cycle annuel.

Les tâches les plus importantes dans la vie de nombreux animaux et plantes sont presque accomplies pour l'année en cours. La période épuisante et énergivore de la parade nuptiale et de la reproduction est terminée. Le monde végétal offre toujours une table richement dressée, colorée et pleine de fruits. Noisettes et noix, châtaignes, glands, baies d'argousier et de prunellier : les plantes nous présentent fièrement leurs enfants chéris. Les fruits colorés brillent dans toutes les haies et cimes des arbres. Les humains et les animaux font des réserves de nourriture pour l'hiver.

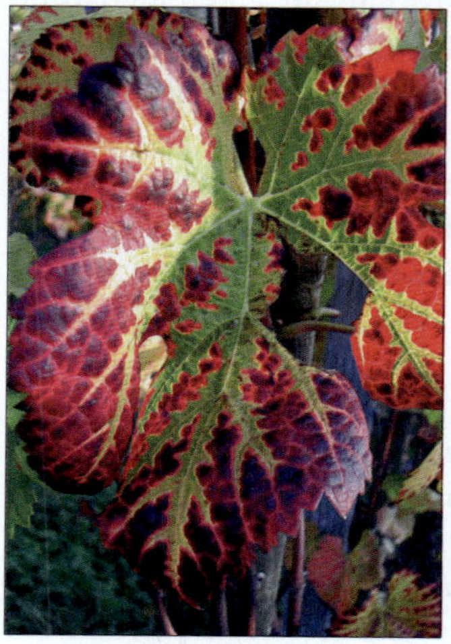

Feuilles de vigne en automne

Les feuilles des arbustes et des arbres à feuilles caduques commencent à changer de couleur. Cette alternance est contrôlée par les hormones. L'apport de nutriments à la feuille commence à se tarir, de sorte que la formation de chlorophylle s'arrête. Maintenant, les nuances de tons apparaissent à la lumière du jour. Les feuilles se teignent peu à peu. Les xanthophylles jaunes, les carotènes orange et les anthocyanes rouge-violet définissent la palette des couleurs en automne. Enfin, les plantes laissent tomber leurs feuilles qui se dissocient à partir des points de rupture existant sur la tige, car celles-ci seraient menacées par le froid et le gel, mais aussi par un ensoleillement excessif pendant la journée. Les hommes et les animaux profitent des derniers rayons du soleil.

La nature en hiver

Pour de nombreuses espèces, l'hiver est un exercice d'endurance difficile et placé sous le « signe de la mort et du renouveau ». Les humains, les animaux et la végétation s'adaptent à une période plus calme de l'année, en réduisant leur activité et leur métabolisme. Les plantes annuelles meurent après avoir accompli leur tâche et produit des graines. Les plantes vivaces se retirent en concentrant leur énergie dans les racines souterraines, les arbres et les arbustes dans leurs parties en bois. Les plantes vivaces stockent à l'automne l'excès de sucre obtenu par photosynthèse dans les organes correspondants sous forme d'amidon faiblement hydraté (p. ex. pomme de terre, topinambour). Ainsi, grâce à cette réserve d'énergie, le printemps peut démarrer en puissance. Dès la fin des nuits glaciales de la fin de l'hiver, le sucre est extrait des réserves par le métabolisme à nouveau en éveil. Pour les hommes et les animaux, les légumes racines représentent des aliments de grande qualité, surtout en hiver, car ils peuvent fournir l'énergie et le « lien avec la terre » nécessaires. Tout au long de l'hiver, les premiers préparatifs du nouveau cycle annuel se produisent à l'intérieur des plantes et des graines. Ils restent invisibles pour l'instant. Les processus métaboliques commencent ponctuellement lors des journées chaudes et ensoleillées ; les jus et les substances se concentrent et sont timidement mis en mouvement dans les plantes. Et bientôt, les premières fleurs précoces (p. ex. noisetier, saule, perce-neige) fleurissent et annoncent l'approche de la fin de l'hiver.

L'homme, lui n'hiberne pas et ménage ses réserves en claquant des dents et en tremblant de froid, afin de les préserver jusqu'à la fin de l'hiver.

12.3. Fêtes annuelles et coutumes

Nos ancêtres se sentaient beaucoup plus impliqués dans les processus naturels. Observer et comprendre les changements qui faisaient la vie était essentiel pour eux. Des moments clés du cycle annuel ont été célébrés par des fêtes, des rituels et des jours fériés ; certains d'entre eux ont survécu jusqu'à nos jours. Bien que les coutumes changent et que leurs éléments constitutifs soient remplacés, ceux-ci reflètent généralement les mêmes mythes archaïques de la végétation et l'idée d'une force (souvent féminine) qui se manifeste sous une forme différente à chaque saison et qui se retire finalement dans le monde souterrain à l'automne. Elle s'y régénère en silence et revient à la surface de la Terre au printemps pour revivre, verdir et faire circuler les flux vitaux.

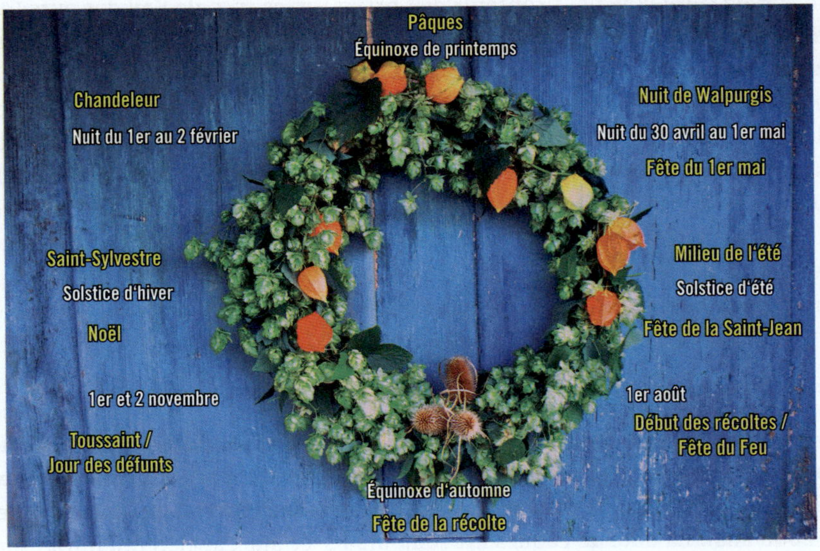

Les huit moments clés du cycle annuel

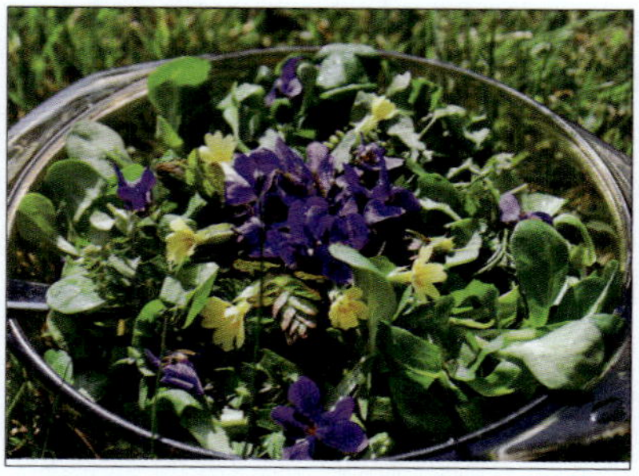

Un printemps chaud permet aussi de préparer une « Salade de jeunes pousses vertes ».

Le cycle de l'année comporte huit piliers, avec des périodes servant de transition. Les coutumes et les fêtes qui y sont associées mettent l'être humain en harmonie avec l'ordre naturel. Ces quatre points fixes liés au Soleil, les solstices et les équinoxes, ainsi que quatre jours de fête « liés au calendrier lunaire » (qui se tenaient à l'origine généralement à la pleine lune) forment ainsi les rayons de la roue annuelle. Ces huit moments clés illustrent les changements qualitatifs au cours desquels l'ordre existant est rompu et de nouvelles choses sont rendues possibles.

Ils constituent des repères (l'orientation a d'ailleurs à voir avec l'Orient, c'est-à-dire l'orientation vers l'Est, d'où vient le Soleil bienfaisant et tout ce qui est nouveau) dans le cycle éternel de la mort et du renouveau.

Fêtes et rituels au printemps

Les vents forts de la fin de l'hiver balayent tout ce qui est vieux et gelé. La période du carnaval permet de sortir de la torpeur hivernale. Le printemps lui-même apporte le réveil et la vigueur de la végétation.

Jeudi saint (jeudi avant Pâques)

Le Jeudi saint, une soupe rituelle à base de neuf herbes vertes est préparée pour faire office de plat de culte. Elle peut contenir de l'ortie (Urtica sp.), de l'ail des ours (Allium ursinum), de la ficaire (Ranunculus ficaria), du pissenlit (Taraxacum officinale), de la stellaire intermédiaire (Stellaria media), de la cardamine des prés (Cardamine pratensis), du lierre terrestre (Glechoma hederacea), de l'herbe aux goutteux (Aegopodium podagraria) et du plantain (Plantago sp.). Après un long régime hivernal pauvre en vitamines, le lien avec les énergies vitales de la nature (Hildegarde de Bingen parlait d'énergie verte) peut encore être renouvelé de cette manière : certaines des feuilles sont légèrement saisies dans du beurre, déglacées avec du bouillon et brièvement bouillies. Enfin, les herbes restantes sont ajoutées et mises à mijoter pendant quelques minutes, puis la soupe est assaisonnée avec un peu de crème.

Pâques (1er dimanche après la pleine lune qui suit le début du printemps)

Ce moment clé est en fait une ancienne fête de la végétation en l'honneur de la déesse de la fertilité Ostara. La profondeur des racines de la fête de Pâques se manifeste ainsi : Pâques est la seule fête qui ne pouvait pas être liée au calendrier solaire (qui a maintenant plus de 2000 ans). La date de Pâques est toujours basée sur l'ancien calendrier lunaire, officiellement abandonné depuis longtemps.

Le mythe de la végétation s'explique au mieux à Pâques : l'ancien doit mourir pour faire place au nouveau. Avant la messe de Pâques, tous les feux et les bougies sont éteints et rallumés lors du feu de Pâques, puis ramenés à la maison. Le lapin, les œufs et le nid sont tous de puissants symboles de fertilité.

Nuit de Walpurgis (31 avril)

Saint Walpurga (également Walburga) protège contre la magie et toutes sortes d'injustices. En effet, la veille du 1er mai, les festivités printanières des sorcières sont censées avoir lieu et comporter des danses et débauches de tout genre. Contrairement à cette description diabolique, la Nuit de Walpurgis est plutôt un vestige d'anciens rites pleins de bonheur et de sensualité en l'honneur de divers dieux et déesses de la fertilité au mois de mai.

Pendant la Nuit de Walpurgis, toutes sortes de bêtises sont commises à certains endroits, par exemple des portes de jardin ou des vélos sont suspendus dans les arbres.

1er mai

Les festivités de mai étaient à l'origine des rites de végétation pleins de luxure débridée et de fertilité à outrance. La culture paysanne de nos ancêtres souhaitait la bénédiction des enfants et la fertilité des champs et des animaux. Ce mois apporte la vigueur reproductive, l'envie d'amour et le besoin d'union.

> *« Pendant la Nuit de Walpurgis, mettez un peu de terre sur une pierre et plantez-y deux myosotis. Lorsqu'ils poussent l'un vers l'autre, ta bien-aimée te restera fidèle ou le mariage sera imminent. »* ORACLE TRADITIONNEL PAR LES PLANTES

Le mois de mai permet l'union des énergies masculines et féminines. Un symbole clair de cette union, encore présent aujourd'hui, est l'arbre de mai (l'union de l'arbre phallique avec la couronne vulvaire). La société industrielle d'aujourd'hui a lié l'aspect de la fertilité à la productivité du travailleur et a transformé ce contenu en fête du Travail.

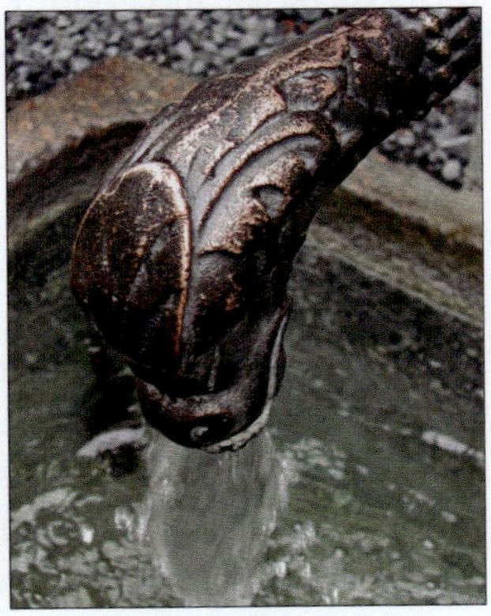

Une gorgée d'eau fraîche de mai à la source thermale, dans le vieux Bad Pfäffers (Suisse)

Coutumes autour de l'eau en mai

En mai, les fontaines et les sources, en tant que manifestations des organes féminins de la Terre, font l'objet d'une attention particulière. Cela s'exprime par diverses coutumes locales d'arrosage et d'immersion dans les fontaines. À Bad Ragaz (Suisse), par exemple, l'ours de mai (ou son lourd costume fait de brindilles) est jeté dans la rivière Tamina à la fin d'une procession à travers le village. On dit que l'eau de puits bue tôt le matin du 1er mai guérit et apporte la santé pour toute l'année.

Fêtes et rituels en été

L'été avec ses semaines de longues journées et de nuits chaudes n'est pas à l'origine une période de fêtes multiples. Autrefois, la population était essentiellement rurale et avait trop de travail à entreprendre aux champs et à la ferme. Les journées de besogne étaient longues et pénibles. Seule la fin proche de cette période éprouvante était célébrée lors de fêtes d'alpage et de bergers, accompagnées de beaucoup de musique, de chants et de toutes sortes de jeux compétitifs. De nos jours, l'été est une saison pleine de vie, d'événements et de festivals.

Solstice d'été (astronomique le 21/06–Saint-Jean le 24 juin)

L'une des fêtes d'été les plus originales et les plus notables est certainement la fête de la Saint-Jean. Les solstices d'hiver et d'été symbolisent la polarité de deux forces, qui ne se manifeste qu'une fois par an dans son intégralité. Le point culminant de l'année solaire est également le début de son déclin. La lumière et la mort, la luminosité et l'obscurité sont dépendantes l'une de l'autre.

Depuis des temps immémoriaux, la fête de la Saint-Jean s'est manifestée par des fêtes du feu, qui sont encore célébrées aujourd'hui dans les Alpes, mais surtout dans le Nord. Au cours de l'année liturgique, le symbolisme de cet ancien mystère a été transféré du dieu Soleil païen, qui devait mourir, à Jean-Baptiste et fixé au 24 juin. Le feu de joie de la Saint-Jean était courant en de nombreux endroits jusqu'au milieu du XIXe siècle. On dit que porter une ceinture de millepertuis ou d'armoise et sauter à travers ou par-dessus le feu apporte amour et bonheur pour le reste de l'année. La ceinture était ensuite brûlée dans les flammes pour éloigner les maladies et le mal. Le bétail était aussi conduit à travers la fumée du feu pour le maintenir en bonne santé.

Les solstices sont traditionnellement le moment important pour la cueillette des herbes : les « herbes de la Saint-Jean » comme l'arnica (Arnica montana), l'armoise (Artemisia vulgaris), la verveine (Verbena officinalis), la camomille (Matricaria recutita), le serpolet (Thymus serpyllum), le calendula (Calendula officinalis) et le millepertuis (Hypericum perforatum) récoltées à ce moment-là voient leur pouvoir de guérison intensifié. Les femmes herboristes étaient autrefois appelées « Femmes de la Saint-Jean » en certains lieux.

Août

En Suisse, de nombreuses festivités estivales ont été décalées au 1er août, le jour de la fête nationale. À l'origine, ce mois marquait le début de la saison des récoltes, qui était célébré avec des fêtes joyeuses, des feux de joie et d'autres rituels par le feu. La chaleur estivale décroissante est ainsi réchauffée de manière rituelle. Le temps de la croissance est révolu, le grain et d'autres produits demandent à être récoltés. La fête des moissons est célébrée (fête du début des récoltes) et le premier pain est cuit.

De nos jours, le mois d'août est surtout considéré comme un mois de vacances. Depuis longtemps, les fêtes d'été sont organisées sans tenir compte du travail de récolte des agriculteurs. C'est le temps des événements, des cinémas en plein air et des festivals d'été qui expriment à leur manière actuelle et moderne la joie de vivre.

Assomption de Marie (15 août)

L'assomption de Marie est l'un des moments forts de l'été pour l'Église. La fête chrétienne remplace une fête païenne de la moisson et de la nature, qui fut d'abord interdite par l'Église en 745 après J.-C., puis associée à Marie. Les disciples auraient trouvé un tombeau couvert de fleurs épanouies à la place de son corps. Pour l'occasion, des bouquets de fleurs et d'herbes bénits sont composés de 3 x 3 herbes (parfois aussi de 77 ou 99 herbes) : par exemple de l'absinthe (Artemisia absinthium), de l'armoise (Artemisia vulgaris), de la citronnelle (Artemisia abrotanum), de l'eupatoire à feuille de chanvre (Eupatorium cannabinum), de la grande aunée (Inula helenium), de la tanaisie (Tanacetum vulgare), de la valériane (Valeriana officinalis) et de la molène (Verbascum sp.). Ces bouquets de plantes d'origine païenne, qui sont censés transmettre les pouvoirs de guérison de la végétation à l'homme, sont encore aujourd'hui suspendus dans les maisons et les étables comme des amulettes protectrices ; ils sont jetés au feu si nécessaire ou dispersés dans la nourriture du bétail.

La période allant de l'Assomption jusqu'à la Nativité de Marie, le 8 septembre, est connue sous le nom de « Frauendreissiger » ; elle est célébrée par des prières à Marie et des pèlerinages ; c'est la deuxième période importante pour la récolte des plantes médicinales.

Coutumes et rituels d'automne

Du point de vue de nos ancêtres agriculteurs, la récompense des efforts antérieurs se faisait au cours de ces mois difficiles. La nature ouvre sa corne d'abondance et remplit les garde-manger, les réserves et les porte-monnaie. La fin de la saison des récoltes était célébrée en conséquence avec des actions de grâces, des foires et des festivals de danse. Aujourd'hui encore, de nombreuses coutumes et fêtes sont prévues en automne – Zibelemärit (marché aux oignons à Berne, Suisse), descentes d'alpage, Martinimähler et Chilbi (foire de l'église), pour n'en citer que quelques-unes.

Fête de la récolte

À la fin septembre ou début octobre, dans certains endroits, la récolte est célébrée de manière traditionnelle depuis la nuit des temps. Dans les zones rurales, les céréales, les fruits et les légumes sont encore, de nos jours, bénis à l'église. Dans les pays anglo-saxons, Thanksgiving est célébré comme une fête familiale importante.

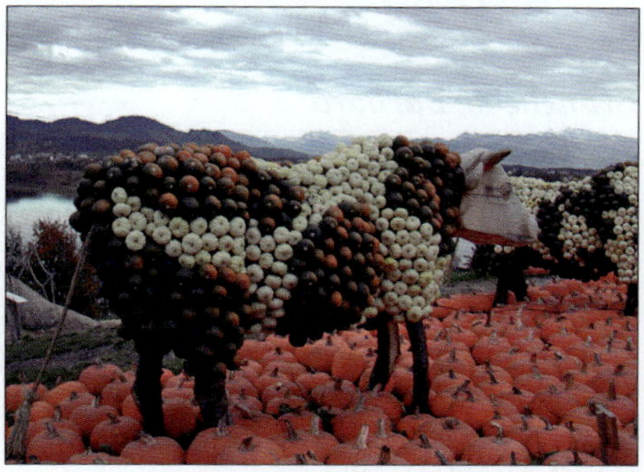

Fête de la citrouille à Seegräben (Jucker Farmart, Oberland zurichois, Suisse)

Toussaint/Jour des défunts

Ces deux fêtes religieuses couvrent le Nouvel An celtique original, qui était associé à un culte des morts, dans lequel les frontières entre le monde des vivants et celui des morts et des esprits pouvaient être franchies. Vers l'an 1000, l'Église a ajouté la fête de la Toussaint comme le jour de commémoration des défunts. Du moment où la cloche donne le midi de la Toussaint jusqu'au matin du jour des défunts, les âmes décédées peuvent échapper au purgatoire en trouvant réconfort et force dans leur tombe grâce à leurs proches. Aujourd'hui encore, les tombes des parents sont traditionnellement décorées de fleurs et de bougies le jour de la Toussaint.

Pour se protéger ou se réconcilier avec toutes sortes d'êtres démoniaques, le temps des coutumes des masques, du bruit et de la lumière commence à cette période de l'année. Des processions aux lanternes sculptées sont organisées, des citrouilles décorées et éclairées par des bougies sont installées.

La fête d'Halloween, originaire d'Amérique (mais d'origine irlando-celtique), a gagné en importance ces dernières années. Des enfants déguisés en démons vont d'une porte à l'autre en criant « des bonbons ou un sort ».

Fêtes et rituels en hiver

Les mœurs d'hiver reflètent également les processus macrocosmiques. Des coutumes symboliques de bruit et de lumière sont à l'œuvre. La saison des coutumes de recueillement liées à Saint-Nicolas commence également.

L'Avent

Les fêtes d'automne sont suivies de périodes de réflexion. La couronne de l'Avent et ses quatre bougies permettent aux gens de revenir sur les quatre saisons et de rendre compte des objectifs atteints et de ceux à venir. De plus, allumer chaque bougie supplémentaire renforce l'espoir et l'attente de la résurgence des forces vitales affaiblies. Jusqu'à cet événement, elles sont maintenues à l'aide de plantes à feuilles persistantes (if, sapin, buis, houx), de pâtisseries qui réchauffent (étoiles à la cannelle, etc.) et de bougies.

Branche de Barbara

Le jour de la Sainte Barbara, le 4 décembre, on coupe les branches d'un arbre fruitier (généralement un cerisier) et on les place dans un vase. Juste à temps pour Noël (sauf si la température dans le logement moderne est tropicale), les branches commencent à fleurir. Autrefois, les jeunes femmes souhaitant se marier disposaient une branche pour chacun de leurs prétendants : celle qui fleurissait en premier remportait la course.

Saint-Nicolas

Cet homme légendaire byzantin aurait distribué en se cachant de l'argent aux pauvres, en particulier aux enfants, et aurait finalement été élu évêque. Une fois, comme la fenêtre de la fille d'un pauvre homme était fermée à clé, il était monté sur le toit et avait jeté un sac d'or par la cheminée.

Aujourd'hui encore, Nicolas, ou même le père Noël, apporte les cadeaux aux enfants de cette manière ou de façon similaire. Ses compagnons, un âne/renne et le père Fouettard, révèlent l'arrière-plan païen de la coutume et évoquent un démon de la forêt ou même un culte d'Odin ou du dieu cerf celtique Cernunnos.

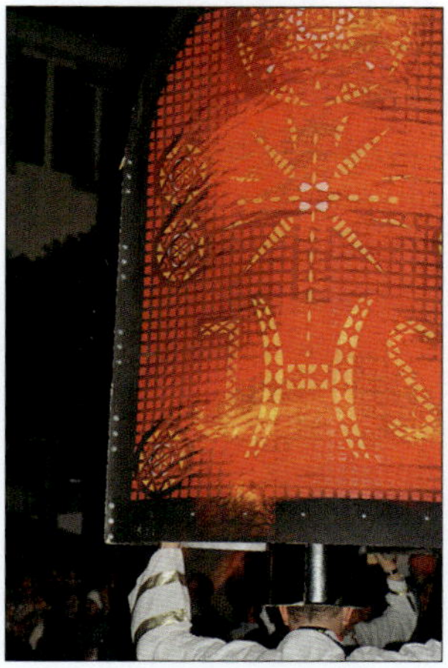
« Iffelenträger », Festival de Klausjagen à Küssnacht a. R. (Suisse)

Noël

Au moment du solstice d'hiver (le moment le plus sombre, le plus lugubre et le plus inhospitalier de l'année), une étincelle de lumière mystique naît sous la forme d'un nourrisson vulnérable. Dans différentes cultures, c'est précisément à ce moment que la naissance du Roi Soleil ou d'un Dieu est célébrée.

Les coutumes de la saison de Noël apportent de la lumière, des couleurs chaudes et des odeurs agréables dans la maison. Bien que le sapin de Noël ait une histoire relativement jeune, la vénération et la décoration d'arbres sont connues depuis l'antiquité, comme par exemple le légendaire frêne du monde Yggdrasil. Les arbres de vie et les plantes à feuilles persistantes, comme le gui, sont depuis la nuit des temps l'expression de la force de vie éternelle. Le premier sapin de Noël chrétien aurait été placé en 1593 dans la cathédrale de Strasbourg.

Douze nuits agitées

Entre le solstice d'hiver et le Nouvel An se trouvent « Les Douze » : un temps mort et silencieux. On dit que pendant ces jours, les mauvais esprits et les âmes des morts (« la chasse sauvage, « l'armée des morts », etc.) errent autour des maisons et célèbrent l'apogée du règne du démon de l'hiver, le dieu des morts. Il est donc conseillé de passer ce temps avec sa famille à l'abri, à chanter et à faire des fumigations.

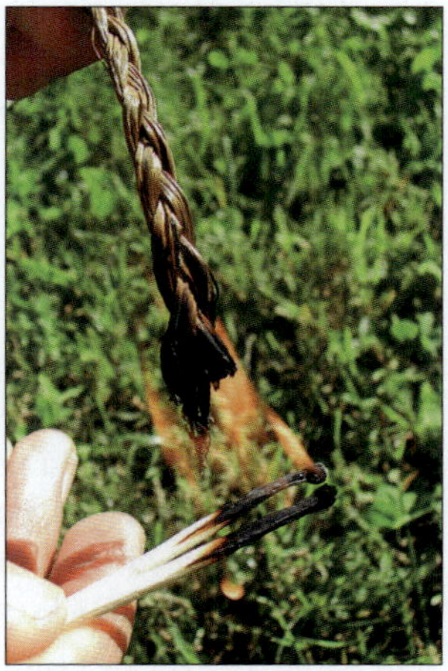
La fumigation avec des tresses d'avoine odorante (Hierochloe odorata) allège du poids de la saison sombre et fait de la place pour la nouveauté.

Nouvel An (31 décembre)

Les feux d'artifice et les feux de la Saint-Sylvestre en fin d'année ont également pour but de chasser les fantômes et de réveiller doucement les forces végétales de leur profond sommeil. A certains endroits, des représentations des énergies naturelles traversent le village comme les Silvesterchläuse (par exemple le « vieux réveillon », le 13 janvier, à Urnäsch, en Suisse).

Des symboles porte-bonheur sont échangés : les fers à cheval, les champignons amanites tue-mouche et les trèfles à quatre feuilles promettent chance et bénédictions pour la nouvelle année. Grâce à son énorme puissance, le sanglier à soies d'or de la divinité nordique Freyr fait repartir le cycle annuel ; pour cette raison, le cochon est également considéré comme un porte-bonheur.

Épiphanie

La montée en puissance du jeune soleil est célébrée dans l'année liturgique chrétienne lors de l'épiphanie. Les mages offrirent à l'Enfant Jésus de l'encens, de la myrrhe et de l'or venus de l'Est. Dans les régions catholiques, des chorales se déplacent de maison en maison pour collecter de l'argent destiné aux œuvres caritatives. Encore aujourd'hui, la formule magique de protection « C+M+B (Christus mansionem benedicat – que le Christ bénisse cette maison) » incluant l'année est écrite sur le renfort des portes.

« S'il ne fait pas froid à l'Épiphanie, il n'y aura pas d'hiver. » RÈGLE PAYSANNE

Chandeleur, 2 février

Pendant ces jours, la durée de la lumière et de la journée est sensiblement plus longue. Au cours de l'année liturgique, des bougies sont allumées pour symboliser la lumière croissante ; dans la mythologie païenne, la déesse de la végétation Brigit/Brigid émerge du monde souterrain et annonce ainsi la fin du royaume de l'hiver. La déesse de la création stimule toutes les forces de vie et le souffle du printemps se fait sentir. L'étincelle de lumière née à Noël devient maintenant une flamme de bougie pour devenir un feu à Pâques.

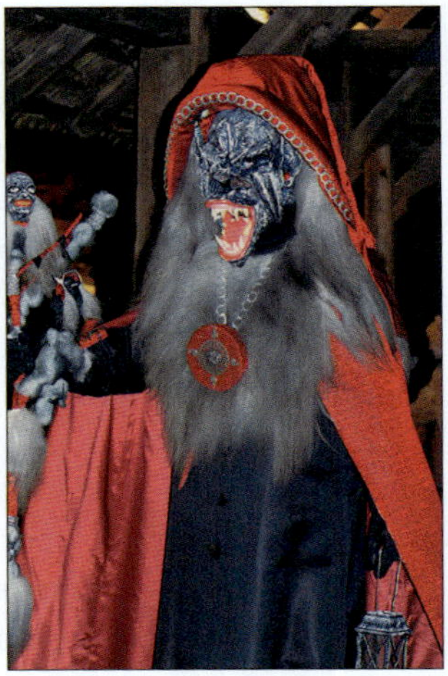

Carnaval de Lucerne (Suisse)

Fasnacht

Dans les régions alémaniques, le carnaval est célébré comme une rupture avec les normes rigides du reste de l'année. son début le 11/11 à 11 h 11 montre que les lois habituelles peuvent, pour une fois, être enfreintes.

Il y a désaccord sur l'origine du terme, il viendrait de « Fasnacht » comme la nuit avant le jeûne ou de « Faseln » (battre avec des cannes, se rafraîchir). C'est plus facile avec « Carnaval » (de Carne-vale : adieu à la viande).

Quel est donc le rapport entre tous les exemples de fêtes et de coutumes mentionnés ici et le sujet de ce livre ? Les éléments de base de la MTE sont illustrés, chargés de sens et vécus de manière tangible grâce aux festivités et aux coutumes. Les éléments air, feu, eau ou terre sont au centre de nombreuses coutumes et rituels, p. ex. lors du feu de Pâques.

12.4. Cycle annuel et signes du zodiaque

En haut comme en bas ; les cycles terrestres se reflètent dans le cosmos. Ainsi, la nature parcourt le cycle de l'année, le Soleil celui des douze signes du zodiaque. En conséquence, ils représentent le caractère du segment de roue annuelle.

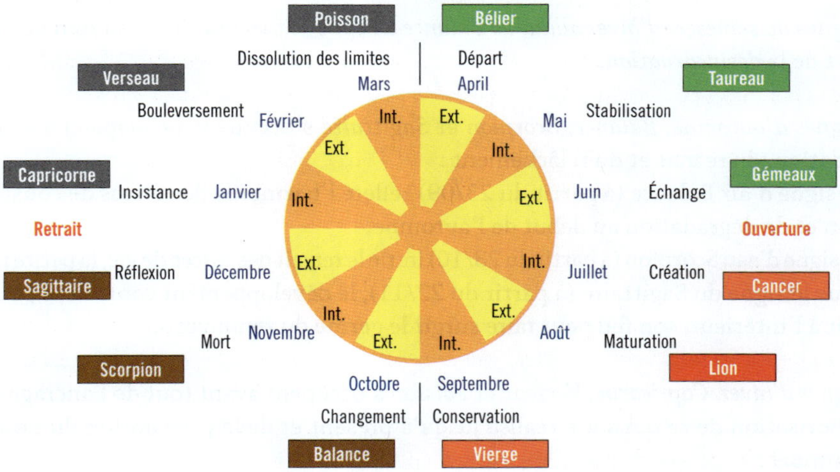

Les signes du zodiaque dans la roue de l'année
Int. / Ext. : intérieur / extérieur

Le zodiaque dans la nature

Les *signes du semestre d'été allant du Bélier* à la *Vierge* représentent l'extérieur et la *matérialisation.*

Les *signes du printemps, Bélier, Taureau* et *Gémeaux* traitent de la mise en oeuvre et de la structure matérielle :

- Le Bélier fougueux (à partir du 21/03[35]) démarre le cycle annuel au printemps. Ce signe puissant allume l'étincelle de la nature en éveil et lui permet de se déployer.

35 Les dates suivantes sont des moyennes et peuvent varier de 1 à 2 jours selon l'année considérée.

- Le taureau terrien (à partir du 21/04) stabilise le développement initié ; l'accent est mis sur la structure matérielle et la stabilisation des processus vitaux.
- Le Gémeaux (à partir du 21/05), représentant de la communication, assure la liaison et l'échange avec l'environnement. Ce signe d'air libère l'énergie et conduit à la formation de nombreuses couleurs et parfums.

Les signes *d'été, Cancer, Lion* et *Vierge* représentent les processus de maturation qui arrivent à leur terme :
- Le cancer (à partir du 22/06) accompagne le zénith du Soleil au cours de l'année ; la nature est « enceinte » et veille à sa pérennité.
- Le fruit mûrit dans la chaleur estivale du signe de feu Lion (à partir du 23/07).
- Sous le signe terrien Vierge (à partir du 23/08), la récolte est dure et laborieuse.

Les signes *du semestre d'hiver allant de Balance* à *Poissons* parcourent le chemin de l'intérieur et de la *désincarnation*.

Les *signes d'automne, Balance, Scorpion* et *Sagittaire* s'occupent principalement de la dégradation, du retrait et du relâchement :
- Le signe d'air Balance (à partir du 23/09) reflète l'harmonie des forces de construction et de dégradation au début de l'automne.
- Le signe d'eau Scorpion (à partir du 23/10) initie le retrait des forces de vie, la petite mort.
- Sous le signe du Sagittaire (à partir du 22/11), le développement continu se poursuit à l'intérieur, son feu peut faire surgir le germe du renouveau.

Les *signes d'hiver, Capricorne, Verseau et Poisson* s'occupent avant tout de l'ancrage et de l'intériorisation de ce qui a été réalisé jusqu'à présent et de la préparation du nouveau cycle annuel :
- La saison la plus sombre accompagne le signe de terre Capricorne (à partir du 21/12) ; à l'intérieur débute la planification du nouveau cycle.
- Sous le signe d'air Verseau (à partir du 20/01), le projet développé est reconsidéré et enrichi.
- Le passage au printemps s'effectue sous le signe du Poisson (à partir du 19/02). Pendant cette période intermédiaire, les limites entre l'hiver et le printemps s'estompent.

12.5. Cycle annuel et médecine humorale

Les éléments et les principes humoraux illustrent également leurs qualités dans le cercle annuel. Ils correspondent en termes de saisons et d'heures de la journée, de signes du zodiaque et d'âge biologique. Cependant, il existe différents systèmes de classification en fonction des critères de choix retenus. Les sources les plus anciennes associent la bile noire à la saison d'automne et le flegme à l'hiver. Cette association ancienne est particulièrement censée et logique dans les pays du sud comme la Grèce et l'Italie (berceaux de la médecine humorale), notamment du point de vue climatique.

La classification suivante, qui est aujourd'hui préférée en Europe centrale, est judicieuse et prend en compte l'âge, les conditions climatiques locales et les processus pathologiques saisonniers typiques.

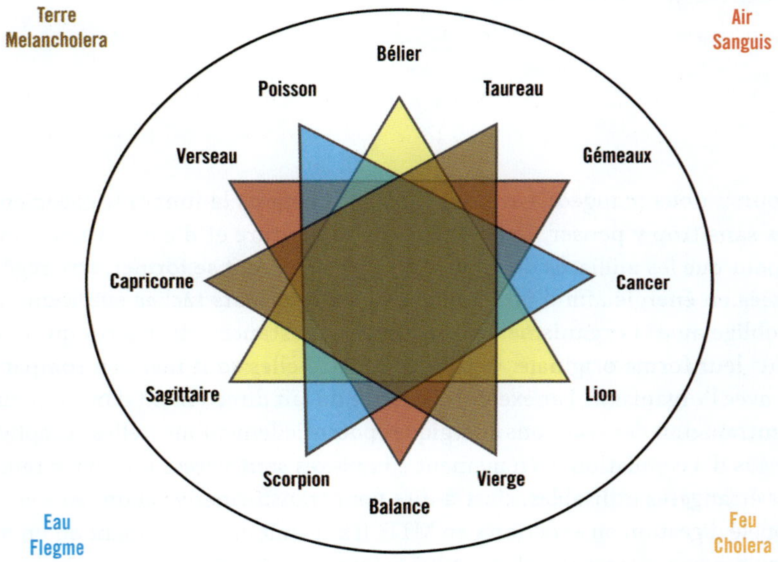

Représentation du cycle annuel en fonction de la médecine humorale et de la théorie des éléments

Sanguis représente ici les forces exubérantes du printemps et de l'enfance. Le cholera correspond à la chaleur estivale et l'énergie de l'homme à l'apogée de sa vie.

Le flegme reflète l'humidité de l'automne et les énergies vitales de l'homme vieillissant.

Enfin, le melancholera révèle la sécheresse de l'hiver, le froid et la fatigue liée au vieillissement.

« La nature est visible dans sa forme, mais invisible dans sa force, pourtant les deux sont inséparables. » PARACELSE

CHAPITRE 13

ALIMENTATION

Rosmarie Fehr-Streule

Tous les jours : nous mangeons et nous buvons. Certains le font très consciemment et d'autres sans trop y penser. L'absorption de nourriture et d'eau est une condition préalable pour que les milliards de cellules du corps puissent se former, être régénérées et alimentées en énergie afin d'être à même de réaliser leurs tâches spécifiques. Cette nécessité oblige aussi l'organisme à absorber des substances étrangères qu'il ne peut utiliser sous leur forme originale. Certaines d'entre-elles sont même incompatibles à l'état brut avec l'organisme. Par exemple, injecter du lait directement dans la circulation sanguine entraînerait des réactions allergiques potentiellement mortelles (anaphylaxie). Des processus d'assimilation extrêmement complexes sont nécessaires pour rendre ces substances étrangères utilisables, c'est-à-dire pour transformer le « non-soi » en « soi ». Ceci est appelé digestion ou « coction » en MTE. Il apparaît déjà clairement qu'en matière de diététique, non seulement l'aliment lui-même est pris en compte, mais également les capacités d'assimilation de celui qui l'ingère. Les capacités digestives sont très différentes d'une personne à l'autre selon son état constitutionnel et actuel. Il en résulte que les aliments ne peuvent pas être considérés comme fondamentalement "sains", mais seulement dans le cas où celui qui les mange peut les assimiler.Par exemple, une carotte crue dite « saine » peut être extrêmement « malsaine » pour une personne qui ne peut pas la digérer. Une alimentation « saine » est donc toujours individuelle et ne peut, en aucun cas, être standardisée. Bien sûr, cela s'applique également à toutes les formes de régime alimentaire. Il n'est pas possible que l'un de ces régimes réponde aux exigences de tout le monde. C'est pourquoi les nouveaux « régimes miracles » qui sont commercialisés semaine après semaine ne peuvent pas répondre aux attentes en matière de diététique. Au contraire, l'objectif d'un concept nutritionnel sensé est d'adapter les aliments, leur quantité et leur mode de préparation aux capacités digestives individuelles d'une personne.

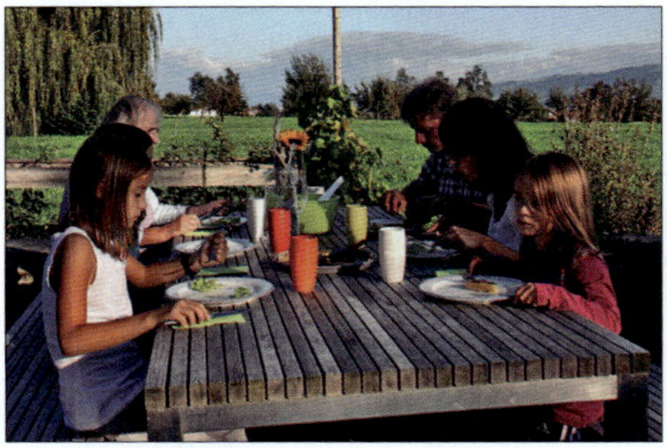

Repas communautaire

Manger, au demeurant, est bien plus qu'un simple apport de nutriments. Manger devrait également être une expérience sensorielle, un plaisir et un stimulant pour le corps, l'esprit et l'âme. « On mange d'abord avec les yeux », « L'amour passe par l'estomac » ou « Boire et manger maintiennent l'âme et le corps rassemblés » sont trois expressions qui soulignent ces aspects. Manger ensemble est un événement social qui crée et renforce des liens et instaure communauté et solidarité, mais cela peut aussi devenir un moment d'aversion et d'agressivité. On apprend à se connaître en mangeant. Pendant les repas, des idées sont développées, des négociations menées et des contrats conclus. Le cadre dans lequel il se déroule est représentatif de l'environnement social et de l'importance de l'événement qui rassemble les individus. Dans de nombreux films, le partage d'un repas est l'élément dramaturgique au cours duquel les relations interpersonnelles (plus ou moins) subtiles sont dépeintes sous différentes facettes ou à partir duquel des repères sont posés pour la suite de l'action. Dans ce domaine, la nourriture elle-même n'est certes qu'un « support » pour les événements qui se passent autour d'elle, mais sa qualité a un impact essentiel. Un repas qui n'est pas « bon » déteint aussi sur la situation environnante. Cependant, il est impossible d'étudier et de représenter tous ces aspects au moyen de mesures scientifiques.

Une alimentation saine est d'une part une question de perception de ses propres besoins, mais aussi le résultat d'une approche consciente et active de ce sujet. Il ne se passe pas un jour sans que nous ne soyons confrontés à la question de l'alimentation par le biais de publications concernant la santé, les régimes, les scandales alimentaires, les maladies nutritionnelles telles que le diabète et l'obésité, les intoxications aux pesticides ou encore les aliments génétiquement modifiés. Les compléments nutritionnels, les produits « allégés », les superaliments sont en plein essor. De nouvelles créations d'ingénieurs de l'industrie agroalimentaire arrivent presque chaque jour dans les rayons des magasins et rendent le marché de moins en moins transparent.

13.1. La nourriture comme bien de consommation

Voici une citation du dirigeant d'une grande entreprise agroalimentaire : « Nos produits ne sont pas là pour combler la faim, mais pour aiguiser l'appétit ». Cela se passe de commentaires.

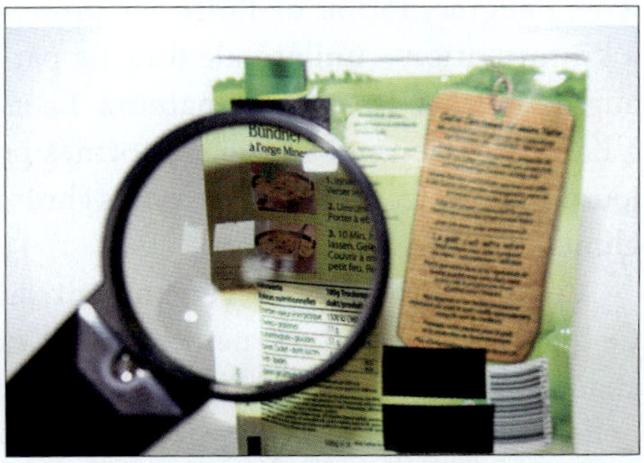

Les ingrédients et les additifs ne sont souvent lisibles qu'avec une loupe

Rares sont les plats préparés qui ne contiennent pas d'exhausteur de goût (p. ex. du glutamate). De plus en plus de denrées alimentaires ayant un « goût standard » arrivent sur le marché et parviennent, sous couvert d'une bouillie uniforme, à dissimuler habilement les ingrédients de qualité inférieure qui les composent. Les produits alimentaires, leur apparence, mais aussi leur goût et leurs arômes peuvent aujourd'hui être conçus industriellement ; cela ne dérange généralement pas les consommateurs, car ceux-ci se sont depuis longtemps habitués au goût sucré-salé systématiquement proposé par l'industrie alimentaire. Un cocktail d'additifs tels que des exhausteurs de goût, des colorants et des arômes peut déclencher la production de substances similaires aux hormones du bonheur dans le cerveau. Ainsi, la sensation ressentie en mangeant ressemble beaucoup à la satisfaction produite par une addiction. Le sens du goût naturel est perdu et cela se produit déjà chez les enfants qui, influencés par la publicité, s'habituent très tôt à certains aliments, qui sont le plus souvent artificiels. Par exemple, une nouvelle « barre de céréales » est lancée avec la promesse de fournir la portion quotidienne recommandée de fruits d'une manière simple et savoureuse. Mais ce qui peut sembler positif et inoffensif se révèle être un produit malsain, très riche en graisses et en sucre, ceux-ci n'étant listés qu'en petits caractères. Pourtant personne n'y fait attention, car nous croyons manger un produit sain. Il est même possible de synthétiser des arômes, par exemple le « goût de fraise », à partir de sciure de bois. Nous sommes littéralement submergés par de telles denrées qui, à leur tour, peuvent tôt ou tard déclencher des maladies liées à l'alimentation. Un exemple classique est celui des édulcorants comme l'aspartame (par ex. dans l' Assugrin), qui sont très répandus et recommandés comme substance contre le diabète et l'obésité. Mais dans les faits, ils arrivent exactement au contraire du résultat escompté et sont, entre-autres, tenus pour responsables de lésions neurologiques graves. Mais pourquoi alors y a-t-il de plus en plus de diabétiques et de personnes en surpoids ? Pourquoi les enfants souffrent-ils déjà de diabète de type 2, celui-là même qui touchait seulement les personnes âgées auparavant ? Il n'est pas possible de répondre à ces questions en quelques phrases ou en regardant les cas particuliers, mais les réponses résident dans la problématique fondamentale qui découle du système actuel de production alimentaire et de la manière dont on comprend actuellement l'alimentation. Cette problématique peut être résumée comme suit :

Dans l'intérêt de la préservation de leurs qualités biologiques, les aliments sont en principe impropres à une transformation industrielle.

Avec l'augmentation de l'offre de produits alimentaires fabriqués industriellement et « l'information » unilatérale fournie par les fabricants, l'incertitude quant au produit augmente chez les consommateurs. La croissance constante du coût des maladies liées à l'alimentation nous pose d'énormes problèmes, d'autant plus que les enfants d'aujourd'hui souffrent déjà de maladies chroniques principalement causées par une mauvaise alimentation.

Comme mentionné précédemment, la nutrition est quelque chose de très individuel. Ce qui est sain pour une personne ne l'est pas forcément pour une autre. Tout comme chaque être humain est unique, il en va de même pour son « alimentation saine » personnelle. Le savoir selon lequel « l'alimentation doit être notre première médecine », comme Hippocrate l'a déjà formulé dans ses écrits, s'est maintenu pendant des siècles. Hildegarde de Bingen a décrit les aliments non pas en fonction de leur contenu énergétique et de leurs vitamines, mais en fonction de leurs valeurs thérapeutiques et de leurs qualités élémentaires. De ce point de vue, il n'est pas possible de distinguer clairement un aliment d'un remède. La pensée de la médecine humorale n'est pas seulement valable dans le domaine des plantes médicinales, mais aussi, de manière analogue, dans celui de la nutrition en MTE. C'est la valeur curative de notre nourriture qui fait pencher la balance entre la santé et la maladie. Une alimentation idéalement adaptée aux capacités digestives et aux besoins individuels est une condition préalable à la guérison ou au maintien de la santé.

13.2. L'histoire de l'alimentation humaine

L'approvisionnement en nourriture constituait une lutte quotidienne pour la survie de nos ancêtres. Afin d'avoir quelque chose à manger, ils devaient d'abord et avant tout se déplacer. Soit, ils couraient très vite après quelque chose de comestible, soit ils fuyaient un agresseur qui aurait aimé les manger ou les attaquer. Les siècles passés se caractérisaient par une consommation d'énergie élevée liée à la vie alors très active, qui devait être compensée par une alimentation adéquate. Cette situation n'était en rien comparable aux besoins énergétiques de notre vie actuelle, qui consiste souvent qu'à marcher de la voiture au supermarché.
Au début de l'histoire des hommes, l'alimentation humaine consistait en un mélange de composants végétaux et animaux incluant des insectes, des larves et des vers. Ce n'est qu'à l'époque des « chasseurs-cueilleurs » que la consommation de viande a augmenté et que les protéines et les graisses ont dominé le régime alimentaire. De ce fait, seul 1/3 de la nourriture était composé de glucides (fruits, racines, légumes) à index glycémique bas. Ce n'est qu'au cours des 10 000 dernières années que l'homme s'est installé dans ce qui est aujourd'hui l'Irak, l'ancienne Mésopotamie située entre l'Euphrate et le Tigre. Il a alors commencé à cultiver des céréales, du riz et d'autres aliments qui se conservaient bien pendant l'hiver. Ainsi, les périodes de famine diminuèrent. Pendant longtemps,

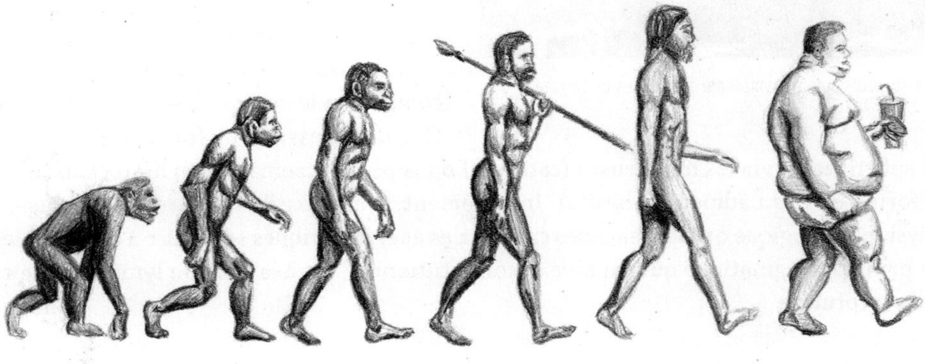

L'évolution

l'agriculture était également associée à un travail physique plus difficile qu'il ne l'est aujourd'hui. L'homme ne disposait pas encore de tracteur pour la culture de plusieurs hectares de terres en peu de temps. À l'époque, les gens dépensaient beaucoup d'énergie pour produire leur nourriture. Environ 90 % de celle-ci était d'origine végétale. Vers 4500 à 2000 ans av. J.-C. (à la fin du néolithique), la proportion d'aliments d'origine animale a de nouveau augmenté en raison de l'élevage croissant d'animaux domestiques et de ferme. Ce n'est que bien plus tard (env. à partir du XVIe siècle) que les aliments et ingrédients exotiques tels que le thé, le cacao, le café, les épices et les solanacées (pommes de terre, tomates) ont atteint l'Europe en grande quantité grâce à la croissance du commerce. Considéré sous cet angle, l'homme a été un chasseur-cueilleur pendant 99,5 % de son histoire et un agriculteur pendant seulement 0,5% ; maximum 0,005% de notre histoire correspond à la période de notre mode d'alimentation actuel.

Du point de vue de la médecine humorale, la nourriture ingérée est en principe crue, donc froide et humide par rapport au potentiel calorifique de l'organisme humain. Elle doit correspondre en qualité et en quantité aux besoins et à la capacité d'assimilation de la personne qui les consomme. Si elle mange trop ou si la nourriture ingérée dépasse les capacités de sa coction, il en résulte un excès de flegme qui ne peut pas être transformé en sanguis et être « utilisé » (sous cette forme !). Dans cette situation, le principe tout à fait caractéristique de la médecine humorale entre en jeu :

« Il n'y a pas d'organe physiologique pour excréter l'excès de flegme. »

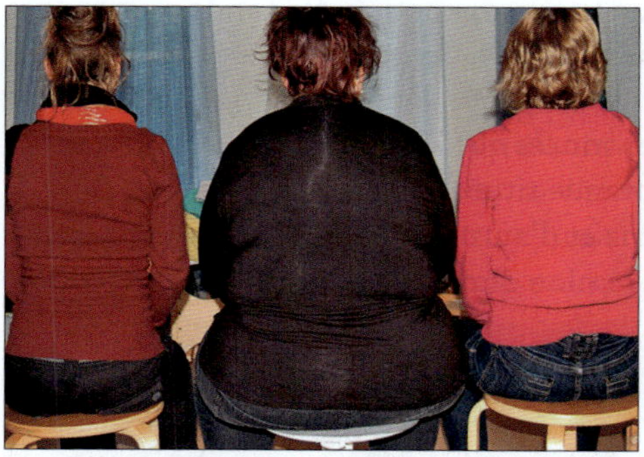

Le surpoids comme symptôme d'un excès de flegme

L'évolution de l'histoire de l'alimentation permet également de comprendre pourquoi il en est ainsi : pendant des millénaires, il n'y avait aucun besoin biologique de développer un tel organe, car un excès de flegme était alors très rare en raison de la forte demande énergétique et de la nourriture pas toujours disponible, alors que ce n'est plus la norme aujourd'hui (du moins dans les régions riches du monde).

L'organisme exagérément nourri doit compenser le déséquilibre en éliminant le flegme excessif sous forme d'excrétions de substitution via les muqueuses (catarrhe) ou la peau (eczéma) ou en le stockant sous la forme de tissu adipeux (obésité). Inversement, il est possible de tirer la conclusion physiopathologique que les maladies catarrhales et eczématiques sont dues à des troubles du principe flegmatique qui, au niveau constitutionnel, est à la base du lymphatisme et de la scrofulose.

13.3. Diététique

La diététique d'aujourd'hui est basée sur les découvertes d'Antoine Laurent de Lavoisier (1743–1794), l'un des fondateurs de la chimie moderne. Jusque-là, les connaissances de la chimie appartenaient aux alchimistes, qui ont ensuite été presque complètement évincés par la science. Au début du XIXe siècle, Justus von Liebig est nommé à la chaire de chimie de l'université de Giessen. À cette époque, il s'agissait de comprendre le fonctionnement des aliments. Justus von Liebig a commencé à les disséquer et à les analyser. Il a découvert que le mouvement et l'activité résultent de l'interaction entre la nourriture, l'oxygène et les organes individuels du corps. Il a été le premier à jeter les bases d'un concept scientifique du métabolisme en classant les aliments en trois catégories différentes :

- Les aliments riches en carbone (glucides et graisses) pour la production d'énergie;
- Les aliments azotés (protéines) pour la structure et la régénération des cellules, des tissus ainsi que pour la production d'enzymes;
- Les minéraux en tant que substances vitales pour la composition des tissus et la régulation des fonctions corporelles.

La méthode de détermination des calories a constitué une autre découverte scientifique. Il a été découvert que la teneur en énergie des aliments peut être calculée et donc adaptée selon la consommation d'énergie du corps. La nourriture a été scindée en glucides, protéines et graisses. Comme à cette époque la qualité des aliments était mesurée selon la quantité de calories fournies, les gens étaient convaincus que les produits raffinés tels que le pain blanc étaient plus sains que les produits bruts, car leur apport en énergie était plus élevé. La conséquence désastreuse qui a suivi a été que les céréales étaient décortiquées dans le monde entier et qu'avec leur enveloppe, on enlevait justement les minéraux et les oligo-éléments importants qui sont également nécessaires à leur métabilisation.

Des aliments riches en énergie et en protéines ont remplacé de plus en plus une alimentation volumineuse, essentiellement végétale, peu transformée et adaptée au besoins humains. Les ingrédients dénaturés tels que le sucre blanc, la farine blanche ou le sel de table constituent encore aujourd'hui la base prédominante de nombreux aliments, voire y sont présents en excès. Depuis le début de la transformation industrielle des aliments,

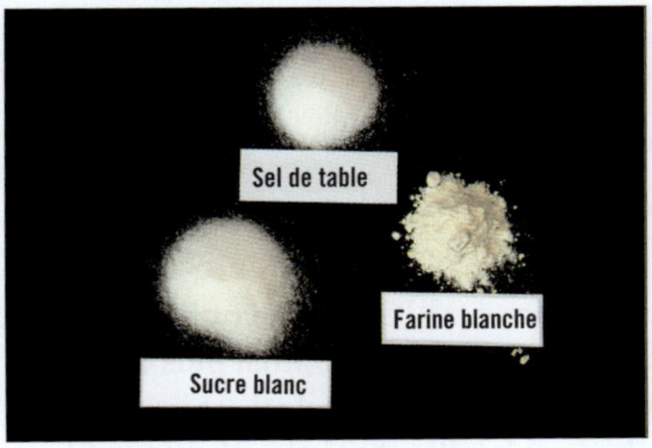

Comparaison entre aliments de base raffinés …

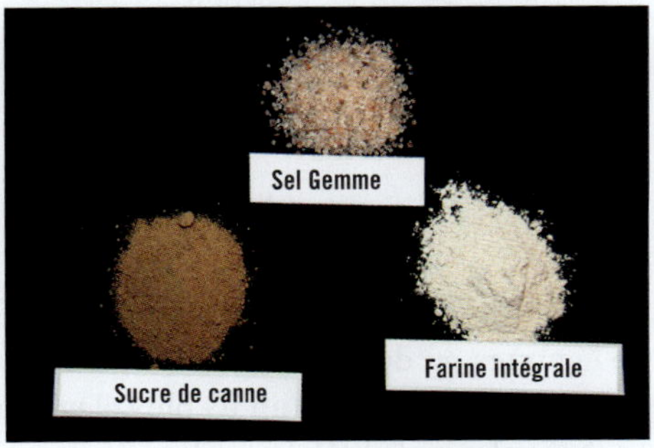

… et complets

nos habitudes alimentaires ont changé comme jamais auparavant, dans un laps de temps totalement insuffisant pour l'adaptation génétique. L'alimentation actuelle surcharge souvent l'organisme et peut entraîner des problèmes de santé, comme en témoigne le nombre croissant de maladies de civilisation.

Les nutriments et *composants* analytiquement mesurables sont au cœur de la diététique actuelle et sont classés en groupes (macronutriments et micronutriments). Il est recommandé de consommer les aliments provenant des différents groupes en proportions équilibrées. La production d'énergie est également donnée en valeurs analytiques sous forme de calories et est considérée comme une mesure de l'apport énergétique en fonction du sexe, de l'âge et de l'activité physique.

Les micronutriments, tels que les vitamines et les minéraux, ne fournissent pas d'énergie. Les macronutriments, tels que les glucides, les lipides et les protéines, sont les sources d'énergie, mais ne peuvent être utilisés que si l'apport en micronutriments est disponible pour leur métabolisation.

Macronutriments

Glucides

Les glucides constituent notre principal fournisseur d'énergie. Ils fonctionnent pour ainsi dire comme notre supercarburant, car ils fournissent beaucoup d'énergie et consomment deux fois moins d'oxygène que les graisses et les protéines pour produire cette énergie. Les glucides à index glycémique (IG) élevé (sucre blanc, farine blanche) mobilisent beaucoup plus d'insuline que les glucides à IG bas, dont la teneur varie considérablement pour les légumes et les fruits. En voici quelques exemples :

IG bas (< 50)	IG élevé (> 50)
Pomme	Banane
Cerise	Abricot mûr
Pamplemousse	Carotte (surtout cuite)
Chou-fleur	Betterave rouge
Brocoli	Riz
Tomate	Pomme de terre
Noix	Courge

Le mode de préparation a également une forte influence sur l'IG. Par exemple, la cuisson de légumes ou de fruits le fait augmenter, car leur assimilation est ainsi plus facile. En outre, le jus de fruits a un IG plus élevé que les fruits à partir desquels il est pressé.

Les valeurs de l'IG dépendent également de la capacité d'assimilation de l'individu et doivent être considérées comme uniquement indicatives.

En cas d'alimentation malsaine :
Satiété à court terme avec une forte sécrétion d'insuline, sensation de faim qui revient rapidement

En cas d'alimentation saine :
Satiété durable avec sécrétion régulière d'insuline sans pics

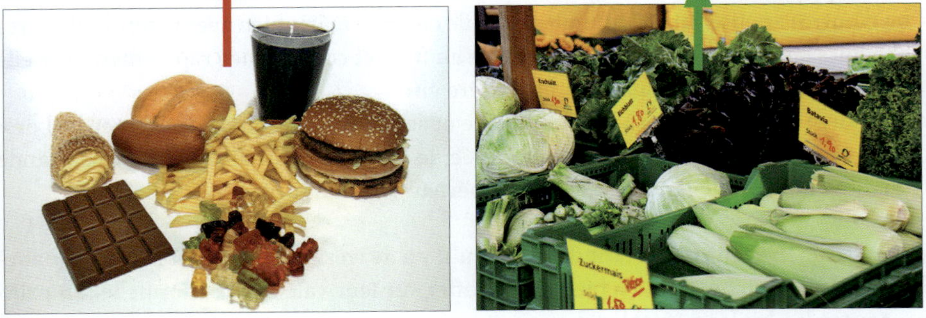

Comparaison glycémique entre les fast-foods et les légumes

L'apport alimentaire actuel caractérisé par sa forte teneur en sucre induit une sécrétion d'insuline élevée, ce qui fait rapidement baisser la glycémie et provoque à nouveau la sensation de faim. Ces fortes fluctuations à court terme des taux d'insuline et de sucre dans le sang sont la cause principale des fringales et, à long terme, du diabète de type 2.

De ce point de vue, il n'est pas surprenant que la consommation de sucre blanc par habitant ait été multipliée par 60 au cours des 100 dernières années.

Matières grasses

Les graisses servent de support aux réserves d'énergie de l'organisme. Elles sont également nécessaires pour pouvoir absorber les vitamines A, D, E et K. Selon le domaine d'utilisation, différentes graisses et huiles sont à privilégier :

- L'huile d'olive est très stable et durable, elle peut également être chauffée. Une huile de qualité (extra vierge) a un goût typique qui se marie bien à la nourriture et qui s'intègre parfaitement à la cuisine méditerranéenne.
- L'huile de colza est idéale pour la cuisson et la friture ; elle peut donc être chauffée et se conserve très longtemps.
- L'huile de tournesol est précieuse pour les salades et au goût neutre. Elle ne doit pas être chauffée et sa durée de conservation est moyenne.
- L'huile de carthame est également de goût neutre et de qualité supérieure pour les salades. Elle ne doit pas être

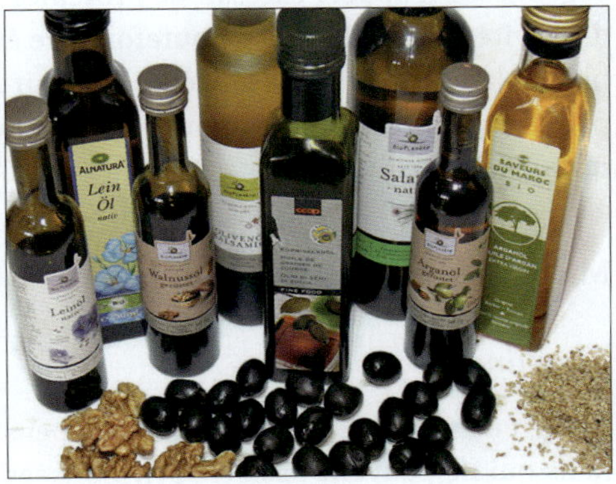

Acides gras sains

chauffée. Il convient de la consommer rapidement car elle rancit relativement rapidement.

- L'huile de lin était déjà extraite en Eurasie à l'âge de pierre. Elle convient aussi bien comme huile alimentaire de grande qualité que pour l'entretien des surfaces en bois ou d'autres applications techniques. L'huile de lin se marie bien avec le séré et d'autres produits laitiers. Elle doit être conservée au frais et consommée rapidement, car elle prend rapidement un goût amer et s'altère vite.
- Le beurre est une graisse à tartiner idéale et sert à affiner le goût des aliments. Lorsqu'il est consommé en quantité modérée, le beurre est un aliment de très grande qualité qui, à tous égards, est de loin supérieur à la margarine.

Il est particulièrement important de noter qu'il y a de très grandes différences de qualité d'huiles sur le marché, ce qui a bien sûr un effet sur leur valeur nutritionnelle. En principe, toutes les huiles végétales devraient être pressées à froid.

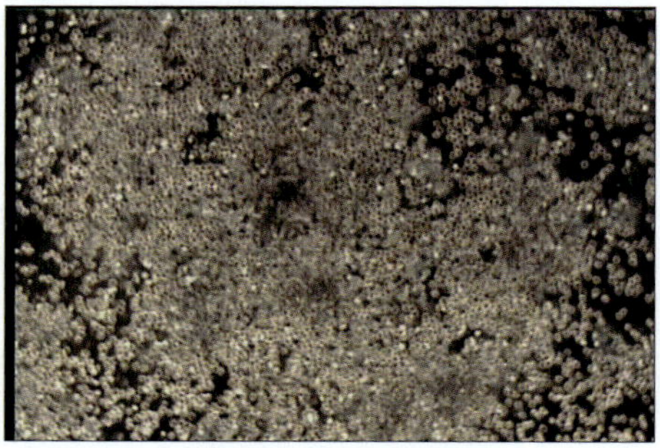

Excès de protéines dans le sang observé par microscopie en champ sombre

Protéines

Les protéines sont les éléments de base du corps. Elles sont les substances les plus importantes pour la structure et la croissance des cellules ainsi que pour la synthèse des enzymes. Elles sont composées de différents acides aminés (AA) que le corps ne peut parfois pas produire lui-même (ils sont alors appelés AA essentiels). Les AA essentiels doivent donc être apportés par l'alimentation. La combinaison de protéines végétales (p. ex. maïs, céréales, riz et légumineuses) et animales (viande, produits laitiers, œufs) augmente leur valeur biologique et donc la préservation des acides aminés. L'accent devrait être mis sur les protéines végétales. Un apport excessif de protéines (chez l'adulte > 40 grammes par jour, en cas d'activité « normale ») doit toutefois être évité, car leur entreposage dans l'interstitium bloque la voie de transit entre les capillaires et les cellules et réduit la perméabilité des parois capillaires. Ceci est considéré comme la base physiopathologique de nombreuses maladies de civilisation.

Micronutriments

Vitamines

Il s'agit de substances essentielles indispensables à de nombreux processus métaboliques, mais qui ne peuvent pas être synthétisées par l'organisme lui-même ou seulement en partie. Elles doivent donc être fournies principalement par l'alimentation.

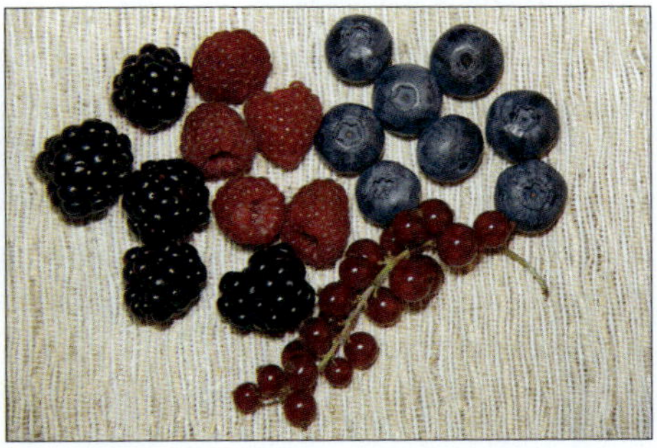

Fruits gorgés de vitamines

Étant donné qu'elles ne peuvent être utilisées de manière optimale qu'en combinaison avec d'autres substances présentes dans la nature, et que, de plus, elles peuvent également être facilement détruites lors du stockage et la préparation des aliments, l'apport optimal ne peut être garanti que par des aliments frais préparés de manière la plus douce possible. Les vitamines isolées de leurs combinaisons naturelles et fabriquées artificiellement, telles qu'elles sont proposées dans de nombreux compléments alimentaires, ne peuvent jamais remplacer une alimentation saine et complète.

Les autres micronutriments sont :

- Les minéraux (p. ex. sodium, potassium, calcium, magnésium), qui agissent dans l'organisme comme substances structurelles et/ou en tant qu'électrolytes avec diverses fonctions spécifiques;
- Les oligo-éléments (p. ex. fer, cuivre, manganèse, lithium, sélénium), qui ont également des fonctions spécifiques;
- Les substances végétales secondaires, également appelées phytamines, qui ont une importance secondaire pour le métabolisme de la plante, mais qui peuvent avoir une importance qualitative pour les plantes alimentaires et médicinales. Exemples : caféine, allicine (substance odorante de l'ail), anthocyanes (colorant rouge des fruits rouges et des baies).

13.4. Le corps a besoin de synergies

Tout comme une belle musique est créée par l'interaction harmonieuse des différents instruments d'un orchestre, les macronutriments et micronutriments présents individuellement dans notre corps ont besoin d'une telle synergie. Mieux cela fonctionne, plus la biodisponibilité des aliments est élevée. En voici deux exemples :

- Aussi importantes que soient les vitamines, en l'absence de minéraux, elles ne sont pas disponibles pour l'organisme, car elles ne peuvent pas être absorbées.
- Dans une interaction constante, les minéraux et les oligo-éléments dépendent de la concentration de la substance concernée lors de leur absorption, de leur transport dans l'interstitium et du métabolisme tissulaire. Par exemple, le magnésium ne peut être absorbé dans une cellule que si du calcium est disponible en même temps. Cependant, s'il y a trop de calcium, ce dernier bloque le transport du magnésium.

En raison de ces mécanismes, l'administration de micronutriments individuels peut entraîner la disparition des autres éléments, ce qui renforce plutôt un déséquilibre préexistant et « met le chaos » dans l'équilibre des minéraux et des oligo-éléments. Dans la MTE, nous évitons l'administration thérapeutique de micronutriments *isolés*, à l'exception des minéraux homéopathiques en homéopathie fonctionnelle et en biochimie selon Schüssler. Au contraire, la MTE cherche à optimiser l'assimilation et l'absorption de ces substances à partir des aliments et à faciliter leur transport dans le corps. Elle crée ainsi les conditions permettant à l'organisme (dans le sens systémique du terme) de corriger un déséquilibre selon ses propres lois.

13.5. Principes de l'alimentation en MTE

> *« Votre nourriture doit être votre médecine, et votre médecine doit être votre nourriture. »*
> HIPPOCRATE

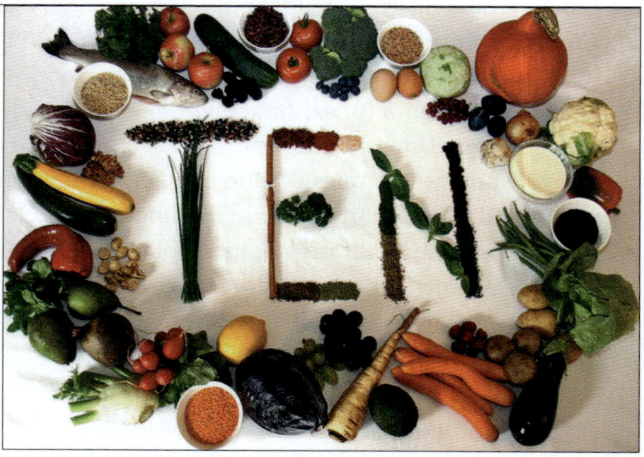

Les « aliments » sont aussi des remèdes
(TEN: Traditionelle Europäische Naturheilkunde – MTE)

Comme il est d'usage dans la diététique actuelle, nous n'avons parlé jusqu'à présent que de substances nutritives. Mais selon la MTE, tous les processus de la vie sont basés sur la synergie entre la matière (représentée par le principe humoral de l'humidité) et l'énergie (représentée par le principe humoral de la chaleur). En ce sens, il n'est pas suffisant d'évaluer l'alimentation exclusivement selon son principe matériel et de vouloir en déduire des directives nutritionnelles. Le principe énergétique, qui peut être considéré comme une mesure de la vitalité, fait défaut ici. Seule la présence de chaleur énergétique fait qu'un aliment est utilisable. Ce n'est pas la *substance* nutritive qui est décisive pour son influence sur les processus vitaux de l'organisme, mais ses *qualités thermiques*. L'humidité (l'aspect matériel) n'est que la condition préalable à la formation potentielle des tissus et à la constitution des réserves d'énergie. Cependant, l'initialisation, la poursuite et la régulation de toutes les fonctions tissulaires du moment sont réalisées par le principe de chaleur. À l'instar de l'approche phytothérapeutique, la MTE définit également les qualités des aliments en fonction de leurs principes de chaleur et d'humidité. Des recommandations nutritionnelles personnalisées peuvent être conçues sur la base des besoins individuels d'une personne en fonction des qualités chaud, froid, humide ou sec. L'entité de la MTE n'admet pas de forme d'alimentation standardisée. Les régimes spéciaux (Atkins, régime dissocié de Hay, cure Schroth, etc.) laissent trop peu de place à la personnalité de l'être humain. Sa nutrition doit être adaptée à sa situation et être associée à un mode et une hygiène de vie naturels.

Le succès à long terme d'une thérapie dépend d'une combinaison judicieuse avec des aliments « vivants » qui est obtenue grâce à une nourriture variée, naturelle, riche en vitamines et en minéraux. Une nutrition selon les critères de la MTE soutient la constitution de l'être humain et le rend plus adaptable aux conditions changeantes de son environnement et plus résistant aux maladies. Elle trouve son origine dans la théorie des quatre éléments que sont l'air, le feu, l'eau et la terre dans la médecine antique.

Qualités élémentaires des aliments

Comme les médicaments de la MTE, les aliments sont classés en fonction de leurs capacités en termes de chaleur et d'humidité. Il y a quelques points clé à considérer ici. Étant donné qu'ils sont décrits en détail dans le chapitre sur la médecine humorale, seuls les aspects pertinents pour la diététique seront brièvement mentionnés ici :

- Le principe énergétique (chaleur) a toujours une influence initiatrice, formatrice, modificatrice et régulatrice sur le principe matériel (humidité). L'humidité, quant à elle, est fondamentale et importante pour le transport, la constitution et le stockage de l'énergie provenant des aliments.
- L'assimilation est toujours un processus hautement énergivore.
- Le but de la digestion est de produire du sanguis chaud et humide à partir d'aliments froids et humides. L'humidité du sanguis est l'humeur nutritive immédiatement disponible. Il est donc le substrat indispensable à la composition des structures du corps et représente en même temps la forme de stockage de l'énergie, condition préalable à tous les processus vitaux fonctionnels.
- Pendant la coction l'influence de la chaleur physiologique de l'organisme augmente progressivement la qualité thermique de l'humeur nutritive, de sorte qu'une fois l'assimilation terminée, elle se transforme en sanguis avec une qualité chaude et humide.
- Chaque aliment sert finalement à humidifier l'organisme. En principe, *chaque* substance nutritive a une qualité *humide* par rapport à l'organisme, mais à des degrés divers. Les aliments « secs » sont ainsi un peu moins humides que les aliments « humides ».
- En principe, chaque nutriment a une faible qualité de chaleur par rapport à l'organisme qui l'absorbe, c'est-à-dire qu'il est *froid*, bien qu'à des degrés divers. Les aliments « chauds » sont un peu moins froids que les aliments « froids ».
- L'objectif de l'ajustement alimentaire est de fournir à l'organisme les substances optimales pour lui, en termes de préparation, quantité et combinaison.
- Les qualités humorales d'un aliment n'expriment que ses capacités de chaleur et d'humidité. En fin de compte, sa valeur en tant qu'aliment est définie par le fait de savoir si la personne qui mange réagit à ces stimuli et, dans l'affirmative, de quelle manière son organisme le fait.

Étant donné qu'il ne s'agit pas d'un manuel de nutrition, voici seulement à titre d'exemple, une liste d'aliments importants donnés avec leurs qualités humorales.

Céréales	Avoine	c2 / s2
	Blé	c1 / s1
	Riz	c / h
Légumes	Épinards crus	f2 / h2
	Carotte	c2 / h2
	Haricots (frais)	c / h
	Haricots (secs)	f1 / s1
	Pommes de terre	neutre / humide
	Oignon	c2-4 / h
Salade	Salade verte	f2-3 / h2
	Tomates	f / h
	Concombre	f2 / h2
	Cresson	c3 / s3
Fruits	Raisins (blancs)	c1 / h
	Raisins (rouges)	c2 / h
	Cerises (selon la douceur)	neutre-c1 / h
	Pomme (selon la douceur ou l'acidité)	neutre-c / h
	Citrons (jus)	f3 / s3
Viande	Bœuf	c / h
	Veau	neutre / h
	Porc (selon l'âge)	f / h
	Agneau	c2 / h2
	Poulet	c / h (bien tempéré)
	Truite	c / h
	La plupart des autres poissons	f-neutre / h
Graisses et huiles	Beurre	neutre-c / h2
	Huile d'olive	c / h
	c = chaud, f = froid, s = sec, h = humid	

Ces données sont fournies à titre indicatif et ont été compilées d'après le Diäteticon d'Elsholtz (1682) ; dans certains cas, elles n'ont pas pu être reprises directement, mais ont dû être interprétées à partir du texte. Elsholtz avait déjà souligné à maintes reprises que les sources qu'il utilisait livraient déjà des informations très différentes. Cet état de fait est devenu encore plus compliqué à notre époque, car la production alimentaire a complètement changé depuis le Moyen Âge, ce qui ne pouvait rester sans influence sur les qualités humorales. L'emplacement de la plante nourricière, la modification des cultures, l'engrais, l'exposition au soleil, le moment de la récolte ou l'âge de l'animal abattu, la couleur d'un fruit (p. ex. le raisin blanc ou rouge) modifient également les qualités de la « matière première », qui peuvent encore elles-mêmes être modifiées par le mode de préparation et les épices utilisées. Malgré ces nombreuses variables, les informations qualitatives transmises dans la littérature ancienne continuent de fournir de bonnes références pour la pratique de la diététique. En fin de compte, ce sont la tolérance et l'assimilation des aliments par le consommateur lui même, qui sont déterminantes.

Principes d'application

Si vous essayez de formuler des directives d'application sous forme de tableau (au-delà de ce qui précède), vous vous rendrez vite compte qu'une généralisation n'est pas possible. Selon les situations, la qualité peut également se modifier ou l'accent peut être mis sur un thème central alors dominant. Cette section de texte a donc également été rédigée après plusieurs tentatives infructueuses de compiler les principes de chaleur et d'humidité en ajoutant des situations d'application spécifiques.

Ainsi l'épeautre, par exemple, généralement qualifié de chaud et humide, peut produire un flegme froid et altéré par l'acrimonie chez une personne qui n'a pas assez de chaleur physiologique pour la coction. Non seulement, il ne peut pas nourrir, mais conduit aussi à une dyspepsie massive.

La tolérance ou l'intolérance à un aliment dépend donc de nombreux facteurs différents. Néanmoins, pour pouvoir donner des recommandations nutritionnelles concrètes à chaque personne, il est essentiel de discerner et d'appliquer les principes de base des interactions entre énergie et matière. Pour ce faire, trois critères s'appliquent à la sélection des aliments qui peuvent être utilisés dans l'alimentation de base de chaque personne :
- Des aliments frais et naturels avec une prédilection pour les denrées végétales
- Provenant de la région, car soumis aux mêmes conditions climatiques et d'ensoleillement
- Une sélection de produits de saison soumis aux mêmes rythmes naturels que leur récolte.

Dans le texte qui suit, les aliments répondant à ces critères sont qualifiés « d'aliments de base », car leur utilisation ne peut pas être fondamentalement « mauvaise », indépendamment du type de constitution. Le « réglage affiné » à la situation thermique et constitutionnelle s'effectue selon la méthode de préparation, le dosage et la modification spécifique par les épices.

Épices

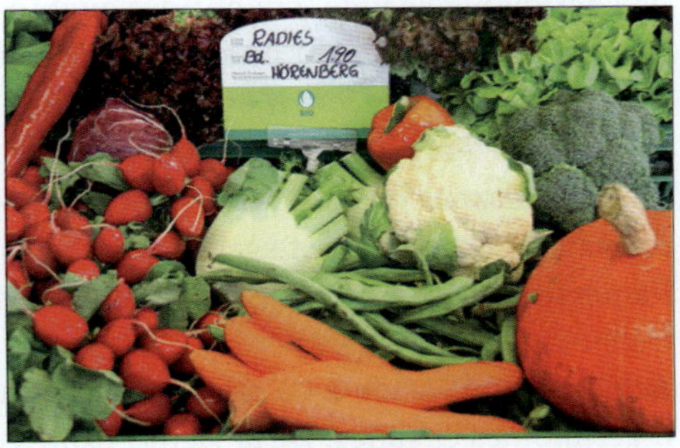

L'agriculture biologique, notre base de vie principale

Les épices ont une grande importance pour la modification ciblée des qualités humorales de la nourriture, car elles ont presque exclusivement des caractères énergétiques et informatifs. Pour les épices séchées surtout, qui ne sont utilisées qu'en petites quantités, comme par exemple le poivre, le cumin, les baies de genièvre, les clous de girofle ou le piment, l'aspect substantiel n'a pas d'importance, contrairement à la qualité du goût en tant que stimulus spécifique sur l'ensemble de l'organisme de la personne qui mange.

Les épices séchées sont purement informatives.

Ceci est moins clair lorsqu'il s'agit de fines herbes fraîches. Elles complètent les propriétés d'un aliment et améliorent fondamentalement ses qualités chauffantes. Des modifications ciblées des aliments peuvent être effectuées avec une sélection et une quantité spéciale d'herbes.

Fines herbes typiquement utilisées : persil, ciboulette, sarriette, livèche, basilic, aneth, coriandre, estragon, bourrache

Le mode d'action des épices et donc leurs qualités humorales sont déjà reconnaissables par le goût. Bien sûr, les saveurs susmentionnées s'appliquent également à tous les aliments en ce qui concerne leurs effets, mais ces saveurs sont extrêmement « concentrées » dans les épices. Ici aussi, la quantité est cruciale : plus les épices sont piquantes et fortes, plus elles doivent être utilisées avec parcimonie.

Qualités gustatives

Piquant : le goût piquant réchauffe fortement un plat. La force du piquant se voit à la transpiration qui perle rapidement sur le front après avoir mangé épicé. Le piquant stimule également la circulation des humeurs. Cela s'applique aux sucs digestifs de l'estomac, du pancréas, de la vésicule biliaire et des glandes intestinales, ainsi qu'à la lymphe et au sang. Cet aspect peut être important pour le choix des goûts en fonction de la constitution.

Amer : il y a beaucoup de confusion sur le goût amer dans la littérature. Certains auteurs décrivent l'effet amer comme réchauffant, d'autres comme rafraîchissant. Cette contradiction s'explique par des effets primaires et secondaires : l'amertume a un effet primaire de stimulation de la chaleur sur le tube digestif. C'est pourquoi les liqueurs amères (gentiane, artichaut, angélique, etc.) sont appréciées dans le monde entier comme des digestifs. Mais l'amertume est aussi un « goût qui avertit » que la substance en question peut ne pas être bénéfique pour l'organisme. Par conséquent, en réponse à l'amertume, l'organisme active ses fonctions de désintoxication, en particulier celles du système hépatobiliaire. Selon la physiologie de la MTE, ce goût est responsable de l'excrétion de la bile jaune et de l'acrimonie chaude, qui ont des qualités chaudes. Ainsi, il stimule l'évacuation de la chaleur, ce qui a un effet final de refroidissement sur tout l'organisme.

La saveur amère, qui n'est utilisée dans les aliments et les épices que de manière très subtile, est donc utile pour les personnes ayant une digestion fragile (estomac froid), une insuffisance hépatique ou, plus généralement, pour stimuler la détoxification en cas de maladie chaude. Il est également intéressant de noter que les personnes à qui profite l'amertume, l'apprécient également, tandis que les autres la rejettent catégoriquement.

Acide : le goût acide a un effet rafraîchissant, en réduisant la formation d'humeurs et d'acrimonies chaudes. De là vient l'expression : « L'acidité refroidit le foie surchauffé ». L'acidité est donc le goût des personnes cholériques ou à constitution biliaire.

De plus, le goût acide, semblable à l'âpreté, a un effet astringent. Cela signifie avant tout qu'il augmente le tonus des tissus flasques. Cet effet se produit principalement dans les muqueuses dont l'humidité n'est pas suffisamment drainée (en raison d'une atonie des vaisseaux lymphatiques). La qualité gustative âpre favorise ainsi le resserrement des tissus, ce qui est utile et nécessaire principalement pour les types constitutionnels froids et humides, car leurs humeurs sont contaminées par l'acrimonie chaude (patients atteints de scrofulose, constitution hydrogénoïde, constitution pléthorique).

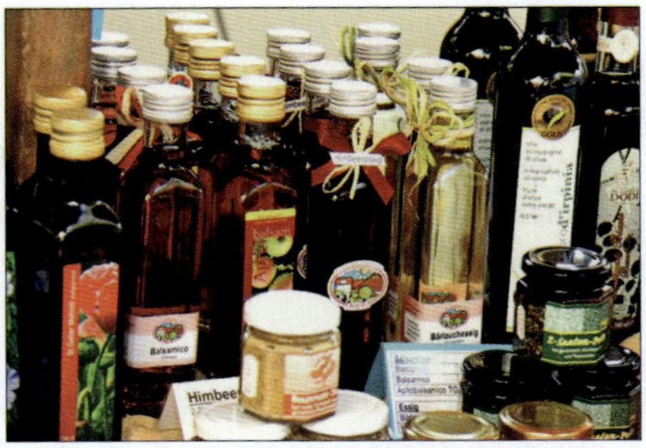

La diversité des saveurs sur le marché fermier

Doux : Ce goût, associé à toutes les céréales et au pain, mais aussi à de nombreux autres aliments de base, est le fondement de l'alimentation par excellence. Ainsi, la douceur naturelle (p. ex. les céréales ou le miel) favorise le principe physiologique d'humidité et est essentielle dans l'alimentation de base. La douceur dénaturée du sucre industriel, en revanche, favorise la formation de flegme froid et visqueux et crée l'acrimonie. Des blocages dans le flux des humeurs se forment alors. Les édulcorants synthétiques (aspartame, cyclamate, acésulfame, néohespéridine DC, saccharine, thaumatine) et les substituts du sucre (sorbitol, mannitol, isomalt, xylitol, maltitol, lactitol) sont extrêmement problématiques. Ils salissent le flegme froid avec des acrimonies encore plus agressives (chaudes ou froides selon le type).

Le goût sucré naturel est donc absolument nécessaire à toute personne pour accumuler de la substance. Mais la part que doit avoir le sucré dans la nourriture dépend du tempérament et de la constitution de la personne elle-même. Les individus dont le principe d'humidité doit être soutenu (cholériques et mélancholiques) ont besoin de plus d'aliments sucrés que ceux ayant des tempéraments flegmatiques, des constitutions humides (lymphatiques, scrofulaires) ou même les deux bien qu'ils aient une appétence toute particulière pour le sucre. L'augmentation de l'obésité est une conséquence évidente de cette problématique.

Salé : la quantité joue également un rôle décisif en ce qui concerne le sel. En petites doses, le sel de grande qualité a un effet fluidifiant sur le flegme, il nettoie et favorise l'écoulement des humeurs. En cas d'excès, par contre, une déshydratation des humeurs, en tant qu'impact essentiel du sel, se produit. Sa structure cristalline est une signature de la rigidité, de la réduction à la matière qui n'incarne plus guère les principes dynamiques. C'est ce que l'alchimie et la spagyrie appellent le principe de Sal.

Le sel assèche l'humidité chaude, qui peut ainsi devenir sèche, dure et coupante. On entend par là les qualités humorales car, sur le plan physique, une consommation excessive de sel entraîne la rétention d'eau dans les tissus, le sang et la lymphe. Cela n'est pas en contradiction avec le mode d'action humoral, car consommé excessive de sel entraîne une stagnation du flux humoral.

Comme nous le verrons par la suite, il existe d'amples différences entre les types de sel du point de vue de leurs principes d'action. Le sel de qualité supérieure consommé en quantité raisonnable ne pose pas de problème aux personnes en santé. Cependant, les personnes sujettes aux congestions sanguines, aux constitutions lymphatiques, sèches ou aux tempéraments secs (cholériques et mélancholiques), chez qui tous les principes actifs desséchants peuvent être fortement pathogènes, devraient consommer du sel avec parcimonie.

Âpre : les gens modernes ne sont plus familiers des neuf goûts classiques de la médecine humorale. Le goût « âpre » désigne une saveur ressentie, par exemple, lorsque nous croquons dans une tige de rhubarbe ou dans un fruit pas encore mûr. L'âpreté, semblable à l'acidité, a un effet astringent.

Modes de préparation

Nourriture crue : tous les aliments crus sont fondamentalement froids et humides. Pour pouvoir les transformer en sanguis par la coction, une grande quantité de chaleur physiologique doit être disponible. Par conséquent, seules les personnes en santé ayant un estomac chaud et tonique peuvent assimiler les aliments crus pour en faire un substrat nutritif. Si ces conditions ne sont pas remplies, la personne concernée ne peut pas digérer les crudités, extrêmement malsaines pour elle. Par la suite, la tentative d'assimilation ne produit que de l'humidité froide et brute, qui ne peut pas nourrir l'individu. En plus de divers symptômes dyspeptiques, cet état se manifeste par la dégradation de la substance corporelle et par de la perte de poids, pouvant aller jusqu'à une maigreur extrême (qui est une caractéristique physique d'un mélancholique). La personne peut alternativement développer une rétention d'eau, être gonflée et en surpoids (le flegmatique avec un estomac froid).

En plus du diagnostic iridologique, qui reconnaît un estomac froid et flasque dans un assombrissement au niveau de la zone de la collerette, la perception générale de la température est un paramètre important.

Une personne qui a rapidement froid ou qui se sent froide après avoir mangé consomme souvent des aliments trop froids.

Cependant, une petite quantité d'aliments crus, par exemple de la salade est nécessaire en tant que stimulant énergétique pour que se produisent les processus thermiques dans le tube digestif. La quantité à partir de laquelle la capacité de stimulation est dépassée varie considérablement d'un individu à l'autre. Les aliments crus ne conviennent en aucun cas aux personnes malades.

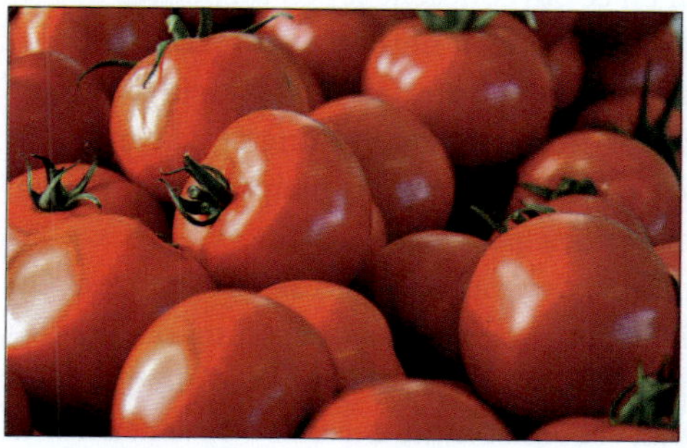

Aliments crus : pas pour tout le monde

Réchauffement : Tout réchauffement physique des aliments augmente également leur principe de chaleur humorale, ce qui les rend plus faciles à assimiler. Sur cette base, les modes de préparation décrits ci-dessous améliorent les qualités de chaleur de la nourriture. La seule exception ici est le réchauffage au micro-ondes. Il détruit toute la vitalité de la nourriture et donc aussi sa qualité de chaleur. Un four à micro-ondes n'a donc pas sa place dans une cuisine gérée consciemment.

Blanchiment : la brève immersion dans l'eau bouillante pendant 10 à 30 secondes est la méthode la plus simple pour chauffer énergétiquement un aliment sans modifier de manière significative ses aspects matériels. Chez les personnes qui ne parviennent pas à assimiler les aliments crus, le blanchiment peut déjà améliorer considérablement leur tolérance à l'aliment. Si cela ne suffit pas, les cuissons à la vapeur ou à l'étuvée représentent des alternatives optimales.

Cuisson à la vapeur : cuire les aliments à la vapeur, sans contact direct avec l'eau, est une méthode de chauffage douce et de grande qualité. La cuisson courte à la vapeur des légumes froids, comme par exemple les courgettes ou les tomates, les rend digestes même pour les personnes ayant un estomac très fragile.

Cuisson à l'étuvée : la cuisson à l'étuvée brève avec de la graisse ou de l'huile de bonne qualité est le mode de préparation avec lequel il est possible de tempérer les aliments froids, l'humidité humorale étant encore augmentée par la graisse utilisée. Plus longtemps un aliment est cuit à la vapeur ou à l'étuvée, plus il est facile à assimiler, mais il perd des substances nutritives ainsi que d'autres qualités qu'apportent notamment les vitamines. En les faisant cuire, les fruits en compote, par exemple, sont bien tolérés par les malades.

Rôtissage : rôtir à haute température rend les aliments plus chauds, mais produit également de l'acrimonie chaude, ce qui peut poser des problèmes chez les personnes très cholériques.

Mijotage : dans cette méthode, qui est une combinaison de cuisson à la vapeur et de friture, les aliments sont cuits dans une sauce. Bien qu'ils soient réchauffés, la sauce leur confère une qualité beaucoup plus humide.

Grillade : même principe que pour le rôtissage. Cependant, l'influence directe de l'élément feu entraîne à la fois un réchauffement et un séchage des aliments grillés. Cela est problématique pour les tempéraments et les constitutions cholériques.

Friture : bien que la friture réchauffe la nourriture, la graisse (qui est aussi souvent de mauvaise qualité) favorise une humidité contaminée par l'acrimonie.

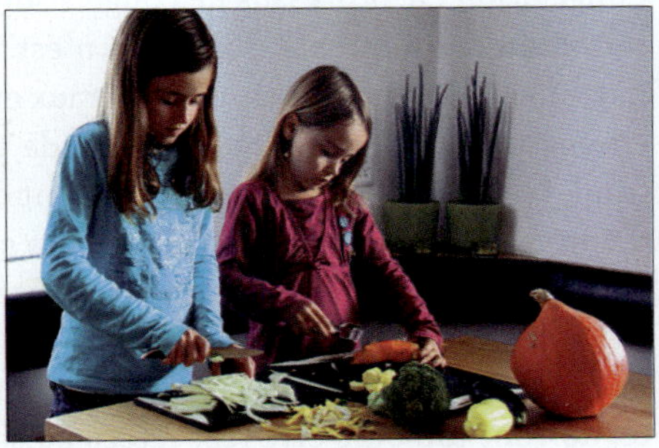

Les enfants prennent plaisir à cuisiner.

Cuisson au four : cette méthode est principalement utilisée pour la préparation de céréales sous forme de pain et de gâteaux. La plupart des céréales sont classées comme énergétiquement neutres à chaudes, mais elles sont humides. Le traitement de l'humidité nécessite beaucoup d'énergie. Beaucoup de personnes considèrent que la cuisson au four est nécessaire pour pouvoir « vaincre » les céréales en général. Bien que la surcuisson au four des aliments avec du fromage réchauffe les aliments, elle favorise la contamination du flegme par l'acrimonie chaude.

Acidification/fermentation lactique : Le processus d'acidification ou de fermentation lactique, qui est généralement effectué par des bactéries lactiques, réchauffe considérablement l'aliment préparé de cette manière. Du point de vue de la naturopathie, ce processus rend le lait de vache assimilable sous la forme de yaourt, fromage blanc, lait caillé ou kéfir.

Les légumes peuvent également être transformés par fermentation, pour mieux les conserver et en augmenter leur valeur. Le légume le plus fermenté est la choucroute ; d'autres végétaux tels que les betteraves, les carottes ou les courgettes peuvent également être conservés de cette manière ; cela permet de mieux les tolérer en particulier par les personnes ayant un estomac fragile. La boisson fermentée au pain est un produit « moderne » fabriqué à partir de céréales et de levain.

Les aliments fermentés sont également très bénéfiques pour la structure et la stabilité de la flore symbiotique des muqueuses.

Traitement enzymatique (fermentation) : le fractionnement des protéines du lait à l'aide de la présure est la base de la fabrication du fromage. Ce processus rend également le lait de vache initialement humide et froid beaucoup plus chaud et donc plus facile à digérer.

Par ailleurs, le traitement enzymatique est très répandu dans l'industrie alimentaire et conduit à des produits chimiques artificiels dont la qualité biologique est difficile à classer et qui sont souvent très problématiques. Ainsi, lors de la production de jus d'orange, la peau du fruit est dissoute au moyen d'enzymes d'Aspergillus niger (un champignon qui forme la couche gris noir inesthétique sur les murs humides). Elles sont présentes en petite quantité dans le produit final et peuvent activer une diathèse allergique aux moisissures.

Congélation : le processus de congélation peut être très efficace et « doux » pour la conservation des aliments. Mais cela n'est vrai que pour les aspects matériels comme les nutriments, les vitamines, les minéraux et les oligo-éléments. Par ce procédé, la puissance énergétique de l'aliment est en grande partie détruite, il devient qualitativement très froid, ce qui ne peut être complètement compensé par le mode de préparation et l'ajout d'épices. La consommation de produits surgelés doit donc être limitée à des cas exceptionnels par les personnes qui se nourrissent consciemment.

Selon la Théorie des humeurs, les deux qualités élémentaires, à la fois chaleur et humidité, doivent toujours être respectées puisqu'elles n'apparaissent jamais isolément ; elles s'influencent mutuellement :

– La chaleur énergétique est nécessaire pour accumuler et déplacer l'humidité physiologique. Cependant, un excès de chaleur peut assécher ou sécher, former un flegme visqueux, qui peut également être contaminé par des acrimonies.

La qualité froide humidifie également, mais au sens physiopathologique, par la stagnation du flux humoral. Tout mouvement des humeurs nécessite de la chaleur. En cas d'insuffisance, des accumulations passives d'humeurs (pléthore) se produisent.

– L'humidité atténue les qualités chaudes.
– Un déficit d'humidité rend donc impossible le « domptage » des chaleurs excessives. La sécheresse peut ainsi favoriser la chaleur pathologique.

Dans ce contexte, ce qui est « trop » ou « trop peu » dépend à son tour et individuellement de la situation temporelle et constitutionnelle, mais aussi des conditions de vie du moment de chaque personne. Des changements permanents sont à l'œuvre, ce qui nécessite toujours des ajustements de l'alimentation.

Processus énergétiques

L'assimilation des aliments est un processus généralement très énergivore. Pour mener à bien cette tâche, l'organisme doit d'abord faire une « anticipation énergétique » afin qu'une fois la coction terminée, il puisse extraire plus d'énergie de la nourriture qu'il n'en a dépensée pour l'assimilation. Par conséquent, la capacité digestive dépend fortement du niveau des réserves en énergie. Si elles ne suffisent pas à « surmonter » la nourriture (selon l'expression utilisée dans la littérature ancienne), la capacité de l'organisme à produire de l'énergie est limitée. La qualité de l'alimentation doit donc être adaptée aux capacités énergétiques de l'organisme. Concrètement, cela signifie que plus un aliment est « chaud » ou a été « tempéré » par la préparation, plus il peut être facilement assimilé par notre système digestif. Pour les aliments froids, comme par exemple les aliments crus, le corps doit dépenser beaucoup d'énergie pour les digérer. Les aliments humides consomment également plus d'énergie pour être transformés que les aliments secs.

L'alimentation selon les quatre éléments

Les recommandations suivantes liées aux éléments servent d'une part à réguler et à promouvoir la santé humaine par une alimentation parfaitement adaptée au tempérament, mais aussi à réharmoniser un équilibre élémentaire qui s'est déséquilibré. Étant donné que les éléments forment la base de la médecine humorale et de l'astromédecine, la description des recommandations nutritionnelles suivantes peut être très facilement transposée aux quatre tempéraments ou aux principes astrologiques.

Par exemple, la recommandation nutritionnelle liée au feu s'adresse aux personnes chez qui l'élément feu est actuellement perturbé, mais de manière limitée dans le temps (ce qui peut être le cas pour les quatre tempéraments, par exemple au cours d'une maladie ou dans des situations particulières de la vie), ou pour le tempérament cholérique lié au feu en tant que tel.

Cela signifie que lors d'un premier examen, le diagnostic permet également de voir quel élément est actuellement perturbé. Si, par exemple, un type feu a actuellement un problème lié à l'eau ou au flegme, l'alimentation sera d'abord en conséquence. Ce n'est qu'une fois que le tempérament de base sera redevenu prédominant que l'alimentation devra s'y conformer.

Ces considérations sont à l'origine de la différenciation de l'alimentation selon que la personne est en santé ou malade.

L'alimentation liée aux quatre éléments affecte non seulement le corps, mais aussi la psyché et l'esprit, car tout est lié. Ainsi, l'élément terre peut être affaibli par une consommation excessive de sucre et de lait, ce qui peut se manifester par « de la rumination et des inquiétudes » sur le plan psychique. Inversement, « de la rumination et l'inquiétude » persistantes peuvent conduire à une faiblesse de l'élément terre, que la personne concernée tente (inconsciemment) de compenser par une consommation accrue de sucre et de lait.

L'attribution d'éléments et de tempéraments à une personne ne doit pas être considérée comme immuable ou rigide. Au contraire, elle est soumise à des changements constants tout au long de la vie, eux-mêmes étant influencés par les différentes époques, les saisons, les situations et par différents facteurs. L'évaluation du tempérament ne doit donc pas inciter à « catégoriser » vos semblables et vous-même. La théorie des éléments ainsi que celle des tempéraments fournissent néanmoins un modèle de pensée et de travail parfaitement adapté à l'ajustement de l'alimentation par rapport aux circonstances et aux besoins individuels. Les convictions personnelles telles que le végétarisme, la foi ou l'écologie doivent être prises en compte.

Le modèle décrit ci-dessus peut constituer « la base de l'alimentation » pour tous les types, mais doit être modifié en fonction du tempérament par l'adjonction d'épices et des modes de préparations appropriés.

Un des objectifs importants des conseils nutritionnels est d'éviter les aliments nocifs ou incompatibles et leur modification.

Élément air (sanguin)

Les qualités du type « air » sont chaudes et humides, ce qui correspond aux qualités du « sanguis ». Ainsi, le type de tempérament sanguin est celui qui présente la capacité d'assimilation la plus stable et la plus résistante. Cela signifie qu'il n'a pratiquement aucune restrictions à respecter lors du choix des aliments (dans la limite du raisonnable). Une alimentation « malsaine » ne devient pour lui un facteur pathogène que s'il s'en nourrit de manière excessive et inappropriée durablement. Les aliments difficiles à digérer ne lui posent généralement pas de problème.

Cependant, une surcharge ou une sollicitation excessive et prolongée du système digestif peut favoriser une évolution vers un tempérament différent : lorsque le principe de chaleur est réduit, l'humidité gagne en importance et la personne devient flegmatique (type eau). Si le sanguin se nourrit d'aliments qui ne lui fournissent pas assez d'humeurs nutritives humides sur le plan physiologique, il se dessèche progressivement, le principe de la chaleur devient dominant et il devient cholérique (type feu).

Aliments recommandés :

- Le sanguin devrait adopter une alimentation de base polyvalente avec des aliments biologiques de bonne qualité, où la viande jouerait un rôle secondaire. Le type air peut aussi bien assimiler les aliments crus. Ils lui sont même très bénéfiques, car ils stimulent la chaleur physiologique.

Aliments non recommandés :

- De consommer souvent des aliments très piquants (piment, poivre de Cayenne, poivre, raifort) ; une consommation occasionnelle ne posera aucun problème.
- Des repas fréquents et copieux à base d'aliments froids et humides (produits laitiers, produits à base de farine blanche, pâtes, sucre). La consommation occasionnelle ne posera aucun problème ici non plus.

Élément eau (flegmatique)

Ce tempérament est marqué par les qualités froides et humides. La nature de ces personnes est donc plutôt calme et leur morphologie est « dans la matière de manière prononcée ». Le manque de chaleur physiologique amène le flegmatique à une assimilation incomplète des aliments, ce qui conduit à la formation d'un flegme excessif, froid et visqueux, qui détermine souvent l'apparence d'obésité. En conséquence, une alimentation chaude, stimulante, légère et sèche est un bon moyen pour compenser les cas de troubles flegmatiques ou constitutionnels liés à l'élément eau. D'autre part, la nourriture ne doit pas être trop facile à digérer, sinon la stimulation de la production de chaleur est insuffisante, ce qui favorise en outre l'adynamie du flegmatique. Outre une activité physique suffisante en plein air (qui est fondamentalement le principal stimulant de la chaleur physiologique), la nourriture et son mode de préparation doivent fournir de bonnes substances nutritives et être stimulants, sans pour autant contenir trop d'humidité. En particulier, la quantité d'aliments ingérés ne doit pas être excessive. Les flegmatiques en santé devraient donc utiliser beaucoup d'épices réchauffantes (comme indiqué ci-dessous).

Les qualités gustatives, piquantes, amères et âpres leur conviennent en principe. Le type eau a besoin de nourriture sucré de bonne qualité ; celle de qualité médiocre (édulcorants, sucre, farine blanche, pâtes) doit rester au « second plan », souvent au grand dam des flegmatiques.

Aliments recommandés

- Aliments de base chauds avec des épices modérément piquantes et légèrement amères, de préférence blanchis ou cuits à la vapeur.

Aliments non recommandés

- Lait de vache, produits laitiers de vache : le lait est l'aliment le plus difficile à assimiler ; ses qualités sont très froides et humides. Les produits laitiers favorisent ainsi le flegmatisme, qui se développe dans le sens pathologique de la scrofulose, souvent chez les enfants. (Le problème principal réside dans les *protéines* du lait, et non dans le lactose !)

- Le flegmatique devrait donc consommer les produits laitiers sous leur forme fermentée (yaourt, fromage blanc, kéfir) et uniquement en petites quantités.
- Agrumes (surtout en hiver)
- Viande de porc et saucisses
- Sucres et sucreries
- Excédent de sel
- Pâtes alimentaires
- Aliments surgelés et plats froids

Élément feu (cholérique)

Étant donné que le caractère du type feu est chaud mais sec et donc impulsif, léger et agile, les aliments rafraîchissants, calmants et hydratants ont un effet harmonisant sur ce tempérament. Une colère ou une rancune persistante et violente nuisent au feu ; le sentiment d'accomplissement, la créativité et la générosité renforcent le feu. Chez le cholérique, il faut éviter la congestion du système humoral. Par conséquent, les épices *légèrement* piquantes sont utiles. Cependant, les aliments trop épicés ne conviennent pas non plus, car ils stimulent encore plus le principe de chaleur. Chez le type feu, il convient de favoriser le principe d'humidité afin que, d'une part, la substance nutritive nécessaire soit disponible et que, d'autre part, un contrôle du principe de chaleur excessive puisse être maintenu.

Les qualités gustatives recommandées

- Aliments sucrés, modérément amers et riches en eau. Les aliments sucrés naturels favorisent l'humidité physiologique et apportent ainsi de bonnes substances nutritives. Le goût sucré a également un effet calmant, procure du bien-être et donne de la stabilité. Mais tout cela ne s'applique pas au sucre industriel (saccharose), qui produit du flegme froid et/ou de l'acrimonie chaude. La qualité du goût amer favorise d'une part la chaleur physiologique nécessaire à la coction, et, d'autre part, stimule l'excrétion de l'acrimonie chaude via le système hépatobiliaire.

Aliments recommandés

- Alimentation de base axée sur le froid avec des épices acides et légèrement amères. Aliments crus selon la tolérance de l'individu.
- Lors de la préparation des aliments, il faut veiller à éviter une augmentation supplémentaire de la chaleur. Cela signifie que les plats épicés, grillés ou frits ne doivent être consommés qu'en petites quantités. Dans ce cas, la cuisson à la vapeur douce est la forme de préparation optimale.
- Un excès de sucreries, dont le type feu a volontiers besoin pour calmer son état d'esprit, entraîne des problèmes métaboliques tels que l'obésité, le diabète, etc. Cela vaut surtout pour les sucres dénaturés (sucre blanc, glucose, fructose, sirop de glucose), qui contribuent également à l'acidification des tissus.
- Seuls les types feu et air tolèrent bien les aliments crus pendant de longues pé-

riodes et même en hiver. La nourriture rafraîchissante atténue le principe de feu puissant du cholérique et peut ainsi réduire son excès d'énergie.

Aliments non recommandés

- *Très salé :* ce type d'aliment assèche encore plus le cholérique qui est déjà sec.
- *Piquant :* les épices trop piquantes peuvent réchauffer davantage le cholérique déjà chaud et avoir un effet pathogène.

La gourmandise excessive n'est pas bonne pour le type feu, mais les cures de jeûne ne lui conviennent que dans une mesure limitée et si elles sont bien dosées. S'il doit se passer de nourriture, il s'énerve au point d'être insupportable. Il a également tendance à transpirer abondamment. C'est pourquoi il doit boire suffisamment de liquide pour contenir le feu en favorisant l'eau plate ; l'acide carbonique de l'eau pétillante irrite encore plus. Il est important qu'il trouve le « juste milieu », c'est-à-dire qu'il parvienne à ne pas faire des excès de nourriture ni à s'affamer inutilement. Le type feu est très sensible à l'hyperacidité. Sa digestion est intense, mais l'absorption des nutriments est plutôt faible ; c'est pourquoi il a tendance à la diarrhée. Par conséquent, une personne de type feu est souvent épuisée après une cure de détoxification et il faut veiller à garantir de bons apports en substances vitales et une hydratation suffisante.

Élément terre (mélancholique)

Les aliments aux saveurs piquantes, amères et sucrées conviennent au type terre, qui est caractérisé par un manque de chaleur physiologique (froid) et d'humidité (sec). La rigidité et l'immobilité caractéristiques de la nature terrestre sont contrebalancées par une nourriture modérément relevée et épicée. L'idéal serait un régime alimentaire avec beaucoup de légumes cuisinés à la vapeur, de la viande et des poissons de mer cuits. Le mélancholique peut difficilement assimiler les aliments crus en raison de son manque de chaleur digestive. Par définition, il manque également d'humidité comme base à la structure du corps et comme support des réserves d'énergie. Il en résulte une corrélation nutritionnelle qui représente un grand défi pour la diététique : en raison du manque de chaleur physiologique, les humeurs nutritives (humidité physiologique) ne peuvent être produites que de manière insuffisante. Mais il manque aussi les réserves d'énergie dont le corps a besoin pour pouvoir donner « l'avance d'énergie » déjà mentionnée pour la coction. Il n'est donc pas rare que ce type de personne se trouve dans un « cercle vicieux » hautement pathogène.

La nourriture d'un type terre doit donc être facile à digérer et contenir beaucoup d'essences nutritives. En même temps, elle ne doit pas trop stimuler les processus thermiques (par les épices et le mode de préparation) car cela épuiserait encore plus vite les réserves d'énergie de la personne concernée.

Aliments recommandés

- Alimentation de base chaude et humide avec des épices légèrement piquantes et amères

- Courge : la soupe de courge agrémentée d'un peu de gingembre et d'ail est presque une indication pour le mélancholique. L'automne produit de nombreux légumes précieux à cuisiner en soupe (citrouille, céleri, poireaux, etc.), juste au moment où ils sont nécessaires.
- Compote de fruits (toutes sortes)
- Raisins
- Boissons chaudes sucrées avec du miel
- Une bière tempérée de temps en temps, de préférence bière pils ou brune, ou un verre de vin rouge

Aliments non recommandés
- Plats très épicés et amers
- Aliments crus (uniquement en très petites quantités)
- Aliments salés
- Aliments rôtis, frits et grillés dans de la graisse chaude
- Vinaigre (atténue la chaleur de l'estomac)
- Sucreries (saccharose) en grandes quantités

Il convient de souligner à nouveau que ces recommandations s'appliquent aux personnes en santé. Chez les personnes malades, l'alimentation idéale est déterminée par les principes de la maladie (voir ci-dessous).

Hildegarde de Bingen

Nous trouvons déjà des remarques et des références à « l'alimentation liée aux quatre éléments » chez Hildegarde de Bingen. Dans son ouvrage « Physica », elle associe les aliments de base aux quatre qualités élémentaires : chaud, froid, sec ou humide. Voici deux citations éloquentes de Hildegarde de Bingen :

> *« Mais toute herbe est soit chaude ou froide, et c'est ainsi qu'elle croît, parce que la chaleur des herbes désigne leur âme et le froid leur corps ; et c'est ainsi qu'elles vivent selon leur espèce, quand elles sont abondantes soit dans la chaleur soit dans le froid. En effet, si toutes les herbes étaient chaudes et aucune froide, elles déclencheraient les effets opposés chez les personnes qui les utilisent. Mais si toutes étaient froides et aucune chaude, elles créeraient aussi un déséquilibre chez l'homme, parce que le chaud résiste au froid et le froid à la chaleur de l'homme. »*
>
> *« Dieu a composé le monde à partir des éléments de telle sorte qu'aucun ne puisse être séparé de l'autre, car le monde ne pourrait exister si l'un pouvait être séparé de l'autre. »*

Lorsqu'ils sont dans un état ordonné, les éléments rendent les gens sains. Si l'un d'entre eux est en excès et qu'il n'est pas modéré par les autres, cela nuit à la santé. En plus de la couleur, de la forme, de l'effet énergétique et du goût de l'aliment, Hildegarde de Bingen s'est également concentrée sur son intégration dans le cosmos, son effet correspondant sur les organes associés et les fonctions métaboliques.

La trinité de la personne dans l'alimentation

Les êtres humains ne font plus qu'un dans l'harmonie de la Terre et du Ciel. Au-dessus de l'homme, il y a le Ciel avec la trinité du Soleil, de la Lune et des astres ; sous lui, il y a la Terre. Ces éléments sont interconnectés et influencés par des rythmes comme par exemple ceux des saisons, qui sont également visibles dans le cycle de végétation des plantes pour ce qui est des semis, de la croissance et de la récolte. Les trésors nourriciers de la Terre (comme l'un des éléments) sont influencés par les trois autres éléments

Feu – Soleil
Eau – Pluie
Air – Vent

qui imprègnent leurs qualités. Tous les éléments du cosmos doivent être représentés dans la nourriture. Leur énergie est stockée non seulement matériellement, mais aussi énergétiquement dans les aliments. Le moment et le processus de semis, de culture, de fertilisation et de récolte ont également une influence sur les qualités de la nourriture ; les différents aspects astrologiques peuvent les impacter à leur tour. Notre corps et notre âme sont donc nourris matériellement et énergétiquement par des aliments. Ainsi, nous sommes également liés au cosmos par nos aliments et de ce fait connectés au « grand Tout ». Par la cuisson des aliments et des humeurs qui en résultent, l'énergie est distribuée à chaque cellule, même la plus petite, à l'aide de la respiration. Avec la nourriture, nous absorbons le cosmos ; avec nos excrétions corporelles, nous restituons une partie de nous-mêmes qui a la taille d'un grain de poussière dans le cycle cosmique.

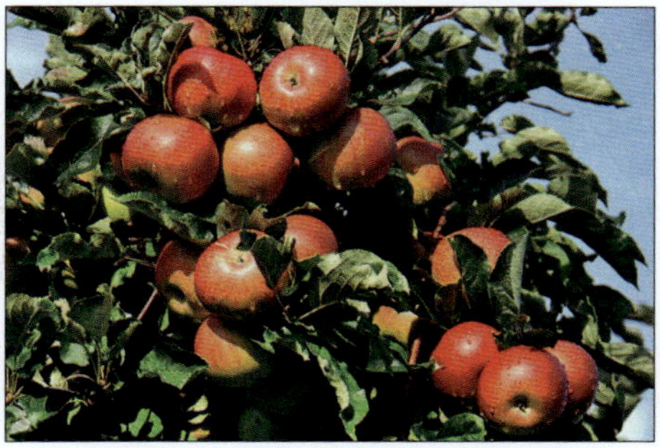
En harmonie avec le ciel et la terre

Cependant, les forces vitales énergétiques sont absentes des types d'aliments suivants :
- Cultures hors-sol : les aliments produits dans une atmosphère artificielle, sans soleil ni terre, sont dépourvus de forces énergétiques et cosmiques (p. ex. certaines tomates de serre).
- Aliments OGM : aliments génétiquement modifiés. Ils peuvent également modifier l'ADN humain ; les conséquences à long terme de ce genre d'aliments sont totalement inexplorées et même imprévisibles.
- Fast-Food : le film « Supersize me » montre sans ambiguïté les conséquences du fast-food.
- Aliments fonctionnels : ces derniers, enrichis en vitamines, minéraux et oligo-éléments synthétiques ne peuvent contenir aucune force énergétique.

– Convenience Food (aliments de « commodité ») : aliments prêts à consommer de fabrication industrielle, généralement fortement dénaturés, rapides et pratiques à préparer.

Les aliments de cette qualité ne répondent ni aux besoins énergétiques ni aux besoins matériels de l'organisme humain. Ils peuvent même nuire et déséquilibrer les systèmes de régulation, de sorte qu'ils finissent par utiliser plus d'énergie qu'ils n'en donnent. Ils doivent idéalement n'être consommés qu'occasionnellement et sont totalement inadaptés à une alimentation régulière.

Paracelse, le grand médecin du Moyen Âge et alchimiste, est allé encore plus loin.

« Dans chaque chose il y a une essence et un poison. C'est l'Essentia qui maintient l'homme en vie. C'est le poison qui lui inflige la maladie. » PARACELSE

L'humain se représente comme l'être le plus évolué dans le règne de la nature. En conséquence, il doit savoir surmonter les poisons des autres règnes naturels. Pour ce faire, il doit transformer l'essence des aliments en quelque chose qui lui est propre. L'archeus ou archée, synonyme de « l'alchimiste dans notre ventre », y parvient en séparant le bien du mal. La nourriture est transformée en bouillie, l'essence est séparée de la matière et devient ainsi parfaite. Ce processus métabolique est soumis au principe de Mercure. L'essence finit par pénétrer dans le foie, qui la transforme alors en énergie vitale. La bouillie alors sécrétée est elle, excrétée par l'intestin.

La cuisson est déjà en soi un processus alchimique. Prenons l'exemple d'une soupe : divers légumes sont cuits à feu doux dans l'eau jusqu'à ce qu'ils deviennent tendres. Les vitamines, les minéraux, etc. se dissolvent dans l'eau et en font une soupe réchauffante et nourrissante. L'ajout de sel, d'herbes et de sentiments affectueux et positifs crée une véritable « potion magique » ; l'art de cuisiner a donc aussi beaucoup à voir avec la médecine et la magie. Lors du choix et de la préparation des aliments, il est nécessaire de distinguer si la personne qui va manger est en santé ou est malade.

Alimentation pour les personnes en santé

Chez une personne en santé, l'alimentation doit être choisie et préparée selon les critères suivants :
– Correspondance avec le tempérament
– Situation constitutionnelle et âge
– Nature et intensité de ses activités
– Climat, parmi les autres facteurs exogènes

Pour en savoir plus sur le tempérament et la constitution du point de vue de la médecine humorale, veuillez consulter les chapitres correspondants. Dans la pratique, cela signifie qu'une personne qui dispose de suffisamment de chaleur physiologique pour la coction, peut également digérer des aliments « froids » qui nécessitent beaucoup d'énergie pour leur assimilation.

En revanche, les types dits « froids » avec une chaleur faible disponible pour la coction ont besoin d'aliments de qualité « plus chaude » qui peuvent donc être digérés avec moins d'énergie. Le flegmatique aime manger (du point de vue de son « naturel alimentaire ») plus que de raison. Il surcharge ainsi ses capacités d'assimilation, créant une humidité froide conduisant non seulement à l'obésité, mais aussi à diverses maladies de type scrofuleux.

La difficulté du mélancholique est qu'en raison du manque de chaleur nécessaire à l'assimilation, il ne peut pas non plus développer suffisamment d'humidité physiologique pour lui servir de réserve d'énergie et de « fournisseur de substances ». Cela conduit à divers syndromes de carences énergétiques et à des maladies dégénératives.

Ces exemples montrent qu'une alimentation adaptée de manière individuelle revêt une grande importance pour la prévention des maladies, mais aussi pour le maintien de la santé. Ces aspects seront discutés plus en détail ci-après.

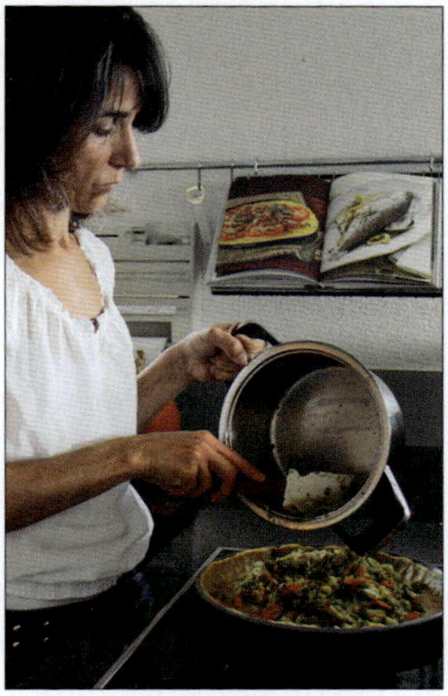

Il faut apprendre à cuisiner.

Alimentation des personnes malades

L'alimentation d'une personne malade dépend des critères suivants :
- Situation constitutionnelle (voir ci-dessus). Il s'agit d'un contexte causal crucial pour presque toutes les affections survenant au cours de la vie.
- La nature de la maladie présente

Comme dans la thérapie par les plantes médicinales, les principes humoraux reconnaissables dans la phase présente de la maladie jouent un rôle décisif dans le choix des aliments. Concrètement, cela signifie que :
- Une maladie chaude (p. ex. fièvre, inflammation aiguë, convulsions, syndromes d'organes hyperkinétiques) nécessite des boissons et des aliments rafraîchissants.
- Une maladie froide (p. ex. inflammation chronique, susceptibilité aux infections, insuffisance d'organes) nécessite des boissons et des aliments réchauffants.
- Une maladie humide (p. ex. obésité, œdème, catarrhe) nécessite des boissons et des aliments qui sèchent et réchauffent.
- Une maladie sèche (p. ex. fibrose, sclérose, mobilité réduite des articulations et de la colonne vertébrale) nécessite des boissons et des aliments hydratants et réchauffants.

La situation constitutionnelle doit impérativement être prise en compte lors du choix des quantités et des types d'aliments. Cela signifie qu'il ne faut jamais recommander le même régime alimentaire à un flegmatique souffrant d'une inflammation aiguë qu'à un cholérique présentant les mêmes symptômes !

13.6. Les bases d'un métabolisme optimal

Muqueuse gastrique et intestinale

Une bonne digestion est essentielle pour l'absorption et le métabolisme des aliments. L'état et la capacité fonctionnelle de la muqueuse gastrique et intestinale influencent l'assimilation des composants alimentaires. L'approvisionnement nutritionnel de toutes les structures organiques et cellulaires en dépend. Peu importe la qualité de l'aliment, si le processus de coction ne se fait pas correctement, il peut encore fragiliser une situation intestinale déjà instable. La scrofulose qui en résulte est une cause courante du nombre croissant d'affections intestinales et de maladies secondaires telles que les allergies. L'ensemble du système intestinal n'est plus équilibré, ce qui favorise les mycoses, les dysbactérioses, les processus de fermentation et de putréfaction, les carences en enzymes, etc. Environ 500 espèces de micro-organismes colonisent une muqueuse intestinale saine et constituent ainsi l'interface entre l'intestin et le monde extérieur. Comme l'intestin influence toutes les autres muqueuses, leur état dépend également de l'intestin. On voit ainsi le rôle décisif que joue l'intestin dans la santé. Tout stress, par exemple au niveau des organes respiratoires, des sinus, des voies urinaires ou de la peau, a un lien physio-pathologique avec l'intestin.

En plus de la fonction digestive, l'activité immunologique de l'intestin doit être reconnue comme un facteur important pour la santé. 80 % de l'immunité acquise lui est associée, ce qui signifie qu'il influence de manière décisive le fonctionnement du système immunitaire. La synthèse de certaines vitamines a également lieu dans l'intestin (p. ex. la vitamine K).

Plus la coction fonctionne bien, plus l'assimilation des aliments et leur métabolisation est efficace, et plus la santé intestinale est stable.

Conscience

L'achat, la préparation et l'ingestion des aliments doivent s'effectuer en pleine conscience. Les aliments de qualité ont un prix et les critères écologiques sont au premier plan, c'est-à-dire qu'il faut préférer les produits de saison, biologiques et régionaux. Si les aliments locaux sont choisis de manière préférentielle, les longs trajets de transport, les pertes de nutriments associées et l'impact écologique sont éliminés. Faire ses courses directement chez les fermiers de sa région (qui respectent et prennent soin de la nature), apporte aussi un soutien à l'agriculture locale. En plus de fournir des aliments, les agriculteurs entretiennent et protègent notre base vitale la plus importante. Par rapport à la génération de nos grands-parents

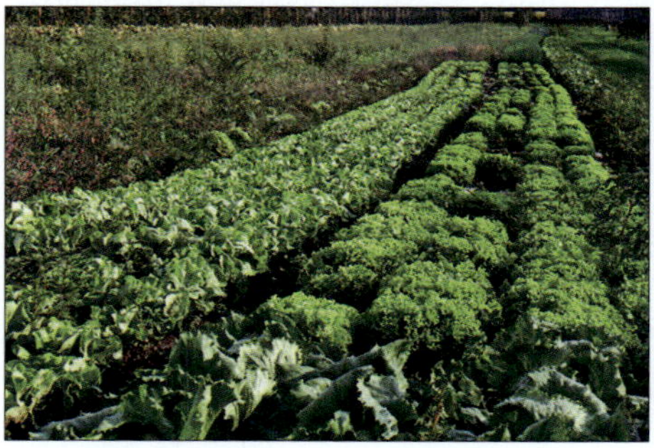

Agriculture biologique : acheter consciemment

ou de nos arrière-grands-parents, nous ne dépensons aujourd'hui qu'une infime fraction de nos revenus pour nous nourrir. Il est important de choisir consciemment ses aliments et de ne pas lésiner sur leur qualité. La formule « être radin, c'est malin » est ici complètement inopportune. Elle promeut une agriculture qui est uniquement centrée sur la quantité. La qualité des aliments et de l'environnement en souffre et, en fin de compte, notre santé aussi.

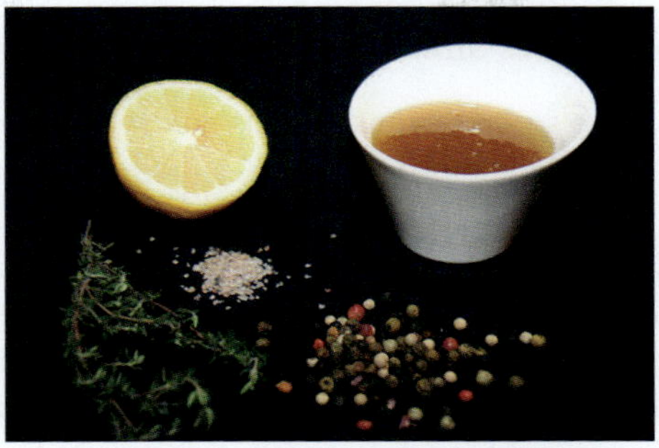
Assaisonner puis goûter pour rectifier l'assaisonnement.

Les modes de préparation doux tels que la cuisson à l'étuvée et le blanchiment préservent les précieuses vitamines. Les appareils de cuisine modernes tels que les steamers et les fours à vapeur permettent une nutrition optimale même pour les personnes professionnellement actives. Les aliments conservés dans l'huile, le vinaigre ou le sel, ainsi que le sel, les herbes et le sucre sous forme de miel ou de sucre de canne complet jouent un rôle important dans la préparation.

Souvent, c'est juste un trait de jus de citron qui apporte de la fraîcheur, quelques feuilles de thym qui agrémentent idéalement le plat ou une pincée de sucre de canne non raffiné qui lie les arômes lorsque le plat est déjà épicé et salé. En présence des quatre saveurs, l'arôme des aliments se déploie mieux, devient rond, harmonieux et ce, sans exhausteur de goût ni arômes artificiels.

Cuisiner doit rester un plaisir et non une corvée. Un repas préparé avec plaisir à partir d'aliments de base choisis minutieusement profite au corps et à l'esprit. Les pensées et les sentiments positifs pendant que l'on cuisine et que l'on mange favorisent également l'absorption des nutriments. « L'amour passe par l'estomac » : ainsi, un repas pris chez grand-mère n'est pas seulement appétissant parce qu'elle le cuisine d'après d'anciennes recettes, mais bien plus grâce à sa préparation minutieuse accompagnée de pensées affectueuses pour sa famille.

Un environnement harmonieux lors des repas favorise l'absorption des aliments dans le sens matériel et énergétique. Le repas en famille est un rituel particulièrement important pour les enfants. Le calme, la bienveillance, la gratitude et le respect de la nourriture permettent une meilleure absorption et favorisent la libération des enzymes digestives. La première décomposition des aliments se fait par une bonne mastication. Si nous mangeons lentement, les glandes salivaires productrices d'enzymes et les organes que sont l'estomac, le pancréas, le foie et l'intestin grêle ont suffisamment de temps pour fournir la quantité nécessaire d'enzymes pour décomposer le bol alimentaire.

Tous ces aspects doivent être dûment intégrés dans la vie quotidienne. Il est essentiel qu'en plus de décider consciemment d'adopter une alimentation saine, manger soit toujours un plaisir et une joie.

Nous nous nourrissons aussi de l'atmosphère, de l'amour, des pensées et des sentiments.

Rythmes alimentaires

Nous sommes tous soumis aux rythmes naturels. Plus nous nous adaptons à eux, plus nous nous sentons à l'aise. Notre corps est exposé aux différentes périodes de la journée et des saisons, aux phases de la Lune et aussi à la course des planètes. Vivre en équilibre signifie respecter les influences environnementales et organiser sa vie en fonction d'elles dans la mesure du possible. Cela signifie aussi observer les rythmes naturels, les saisons et les besoins alimentaires du corps, percevoir ses signaux et s'accorder harmonieusement aux hauts et aux bas qui changent de manière ondulatoire. C'est une compétence inestimable pour traverser avec succès les tempêtes que la vie nous réserve.

Les saisons

L'alimentation de saison que nos ancêtres ont correctement adoptée d'instinct est également un principe important en MTE. Notre corps réagit avec sensibilité aux saisons, aux températures et aux particularités climatiques qui y sont associées. Chaque cycle annuel nous donne les aliments dont nous avons besoin : au printemps, les herbes amères sauvages ; à l'automne, les noix riches en énergie. En hiver, les plats réchauffants tels que les ragoûts à base de chou et de légumes locaux (surtout les légumes racines qui nous ramènent à la Terre) nous font plus de bien que les légumes crus, qui ont un effet agréablement rafraîchissant et apprécié à la période des températures estivales.

La Lune

Qu'un repas soit bon pour nous ou non dépend également de la phase de la Lune. Si l'on admet que la Lune déplace les mers lors des marées, il est évident qu'elle influence également l'être humain, composé à 70 % d'eau. Par exemple, lorsque la Lune est croissante et que les habitudes et les quantités alimentaires restent les mêmes, la sensation de satiété est ressentie beaucoup plus rapidement que lorsqu'elle est décroissante. À ce moment-là, le corps absorbe mieux non seulement la nourriture, mais aussi les médicaments, l'alcool, la nicotine, les onguents et les rayons du soleil. Inversement, lorsqu'elle est décroissante, il est souvent possible de manger un peu plus que d'habitude sans prendre de poids. Même un repas copieux ne fera pas immédiatement de mal au corps. En optant pour un jour de jeûne ou de fruits à la pleine et à la nouvelle lune, l'organisme sera soulagé de manière appropriée et bienvenue. À la pleine lune, la capacité de stockage du corps est à son maximum ; à la nouvelle lune, l'individu est plus disposé pour une détoxification. Cependant, non seulement les phases de la lune ont une influence significative sur l'alimentation et la digestion, mais aussi sur les forces que la position de la Lune désigne dans le zodiaque.

« Celui qui pratique la médecine sans tenir compte des bienfaits des astres est sot. »
HIPPOCRATE

Les macro- et micronutriments ne sont pas traités de la même manière tous les jours. La course de la Lune à travers les 12 signes du zodiaque montre des impulsions changeantes sur la nourriture et la capacité du corps à utiliser cette alimentation à 2 ou 3 jours d'intervalle.

Le Zodiaque

Signes du zodiaque	Substance nutritive	Système organique	Parties de la plante
Bélier / Lion / Sagittaire	Protéines	Organes sensoriels	Fruit
Taureau / Vierge / Capricorne	Sel	Appareil cardio-vasculaire	Racine
Gémeaux / Balance / Verseau	Graisse	Système glandulaire	Fleurs
Cancer / Scorpion / Poissons	Glucides	Système nerveux	Feuilles

Lorsque la Lune est dans les signes de feu Bélier, Lion et Sagittaire, de bonnes qualités protéiques ont une influence particulière sur les organes sensoriels. Les jours de fructification prévalent alors dans le monde végétal : les semis, la croissance, l'entretien, la récolte et le stockage des fruits sont généralement particulièrement favorables ces jours-là.

Si la Lune est dans les signes de terre Taureau, Vierge et Capricorne, les bonnes qualités du sel ont un effet positif sur la circulation sanguine. Un mauvais sel peut avoir un effet négatif, en particulier chez les personnes souffrant d'hypertension.

Les aliments riches en graisses sont, en général, bien tolérés par les signes d'air Gémeaux, Verseau et Balance, tandis que d'autres jours, l'odeur de graisse leur est désagréable. Les bonnes huiles renforcent le système glandulaire. Si par contre ce dernier est perturbé, les aliments riches en graisses ne sont pas supportés.

Les glucides se comportent différemment dans les signes d'eau Cancer, Scorpion ou Poissons que les autres jours. Manger les mauvais glucides (sucre blanc, farine blanche) peut avoir des effets négatifs sur le système nerveux. S'il est déjà faible, les glucides de mauvaise qualité l'affaibliront encore plus ces jours-là.

Rythme circadien

L'être humain réagit fortement aux rythmes et ceux-ci lui donnent de la stabilité. Nous verrons plus tard ce qu'il en est lorsque l'individu est exposé à un régime de sommeil irrégulier. Dans tous les systèmes de médecine naturelle, on connaît les « horloges des organes » dans lesquelles sont représentées, pour chaque organe, les phases de son activité maximale et de ses périodes de repos ou de régénération. Le tableau ci-dessous montre les activités des organes pendant la journée, telles qu'elles sont connues dans la MTC, mais également utilisées dans la MTE, car leur exactitude a été confirmée à maintes reprises dans la pratique. Cependant, leur terminologie diffère quelque peu l'une de l'autre. Comme dans de nombreux domaines de la médecine, il existe également, en ce qui concerne le rythme des organes, d'autres divisions temporelles différant du système discuté ici, mais qui sont elles, beaucoup moins connues.

L'activité énergétique de chaque organe du corps est soumise à un rythme qui, sur une période de 24 heures, passe par une phase haute et, 12 heures plus tard, par une phase basse. Chaque organe travaille particulièrement bien pendant deux heures de « son » cycle, mais a une phase de régénération opposée au cours de la journée, dans laquelle il veut être « laissé en paix ».

HORLOGES DES ORGANES		
Organe	**Phase haute**	**Phase basse**
Estomac	07 h – 09 h	19 h – 21 h
Rate et pancréas	09 h – 11 h	21 h – 23 h
Cœur	11 h – 13 h	23 h – 01 h
Intestin grêle	13 h – 15 h	01 h – 03 h
Vessie	15 h – 17 h	03 h – 05 h
Reins	17 h – 19 h	05 h – 07 h
Circulation sanguine	19 h – 21 h	07 h – 09 h
Triple réchauffeur[36]	21 h – 23 h	09 h – 11 h
Vésicule biliaire	23 h – 01 h	11 h – 13 h
Foie	01 h – 03 h	13 h – 15 h
Poumon	03 h – 05 h	15 h – 17 h
Côlon	05 h – 07 h	17 h – 19 h

Voici un exemple avec une implication pratique : l'estomac est prêt pour la coction du petit-déjeuner entre 7 h et 9 h. Entre 9 h et 11 h, la rate (dont les fonctions dans la MTC sont directement liées à celles du pancréas) est alors disponible pour distribuer l'humidité produite.

L'horloge des organes peut donc être un guide pour planifier les activités de la vie en tenant compte de la phase active de l'organe principalement « responsable ». Inversement, ce dernier devrait être ménagé pendant sa phases de repos, ou plutôt de régénération.

36 Dans la MTC, le terme « triple réchauffeur » désigne un circuit fonctionnel dont la tâche consiste, entre autres, à répartir correctement l'énergie entre les trois grands « étages » du corps (les « trois réchauffeurs »). Bien que ce terme n'existe pas dans la MTE, la signification physiologique (distribution des principes de chaleur) révèle des aspects du système du spiritus de la médecine humorale.

13.7. La qualité du sel : pas de vie sans sel

Nous avons besoin de sel de bonne qualité, surtout les jours de terre. Mais qu'est-ce qu'un bon sel ? Avec l'eau, ils font partie des ressources naturelles les plus importantes de la planète. Des connaissances séculaires ont été évincées en raison de l'industrialisation croissante. La récolte douce du sel, cette précieuse richesse naturelle, était très importante, mais elle a été supplantée par des processus d'extraction et de traitement rationalisés pour faire face à l'augmentation de sa consommation par l'industrie alimentaire. Sa production a été considérablement modifiée, de sorte qu'il n'a plus l'authenticité et la qualité requises. Les processus d'exploitation industrielle ont été influencés l'imposition d'exigences relatives à la couleur du sel de table, à son comportement d'écoulement et à sa granulométrie. Le caractère naturel du produit a par-là même été perdu.

Le fait qu'il apparaisse comme une matière morte est vrai pour le sel de table, mais pas pour le sel gemme ou le sel de mer naturel, qui sont très différents de ce dernier sur le plan biophysique. Selon son origine et son histoire, le sel gemme présente un caractère physico-chimique holistique et un degré élevé d'ordre moléculaire. Les spectres de fréquence des sels de mer et des sels gemmes ont un effet de résonance individuel, c'est-à-dire qu'ils « communiquent » avec l'organisme, lui fournissent des informations et stimulent ainsi sa capacité naturelle de régulation.

Les critères de qualité biophysique des sels gemmes dépendent également du lieu de leur gisement. Chaque pays possède ses propres gisements naturels et son sel devrait être utilisé par les personnes vivant à proximité. Les mines de sel désaffectées continuent souvent à avoir une activité thérapeutique comme lieu de cure.

Afin de ne pas affecter négativement leurs qualités naturelles, ces sels gemmes anciens ne doivent pas être traités ou modifiés industriellement.

Le sel gemme naturel contient entre autres du calcium, du potassium, des sulfates, du zinc, du fer, du cuivre et diverses autres substances. Le sel gemme ancestral ne peut donc pas être comparé au sel de table ordinaire en termes de qualités nutritionnelles. Cela est dû au raffinage industriel, qui ne laisse que du chlorure de sodium (NaCl). En outre, de nombreuses substances chimiques anti-agglomérantes (p. ex. hydroxyde d'aluminium, carbonate de magnésium, carbonate de potassium) sont ajoutées au sel pour assurer sa fluidité et son traitement ultérieur ; certains de ces additifs sont très nocifs pour la santé ou perturbent les mécanismes de régulation de notre organisme. En fait, le sel de table n'a plus rien à voir avec le sel naturel. Il est prouvé que les maladies de civilisation attribuées à la consommation excessive de sel sont dues au fait que les minéraux et oligo-éléments importants en ont été éliminés.

Les sels gemmes naturels contiennent les éléments chimiques les plus importants constituant notre planète et qui sont également présents dans notre corps. Chacun de ces éléments possède un champ électromagnétique spécifique avec des fréquences caractéristiques. La combinaison des éléments dans le sel naturel peut être utilisée de manière optimale dans notre organisme. Nos fluides sanguins et cellulaires contiennent du sel presque dans les mêmes proportions que l'eau de mer. En effet, ce n'est que dans un état d'équilibre de tension constant entre le sel et l'eau que nous pouvons vivre sans nuire à notre santé. Le mélange hétérogène de minéraux et d'oligo-éléments, fourni sous forme biodisponible, peut également faire du sel un remède. L'utilisation thérapeutique de l'eau salée (saumure) et de l'eau de mer est bien connue.

Les processus de raffinage éliminent la plupart des minéraux du sel considérés comme des éléments « contaminants », de sorte que seul le chlorure de sodium (NaCl) est conservé. Par jour, nous ne pouvons excréter que 7 g de NaCl par les reins. Cependant, la plupart des individus en consomment plus de 12 g par jour. Le NaCl s'associe aux protéines animales et provoque des dommages aux articulations et aux muscles. L'hypertension artérielle, les allergies, les troubles du métabolisme et la rétention d'eau dans les tissus peuvent également être les conséquences d'une consommation excessive de sel. Pour toutes ces raisons, il est conseillé de ne pas utiliser de sel raffiné, car il a perdu ses qualités précieuses sur le plan biologique. L'ajout supplémentaire d'iode et de fluor est également controversé par la naturopathie, car il ne se fait pas spécifiquement en fonction des besoins individuels et entraîne donc un apport excessif pouvant provoquer des maladies chez les personnes sans carence en iode et en fluor.

13.8. L'importance de l'équilibre acido-basique

Aucun autre sujet de naturopathie n'a fait l'objet d'autant d'articles que l'acidose. Pourtant, il n'existe pratiquement aucun autre sujet regroupant autant d'ambiguïtés et de désinformation. Le terme « acidose » est utilisé de manière assez indifférenciée pour tout ce qui définit une « acidité » sous une forme ou une autre, qu'il s'agisse d'excrétions acides (transpiration, urine, selles, gaz intestinaux), d'un goût acide dans la bouche ou de brûlures d'estomac nocturnes, pour ne citer que quelques exemples. Ces symptômes peuvent être liés à une « acidose », mais ne le sont pas nécessairement. Cela devient particulièrement problématique lorsque même des aliments au goût acide sont tenus globalement pour responsables de « l'acidose ». En effet, ce qui est fondamental pour l'équilibre acido-basique n'est pas de savoir si un aliment a un goût acide, mais s'il a un effet acide ou alcalin (basique) dans le métabolisme des tissus. L'exemple du citron l'explique bien : celui-ci est un aliment acide, qui finalement conduit à un équilibre basique dans le corps.

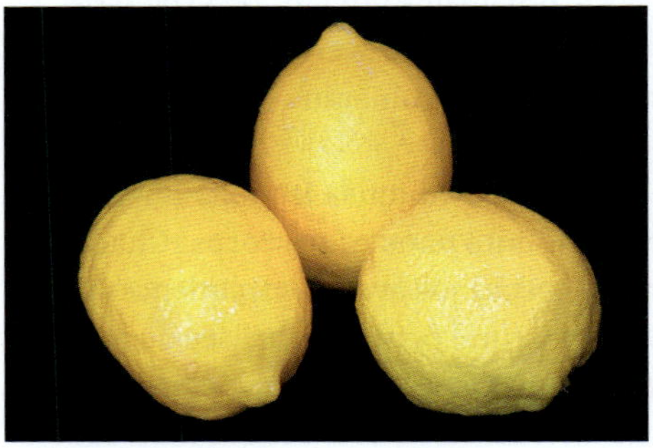

Citrons comme donneur de bases

Les deux domaines dans lesquels l'équilibre acido-basique est important pour le fonctionnement de l'organisme sont le sang et l'interstitium. L'état connu en MTE sous le nom de diathèse acide (également diathèse urique ou diathèse d'urate) doit être prévenu en régulant les bases et en évacuant les acides. L'excès d'acides dans le sang et l'interstitium est la base physiopathologique de tous les symptômes et maladies de la diathèse acide, pouvant même entraîner la mort dans les cas extrêmes d'acidose.

L'élément fondamental pour maintenir un équilibre acido-basique sain dans la MTE est également la coction au sens de la capacité d'assimilation. La prise en compte unilatérale et la sélection tabulaire qui distinguent les aliments « acides » des aliments « basiques », n'apportent pas grand-chose selon la MTE si les aliments ne peuvent pas être utilisés correctement dans le corps. L'administration de préparations basiques, telle qu'elle est largement propagée aujourd'hui dans les milieux de la naturopathie, doit également être remise en question de manière critique, car elles diminuent les acides là où ils sont nécessaires pour la coction, c'est-à-dire, dans l'estomac. Les bases administrées par voie orale n'atteignent l'interstitium qu'en petites quantités. Et même alors, elles peuvent au mieux neutraliser les acides qui y sont présents sans pour autant les excréter.

Contexte de l'équilibre acido-basique

Dans ce contexte, la tâche du pancréas, de l'estomac, des reins, des poumons (acides volatils), du foie (neutralisation) et du tissu conjonctif (dépôt) est de maintenir le milieu interne alcalin et le pH sanguin constant dans des plages très étroites.

Les cellules pariétales des glandes gastriques jouent un rôle particulièrement important. Au cours du même processus, ces cellules produisent de l'acide chlorhydrique, qui est libéré dans la lumière de l'estomac, ainsi que du bicarbonate de sodium qui lui, est transporté dans le sang. Les bases ainsi libérées atteignent, via la circulation sanguine, l'interstitium où elles neutralisent les métabolites acides, ainsi que le foie et le pancréas où elles reconstituent les réserves des tampons de l'organisme. En cas d'excès d'acides, la neutralisation s'effectue par une activité accrue des reins, des glandes sudoripares, de la vésicule biliaire, des glandes salivaires et du pancréas. Tant que les reins sont suffisamment approvisionnés en eau indispensable à la vie et qu'ils sont suffisamment stables sur le plan constitutionnel, les acides peuvent être excrétés de cette manière. S'il y a trop d'acides et que la quantité d'eau avalée est insuffisante, un blocage des fonctions rénales peut se produire. Comme les valences acides ne doivent en aucun cas rester dans le sang, elles sollicitent les organes d'évacuation (p. ex. la peau et les reins) et sont déposées dans l'espace de Pischinger (interstitium, matrice extracellulaire), qui est le lieu de stockage intermédiaire le plus important pour les métabolites acides et sert ainsi de « pré-rein ». Dans l'interstitium, cependant, les acides bloquent la voie de transit dans l'espace de Pischinger et agissent comme des acrimonies dans le sens de la médecine humorale. Ce mécanisme se déroule en principe dans tout l'organisme, mais les trois systèmes d'organes suivants sont particulièrement touchés :

- Les articulations, tendons et ligaments : cela se manifeste sous la forme de goutte, mais aussi par les symptômes de ce qu'on appelle aujourd'hui la fibromyalgie.
- Le système cardio-vasculaire : il en résulte des états hyperkinétiques (p. ex. palpitations cardiaques, hypertension, bouffées de chaleur), mais aussi des états atoniques du système veineux et lymphatique (pléthore).
- Le système nerveux : les réactions typiques sont par exemple la nervosité, les troubles du sommeil, la névralgie.

Lors du traitement de l'acidification des tissus, la MTE suit la voie indiquée par la nature en stimulant les glandes de l'estomac. Pour ce faire, elle utilise principalement des plantes amères. D'une part, celles-ci augmentent la production de bicarbonate de sodium, qui pénètre dans le sang en tant que substance tampon alcaline. D'autre part, la production accrue d'acide chlorhydrique (en combinaison avec les autres sécrétions de la muqueuse gastrique) optimise le processus d'assimilation, ce qui réduit à son tour la production d'acides dans le métabolisme catabolique. Le traitement de « l'estomac froid et flasque », qui occupe une place importante dans la MTE, agit donc contre la surcharge acide interstitielle via deux mécanismes.

Pour évacuer les acides, les organes physiologiques d'élimination sont stimulés par des plantes « anti-dyscrasiques ».

Qu'est-ce qui est déterminant dans l'équilibre acido-basique ?

Coction

La capacité de la coction est une condition préalable essentielle pour l'approvisionnement matériel et énergétique de l'organisme. Le potentiel d'assimilation est crucial pour la qualité de la formation des humeurs et donc pour l'apport nutritionnel des tissus et des organes. Plus la qualité des humeurs est bonne, moins il y a d'acides dans le cadre des processus d'assimilation et de dissimilation et moins les organes d'élimination sont sollicités. Par exemple, si l'estomac manque de chaleur pour l'assimilation, la nourriture y demeure trop longtemps. La conséquence naturelle en est le processus de fermentation qui conduit à la formation d'acides. Il en résulte que même les aliments basiques sont métabolisés de manière acide, c'est-à-dire qu'ils ont en fin de compte un bilan acide dans le corps. Les aliments à base de céréales complètes et les crudités en particulier favorisent la fermentation et doivent être évités ou consommés en petites quantités dans le cas d'un estomac atonique. En outre, des alcools de qualité médiocre se développent ; ils sont hautement neurotoxiques et doivent être éliminés par les voies biliaires. Le foie et la vésicule biliaire sont donc soumis à un stress permanent, ce qui peut également se manifester par des intolérances et des allergies alimentaires.

Qualité des aliments

Les aliments dénaturés présentent toujours un bilan acide dans l'organisme. Mais que sont exactement les aliments dénaturés ? En principe, cela concerne tout ce qui est transformé industriellement.

Les glucides à chaîne courte tels que le sucre industriel et la farine blanche (bonbons, pâtes, pain, gâteaux, boissons sucrées) n'ont pas un goût acide, mais sont métabolisés de manière extrêmement acide dans l'organisme. Les légumes-feuilles et les légumes-racines, les pommes de terre, la crème, les fruits, les herbes sont des aliments alcalinisants.

Les graisses hydrogénées comme la margarine ou les huiles végétales chauffées donnent un bilan acide, tandis que le beurre et les huiles végétales pressées à froid donnent un bilan basique.

Les protéines animales telles que la viande, la volaille, la charcuterie, le poisson, le fromage, le fromage blanc sont en principe métabolisées de manière acide. En cas de consommation excessive de protéines animales, l'acide urique produit affecte la qualité des humeurs. La viande de porc en particulier n'a rien à faire dans une alimentation saine, car les acides et les « suis-toxines » spéciales (du latin suis = le porc) qui en résultent, pèsent lourdement sur l'organisme et favorisent les processus allergiques en raison de la concentration élevée d'histamine.

Toutes les protéines sont métabolisées en acides, même les protéines végétales. Cela montre que la formation d'acides dans le corps est fondamentalement un processus naturel. Cependant, il importe de savoir dans quelle mesure les acides sont produits. Une alimentation saine ne peut pas se composer exclusivement d'aliments alcalins à long terme. Cependant, leur proportion devrait être élevée.

Les aliments irradiés sont métabolisés en acides : si vous mettez des légumes, qui sont en fait alcalins, au micro-ondes pendant 10 minutes, ils obtiendront alors un bilan acide.

En résumé, il importe de veiller à une assimilation optimale de la nourriture et d'écarter tout ce qui est dénaturé et irradié. Si le pouvoir excréteur des reins, des intestins, des poumons et de la peau est fort, les acides produits peuvent être facilement excrétés avec suffisamment d'eau.

13.9. Les autres formes d'alimentation en occident

(Liste non exhaustive)

Alimentation intégrale

L'alimentation intégrale est une façon de se nourrir par laquelle les substances nutritives sont préparées de manière savoureuse et variée. Elle se compose principalement d'aliments végétaux : céréales complètes, légumes et fruits, si possible issus de cultures contrôlées, ainsi que de lait et de produits laitiers. La moitié des aliments environ sont consommés sous forme de produits frais. La viande, la volaille, le poisson et les œufs jouent un rôle secondaire. L'alimentation intégrale se distingue du régime mixte habituel en évitant une transformation et un traitement excessifs des aliments, ainsi que les additifs et les conservateurs. Dans ce cadre, la préférence est donnée aux aliments issus de l'agriculture biologique contrôlée, de provenance locale dans la mesure du possible, récoltés et consommés frais en fonction de la saison. L'objectif est un apport optimal pour maintenir et soutenir les fonctions métaboliques, les défenses et les performances de l'organisme. Cette façon de s'alimenter n'est pas seulement axée sur la santé, mais aussi sur la responsabilité environnementale et sociale. Les pionniers de l'alimentation intégrale sont :

Le médecin et naturopathe suisse *Maximilian Bircher-Benner* (1867–1939) qui en a posé les jalons. Le médecin et hygiéniste nutritionnel *Pr Werner Kollath* (1892–1970) qui a formulé le principe suivant : laissez notre nourriture aussi naturelle que possible. Il a classifié les aliments en cinq niveaux de valeur.

Voici un extrait court et incomplet sous forme de tableau qui en donne un aperçu :

Denrée alimentaire Exemples	**Niveau de valeur I hautement recommandé** aliment naturel	**Niveau de valeur II hautement recommandé** aliment modifié mécaniquement ou enzymatiquement	**Niveau de valeur III recommandé** aliment chauffé	**Niveau de valeur IV non recommandé** aliment conservé	**Niveau de valeur V non recommandé** produits fabriqués à partir de substances isolées et synthétiques
Céréales	Céréales complètes, susceptibles de germer	Farine complète, muesli à base de céréales fraîches, types de farine supérieure	Plats chauds à base de céréales, flocons de céréales avec germe	Riz blanc, farines raffinées, Cornflakes	Amidon
Légumes	Tous les légumes crus, légumineuses germées, champignons	Légumes crus râpés, jus de légumes pressés à froid	Légumes chauffés, jus de légumes chauffés	Conserves de légumes	Plats préparés de légumes
Fruits	Tous les types de fruits	Fruits râpés ou surgelés, jus de fruits pressés à froid	Fruits et jus de fruits chauffés, vinaigre de fruits et de vin	Nectars de fruits, boissons à base de jus de fruits, conserves de fruits	Arômes, produits finis
Noix graines	Noix, amandes, fruits oléagineux, graines de plantes	Poudre de noix fraîche, beurre de noix non chauffé, huiles pressées à froid	Gâteaux aux noix, châtaignes, graines torréfiées et grillées, huiles pressées à froid chauffée	Graisses de friture et de cuisson, graisses pressées et extraites à chaud, graisses raffinées	Produits à base de noix, nougat, huiles chauffée plusieurs fois
Lait, produits laitiers	Lait cru, lait maternel	Produits laitiers crus : crème, beurre, babeurre, fromage, séré	Lait et produits laitiers pasteurisés	Lait UHT, fromage en conserve, fromage fondu	Caséine, protéines de lactosérum, lactose, crème glacée
Œufs, viande, poisson	Œufs crus, viande crue, poisson cru	Viande hachée	Œufs cuits, viande, poisson chauffés	Œufs en conserve, conserves de viande et de poisson	Plats prêt-cuisinés
Eau, Boissons	Eau de source	Eau médicinale, infusions de fruits ou d'herbe	Eau minérale, café de malt	Eau bouillie, cacao et boissons au chocolat, café en grains, thé noir, bière, vin	Eau minérale artificielle, limonades, boissons instantanées
Épices	Herbes et graines fraîches	Herbes séchées	Herbes chauffées, sauce soja	Extraits de plantes	Substances aromatiques, arômes artificiels
Sel			Sel de mer	Sel de table	
Edulcorant	Fruits et légumes frais et doux	Jus épais non conservés, miel extrait à froid	Fruits secs trempés et gonflés (réhydratés)	Miel chauffé, sirop d'érable, sirop en conserve, mélasse	Sucre isolé, succédané du miel, édulcorants artificiels, confiserie

Source : Hauber-Schwenk Gabi, dtv-Atlas Ernährung, Munich 2006

Végétarisme

Selon le dictionnaire Duden, être végétarien signifie : « se nourrir d'aliments d'origine végétale ». Pour beaucoup, le végétarisme n'est pas seulement une forme d'alimentation particulière, c'est aussi une philosophie de vie. Le motif le plus fort pour adopter cette idée réside dans la conviction qu'aucun animal ne devrait être tué au bénéfice de l'existence humaine. À cela s'ajoutent les conditions d'élevage (industriel) ne respectant pas l'animal, où ce dernier n'est considéré que comme un producteur de viande sans âme et dépourvu de sensibilité, ainsi que le transport cruel des animaux à travers l'Europe afin de pouvoir tirer profit de toutes les subventions. Mais les critères écologiques sont également au premier plan. Considérant qu'il faut jusqu'à 16 kg de céréales et 15 000 litres d'eau pour produire 1 kg de bœuf, cet élevage est difficilement justifiable si l'on considère les famines tragiques en cours dans d'autres régions du monde. La consommation élevée de viande en Europe, en Amérique et en Australie constitue également un problème humanitaire, car la Terre ne peut pas produire une alimentation à base de viande pour l'ensemble de la population mondiale en croissance constante (environ 7 milliards en 2011). Les mangeurs de viande se réservent donc le droit de priver de nourriture ceux qui n'ont pas la chance de vivre dans un pays privilégié en termes de sécurité alimentaire. Même avec une alimentation végétarienne, la situation constitutionnelle détermine si un régime sans viande est indiqué ou non. L'idée que tout le monde doit être végétarien pour être en santé n'est pas présente dans la MTE, mais celle-ci ne contredit pas non plus ce point de vue. La phase concernée de l'existence doit également être prise en compte dans la décision.

Sous-groupes du végétarisme

- *Ovo-lacto-végétarien :* dans le régime ovo-lacto-végétarien, aucun aliment fabriqué à partir de cadavres d'animaux tués n'est consommé (charcuterie, volaille, poisson, gélatine, graisses de boucherie). En revanche, les œufs, le lait et les produits laitiers sont consommés en plus des aliments végétaux.
- *Lacto-végétarien :* le régime lactovégétarien est une alimentation végétarienne qui renonce également aux œufs. Cependant, le lait et les produits laitiers sont encore consommés.
- *Végétalien (végan) :* la consommation de toute nourriture d'origine animale y compris le lait, tous les produits laitiers et le miel est évitée ; cela vaut généralement aussi pour tous les produits d'origine animale (vêtements et chaussures en cuir, médicaments d'origine animale, etc.).
- *Crudivore :* dans ce cas, les aliments d'origine végétale sont consommés crus et l'alimentation se compose exclusivement d'aliments végétaux non chauffés.
- *Frugivore :* les personnes adeptes de ce régime ne mangent que de la nourriture d'origine végétale, qui est obtenue sans tuer la plante elle-même. Par exemple, les pommes, les noix et autres fruits d'arbre sont autorisés, tandis que les céréales, les laitues, les légumes racines ne le sont pas.

Problèmes possibles avec les régimes végétaliens et végétariens

Le fer est un oligo-élément critique dans l'alimentation végétarienne, car le corps ne peut pas absorber le fer des plantes aussi bien que celui des produits d'origine animale. Si les réserves en fer d'un végétarien sont faibles pendant une longue période, le corps peut augmenter l'absorption du fer d'origine végétale grâce à une sorte d'autorégulation. Certaines substances, comme par exemple la vitamine C, peuvent rendre le fer des plantes plus disponible pour le corps. Il est donc recommandé d'ajouter un verre de jus d'orange (contenant de la vitamine C) au ragoût de lentilles (contenant du fer) ou de consommer des feuilles ou des jus d'ortie frais, qui contiennent de la vitamine C en plus du fer. Les végétariens qui font attention à leurs apports en fer peuvent couvrir leurs besoins avec un régime végétarien sans encourir de symptôme de carence.

La vitamine B12 provient principalement de la viande et du poisson, mais aussi des œufs et des produits laitiers. Le seul légume qui contient de la vitamine B12 utilisable par le corps, est la choucroute. Une autre source de vitamine B12 se trouve dans différentes espèces d'algues (p. ex. Chlorella pyrenoidosa ou la spiruline). Une carence en vitamine B12 passe souvent inaperçue chez les végétariens, car il en existe de grandes réserves dans le foie. Mais même si ces réserves s'épuisent, une carence en vitamine B12 n'est pas toujours détectable. Afin de prévenir les dommages au système nerveux et les problèmes de production de sang, les végétaliens de longue date doivent absolument utiliser d'autres sources de vitamine B12 comme par exemple les œufs, les produits laitiers, le soja et des extraits de levure spéciaux. En ce qui concerne l'apport en vitamine B12, un régime végétalien ou un régime crudivore pur n'est pas recommandé à long terme, à moins qu'une substitution ciblée de celle-ci ait lieu en même temps.

Une carence en protéines peut facilement être évitée avec un mélange bien dosé de protéines végétales de bonne qualité (légumineuses, noix, graines, céréales).

Nutrition anthroposophique

L'anthroposophie est une vision du monde à part entière mais, en raison de certaines racines communes (p. ex. l'alchimie ou Paracelse), elle se rapproche de la MTE sous différents aspects.

Selon Rudolf Steiner (1861–1925), la base d'une alimentation saine et correcte est une nourriture de qualité supérieure. De son point de vue, la valeur des aliments est déterminée par leurs forces formatrices élémentaires (forces créatrices, universelles). L'agriculture anthroposophique, également appelée agriculture biodynamique, s'est développée afin de garantir une alimentation de grande qualité. Elle cherche à harmoniser les forces terrestres et cosmiques. Par exemple, les cultures vivrières sont classées en trois catégories au sens alchimique :

Les racines qui agissent sur le pôle nerveux sensoriel : les nerfs et les organes sensoriels
Les feuilles et les tiges qui agissent sur le pôle rythmique : le cœur et les poumons
Les fruits et les fleurs qui agissent sur le pôle métabolique : le métabolisme et la reproduction.

En mangeant les parties respectives des plantes, leurs équivalents chez l'humain peuvent être influencés : les salades et les types de chou renforcent le cœur et les poumons, les légumes racines nourrissent les nerfs et la tête, les fruits et les graines stimulent le métabolisme. Des choix alimentaires ciblés peuvent ainsi aider à restaurer un équilibre perdu entre le corps, l'esprit et l'âme.

On connaît également l'attribution des sept céréales (blé, riz, orge, millet, seigle, avoine, maïs) aux différents jours de la semaine, selon la pensée astrologique.

L'alimentation basée sur les connaissances anthroposophiques est en grande partie ovo-lacto-végétarienne, qui tolère une consommation occasionnelle de viande. Elle garantit des apports nutritionnels suffisants. Il n'y a pas d'interdiction générale.

Jeûne et détoxification

Autrefois, le jeûne faisait naturellement partie des événements de chaque printemps. Les jours précédant chaque nouvelle et pleine lune sont aussi des moments idéaux. Il est préférable de commencer les cures de jeûne plus longues lors de lune décroissante, car la détoxification est plus efficace qu'en phase croissante. Les jours de fruits Bélier, Lion et Sagittaire conviennent particulièrement aux jeûnes entre lune croissante et décroissante.

Aucune autre méthode ne conduit à un nettoyage et à une « transformation » aussi intense du corps, car lors du jeûne, l'organisme draine, décompose ses réserves de graisse et élimine les toxines. Ainsi, le corps se penche activement sur les mécanismes pathologiques chroniques et peut, dans le cadre de son métabolisme, éliminer les toxines sans l'ajout de nouvelles charges ; c'est ainsi que les processus de régénération sont actionnés.

Cependant, l'état de l'intestin a changé de manière significative par rapport aux époques précédentes. En raison de diverses influences, la flore intestinale et la membrane muqueuse ont subi des transformations chez de nombreuses personnes. Elle est devenue plus perméable. Le terme anglo-américain « Leaky Gut Syndrome » (en français : hyperperméabilité intestinale) définit ce phénomène. Il en résulte que des substances étrangères (p. ex. des poisons, des toxines bactériennes, des composants alimentaires incomplètement décomposés [de grand poids moléculaire]) pénètrent depuis l'intestin dans le système lymphatique et sanguin intestinal ; elles surchargent ces systèmes et en dernier lieu le foie qui est l'organe central de détoxification. Des cas « inexpliqués » marqués par une augmentation des valeurs hépatiques (transaminases) sont causés par ce mécanisme, par exemple :

- Inflammation aiguë et chronique de l'intestin avec troubles digestifs tels que ballonnements, flatulences, crampes abdominales, modification qualitative des selles avec des diarrhées fréquentes et parfois urgentes ou des phases de constipation, ainsi que des selles mal digérées
- Symptômes courants tels que sensibilité aux infections, fatigue, baisse de performance
- Diathèse allergique et intolérances alimentaires
- Inflammation de la peau, des muqueuses ou des articulations
- Migraines
- Humeur dépressive

Il faut s'attendre à une mobilisation des toxines lors de la cure de jeûne, qui peut aggraver temporairement les symptômes existants et, dans de très nombreux cas, provoquer des maux de tête. Il est donc important de préparer l'organe excréteur intestinal avant la détoxification de manière à ce qu'aucun dommage consécutif ne se produise suite aux toxines réabsorbées. Cela peut se faire au moyen de lavements quotidiens ou de l'hydrothérapie du côlon.

Il est ainsi possible de réduire le plus possible les effets secondaires désagréables d'une cure de jeûne.

Une bonne approche du jeûne est également cruciale. En effet, ce terme n'est pas synonyme de famine. Au contraire, c'est une méthode de traitement qui, en plus du corps, s'adresse également au mental et à l'esprit. Étant donné que certaines habitudes peuvent également être abandonnées pendant le jeûne (fumer, boire du café et de l'alcool), il existe une réelle chance de nouveau départ et de renouvellement à plusieurs niveaux.

On dénombre une multitude de cures de jeûne (jeûne de tisanes, jeûne au lactosérum, alimentation normale sans viande, ni alcool et café, etc.).

Comme pour l'alimentation, il ne peut y avoir de règle générale et schématique applicable au jeûne. Le type de jeûne choisi, la durée de la cure et la manière dont elle est conçue individuellement dépendent autant du tempérament, de la situation constitutionnelle et des conditions de vie de la personne elle-même. Par exemple, le jeûne allant de moyenne à longue durée ne convient pas à une personne mélancholique et peut même être nocif pour sa santé, car elle n'a pas les réserves d'énergie nécessaires.

Autres commentaires

- Les cures de jeûne ne peuvent pas « justifier » une malnutrition ou dénutrition permanente le reste du temps. Elles ne doivent pas non plus être basées sur une pensée hygiéniste erronée qui postulerait que « son propre corps est sale à l'intérieur ».
- Lors des cures de jeûne, de l'endorphine propre est libérée, ce qui rend le jeûneur léger et euphorique. Grâce à ce mécanisme, il n'y a plus de sensation de faim et il semble possible de continuer à jeûner indéfiniment.
- Cependant, un jeûne excessif peut dans certaines circonstances causer des dommages irréversibles à l'organisme.

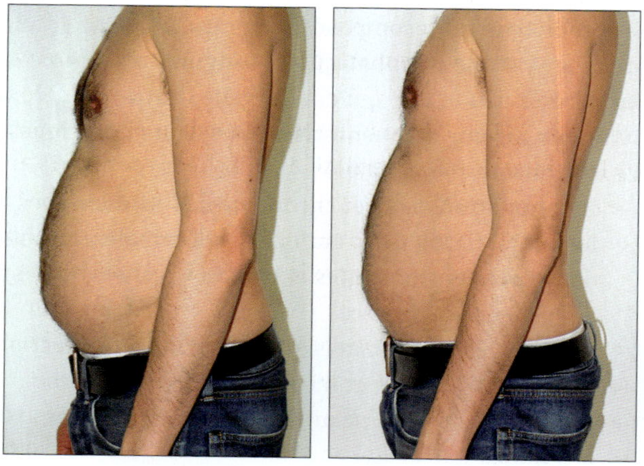

Silhouette abdominale avant et après le jeûne selon F. X. Mayr

CHAPITRE 14

TRAITEMENT MÉDICAMENTEUX TRADITIONNEL

Christian Raimann
Friedemann Garvelmann

14.1. Introduction

Comme mentionné dans la première partie de ce livre, différentes substances de départ et modes de préparation multiples sont disponibles à titre thérapeutique. Dans la MTE, le choix du médicament se fait principalement en fonction de l'efficacité d'un remède, des aspects de la médecine humorale, de la théorie des éléments, de l'astromédecine, des théories des signatures et de la constitution, etc.

Les questions fondamentales que pose la MTE sont les suivantes :
- Qu'est-ce qu'un médicament peut provoquer, mettre en mouvement, déclencher, soutenir?
- Qu'est-ce qu'un remède peut diminuer, désamorcer et réguler?

Ici réside la principale différence avec la médecine actuelle (y compris certaines parties de la médecine dite alternative), qui choisit ses médicaments en fonction de l'indication, c'est-à-dire en fonction d'un concept de la maladie et de ses symptômes. La question fondamentale que pose une méthode basée sur l'indication est la suivante :
- Qu'est-ce qui agit contre la toux, les rhumatismes, etc. ?

Le modèle de pensée et de travail de la MTE présenté dans ce livre, met en évidence le fait que le choix d'un remède sur cette base ne peut être satisfaisant, pouvant même nuire dans certains cas.

Les groupes de médicaments traditionnels les plus significatifs utilisés dans la MTE sont décrits ci-dessous, sans prétendre à l'exhaustivité.

14.2. Plantes médicinales dans la MTE

Introduction

Dans la thérapie par les plantes médicinales, ces dernières et leurs composants sont utilisés depuis l'Antiquité pour une grande variété d'applications. Comme par exemple les infusions et les tisanes, les teintures, les comprimés, les pommades et les enveloppements pour traiter ou prévenir les maladies et les affections. Certaines des plantes médicinales connues jadis sont maintenant oubliées. Pourtant, de nombreux médicaments à base de plantes traditionnelles ont conservé ou retrouvé leur importance pour la médecine naturelle d'aujourd'hui.

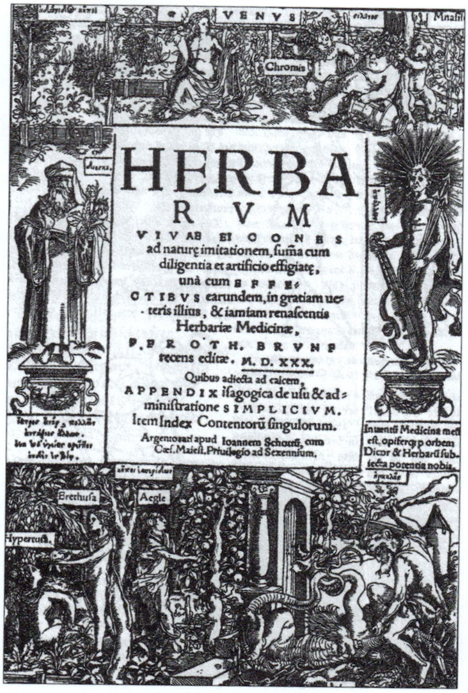

Couverture du manuel des herbes d'O. Brunfels, gravure sur bois de 1530

La thérapie traditionnelle par les plantes médicinales ne connaît pas les ingrédients chimiques, les critères scientifiques et analytiques sur lesquels s'appuie la phytothérapie moderne. Au contraire, elle est inscrite dans un concept médical cohérent et holistique, qui intègre la reconnaissance de la maladie, le choix approprié du traitement et des remèdes dans des rapports systémiques. Elle se fonde d'une part sur une vaste connaissance empirique qui a fait ses preuves et s'est transmise au fil des générations et, d'autre part, sur une connaissance traditionnelle des remèdes à l'aide de la théorie des signatures et des éléments, de la médecine humorale et de l'astromédecine. Même les idées issues de la médecine populaire telles que la médecine des semblables, comme par exemple le port de marrons d'Inde (Hippocastani semen) dans la poche du pantalon contre les douleurs articulaires rhumatismales, les mythes et les légendes sur les plantes médicinales y ont trouvé leur place. Cette vision interconnectée du monde exige d'une part des connaissances minutieuses et beaucoup d'engagement, mais permet d'autre part une compréhension approfondie des plantes et de l'art de guérir.

La phytothérapie moderne, en revanche, a été largement détachée de ses racines et dévalorisée au profit d'une médecine conventionnelle utilisant des remèdes à base de plantes. Aux XIXe et XXe siècles, la quinta essentia du Moyen Âge a perdu progressivement sa valeur en tant que principe matériel de la substance active. La tria principia de la médecine moderne, la Sainte Trinité, désigne désormais la cellule, l'agent pathogène et le principe actif. Une approche globale et interdépendante pour l'administration des remèdes, comme le propose la médecine traditionnelle, manque à la médecine d'aujourd'hui. Les produits phytopharmaceutiques sont généralement administrés pour des raisons liées exclusivement à l'indication et, de ce fait, les aspects constitutionnels et les considérations de causalité se trouvent perdus dans le processus.

Les idées exprimées dans ce livre relatives aux plantes médicinales ne doivent pas et ne peuvent pas remplacer les connaissances actuelles. Leur intégration dans la phytothérapie moderne, trop rationnelle, représente un enrichissement significatif et facteur d'évolution.

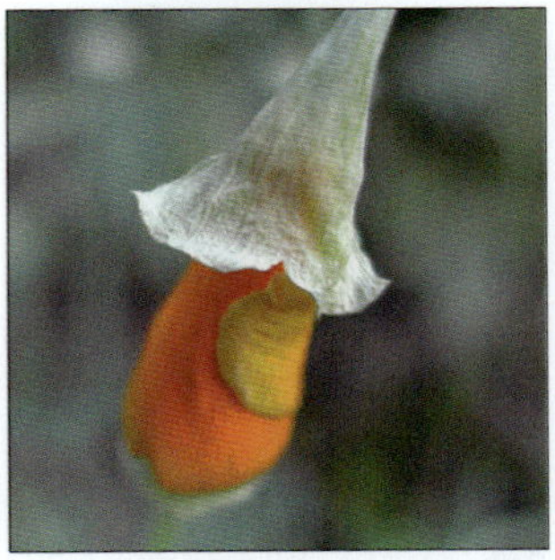

Le pavot de Californie (Eschscholzia californica) est également appelé bonnet de nuit. Son effet calmant n'est pas seulement annoncé par son nom populaire, mais s'exprime également dans son apparence.

Le développement de la thérapie par les plantes médicinales

La guérison des maladies par les plantes a accompagné l'homme tout au long de son histoire et représente l'une des racines de la médecine contemporaine. Certaines « connaissances des plantes » innées ou acquises peuvent déjà être détectées chez différentes espèces animales. Les fourmis cultivent le thym sauvage (Thymus serpyllum) sur leurs fourmilières pour se défendre contre les champignons, les bactéries et les virus.

Selon la légende, le centaure Chiron a enseigné aux hommes le pouvoir de guérison détenu par l'achillée millefeuille (Achillea millefolium) et la centaurée (Centaurium erythraea). La légende suggère que les hommes connaissaient déjà ces plantes médicinales lorsqu'ils étaient encore à moitié animaux.

Dès les temps les plus reculés, l'homme s'ouvre aux forces bienfaisantes des plantes en les sélectionnant selon les critères susmentionnés, en les testant et en découvrant que certaines conviennent comme nourriture et que d'autres ont même des vertus curatives spécifiques. À partir de ces recherches et essais constants, une riche expérience dans la connaissance des plantes médicinales se développe au fil des innombrables générations dans toutes les civilisations du monde. Il s'agit de l'un des plus anciens arts de guérir connus de l'homme ; il remonte à l'âge de pierre. Son développement revêt un caractère mystique et magique pour l'homme pendant des milliers d'années. La maladie, la guérison, mais aussi les applications thérapeutiques sont soumises à des aspects chamaniques, religieux et spirituels. Dans un monde empli de miracles et de terreur, ces croyances apportent du sens et de l'ordre. Les prêtres, les druides et les chamans supplient ou apaisent les divinités en colère et les

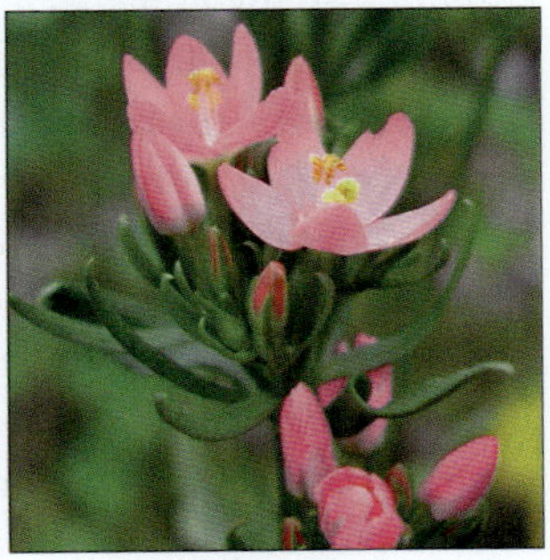

Petite-centaurée commune (Centaurium erythraea)

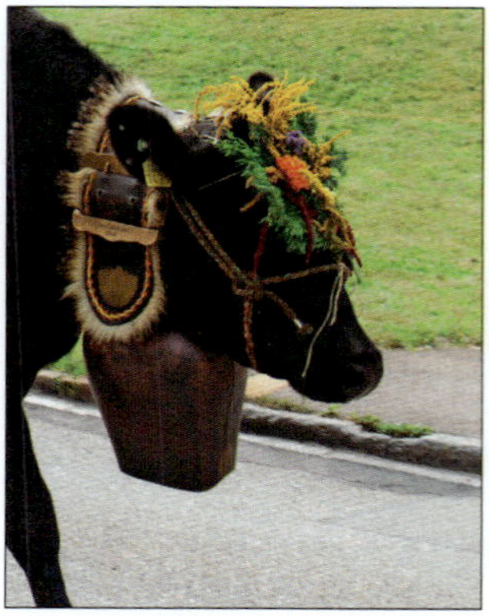

Vache ornée de fleurs lors de la descente d'alpage, Wald (Suisse) 2009

démons malveillants par des rituels, des sacrifices et des incantations. Les connaissances sur les effets curatifs des plantes médicinales sont souvent entre les mains de ces intermédiaires.

Les plantes jouent non seulement un rôle important en tant qu'aliments et remèdes, mais aussi dans les rituels et lors des fêtes tout au long de l'année.

Certaines de ces coutumes ont survécu au fil des siècles jusqu'à nos jours, comme par exemple celle qui consiste à accrocher des branches de gui au-dessus d'une porte au moment de Noël.

Ce n'est qu'avec l'émergence, au cours de l'Antiquité, d'un concept médical méthodique et rationnellement compréhensible que la connaissance des plantes est systématisée puis perpétuée par les Grecs, les Romains et les Arabes. Pline l'Ancien (env. 29–79 apr. J.-C.) décrivait déjà 1000 plantes médicinales dans son ouvrage Naturalis historia. La combinaison de plantes médicinales ayant un effet pharmacologique spécifique est décrit la première fois par Galien, qui expliquait leur effet sur la base des qualités perceptibles. Les plantes chaudes et sèches peuvent donc soulager en cas de maladies froides et humides (par exemple un rhume).

La médecine monastique et l'imprimerie médiévale ont progressivement rendu ces connaissances accessibles à des couches plus larges de la population. Comme la santé humaine dépend fortement de l'équilibre des quatre principes humoraux, Hildegarde a décrit en détail les plantes, les arbres, les animaux, les pierres et défini précisément leurs propriétés. Dans son ouvrage médical de naturopathie « Physica », elle expose des remèdes d'origine minérale et animale, ainsi qu'environ 300 médicaments à base de plantes décrivant leurs qualités, leurs préparations et leurs modes d'action. Les livres sur ce sujet sont parmi les plus vendus au Moyen Âge.

À cette époque, Paracelse (dont le nom d'origine est Philippus Theophrastus Aureolus Bombast von Hohenheim) tente de réformer la médecine galénique qu'il qualifiait de « poussiéreuse ». Il est l'un des premiers à introduire des termes et des procédés chimiques dans la médecine et il est donc considéré comme un pionnier de la chimie pharmaceutique. En tant que représentant des anciennes traditions de l'art de guérir, de la **théorie des signatures** et de la **spagyrie**, sa compréhension des plantes va bien au-delà des conceptions purement matérielles.

Au cours de la révolution scientifique, les médecins de formation universitaire rejettent de plus en plus la vieille tradition herboriste gréco-romano-arabe. Ils l'évincent de l'enseignement universitaire et la réduise au rang de simple « médecine populaire ».

Durant le XIXe siècle, de nouveaux schémas apparaissent pour nommer les mécanismes d'action et les indications des plantes médicinales. Les composants végétaux sont de plus en plus décodés (démythifiés) par la chimie et la pharmacologie émergentes et si possible, imités synthétiquement. Selon les critères de leur composition chimique, les remèdes à base de plantes médicinales peuvent être regroupés et indexés selon de nouveaux aspects. Les qualités inhérentes à la plante sont progressivement décrites de manière abstraite, mesurable et analytique. Malgré tout, jusqu'au XXe siècle, la majorité des médicaments utilisés sont élaborés et fabriqués à partir de plantes.

Cependant, pour de nombreuses d'entre elles, il n'est ni possible de déterminer leur profil d'effets ni l'impact spécifique de leur substance individuelle. Leurs capacités d'action complexes qui résultent de leurs aspects autant substantiels et actifs qu'immatériels, ne peuvent ainsi être cernées correctement par les méthodes de la science moderne.

En plus de ces parties purement scientifiques, la thérapie par les plantes médicinales contient encore aujourd'hui des notions de médecine traditionnelle. Leur préservation est due notamment aux ouvrages de référence de médecine populaire publiés par des personnalités exceptionnelles comme Sebastian Kneipp, le curé-herboriste Künzle, Maria Treben et Alfred Vogel.

Les plantes dans la médecine humorale

Jusqu'au XIXe siècle, le concept de médecine humorale ést d'une grande importance pour l'évaluation des plantes médicinales et de leurs effets curatifs. Leur compréhension dans la théorie des signatures et l'astromédecine sert de lignes directrices supplémentaires.

Par exemple, dans le livre des herbes du Tabernaemontanus de 1731, il est dit à propos du raifort (Armoracia rusticana) :

> « Puissance et *efficacité.*
> *Est naturellement sec / et chaud dans l'autre degré.*
> *La racine verte est préférable à la racine sèche.*
> *Il faut sécher l'écorce / pendant un an.*
> *Manger du raifort après le repas / fait aller à la selle et uriner.* »

Qualités élémentaires des plantes médicinales et des aliments

Dans la structure conceptuelle de la théorie des humeurs, les plantes sont également liées aux quatre principes humoraux : sanguis, flegme, cholera et melancholera. Pour la première fois, il est possible de trouver des liens rationnels et déductifs entre les qualités des plantes et leurs effets thérapeutiques. Elles agissent grâce à leurs qualités inhérentes. Jusqu'au XIXe siècle, la compréhension humorale des plantes était fondamentale pour leur application médicale.

Une échelle relativement « objective » est nécessaire pour l'évaluation humorale d'un remède. Pour ce faire, les médecins humoraux s'appuient sur les qualités élémentaires des remèdes comme points de référence. Ce sont des propriétés qui résultent des substances, de leurs éléments et de leurs humeurs classées selon leurs degrés d'intensité (grade) :

1. *Indistinctement perceptible,*
2. *Clairement identifiable,*
3. *Fortement perceptible,*
4. *Extrêmement puissant, voire nuisible dans certaines circonstances.*

Qualités primaires

Les propriétés primaires sont facilement perceptibles et font référence aux qualités de chaleur et d'humidité d'une plante médicinale, elles sont dérivées de la théorie des éléments. Les remèdes peuvent être chauds ou froids et humides ou secs au sens de la médecine humorale. Ces propriétés ne doivent pas nécessairement être directement perceptibles. Un oignon, par exemple, est frais au toucher, mais est capable de stimuler de puissants processus de chaleur dans le corps. La plante a la capacité de développer cet effet dans l'organisme, à condition que celui-ci puisse réagir de manière adéquate au stimulus.

Par exemple, une plante médicinale comme l'angélique (Angelica archangelica) est considérée comme chaude au 3e degré et sèche au 2e degré (c3 / s2). La classification n'est qu'une estimation approximative du potentiel d'action d'une plante médicinale ; l'effet réel dépend d'une part de la préparation et de l'application du remède et d'autre part de la capacité de réaction du patient. Le pavot somnifère (Papaver somniferum) ou sa préparation sous forme d'opium est jugé froid au 4e degré et sec au 1er degré. Sa qualité froide s'exprime non seulement par son effet anesthésiant, mais aussi par sa couleur vert froid, sa faible vitalité (le pavot cueilli fane en quelques heures) et ses parties majoritairement pendantes en guise de signature.

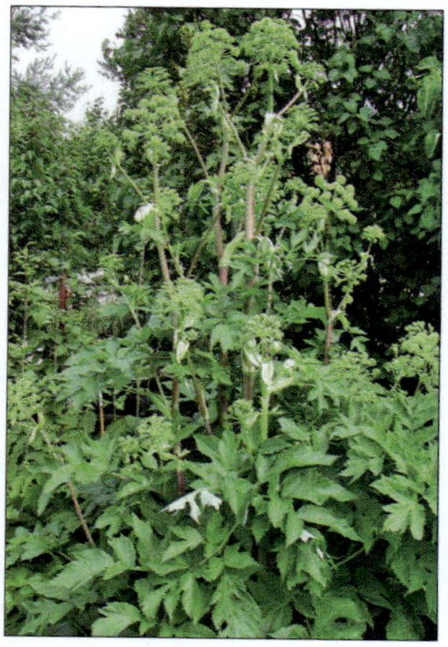

Angélique (Angelica archangelica)

Dans l'application pratique de la médecine galénique, cela signifie qu'une maladie froide au 2e degré est traitée par un remède qui est chaud au 2e degré. Pour ce faire, il est nécessaire de connaître les conditions de chaleur et d'humidité qui prévalent dans une maladie donnée. En outre, il est important de déterminer comment les qualités d'une partie malade du corps diffèrent de ses caractéristiques individuelles normalement dominantes. Enfin, selon le principe des contraires, il faut choisir un remède capable de compenser le déséquilibre des qualités. Une tendinite causée par des sollicitations excessives peut en tant que maladie chaude être atténuée, par exemple, par une enveloppe de quark froide et humide ou une plante médicinale anti-inflammatoire comme l'écorce de saule (Salicis cortex).

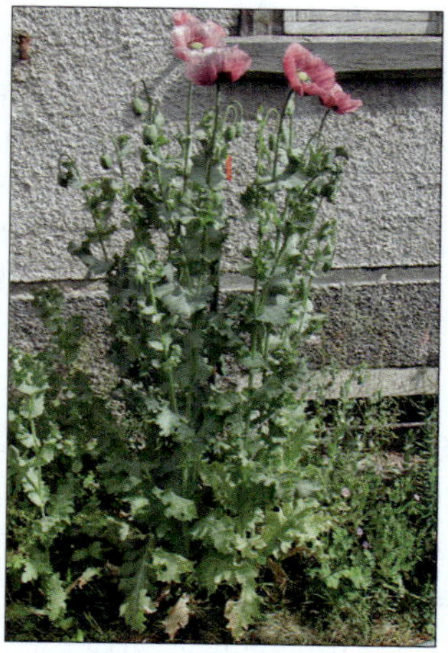

Pavot somnifère ou à opium (Papaver somniferum)

Qualité de chaleur (ou capacité de chaleur)			
Température	**Exemples**	**Effets**	
Bouillant	Poivre	Augmentation de la circulation cardio-vasculaire, sanguine et de la pression artérielle, de la fréquence respiratoire, de la transpiration, etc.	↑ ↑ ↑
Chaud	Gingembre	Réchauffe, chasse le froid, soulage la douleur, ouvre et nettoie les vaisseaux, fluidifie, dissout, stimule la miction, les menstruations, l'accouchement, le mucus, les expectorations	↑ ↑ ↑
Neutre	Asperges	Ni réchauffant ni refroidissant	Potentiellement stimulant **Processus thermique et dynamique** Potentiellement inhibiteur
Frais	Alchémille	Astringent, épaissit les humeurs, calme le flux, épaissit la peau	↓ ↓ ↓
Froid	Pavot	Ralentissant, modérateur, épaississant, anesthésiant, repousse les humeurs	↓ ↓ ↓

Qualité de l'humidité (ou capacité d'humidité)			
Humidité	**Exemples**	**Effets**	
Humide	Guimauve	Liquéfiant, hydratant, nourrissant, adoucissant, relaxant, dilatant	↑ ↑ ↑
Neutre	Pétasite	Ni humide ni sec	Potentiellement stimulant **Processus de l'humidité** Potentiellement inhibiteur
Sec	Romarin	Réchauffant, réduit l'élasticité et le principe nourrissant	↓ ↓ ↓

L'aperçu suivant de certaines plantes médicinales montre comment elles diffèrent dans leurs qualités primaires et donc dans l'intensité de leurs effets.

Les degrés de chaleur et d'humidité indiqués proviennent de la littérature spécialisée ancienne et récente. Souvent, il n'est pas précisé s'il s'agit de la plante fraîche ou séchée, ou encore quelles parties de la plante et quelles formes de préparation ont été utilisées pour déterminer la qualité. Dans ce contexte, les valeurs doivent être considérées avant tout comme une base de travail approximative :

Qualité de chaleur Énergie active, dynamisme			
Exemples	Chaud	Sec	Humide
Thym commun	3	3	
Angélique	2	2–3	
Genévrier	3	1	
Gingembre	3		1
Absinthe	1–2	3	
Souci	2	2–3	
Potentille	0–1	3	
Alchémille	0–1	2–3	
Aigremoine eupatoire	0	2	
Réglisse sauvage	0		1
	Froid		
Psyllium	1		1
Chêne	1	3–4	
Saule	1–2	1–2	
Melon	2		1–2
Jusquiame noire	3–4	1–2	
Salade	3–4		2–3

Qualité d'humidité Énergie de réserve, matière			
Exemples	Humide	Chaud	Froid
Salade	2–3		3–4
Guimauve	2		2
Gingembre	1	3	
Psyllium	1		1
Réglisse sauvage	1	0	
Pétasite	0		0–1
	Sec		
Jusquiame noire	1–2		3–4
Lierre terrestre	2	2	
Souci	2–3	2	
Alchémille	2–3	0–1	
Absinthe	3	1–2	
Chêne	3– 4		1
Ail	4	4	

Dans cette observation qualitative, les plantes médicinales ne représentent pas un principe d'action « actif » qui peut « forcer » un certain effet dans l'organisme. Au contraire, leur efficacité (ou plutôt leur potentiel d'action) est comprise comme un stimulus spécifique qui peut déclencher des réactions correspondantes de l'organisme. Concrètement, cela signifie qu'une plante chaude n'apporte pas activement de la chaleur à l'organisme, mais elle déclenche une production accrue de chaleur par le corps en tant que stimulus spécifique. Par analogie, une plante sèche provoque une excrétion forcée d'humidité sous forme de réaction au stimulus, ce qui rend l'organisme plus sec sur le plan qualitatif. La force de la réaction dépend d'une part du degré de qualité d'une plante appliquée, et d'autre part, est influencée notablement par la capacité de réaction individuelle de la personne traitée qui est, à son tour, basée sur sa situation constitutionnelle et pathologique au moment du traitement. Par exemple, une plante médicinale chaude peut avoir un effet activateur de chaleur beaucoup plus fort sur une personne de constitution chaude que sur une autre de constitution froide.

Cette réaction individuelle aux stimuli médicamenteux est une autre explication de l'évaluation qualitative parfois très variable des plantes médicinales dans la littérature traditionnelle.

Qualités secondaires

Ce deuxième groupe de propriétés est perçu par les sens, en distinguant traditionnellement neuf saveurs différentes et les consistances « épaisses, moyennes et fines ». Le goût d'une plante ou d'un aliment est un outil important pour déterminer son incidence possible.

Qualités gustatives		
Goût	**Exemples de plantes**	**Effets**
Doux	Châtaigne, datte, miel	Apaisant, ralentissant, fortifiant, légèrement chauffant, analgésique, nourrissant, favorisant la coction
Piquant	Moutarde, ail, thym	Fortement chauffant, activant et accélérant, dispersant, pénétrant, dilatateur et nettoyant, vermifuge, asséchant Effets externes : assouplissant, liquéfiant, éventuellement générateur de cloques
Salé	Algues, lichens, prêle	Adoucissant, humectant, pénétrant, nettoyant, anti-putréfiant, desséchant
Acide	Vinaigre, oseille, myrtille	Astringent, refroidissant, affermissant, réduisant la chaleur, repoussant les flux Effet externe : très astringent
Amer	Gentiane, absinthe, achillée	Légèrement chauffant, stimulant, digestif, détoxifiant, nettoyant, vaso-dilatateur, déshydratant
Âpre	Fruits trop verts, potentille, chêne	Légèrement astringent, abrasif, refroidissant, calmant les flux
Très âpre	Noix de galle	Goût plus désagréable que le goût amer, fortement astringent, desséchant, refroidissant, épaississant, rétrécissant
Gras	Lin, olive, amande	Chaleur équilibrée, qualité douce, hydratant, nourrissant, adoucissant et relaxant
Sans goût, insipide	Amidon de céréales, certaines salades	Constipant, lissant et collant, plutôt refroidissant, aqueux

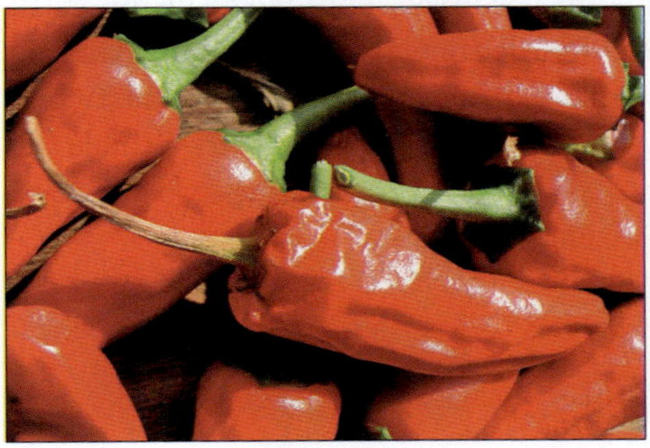

Les piments (Capsicum sp.) sont chauds et secs au 4e degré, ont un goût très piquant avec effet chauffant, dilatateur, activant et nettoyant.

Qualités de consistance
Les plantes médicinales fines et chaudes telles que l'anis (Pimpinella anisum) ont un effet dilatateur, libérateur et dispersant. Elles diluent les humeurs épaisses dans le corps et augmentent l'excrétion de liquide.
Les plantes médicinales fines et froides comme l'hamamélis (Hamamelis virginiana) ont un effet desséchant et astringent.
Les plantes médicinales épaisses telles que la consoude (Symphytum officinale) ne pénètrent pas aussi profondément dans le corps et ont un effet lissant, densifiant et collant.

Qualités tertiaires, occultes

Ces propriétés ne peuvent pas être directement enregistrées sensoriellement, mais ne sont perçues thérapeutiquement qu'après une certaine durée d'utilisation.

Qualité tertiaire	Exemples de plantes	Effets
Fortifiant	Prêle	Renforce les tissus
Constipant	Chêne	Astringent
Stimulant	Romarin	Augmentation de la circulation, réchauffement, etc.
Apaisant	Lavande	Antispasmodique, relaxant
Fortifiant le cœur	Aubépine	Soutient la circulation cardiaque et augmente la force de contraction
Galactogène	Fenouil	Ouvre l'appétit, effet digestif pour le nourrisson

Tendances humorales des groupes de substances chimiques actives

Même si l'évaluation traditionnelle des plantes est très différente de celle d'aujourd'hui, il est possible de trouver certaines similitudes. Par exemple, lors de la classification des plantes médicinales selon leurs qualités primaires, l'on retrouve clairement des groupes de substances actives correspondant à la classification humorale. Il n'est pas souhaitable de se contenter d'ignorer la connaissance moderne des substances actives et de la pharmacologie. Il s'agit plutôt de transposer la médecine traditionnelle dans le monde d'aujourd'hui et de l'associer aux nouvelles connaissances.

Tendances générales des qualités des groupes de substances actives

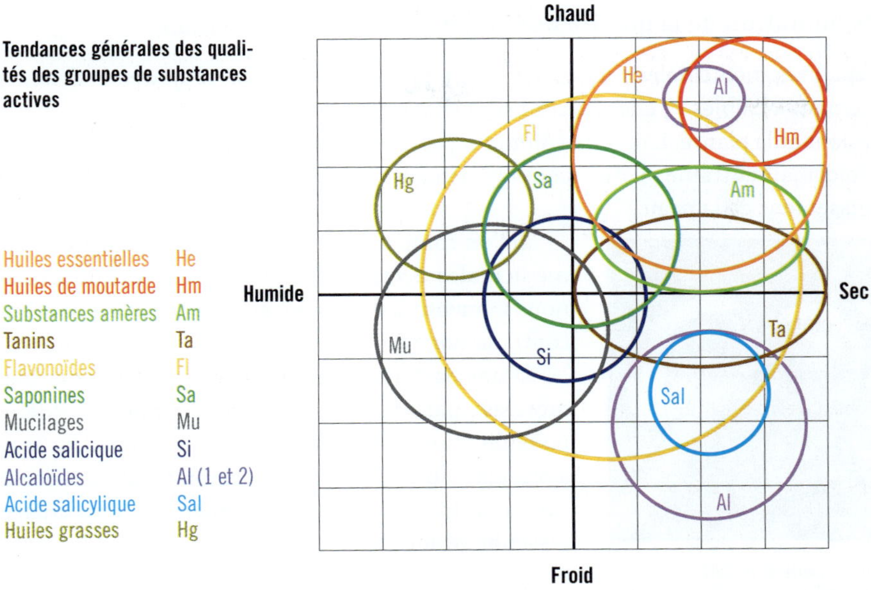

En termes de qualités primaires, les groupes de substances actives montrent les tendances suivantes :

Tanins :	légèrement refroidissants à faiblement chauffants, principalement desséchants
Acide silicique :	rafraîchissant – neutre, parfois hydratant
Substances amères :	légèrement chauffantes (augmentent la chaleur physiologique) – selon l'observation également rafraîchissantes, car elles apportent des acrimonies chaudes issues du système hépato-biliaire dans l'intestin pour ensuite les excréter. En fin de compte, elles refroidissent la chaleur pathologique et régulent ainsi la formation de chaleur ; asséchantes
Saponines :	légèrement chauffantes, liquéfiantes
Huile de moutarde :	très chauffante, asséchante
Acide salicylique :	rafraîchissant
Huiles grasses :	chaudes et humides
Mucilages :	rafraîchissants, hydratants
Huiles essentielles :	généralement chauffantes (la menthe, la lavande ont cependant un effet superficiel rafraîchissant), asséchantes

Dans la pensée de la phytothérapie moderne, seul l'ingrédient actif et son dosage sont déterminants pour un effet curatif. La capacité de réaction individuelle du patient au stimulus de guérison et à ses degrés est ici exclue, bien que de grande importance pour la MTE.

Détermination de la qualité humorale des plantes médicinales

Les qualités médicinales humorales d'une plante ne sont pas toujours directement et clairement « lisibles » ; elles ne sont souvent reconnaissables que par l'interaction entre le patient et la plante. L'oignon (Allium cepa), par exemple, donne d'abord une sensation de froid, mais entraîne relativement rapidement des sensations de chaleur allant jusqu'au rougissement de la peau.

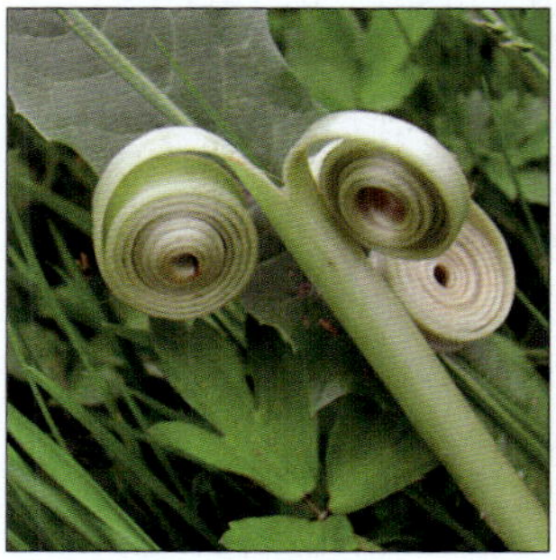

La tige ouverte et enroulée du pissenlit exprime également visuellement son principe d'activation.

Si l'on compare les évaluations humorales des plantes médicinales décrites dans la rare littérature à ce sujet, nous trouvons peu de consensus, voire très souvent des contradictions directes. Cela peut avoir différentes causes.

D'une part, les opinions divergent sur les qualités humorales : par exemple, certaines sources considèrent le pissenlit (Taraxacum officinale) comme chaud au 2e degré, alors que d'autres le décrivent comme froid au 2e degré. Les deux points de vue sont compréhensibles. La chaleur du pissenlit stimule le métabolisme et « ouvre » le foie. Cette activation ne peut s'expliquer que par la qualité chauffante de la plante. D'autre part, cela signifie que la chaleur du système hépatobiliaire peut être transportée par les intestins (« atténue la chaleur de la bile jaune ») et excrétée. L'effet final est une régulation de la production de chaleur dont la conséquence peut éventuellement être un effet refroidissant. L'auteur lui-même préfère une évaluation des plantes médicinales d'après les processus déclenchés dans l'organisme et non les constats finaux possibles qui en résultent.

En outre, l'utilisation de différentes parties de la plante peut également expliquer les valeurs non concordantes. Par exemple, l'écorce amère et piquante de la feuille d'aloès (Aloe vera) possède des qualités très chaudes et desséchantes, ce qui se reflète dans son effet laxatif. Cependant, le gel de ses feuilles a une vertu rafraîchissante et hydratante.

De même, différentes formes de préparation et d'administration peuvent influencer la qualité d'une plante médicinale. Un extrait alcoolique d'un médicament est de 1 à 2 ° C plus chaud qu'un extrait aqueux provenant de la même plante.

Il ne faut pas non plus sous-estimer le rôle joué par les différentes constitutions des examinateurs eux-mêmes, qui se considèrent automatiquement comme la norme de départ. Par exemple, les femmes sont qualitativement plus fraîches et plus humides que les hommes. Les personnes âgées sont de nature plus sèche que les jeunes examinateurs. De même, d'autres facteurs tels que l'heure et la saison du recensement, la zone climatique, etc. influencent leurs vertus et qualités.

Les facteurs suivants jouent également un rôle dans la détermination des valeurs :

- Emplacement : les plantes aquatiques ont tendance à être plutôt fraîches, par exemple le saule (Salix sp.),
- Rythme de la végétation : les plantes à floraison hivernale ont plutôt des qualités chauffantes, par exemple l'hellébore (Helleborus niger)
- Signatures : aspect et couleur ; plus le raisin est rouge, plus il est chaud.

En fin de compte, le facteur décisif est toujours l'observation et l'évaluation de l'application thérapeutique. Un large éventail de connaissances pratiques résulte de son utilisation sur des patients d'âges, de sexes et de contextes constitutionnels différents.

À ce stade, il convient de souligner qu'un transfert direct et irréfléchi des qualités des plantes médicinales mises à jour dans les temps antiques et médiévaux n'a pas de sens. D'une part, même dans les sources anciennes, il est souvent possible de trouver des évaluations contradictoires de l'efficacité humorale. D'autre part, la santé, la constitution humaine et la sensibilité aux stimuli ne sont pas des constantes fixes. Au contraire, ces éléments dépendent de divers facteurs tels que l'air du temps, le climat, les aspects sociaux, etc. La médecine humorale n'a cessé de changer et de s'adapter au fil des siècles et des millénaires.

Une tâche importante de notre époque est donc d'adapter les connaissances de la médecine humorale aux besoins de celle-ci. En ce qui concerne les qualités des plantes médicinales, cela nécessite un examen et une éventuelle réévaluation de nombre d'entre elles selon les critères actuels. En observant les qualités traditionnelles des plantes médicinales qui nous ont été transmises, nous constatons le nombre étonnant de plantes médicinales chauffantes et asséchantes, les qualités hydratantes et rafraîchissantes quant à elles étant plutôt rares.

Le temps humide et froid de notre zone climatique était un facteur pathogène beaucoup plus préoccupant d'un point de vue existentiel pour nos ancêtres qu'il ne l'est pour les gens d'aujourd'hui. Les bâtiments chauffés, le changement d'habitudes alimentaires et un mode de vie complètement différent ne sont que quelques exemples de conditions de base modifiées, qui sont également déterminantes pour l'utilisation de plantes médicinales à notre époque. Aujourd'hui, les thérapeutes sont souvent confrontés à la tâche de soutenir ou de renforcer le principe physiologique d'humidité de leurs patients, bien que l'humidité non physiologique soit souvent excessive.

Un examen moderne des plantes médicinales exige donc une réflexion flexible et ouverte ainsi qu'une volonté de percevoir et d'expérimenter au cours de l'application pratique.

L'importance de la détermination de la qualité humorale

D'un point de vue historique, la détermination des plantes médicinales selon leurs qualités en médecine humorale est l'une des premières tentatives de classification des médicaments. Il est évident que ces évaluations ne peuvent pas répondre aux exigences scientifiques actuelles. Cependant, une appréciation comparative des qualités des plantes médicinales, établie selon des critères humoraux, permet une utilisation plus spécifique et plus individuelle.

L'aperçu suivant, relatif à quelques-unes des plantes médicinales qui jouent un rôle dans le traitement des maladies des voies respiratoires, montre clairement à quel point l'évaluation de leurs qualités primaires est variable. Leur classement en deux groupes, l'un asséchant-chauffant et l'autre humidifiant-refroidissant, est tout aussi évident. Ils correspondent au caractère froid-humide ou inflammatoire-chaud de nombreuses pathologies respiratoires. En fonction de la situation constitutionnelle de départ et des qualités d'une maladie existante, cette évaluation peut permettre de déterminer une sélection de remèdes adaptés aux besoins individuels.

Si un patient souffrant de mucosités respiratoires est plutôt de nature froide et humide, des plantes médicinales puissamment chauffantes et asséchantes soulageront non seulement les symptômes de sa maladie, mais optimiseront également son manque constitutionnel de chaleur vitale. Par contre, chez une personne émettant les mêmes symptômes, mais étant de nature chaude, les mêmes plantes médicinales pourront soulager la congestion des voies respiratoires, mais aggraveront en même temps sa faiblesse constitutionnelle en développant éventuellement des symptômes chauds plus fréquents (p. ex. éruption cutanée, inflammation). Il faudrait, dans ce dernier cas, sélectionner des plantes médicinales aux vertus moins chaudes ou corriger la composition de la préparation. L'idéal est de privilégier des formes d'application plutôt superficielles comme les enveloppements, les compresses ou les pommades.

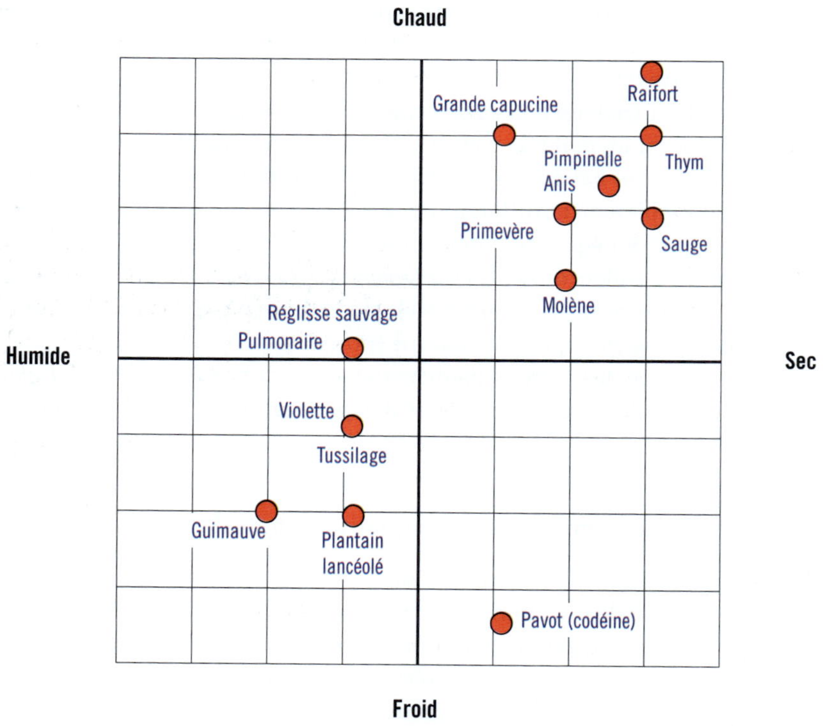

Comparaison des qualités humorales de certaines plantes pour les voies respiratoires

L'intégration de la pensée et de la méthode de travail de la médecine humorale dans la science moderne des plantes médicinales favorise une meilleure compréhension des plantes avec tous les sens, ce qui va bien au-delà de la réduction actuelle des vertus des plantes à leurs seules substances actives et à leurs mécanismes d'action.

Modification des qualités

Comme susmentionné, le type de préparation, la forme galénique et le lieu d'application jouent également un rôle dans l'évaluation qualitative des plantes médicinales :

Récolte

Par exemple, les récoltes provenant de régions chaudes sont plus ardentes et piquantes que celles issues de régions humides plus douces et plus fraîches.

Préparation
- La déshydratation affaiblit les qualités des plantes médicinales froides et humides, tandis qu'elle augmente celles des plantes médicinales chaudes et sèches.
- Les extraits de vin et d'alcool sont plus chauds que les préparations à base de thé. Il est bien connu que l'alcool a un effet initial rafraîchissant, puis fortement chauffant dans un deuxième temps (d'où p. ex. l'effet secondaire de feu ultérieur).
- Les graisses et les huiles déploient leurs effets de manière plus superficielle : elles enveloppent, nourrissent et réchauffent.

Forme d'application
Chaque forme d'application possède ses propres qualités, par exemple :
- Enveloppement : humide, chaud ou froid
- Bains : humide, chaud ou froid
- Bains de sable : sec, chaud
- Fumigation : sèche, chaude
- Inhalation : humide, chaude

Les formes médicamenteuses liquides pénètrent plus profondément dans les tissus que les formes solides (p. ex. les poudres) ; elles conviennent aux tissus corporels denses et profonds. Les préparations alcooliques telles que les teintures permettent une distribution rapide et en profondeur des médicaments.

Les applications externes ont un effet plutôt superficiel et local. Elles chauffent, détendent et peuvent évacuer les symptômes par la surface. Les huiles réchauffent et hydratent la peau et les muqueuses, ne permettent pourtant pas une distribution rapide et profonde.

Les relations entre les humeurs et les plantes médicinales (exemples)

Relation entre le sanguis et les plantes médicinales

Les plantes favorisant la coction et la digestion telles que l'acore odorant (Acorus calamus) renforcent le principe du sanguis, tout comme les plantes stimulant la circulation sanguine et réchauffant comme le romarin (Rosmarinus officinalis, nouveau : Salvia

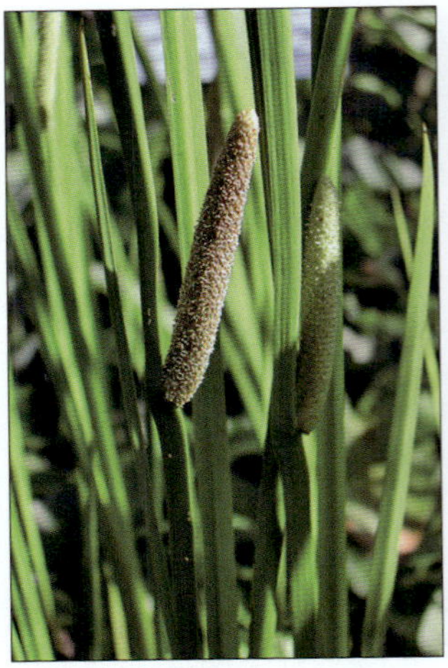

Favorise la formation de sanguis : acore odorant (Acorus calamus)

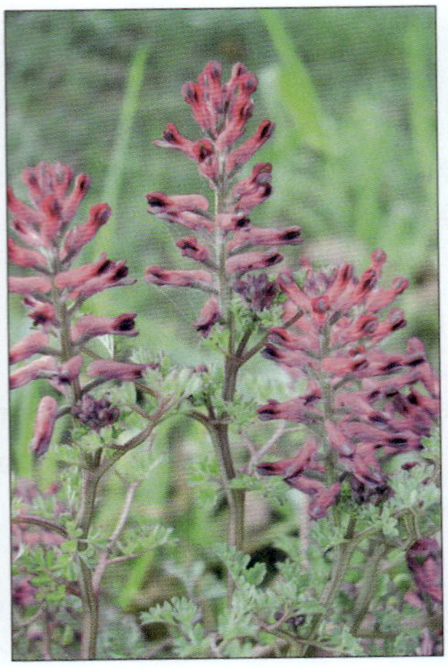

Réduit la bile noire : fumeterre (Fumaria officinalis)

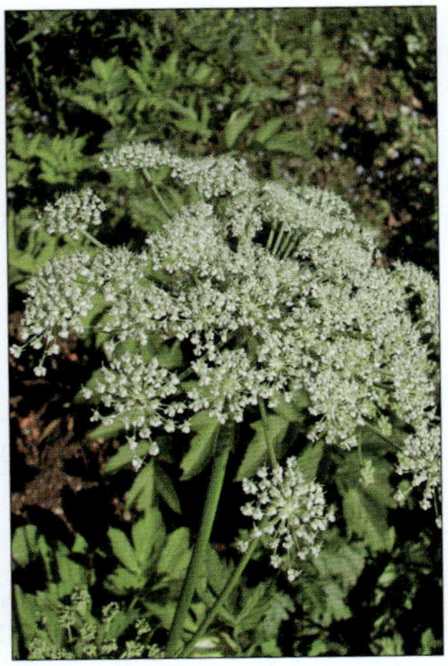

Fractionne le flegme : impératoire (Peucedanum ostruthium)

rosmarinus). Par sa qualité chauffante, l'ortie (Urtica dioica) favorise la coction et donc la formation de sanguis. L'arnica (Arnica montana) a un effet chauffant et tonifiant sur les vaisseaux et le cœur. L'angélique (Angelica archangelica) réchauffe l'estomac, les voies respiratoires, le foie et l'utérus.

Les remèdes analgésiques, anti-inflammatoires et rafraîchissants tels que l'écorce de saule (Salicis cortex) atténuent la chaleur excessive du sanguis, tout comme les plantes spasmolytiques, hémostatiques et régulatrices de la fièvre. En revanche, les plantes hydratantes comme la guimauve (Althaea officinalis) protègent contre les manifestations nocives et nourrissent les muqueuses.

Relation entre la bile jaune et les plantes médicinales

Les plantes médicinales, telles que l'épine-vinette (Berberis vulgaris), réduisent l'acrimonie chaude en la dérivant. Les analgésiques, antipyrétiques comme le saule (Salix alba) ou les antiprurigineux comme le gaillet jaune (Galium verum) fonctionnent de la même manière. La réglisse (Glycyrrhiza glabra) hydrate et soulage ainsi la sécheresse qui résulte de la chaleur de la bile jaune.

Les plantes amères régulatrices du foie telles que le pissenlit (Taraxacum officinale) provoquent une stimulation et une relaxation de l'organe, permettant ainsi de diriger la chaleur de la bile jaune vers l'intestin et de l'excréter. Les plantes régulatrices du métabolisme telles que la fumeterre (Fumaria officinalis) optimisent la coction, empêchent la formation d'humeurs pathologiques et favorisent leur excrétion.

Relation entre le flegme et les plantes médicinales

Les plantes à mucilage comme la mauve (Malva silvestris) ou la guimauve (Althaea officinalis) ont un effet protecteur et hydratant sur les muqueuses lorsque celles-ci sont endommagées par la chaleur dus à une inflammation, au stress ou à des médicaments (p. ex. la chimiothérapie).

Cependant, il est souvent plus judicieux de réchauffer le flegme froid en favorisant la coction et en réchauffant les organes abdominaux, par exemple avec le fenouil (Foeniculum vulgare) ou l'armoise (Peucedanum ostruthium). D'autres remèdes végétaux chauffants, tels que les fleurs de sureau (Sambuci flos), ouvrent et évacuent le flegme froid ou contaminé par l'acrimonie chaude.

Relation entre la bile noire et les plantes médicinales

Le manque de chaleur et d'hydratation de la bile noire exige des remèdes activateurs, tonifiants et fortifiants tels que le gingembre (Zingiber officinale). Les remèdes spléniques tels que la fumeterre (Fumaria officinalis), la bourdaine (Frangula alnus) ou la fougère langue de cerf (Scolopendrium vulgare), stimulent en plus l'excrétion de la bile noire, tout comme les plantes médicinales qui favorisent le bien-être émotionnel, telle que la mélisse (Melissa officinalis)

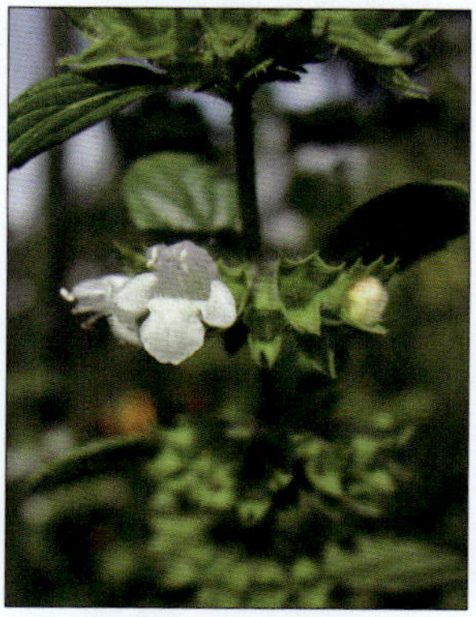
La mélisse (Melissa officinalis) apaise et égaie.

Principes thérapeutiques

Dans la thérapie par les plantes médicinales, le traitement est presque exclusivement effectué en opposition selon le principe des contraires (Contraria). Ainsi, les symptômes de refroidissement (p. ex. rhume) sont traités avec des plantes qui réchauffent dans la même mesure et les états de chaleur (p. ex. l'inflammation) sont refroidis. Les troubles humides demandent des approches thérapeutiques asséchantes et vice versa.

Conformément à la nature de la MTE, la définition unique d'une maladie n'est généralement pas un point de départ suffisant pour un choix judicieux de traitement. Ce dernier nécessite d'autres informations importantes concernant le patient, sa situation médicale et les qualités des thérapies ou des remèdes correspondants. En principe, il existe trois approches thérapeutiques humorales différentes, mais imbriquées, tout aussi importantes pour la thérapie par les plantes médicinales :

- Transport des humeurs, p. ex. les plantes médicinales stimulant la circulation sanguine comme le ginkgo (Ginkgo biloba)
- Optimisation des humeurs, p. ex. les plantes médicinales stimulant la coction comme le fenouil (Foeniculum vulgare)
- Dérivation des humeurs, p. ex. les plantes médicinales diurétiques telles que la verge d'or (Solidago virgaurea)

Le traitement par des remèdes à base de plantes doit donc soutenir la formation du mélange humoral individuel, dans la mesure où cela se fait dans le cadre physiologique. Cependant, les humeurs pathologiques et excessives sont excrétées/dérivées, ce qui présuppose leur maturation, leur dissolution et leur transport. Cela est principalement accompli par les anti-dyscrasiques classiques, capables de compenser les déséquilibres qualitatifs et quantitatifs des humeurs.

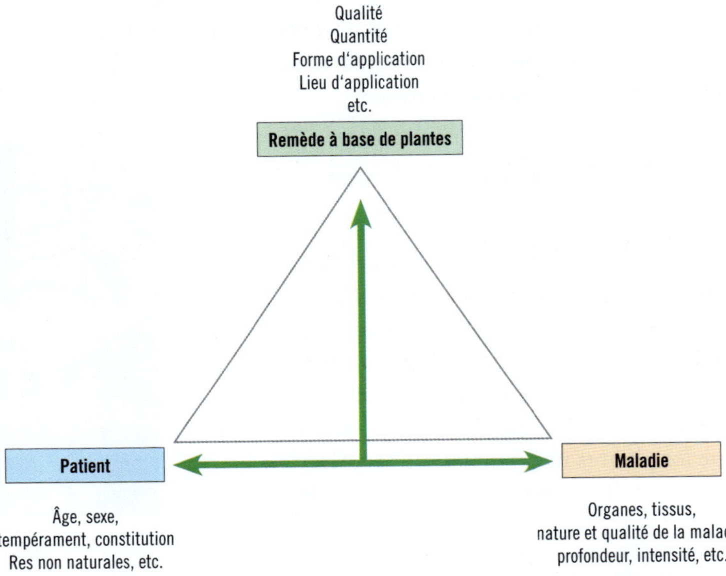

Un concept thérapeutique complet, comme déjà présenté précédemment, et les informations nécessaires à cet effet sont également fondamentales pour le traitement par les plantes médicinales. En fin de compte, l'effet d'un remède dépend essentiellement de la façon dont le patient et sa maladie réagissent à ce stimulus de guérison.

Dans le langage d'aujourd'hui, il s'agit principalement des cholagogues, des laxatifs, des aquarétiques, des diaphorétiques, des expectorants, des emménagogues et des plantes médicinales favorisant la circulation lymphatique. Leur intégration dans un concept thérapeutique est utile dans le sens d'une activation métabolique et d'une stimulation de l'excrétion.

Interrogé sur les trois méthodes thérapeutiques les plus importantes, le curé-herboriste Sebastian Kneipp aurait répondu : « Premièrement détoxification deuxièmement détoxification et troisièmement détoxification. »

Contrôle des approches thérapeutiques de la médecine humorale

Un contrôle de l'effet du médicament et donc de ses qualités est important pour le suivi du traitement et sa progression. De nombreuses plantes médicinales doivent pouvoir être administrées sur le moyen à long terme. Cependant, les effets de certaines d'entre elles se laissent évaluer très rapidement grâce à leurs qualités prononcées (p. ex. les cataplasmes de moutarde).

Un contrôle diagnostique peut être effectué, par exemple lors de la disparition ou de la réapparition de symptômes (p. ex. des symptômes de chaleur nouveaux et accrus après avoir pris plusieurs fois le médicament qui aurait dû faire disparaître les symptômes existants) ou par le biais de l'examen diagnostique du pouls, de la langue et des urines. De même, des conclusions peuvent être tirées sur la base d'effets spécifiques au niveau des tissus ou organes et des symptômes et signes correspondants, par exemple lors de l'augmentation de la miction due aux feuilles de bouleau (Betulae folium).

Beaucoup d'expérience pratique et de connaissances détaillées ont été perdues à cet égard au cours des derniers siècles. Pour que les techniques spécifiques à la MTE puissent être utilisées de manière judicieuse, elles doivent être adaptées au contexte actuel et, surtout, être largement utilisées et testées par les praticiens.

Études de cas sur l'évaluation humorale des plantes médicinales

Les cas décrits ci-dessous visent à donner un aperçu de l'évaluation humorale et du traitement des différentes maladies. Pour cette raison, seules les premières consultations sont présentées ici. Les contrôles de suivi et les traitements ultérieurs ne sont pas abordés. De même, certains « aspects secondaires » de l'histoire de la pathologie ont été omis par souci de clarté.

Homme, 21 ans

Le motif actuel de la consultation est une toux sèche persistante, qui dure depuis près d'un an maintenant. Les symptômes de sécheresse et d'irritation apparaissent toujours après le lever et se sont aggravés pendant l'été. Le patient souhaiterait un remède naturel contre sa toux chronique et montre initialement une certaine réticence à adopter une approche holistique de son état de santé. Sa situation digestive est particulièrement frappante : depuis des années, le jeune homme souffre d'une digestion sensible. La nuit, il se réveille régulièrement avec des brûlures d'estomac ; pour se soulager il mange un petit quelque chose ou quelques bouchées de pain. Le patient a une grande appétence pour les viandes et les aliments bien assaisonnés, bien qu'il ne les tolère pas bien, ainsi que pour les grillades ou fritures. Il a généralement un grand appétit. En plus des brûlures et douleurs d'estomac, il souffre parfois de crampes intestinales.

Il est athlétique, s'entraîne sportivement plusieurs fois par semaine, fait de la compétition et aimerait s'entraîner encore davantage s'il avait plus de temps. Il travaille dans une boulangerie, ce qui signifie également de nombreuses heures de travail de nuit. En été, il souffre de maux de tête 1 à 2 fois par semaine, qui s'aggravent avec le stress et la tension. En général, ses symptômes s'améliorent avec la fraîcheur et la consommation régulière de boissons fraîches.

Pouls : plein, vigoureux avec une pointe un peu dure

Langue : plutôt rougeâtre avec quelques points rouges sur le bout de la langue, sèche, dépôt légèrement blanc jaunâtre à l'arrière de la langue

Évaluation :

Du point de vue de sa situation humorale, le patient est en pleine transition entre sanguis et cholera. En raison de son rythme professionnel et de son mode de vie, il développe de plus en plus de chaleur et endommage son principe d'humidité. Cette tendance est également favorisée par son lieu de travail, une boulangerie, ainsi que par son entraînement régulier pour des compétitions sportives.

Sa situation humorale se traduit par un problème de muqueuse dans les organes respiratoires et digestifs. Contrairement à l'interprétation de la médecine conventionnelle, il ne s'agit pas de maladies et de troubles différents, mais seulement de « lieux » différents où s'exprime le problème constitutionnel de base existant.

Objectifs thérapeutiques :
- Réduire la chaleur pathologique en dérivant l'acrimonie chaude sans affaiblir davantage la coction déjà insuffisante.
- Augmenter l'humidité, notamment en soutenant les muqueuses et la fonction digestive.

D'un point de vue diététique, il est important de ne pas stimuler davantage les processus de chaleur pathogènes, comme cela se produit avec la pratique d'un sport de compétition régulier. Rien ne s'oppose à un entraînement modéré, à des exercices physiques relaxants tels que le tai-chi ou la natation. Avoir une bonne quantité de sommeil réparateur est très important.

Les aliments chauds tels que les épices piquantes, les grillades et les fritures doivent être évités. Les crudités et les fruits en quantités modérées ont un effet rafraîchissant ; les huiles, les soupes ou le miel de bonne qualité ont un effet hydratant.

Les mucilages des plantes médicinales peuvent apporter un certain soulagement aux muqueuses irritées et desséchées, mais seulement en combinaison avec des substances légèrement amères qui optimisent la coction.

Voici une recette d'infusion possible :

	Plantes à infuser		**Effet**	**Qualités humorales**
Rp.	Taraxaci radix	30 g	Facilite la digestion	Dissipe la chaleur de la bile jaune
	Carvi fructus	20 g	Carminatif	Réchauffant, favorisant la coction
	Foeniculi fructus	20 g	Carminatif	Réchauffant, favorisant la coction
	Malvae folium	20 g	Protège les muqueuses	Humide, nourrit les muqueuses
	Liquiritiae radix	10 g	Protège les muqueuses	Humide, nourrit les muqueuses
1 à 2 cuillères à thé du mélange par tasse d'eau bouillante. Laisser infuser 10 minutes. Boire 5 tasses par jour entre les repas, pendant 4 à 6 semaines				

Ou une teinture si l'infusion n'est pas souhaitée. Toutefois, l'alcool a un effet desséchant et favorise la chaleur.				
Rp.	Pissenlit	15 ml	Facilite la digestion	Dissipe la chaleur de la bile jaune
	Cumin	15 ml	Carminatif	Réchauffant, favorisant la coction
	Guimauve	10 ml	Protège les muqueuses	Humide, nourrit les muqueuses
	Réglisse sauvage	10 ml	Protège les muqueuses	Humide, nourrit les muqueuses
Prendre 25 gouttes 3 à 4 fois par jour avec un verre d'eau ou verser les 75 à 100 gouttes de la ration quotidienne dans une bouteille d'eau plate de 1,5 l et boire le mélange pendant la journée.				

Une préparation appropriée peut également être trouvée dans le « Manuel pratique des plantes médicinales modernes » d'Ursel Bühring : *Kü-Ka-Lei-Wa* (Cumin – pomme de terre – graines de lin – eau).

1 à 2 cuillères à soupe de cumin et de graines de lin sont bouillies avec 500 g de pommes de terre et 1 litre d'eau pendant environ 20 minutes. Le liquide filtré peut être versé dans une bouteille isotherme. Il se boit tout au long de la journée, d'abord le matin à jeun et, pour terminer, le soir avant d'aller au lit.

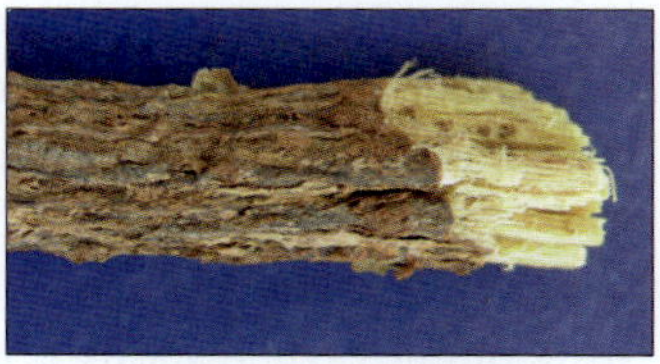

La réglisse (Glycyrrhiza glabra) n'est pas seulement un exhausteur de goût dans les préparations, mais elle corrige aussi souvent leur sécheresse.

Fillette, 10 ans

Au moment de la consultation, la fillette présentait une douleur aiguë à l'oreille, une inflammation des voies respiratoires supérieures et un rhume sévère. Les ganglions lymphatiques sont douloureux à la pression et légèrement élargis, tout comme les amygdales palatines. L'enfant respire par la bouche, a un teint pâle et est plutôt en surpoids. La mère s'inquiète et craint de nouvelles otites et des crises de « faux croup » qu'elle a déjà eu plusieurs fois.

Les antécédents médicaux de l'enfant sont significatifs : elle est née par une césarienne d'urgence. À l'âge de 8 mois, elle a fait une convulsion fébrile, quelques semaines plus tard, une cystite et, par la suite, une pyélonéphrite, qui a été traitée aux antibiotiques.

Quatre autres cystites pendant les trois premières années de sa vie ont suivi. Après que la fillette soit devenue propre, les inflammations ont progressivement disparu. Une bronchite chronique a été diagnostiquée pour la première fois à l'âge de 4 ans. Un peu plus tard, elle a eu une première crise de faux croup, qui a été traitée avec de la cortisone, des analgésiques et des mucolytiques. Depuis lors, elle a vécu deux autres crises de faux croup. La patiente souffre régulièrement de muguet buccal, d'angines purulentes et d'otites aiguës.

Elle a eu un retard de développement pendant sa petite enfance, avec une dentition apparue tardivement et un début de scolarisation repoussé. La fillette est de nature timide, elle mange peu et n'a parfois pas du tout d'appétit ; par contre, elle ne perd pas de poids. Elle a peu soif. Elle boit tout au plus un grand verre de lait froid avec du chocolat en poudre le matin et le soir.

Plusieurs fois par mois, les selles sont plutôt molles, et de temps en temps, elle a même de la diarrhée.

Pouls : doux et lent avec un pic d'impulsion ronde
Langue : langue de grande taille avec des empreintes dentaires latérales, humide, de couleur pâle et dépôt blanchâtre épais au milieu et à l'arrière de la langue

Évaluation :
La fillette présente le tableau classique d'une maladie scrofuleuse, avec une inflammation récidivante dans la région nez-gorges-oreilles et des catarrhes. Les circonstances de la naissance sont probablement aussi aggravantes dans les antécédents médicaux de la jeune fille. Lors d'un accouchement physiologique par voie basse, les muqueuses de l'enfant sont colonisées en priorité par la flore de la mère, ce qui n'est pas le cas des césariennes. Lors de la forte fièvre qui a provoqué la convulsion fébrile, l'organisme de l'enfant a probablement essayé de se défendre contre la prolifération de mauvaises bactéries. Comme cette réaction n'a pas été suffisamment efficace, les foyers se sont propagés à la muqueuse, aux systèmes lymphatique et immunitaire L'atteinte précoce des reins peut également être considérée comme la conséquence d'une mauvaise colonisation bactérienne des intestins et des voies urinaires.

Objectifs thérapeutiques
- Évacuer l'humidité
- Optimiser la coction pour qu'il n'y ait plus d'humidité pathologique. Pour ce faire, le principe de chaleur doit être encouragé.

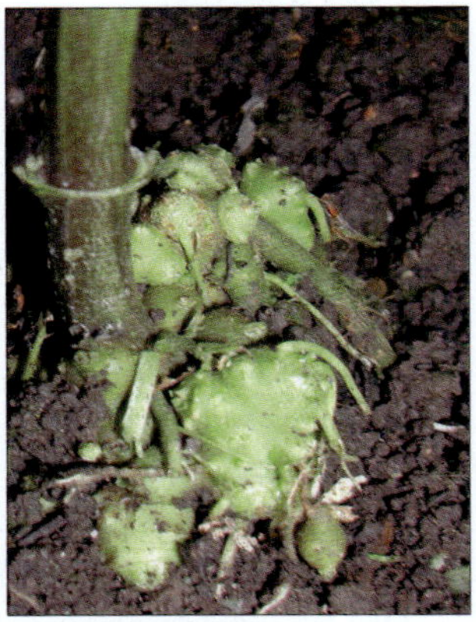
La scrofulaire noueuse (Scrophularia nodosa), lors du passage de la tige à la racine, présente l'image d'une glande enflée ou d'un ganglion lymphatique. Cette signature en a fait l'un des principaux remèdes contre la scrofulose dans les temps anciens.

Les symptômes de la région ORL peuvent être soulagés par le spray nasal Gencydo (Weleda) et les gouttes auriculaires Aconitum comp. (Wala).

Cependant, le changement de régime alimentaire et l'entretien de la flore intestinale sont d'une grande importance. Il s'agit ici de soutenir la coction et la transformation du flegme brut par des aliments chauffants, des épices et des préparations appropriées. Il est judicieux de prévoir, dans le plan de menus quotidien, au moins deux repas chauds, voire même un petit-déjeuner chaud, par exemple du porridge avec un peu de cannelle ou de miel. Les aliments rafraîchissants et hydratants tels que les produits laitiers doivent être réduits et, le cas échéant, consommés sous une forme modifiée, par exemple du lait chaud avec du miel.

Le système lymphatique peut être soutenu par des médicaments prêts à l'emploi tels que Lymphdiaral ou Geranium robertianum (Ceres/Alcea). Les plantes médicinales suivantes ont également un effet anti-scrofuleux et favorisent la circulation lymphatique :

– Scrofulaire noueuse (Scrophularia nodosa)
– Mélilot (Melilotus officinalis)
– Noyer (Juglans regia)
– Géranium du Cap (Pelargonium sidoides)

Voici une recette d'infusion possible :

	Plante médicinale		Effet	Qualités humorales
Rp.	Calami rhizoma	15 g	Carminatif, réchauffant	Chaud, favorisant la coction
	Millefolii herba	35 g	Facilite la digestion	Chaud, favorise la circulation
	Solidaginis herba	20 g	Renforce les reins	Chaud, sec
	Sambuci flos	15 g	Immunostimulant	Fractionne le mucus, l'évacue
	Meliloti herba	15 g	Active la circulation lymphatique	Déplace les humeurs
1 cuillère à thé de mélange de plantes à infuser par tasse d'eau bouillante. Laisser infuser 5 à 8 minutes. Boire 3 tasses par jour entre les repas, pendant 4 à 6 semaines				

Patiente, 40 ans

Depuis un an, la patiente est souvent très fatiguée, et a parfois mal aux jambes et aux pieds, surtout en montant les escaliers. Elle les décrit comme étant froides et sans forces. Après les repas, elle doit régulièrement s'allonger d'épuisement pendant 10 minutes ou faire une courte sieste. Le poids de sa famille (2 enfants) et un travail à temps partiel la pousse dans ses retranchements.

Sa tension artérielle est basse, un voile noir couvre parfois sa vue. Ses taux d'hémoglobine et de ferritine sont si bas que son médecin lui a déjà prescrit plusieurs fois des compléments alimentaires et des perfusions de fer. Ces traitements ont amélioré brièvement son état de fatigue.

Avant le début de ses règles, elle a régulièrement des maux de tête, qui étaient des crises de migraine typiques lorsqu'elle buvait encore du café. Elle saigne parfois du nez. Le saignement menstruel dure environ 5 jours et revient en cycle de 27 jours. Il est douloureux et a un aspect « grumeleux ».

La patiente a parfois très soif et se réveille de temps à autre la nuit avec un mal de gorge et la sensation d'étouffer.

Pouls : faible et un peu lent, facilement réprimable
Langue : petite, sèche et plutôt pâle ; dépôt blanc et sec à l'arrière

Évaluation :

D'un point de vue humoral, la femme souffre d'un manque de chaleur et d'humidité. La médecine conventionnelle, diagnostique une anémie.

En raison de son stress, elle consomme plus d'énergie qu'elle ne peut en générer. Ses ressources sont épuisées. La douleur dans les jambes est due à un apport défaillant en oxygène pendant l'effort. De même, la fatigue postprandiale s'explique par un manque d'approvisionnement en sang. En raison du déficit de chaleur physiologique, le début des saignements menstruels est plus difficile et partiellement compensé par des saignements de nez vicariants. L'insuffisance de chaleur et d'humidité se manifeste également dans la consistance du saignement. La sécheresse des muqueuses du cou entraîne une sensation d'oppression dans la gorge (l'hypothyroïdie a été exclue par le médecin).

Objectifs thérapeutiques :
- Favoriser et maintenir l'humidité
- Générer de la chaleur (principe de Mars)

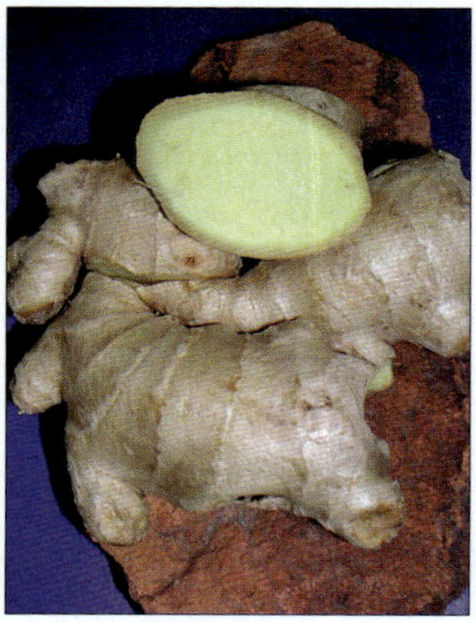

Le gingembre (Zingiber officinale) soutient l'humidité et donc l'accumulation de substance sans refroidir.

Les symptômes de la période menstruelle sont un paramètre important pour évaluer l'augmentation de la chaleur vitale. Les maux de tête et les saignements de substitution seront atténués par l'augmentation de la chaleur et la consistance du saignement s'améliorera (deviendra moins grumeleuse). Les symptômes les plus importants que sont l'épuisement et la fatigue devraient disparaître ou du moins s'affaiblir. Concernant l'alimentation, les soupes, le millet, les fruits secs, les betteraves, les légumineuses, la crème et le miel sont recommandés. Le gingembre dans les aliments et les boissons réchauffe et hydrate en même temps, de même que les huiles de bonne qualité (p. ex. le régime Budwig).

L'ortie, dans la cuisine aux herbes sauvages ou sous forme de jus, renforce le principe de chaleur/Mars.

Voici une recette d'infusion possible :

	Plante médicinale		Effet	Qualités humorales
Rp.	Urticae folium	30 g	Stimule le métabolisme	Encourage la formation de sanguis
	Millefolii herba	20 g	Stimule le foie	Favorise la circulation
	Centaurii herba	5 g	Fortifie l'estomac	Favorise la coction
	Melissae folium	25 g	Fortifie les nerfs	Évacue la bile noire
	Foeniculi fructus cont.	20 g	Facilite la digestion	Favorise la coction
1 à 2 cuillères à thé de mélange de plantes à infuser par tasse d'eau bouillante. Laisser infuser 5 à 8 minutes. Boire 4 tasses par jour entre les repas, pendant 6 à 8 semaines. Enrichir l'infusion avec un morceau de gingembre frais ou un peu de miel.				
	En plus, ajouter de teinture de racine d'éleuthérocoque		Adaptogène	Nourrissant et renforçant
Prendre 3 x par jour 20-25 gouttes dans une boisson chaude (thé, infusion, tisane) ou de l'eau				

14.3. Spagyrie

Aujourd'hui, les remèdes spagyriques sont littéralement sur toutes les lèvres et sont vendus par chaque pharmacie ou droguerie. La plupart des gens considèrent la spagyrie au même titre que les gouttes à base de plantes ou d'homéopathie conditionnées dans des flacons pulvérisateurs pratiques.

Cependant, la spagyrie est différente et va bien plus loin : c'est un art de guérir qui s'est développé sur la base d'une tradition alchimique millénaire et qui fait partie de la vision du monde s'y rapportant. Ainsi, elle constitue un élément important de la mosaïque qui fait notre tradition en matière de guérison. Sa connaissance nous permet de mieux comprendre et de nous rapprocher de nos racines.

« La spagyrie est la branche de l'alchimie qui s'occupe de la préparation des remèdes. »
PARACELSE

Le terme spagyrie est souvent utilisé comme un synonyme d'alchimie. Le procédé, également appelé « art de la séparation », est cependant une sous-discipline de celle-ci, dont l'histoire remonte aux anciennes civilisations de la Mésopotamie, devenue une partie de la culture d'Europe centrale sous l'influence des Perses, des Juifs et des Arabes.

La spagyrie décompose les substances de départ en plusieurs phases via des étapes de fabrication spécifiques, les transforme et les convertit finalement en médicament spagyrique. Au moyen de la fermentation, de la distillation et de l'incinération, les substances de départ sont séparées (au sens spagyrique du terme : libérées de leur lien avec la matière et purifiées) et à nouveau réunies à un niveau supérieur. Selon le fabricant, les différentes étapes peuvent également être soumises à des conditions astromédicales. Cette procédure alchimique distingue clairement la spagyrie de la phytothérapie moderne, mais aussi de l'homéopathie classique.

À la fin du Moyen Âge, cet art ancestral retrouvé son lustre d'antan grâce à l'œuvre de Paracelse. Le savant universel est donc aujourd'hui considéré comme le père de la spagyrie et son représentant le plus connu. La Révolution française et le début du chamboulement scientifique entraînent la fin de l'ancienne alchimie, mais stimulent en même temps un renouveau grâce à l'initiative de plusieurs spagyriciens éminents :

Graf Mattei (1809–1896), un médecin italien qui a fondé « l'électro-homéopathie »[37], et qui s'est intéressé au magnétisme et à la fabrication de remèdes spagyriques. Par sa pensée et son action, il a posé les bases des usines Iso encore existantes aujourd'hui en Allemagne.

Carl Friedrich Zimpel, homéopathe (1801–1879) et médecin allemand de nationalité américaine, qui a mis au point la méthode de production de médicaments spagyriques la plus répandue encore aujourd'hui. Celle-ci, nommée spagyrie selon Zimpel, repose sur trois étapes de séparation et une étape de réunification.

---

37 « L'électro-homéopathie » repose sur des éléments de l'enseignement de Paracelse, de la théorie des humeurs et de l'homéopathie. Elle n'a rien à voir avec l'électricité. Mattei était impressionné par la rapidité de ses remèdes ; il l'a associée à l'électricité qui émergeait à l'époque.

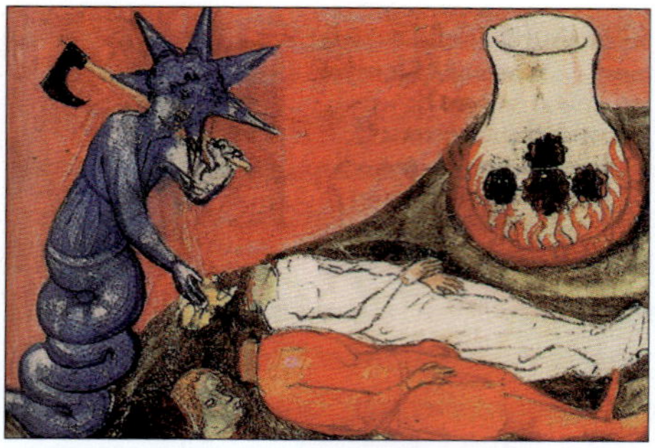

La destruction de la substance de départ est la première étape du raffinement. Aurora consurgens, XVe siècle

Elle s'est surtout imposée dans les pays germanophones et a été incluse dans la pharmacopée homéopathique allemande (HAB).

Alexander von Bernus (1880-1965), son ami *Rudolf Steiner* (1861–1925) et l'allemand *Frater Albertus* (Dr Albert Riedel, 1911–1984) qui travaillait dans l'Utah, devraient également être ajoutés dans la liste des promoteurs spirituels et pratiques de la spagyrie.

L'idée alchimique de base, consistant à transformer les matières premières « viles » en médicaments « nobles », plus efficaces, a persisté au fil des siècles. À cette fin, les plantes, les animaux, les minéraux, les métaux et même les substances d'origine humaine sont soumis à un processus de transformation complet pour libérer les pouvoirs de guérison intérieurs. Au sens figuré, le corps matériel est tué, puis séparé pour renaître sous forme de quintessence. L'aspect physique de la spagyrie traite de la mutation de la matière ou de la « science de la vie dans la matière ». La quête légendaire de la « pierre philosophale » est toujours un chemin vers la connaissance de soi dans la pensée et l'action alchimiques. Ce n'est pas pour rien que la psychanalyse, par exemple C. G. Jung, s'est intéressée à la tradition alchimique.

« Je vais vous expliquer ce qui est caché :
L'œuvre est avec vous et en vous.
Une fois que vous l'aurez découverte en vous, là où elle réside en permanence, vous la posséderez pour toujours, où que vous soyez. »
Verset d'ouverture de la légendaire Table d'émeraude d'Hermès Trismégiste

---

Signification actuelle de la spagyrie

Il n'est pas surprenant qu'au cours des dernières décennies, il y ait eu un regain d'intérêt pour une méthode « ancienne » comme la spagyrie. La phytothérapie actuelle (ainsi que la médecine naturelle moderne) se ferme de plus en plus aux aspects énergétiques et se réduit à une médecine rationnelle, axée sur des indications et des principes actifs.

Lorsque l'on applique des substances individuelles isolées et enrichies, il y a les bons côtés, mais aussi les mauvais. Le risque de toxicité, d'effets secondaires, de réactions excessives augmente avec le degré de modification et de concentration des substances actives végétales. De plus, elles agissent principalement sur le niveau physique de l'être humain. Cependant, comme celui-ci est constitué de plusieurs éléments ne pouvant être réduit à des événements physiques seulement, la médecine holistique s'efforce ainsi à traiter au moins plusieurs niveaux, si ce n'est pas tous.

La spagyrie est consciente de ces aspects de l'art de guérir depuis des siècles et les a intégrés à son concept. Ses méthodes de fabrication complexes impliquent le désir de libérer les substances curatives de leurs liens matériels et de les dynamiser. Même à partir de plantes médicinales hautement toxiques, par exemple à partir de la belladone (Atropa belladonna), la spagyrie est capable de produire des essences non toxiques qui sont même adaptées à l'automédication.

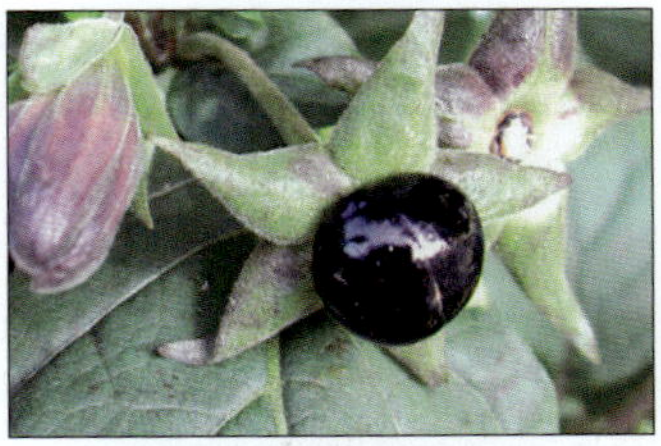
Belladone (Atropa belladonna)

Le procédé de fabrication spagyrique

Apprenez donc l'alchimie, autrement appelée spagyrie,qui enseigne à distinguer le vrai du faux. » PARACELSE

Dans la nature, nous pouvons observer les processus de changement les plus divers, dans lesquels « la matière vile » devient noble, par exemple lors de la fermentation de fruits en boissons alcoolisées, lors de la fabrication de yaourts ou de fromages ou lors de la transformation de résidus de nourriture avariée et de déchets du jardin en compost précieux. Diverses plantes sont également connues pour ne libérer leur effet curatif que suite à des processus de décomposition, par exemple le mélilot (Melilotus officinalis) ou la valériane (Valeriana officinalis).

Les remèdes spagyriques sont fabriqués au cours d'une série d'étapes spécifiques basées sur la pensée alchimique. Les substances de départ, dans la plupart des cas des plantes médicinales, sont décomposées dans le processus de fabrication, modifiées et réunies en essence spagyrique. Les processus stimulés entraînent non seulement une modification des ingrédients végétaux, mais impliquent également des aspects philosophiques et énergétiques. En effet, le sens profond de ces étapes de transformation est de libérer les qualités curatives cachées à l'intérieur de la plante, de la purifier des parties « viles » et de la réunir synergiquement.

L'arrière-plan philosophique du processus consiste à exposer les substances aux quatre éléments que sont l'eau, la terre, l'air et le feu et à réunir les principes alchimiques, Sulfur, Mercurius et Sal. Le produit final est une essence (au sens figuré) débarrassée des cendres et révélant la qualité intérieure de la substance de départ. Celle-ci renaît, pour ainsi dire, à un degré supérieur et sous une forme transfigurée.

L'art spagyrique en détail

Comme la spagyrie a été pratiquée comme science secrète pendant des siècles, les divers procédés utilisés pour produire les essences ont évolué. En Suisse et en Allemagne, la spagyrie selon Zimpel s'est imposée par rapport à d'autres méthodes de fabrication.

Séparer

Les trois étapes de séparation suivantes dissolvent la substance de départ (le plus souvent des plantes médicinales), conduisent à la plus grande pureté possible et permettent ainsi la libération des forces curatives. Certaines entreprises, par exemple Aurora-Pharma (Affoltern a. Albis, Suisse), effectuent une distillation des huiles essentielles éventuellement présentes avant la fermentation, ce qui n'est pas prévu dans le procédé classique selon Zimpel.

1. Fermentation (Putrefactio)

Idéalement, le matériau végétal frais est nettoyé, broyé et transformé en pâte avec de l'eau. Selon le fabricant, certains types de levures, parfois même du sucre, sont ajoutés et le digestat est laissé à fermenter jusqu'à 5 semaines, selon la substance. Au début du processus de fermentation, les plantes sont décomposées et imbibées par l'alcool alors produit. Dans certains procédés, l'alcool est produit par le sucre lui-même, pour ainsi dire « in statu nascendi » (état naissant). Ceci est possible jusqu'à un titrage maximum de 16 % en volume (% vol.). Une teneur plus élevée en alcool n'est possible que par distillation ou addition d'alcool supplémentaire, comme le prévoit la procédure selon Zimpel. Certains spécialistes considèrent que l'alcool produit par la fermentation a un pouvoir de libération supérieur à celui de l'alcool ajouté.

Les mécanismes détaillés de la fermentation n'ont été que partiellement étudiés scientifiquement. La levure dissout les glycosides présents dans les plantes en séparant le sucre (glycolyse), par exemple les substances aromatiques, ce qui explique l'odeur des essences produites. Pour d'autres substances telles que les glycosides de flavonoïdes, de saponines, d'huile de moutarde, etc. la solution augmente leur caractère distillable. Il est intéressant de noter que de nombreuses enzymes et vitamines qui n'étaient pas présentes sous cette forme dans la plante de départ se forment alors. Lors de la décomposition, le dioxyde de carbone est également libéré comme gaz de fermentation, ce qui donne au fabricant des informations sur son déroulement.

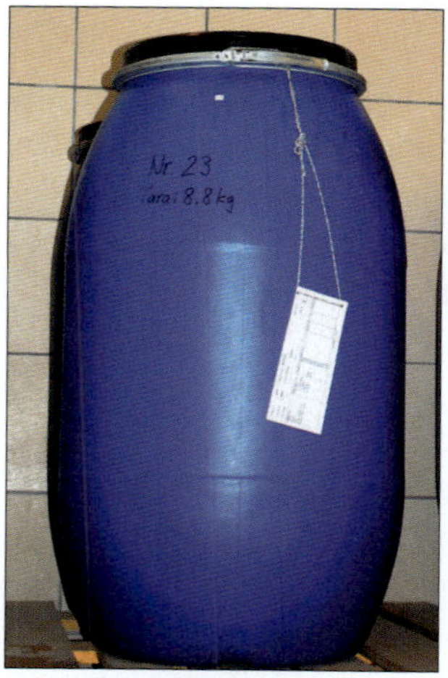

Fermentation de matériau végétal frais Aurora Pharma, Affoltern a.A. (Suisse)

2.Distillation

Une distillation douce à la vapeur d'eau du digestat et du liquide de fermentation permet de séparer les huiles essentielles et d'augmenter la teneur en alcool jusqu'à environ 20 % vol. Chez Zimpel, l'alcool ajouté (86 % vol.) est distillé dans un alambic. La société Aurora Pharma réalise un total de 12 distillations (3 pour chaque élément) qui peuvent prendre quelques semaines.

3. Incinération (calcinatio)

Le résidu de distillation est séché, chauffé et calciné plusieurs fois dans un four à haute température (jusqu'à 400

°C chez Zimpel) (calcinatio = blanchiment). Les cendres, qui sont d'abord noires, puis grises, deviennent de plus en plus blanches à travers ces cycles ; entre-temps, elles sont broyées dans un mortier. La cendre végétale contient des sels minéraux et des oligo-éléments qui peuvent être libérés de leurs composés organiques et dissous avec de l'eau. Leur majeure partie est généralement composée de potassium. D'autres minéraux et oligo-éléments sont présents en proportions variables : sodium, calcium, magnésium, cuivre, zinc, etc. Cependant, l'importance de l'incinération dans le processus spagyrique ne peut être réduite à l'extraction de ces minéraux et oligo-éléments.

La partie insoluble (Caput mortuum = tête de mort) est filtrée et non utilisée. Au cours de cette étape de fabrication, les éventuelles matières toxiques des plantes médicinales encore présentes dans les résidus de distillation sont brûlées et ainsi rendues inoffensives.

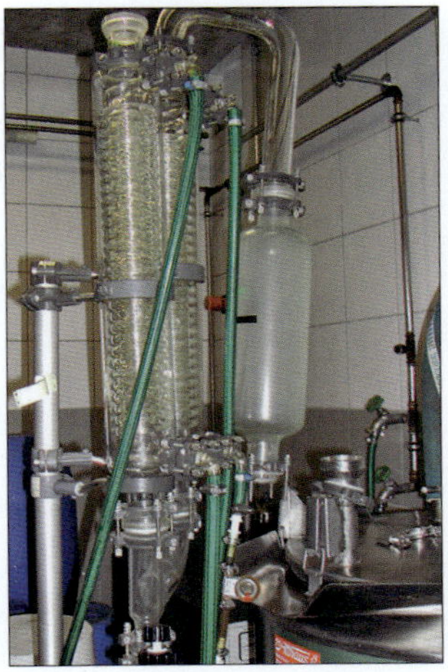

Appareil de distillation, Spagyrik AG, Berthoud (Suisse)

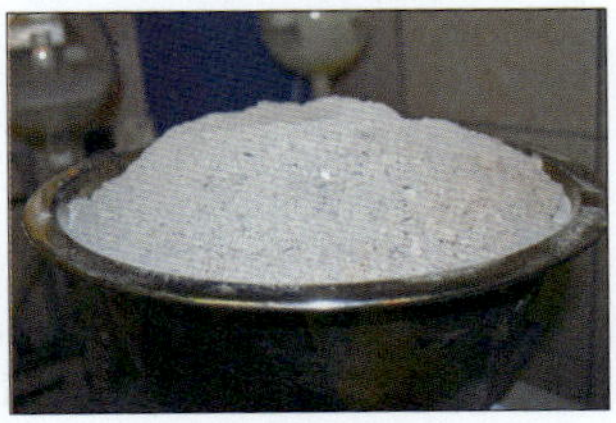

Calcination multiple des résidus végétaux, Aurora Pharma, Affoltern a. A. (Suisse)

Union

En combinant les distillats et les sels solubles, on obtient l'essence spagyrique, qui est normalement non toxique et parfumée. Cependant, l'odeur et le goût d'un remède spagyrique fabriqué à partir de la même substance de départ peuvent varier considérablement en fonction du procédé de production. Selon la méthode, l'essence spagyrique est standardisée à une certaine teneur en alcool et partiellement dynamisée afin d'exclure définitivement tout effet toxique.

Stockage, rotation ou circulation

Enfin, selon le fabricant, il s'ensuit un stockage c'est-à-dire un processus de rotation ou de circulation multiple au cours desquels se produit une maturation (entre autres des huiles essentielles) similaire à celle du vin. Dans certaines entreprises, la maturation est réalisée par plusieurs distillations, une évaporation et une condensation à basse température. D'autres exposent l'essence rythmiquement à la chaleur et au froid, jour et nuit.

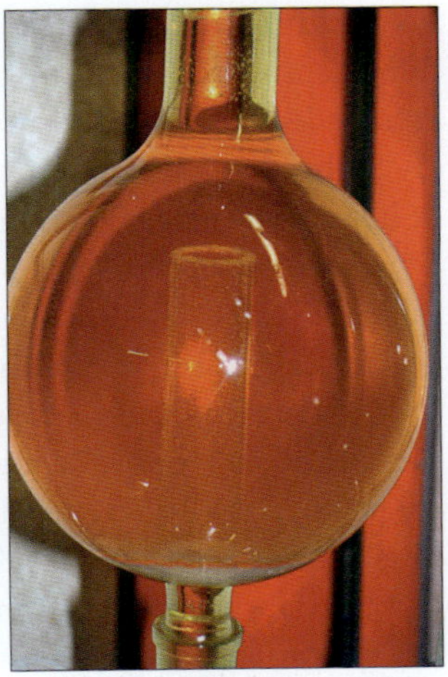

Rotation de l'essence réunie, Aurora Pharma, Affoltern a. A. (Suisse),

L’aspect spirituel des étapes de fabrication spagyriques : Tria Principia

Le traitement alchimique des substances de départ a pour but de révéler les forces actives internes d'une substance médicinale, les Tria Principia Sulfur, Mercurius et Sal, afin de les transformer en remède.

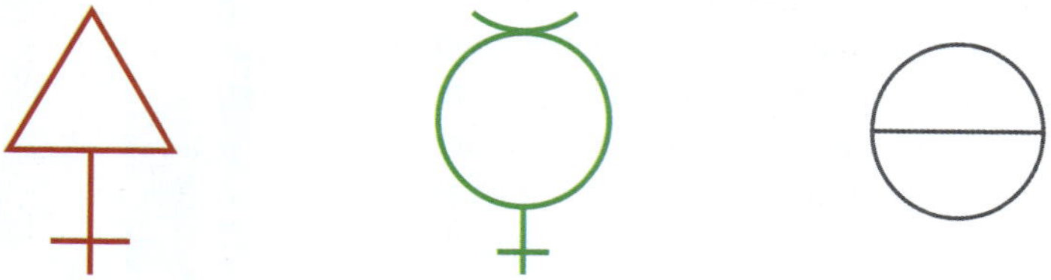

Sulfur

Individualité, âme
Support de l'huile essentielle

Mercurius

Énergie vitale
Support de l'alcool

Sal

Corps
Support des sels minéraux

Les trois principes alchimiques et leur signification dans le processus spagyrique.

Dans la *fermentation*, la substance de départ se décompose, l’esprit est libéré, ce qui est comparé de manière imagée à « l’expiration au moment de la mort ». Du point de vue de la spagyrie, l’aspect spirituel de la mort est séparé et lié à l’alcool produit, dont Mercurius est le support. Dans le processus de mort, la matière est purifiée puis débarrassée des substances « viles ». Dans ce processus, Mercurius représente les composants anonymes communs à tous les remèdes spagyriques dans cette étape de travail, tels que l’alcool et le sucre.

La *distillation à la vapeur d’eau* permet d’obtenir l’huile essentielle, Sulfur. D’un point de vue chimique, le Sulfur volatil est présent sous forme d’huile essentielle, et Mercurius comme le support de l’alcool.

Sulfur se manifeste principalement dans les aspects enflammés des huiles essentielles et libère le principe d’action individuel de la substance de départ.

Lors de la *calcinatio*, la partie noble du Sal alchimique est libérée, la partie vile reste insoluble et est rejetée sous forme de Caput mortuum. Sal représente, sous la forme de sels minéraux, l’incarnation et la solidification de Sulfur et Mercurius.

L’union signifie le mariage chymique du Soleil et de la Lune, de la femme et de l’homme. Ce faisant, une nouvelle vie, la Quinta essencia, la quintessence, naît de la substance originelle sous l’influence des quatre éléments et par la connexion des trois principes. Ce n’est que par la *rotation/circulation* qu’ils émergent complètement « purifiés ». Pour certains fabricants, par exemple la société Soluna, Donauwörth/Allemagne, cette étape de fabrication est également réalisée en fonction de certaines conditions astrologiques.

Les trois principes de la plante médicinale

Dans la spagyrie, qui était auparavant inséparable de la thérapie par les plantes médicinales, les parties et les qualités des plantes médicinales sont également associées aux Tria Principia. Ainsi, le pôle chauffant et diffusant de la plante se trouve dans son principe de floraison. L'aspect médiateur évolue pendant les processus d'échange des feuilles et des tiges. La racine représente la partie la plus froide et la plus terreuse. Elle se trouve donc en relation avec le principe de Sal.

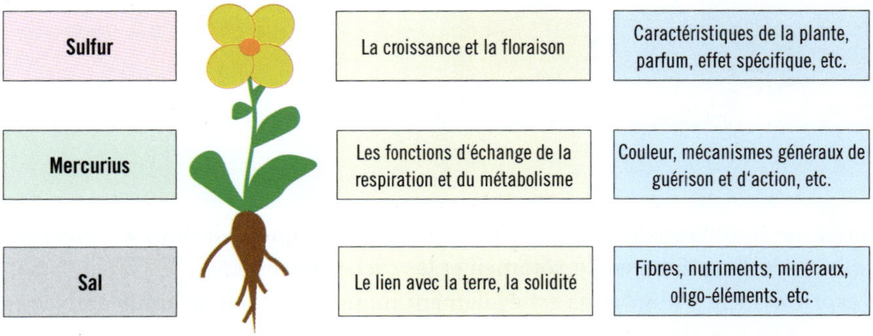

- Le *principe de Sulfur* s'applique aux plantes qui possèdent des fleurs caractéristiques, des graines ou des huiles bienfaisantes, par exemple le fenouil, le millepertuis.
- Les plantes à tiges et feuilles dominantes, par exemple l'ortie, la pulmonaire relèvent de *Mercurius*.
- *Sal* se manifeste fortement dans les plantes médicinales à racines et écorces, par exemple la bardane, la mandragore.

Les trois principes chez l'homme

De la même manière, les différentes parties et fonctions corporelles de l'être humain sont reliées aux Tria Principia. Le pôle le plus chaud du corps humain se trouve dans l'abdomen, où se déroulent les processus digestifs. La chaleur de la coction y est produite, les odeurs et les gaz s'en dégagent. L'aspect médiateur des fonctions corporelles se trouve dans la poitrine, où se déroulent les activités rythmiques d'échange du cœur et de la respiration. Le pôle froid est représenté par le système nerveux, qui ne peut pas exercer son activité sans un refroidissement approprié.

Dans le corps, *Sulfur* représente les processus de production d'énergie et de chaleur, le mouvement, les muscles, la formation du sang, l'activité hépato-biliaire et les processus digestifs. L'enfance et l'adolescence sont des phases de la vie où Sulfur est accentué.

Le terme âme attribué au Sulfur est, dans les sources alchimiques, plutôt associé aux éléments « surnaturels » de la personnalité, regroupant les sentiments et les émotions.

Un excès du principe Sulfur se manifeste par exemple par une inflammation, une fièvre, une hypertension ou des allergies aiguës.

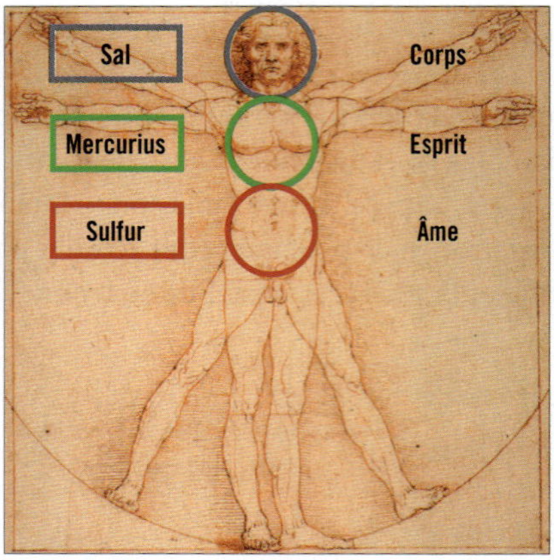

matérialisant	pôle neuro-sensoriel
médiateur, rythmant	système rythmique : respiration et système cardio-vasculaire
construisant / décomposant, mouvant	pôle métabolisme-membres

Leonard de Vinci, Uomo Vitruviano, Gallerie dell' Accademia, Venise

Mercurius est soumis aux processus d'équilibrage rythmiques tels que l'activité cardiaque et respiratoire, le rythme veille-sommeil et les cycles hormonaux.

L'esprit associé à Mercurius est également moins utilisé en alchimie dans le sens de la pensée et de la raison. Il représente l'ensemble des énergies psychovitales qui relient le physique et l'immatériel des fonctions vitales. Le mot sanskrit « Atman » signifie à l'origine souffle/esprit.

Un Mercurius trop dominant se manifeste par des troubles de la régulation et du rythme, par exemple l'arythmie cardiaque, les troubles hormonaux et les problèmes menstruels.

Sal se manifeste dans les processus cataboliques, dans les organes sensoriels et le cerveau, les nerfs, les os, la rate et les interfaces du corps. Avec l'âge, la prédominance du principe de Sal s'accentue.

Un excès de Sal peut se traduire, entre autres, par un rhume, une dégénérescence, des maladies chroniques et une sclérose.

Plantes médicinales en relation avec l'être humain

L'homme et les plantes se manifestent de manière complètement opposée par rapport aux trois principes. Cette vision ouvre une autre possibilité d'identification des plantes médicinales, qui est encore importante aujourd'hui dans la médecine anthroposophique, entre autres.

Les sociétés anthroposophiques comme par exemple WALA et Weleda les combinent encore aujourd'hui dans bon nombre de leurs médicaments. Par exemple, Aconitum comp. Oleum (Wala) contient : Quarz D9, huile de lavande, Aconitum D9.

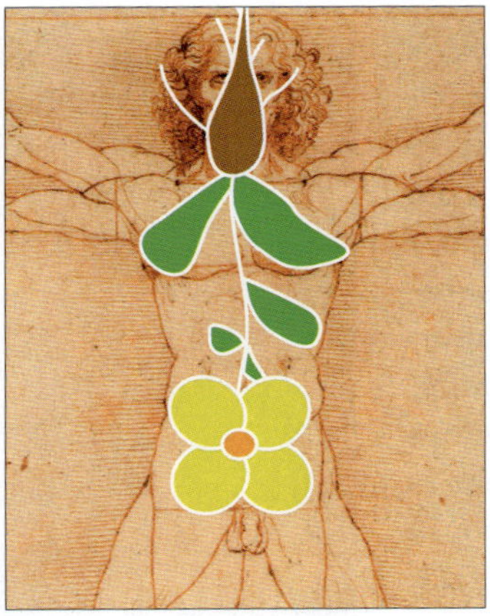

Pour les maladies caractérisées par Sal, on choisit de préférence des médicaments à base de racines et d'écorce, comme p. ex. la racine d'angélique ou la racine de valériane.

Les maladies caractérisées par Mercurius sont traitées de préférence par des médicaments à base de tiges et de feuilles, tels que les feuilles de tussilage, l'agripaume.

Pour les maladies caractérisées par Sulfur, les médicaments à base de fleurs tels que les fleurs de camomille et de calendula sont souvent utilisés.

Leonard de Vinci, Uomo Vitruviano, Gallerie dell' Accademia, Venise

La recherche de la pierre philosophale : la transmutation

Le but réel de la spagyrie est la transmutation, par laquelle la substance de départ est transformée en essence spagyrique. Les trois principes Sulfur, Mercurius et Sal sont transformés : les glucides de Mercurius se transforment en alcool ; les huiles essentielles de Sulfur sont transférées dans le distillat et les minéraux de Sal sont convertis en sels inorganiques.

La transmutation est définie comme la transformation d'un élément en un autre. La quête des alchimistes visant à transformer la pierre en or est au cœur de nombreuses légendes. Après des siècles à nier avec véhémence cette possibilité, la science moderne a reconnu qu'une telle conversion d'un élément, par exemple le plomb en or, est réalisable dans un accélérateur de particules moderne, mais avec un énorme investissement en énergie et en argent.

Le chercheur français L. Kervran a prouvé scientifiquement que des éléments chimiques sont également transformés par des enzymes naturelles (comme celles produites pendant la production spagyrique). Dans cette transmutation biologique, également appelée effet Kervran, des éléments chimiques sont enfermés hermétiquement dans des récipients et leur composition chimique est mesurée à intervalles réguliers. L'expérience de laboratoire montre que des enzymes spécifiques peuvent, par exemple, convertir le potassium et l'hydrogène en calcium. Les processus de transformation alchimique ne se produisent pas seulement dans le domaine de la chimie, mais aussi, au sens figuré, dans la psychologie, l'art et d'autres domaines de la vie.

De la mort à la pureté

Pour devenir un remède, la plante doit être traitée et détruite. L'alchimie accomplit un processus de décomposition pour créer quelque chose de nouveau.

La nature nous présente quotidiennement ces forces de destruction créatrices. Dans la digestion humaine, « l'alchimiste interne » (Paracelse) doit broyer les aliments ingérés, les réduire en leurs composants individuels afin que les parties dont le corps a besoin puissent être assimilées. La nourriture aussi doit mourir pour être bénéfique à l'homme. Le fait qu'elle puisse finalement être transformée en énergie et en tissus est un miracle alchimique sans pareil.

Solve et coagula : séparer puis réunir est un processus naturel primordial. Dans le procédé spagyrique, la substance de base est décomposée et tuée afin que son Sulfur, son Mercurius et son Sal puissent être d'abord extraits, puis ensuite réunis dans le remède. Des parallèles mythologiques de cette approche peuvent être trouvés dans le mythe égyptien d'Osiris : Isis, la mère d'Horus, a épousé son frère Osiris et vit avec lui. Quand Osiris est tué et démembré par jalousie par son frère Seth, Isis rassemble les morceaux de son frère. Elle lui offre ainsi une nouvelle vie.

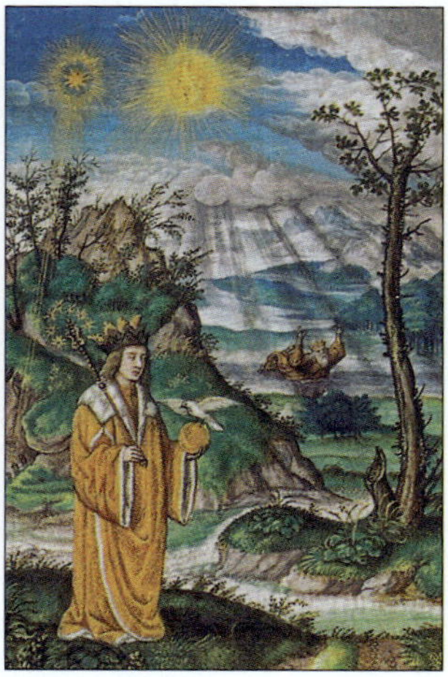

Le vieux roi doit mourir pour que le nouveau roi puisse se lever à la lumière du nouveau jour. S. Trismosin, Splendor solis, XVIe siècle

De même, dans le mythe grec de Dionysos, Zagreus-Dionysos, un enfant de Zeus et de Perséphone, est tué et mangé par des titans. Zeus dévore le cœur restant et engendre ainsi le nouveau Dionysos. Zeus crée les êtres humains à partir des cendres des géants qui ont été brûlés en guise de punition.

Toutes les histoires de ce type sont des images d'un mythe végétal dans lequel le soleil doit mourir pour créer une nouvelle vie. De même, la plante est morcelée, dissoute dans l'eau de la mort et laissée à pourrir. Son cadavre est raffiné par le feu, purifié et exposé aux forces des quatre éléments. Un nouvel être, l'essence spagyrique, est engendré à la fin de ce processus.

Théorie des signatures

Sans la compréhension de la théorie des signatures, l'alchimie et la spagyrie restent finalement un grand mystère. Les correspondances de la signature ne se limitent pas à la simple reconnaissance de caractéristiques extérieures. Le mystique Jacob Böhme (1575-1624) a écrit à ce sujet : « *Comme tous les êtres naissent d'un seul mystère, et comme le même mystère se perpétue toujours d'une éternité à une autre, et comme le bien se transforme en mal, et le mal en bien ; Item : comme la forme extérieure du corps, en dehors de la maladie, doit être ramenée dans l'être premier par son égalité ; ce qui est le commencement de toute chose, aussi la fracture et la guérison. L'intégralité du monde visible extérieur, avec toute son essence, est une désignation ou une figure du monde spirituel intérieur ; tout ce qui est à l'intérieur, et tel qu'il est dans l'effet, a aussi son caractère extérieur : tout comme l'esprit de chaque créature représente et révèle sa figure intérieure de naissance avec son corps...* »

Méthodes spagyriques

En raison des différences historiques dans les procédés de fabrication spagyriques, il n'existe pas de directives d'application communes, telles que celles qui existent en homéopathie. Au Moyen Âge, les instructions à ce sujet n'étaient souvent pas transmises du tout ou uniquement sous forme cryptée. Aujourd'hui, les remèdes spagyriques sont sélectionnés et administrés selon une ou plusieurs des lignes directrices suivantes.

Plantes médicinales spagyriques

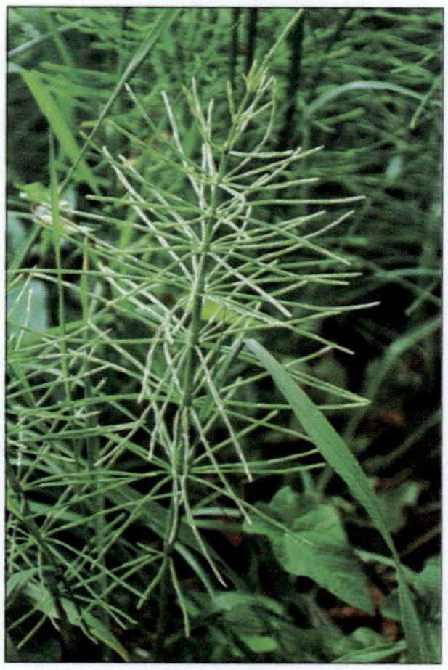
Prêle (Equisetum arvense)

La thérapie classique par les plantes médicinales est difficile à isoler de la spagyrie. Contrairement à la phytothérapie moderne, qui est purement axée sur les principes actifs, la spagyrie s'intéresse également aux vertus médicinales immatérielles d'une plante. De nombreux remèdes spagyriques sont utilisés pour des affections et maladies similaires, voire identiques, à celles traitées avec les plantes médicinales. De nombreuses essences peuvent être utilisées presque de la même manière que les tisanes et les gouttes à base de plantes correspondantes. Cependant, les essences spagyriques se situent à peu près au milieu des pôles d'impact matériel et informatif énergétique, c'est-à-dire entre les remèdes à base de plantes et les dilutions homéopathiques élevées. Certes, elles contiennent des composants matériels (parfois même différents ou plus nombreux que des remèdes à base de plantes), mais aussi des aspects énergétiques, immatériels. La spagyrie englobe souvent un spectre plus large de la plante médicinale, d'où découlent parfois des applications inconnues dans la thérapie par les plantes médicinales. Un exemple d'application médicale de la spagyrie est la prêle, utilisée en cas de trouble de la vessie et des reins, de faiblesse du tissu conjonctif ou de maladies de peau.

Spagyrie homéopathique

Certains fabricants s'adaptent aux règles d'application de l'homéopathie. Il en résulte souvent une couverture de symptômes par le remède beaucoup plus large qu'en thérapie par les plantes médicinales. Cependant, les préparations spagyriques ont un principe d'action différent de celles utilisées en homéopathie ; elles ont une base matérielle, un pouvoir de guérison anonyme et un effet curatif spécifique. En outre, elles ne sont pas soumises à une dynamisation selon le principe homéopathique. En fait, le choix des remèdes homéopathiques nécessiterait également un répertoire et le suivi individuel des effets de chacun d'eux. Pour ces raisons, la démarcation entre la spagyrie et son usage « homéopathique » est aujourd'hui quelque peu floue.

Des exemples d'utilisation « homéopathique » des essences spagyriques sont Rhus toxicodendron ou Lycopodium, qui sont également des polychrestes importants de l'homéopathie classique.

Spagyrie liée aux signatures

La théorie de la relation entre les propriétés internes et externes de la plante et ses effets curatifs peut également être utilisée pour le choix d'un remède spagyrique, mais le plus souvent en combinaison avec d'autres critères d'application.

Un exemple de sélection de remèdes spagyriques basée sur les signatures est le physalis, utilisé en cas de maladies rénales et vésicales en raison de son fruit en forme de vessie.

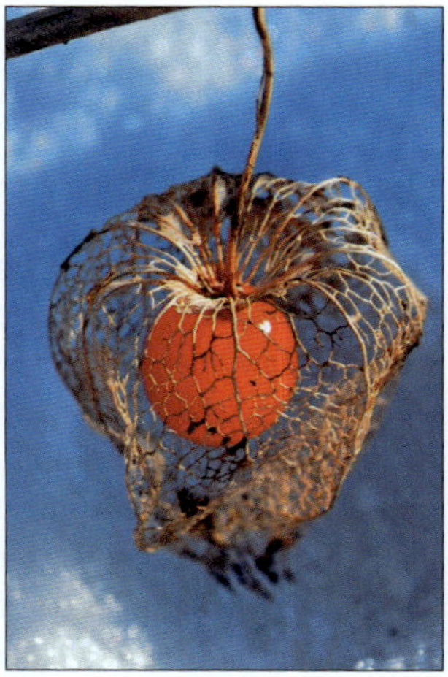

La lanterne (Physalis alkekengi)

Spagyrie astromédicale

Les associations phytoastrologiques de plantes médicinales avec un ou plusieurs principes planétaires peuvent également influencer le choix des remèdes spagyriques. Le gui, par exemple, est lié à la fertilité en raison de sa signature lunaire et peut donc être choisi lors d'infertilité.

Spagyrie et médecine anthroposophique

L'enseignement de Rudolf Steiner s'étend également aux domaines médicaux et a intégré de multiples aspects de la pensée alchimique et spagyrique. Comme la spagyrie, la médecine anthroposophique travaille avec les trois principes philosophiques, Sulfur, Mercurius et Sal. De nombreux procédés de fabrication alchimiques tels que la distillation, la torréfaction et l'incinération font aujourd'hui partie de sa méthode de production, cependant les substances médicinales produites sont souvent dynamisées de manière homéopathique.

L'application de remèdes spagyriques

Les remèdes spagyriques sont non toxiques et peuvent être utilisés à des fins thérapeutiques ou préventives sans restriction. Ils soutiennent le corps par la voie d'une modulation et stimulent les pouvoirs d'autoguérison.

Ils peuvent être utilisés intérieurement et extérieurement sous forme de gouttes, spray buccal, pommade, frictions, compresses, bains de bouche, etc. Comme pour le choix du remède, il n'existe pas de directive contraignante pour leur application. Il existe aujourd'hui différentes méthodes à ce sujet, dont certaines peuvent être combinées entre elles. L'application se fait sous forme de produits simples ou complexes, dans lesquels les substances individuelles contenues se complètent mutuellement. Les mélanges sont composés et assemblés selon des aspects variables.

Il s'agit en partie de mélanges de plantes médicinales classiques, bien que la fabrication spagyrique permette d'utiliser également des plantes toxiques.

Une formule analgésique et antispasmodique peut être composée comme suit :

Rp:	Aconitum napellus (aconit)	spag. Zimpel	30 ml
	Lavandula (lavande)	spag. Zimpel	50 ml
	Mandragora off. (mandragore)	spag. Zimpel	20 ml

Différents fabricants y intègrent des considérations astromédicales, par exemple la société Soluna à Donauwörth/Allemagne.

Une autre méthode plus individuelle de préparation est la sélection en trois parties selon Hans-Josef Fritschi, dans laquelle trois niveaux sont pris en compte :
- Le niveau personotrope,
- le niveau fonctiotrope,
- le niveau organotrope.

Composant *personotrope* du mélange :
Chaque être humain diffère de l'autre par son caractère, sa constitution et sa personnalité. Le remède approprié pour ce niveau peut être choisi en fonction de considérations humorales (théorie du tempérament) ou homéopathiques.

Composant *fonctiotrope* du mélange :
Un composant approprié peut avoir une influence sur une fonction humaine réduite ou excessive.

Composant *organotrope* du mélange :
Cette partie du mélange s'adresse directement aux organes ou systèmes d'organes affectés.

Les métaux dans la spagyrie et la naturopathie

Les métaux accompagnent le développement humain depuis la nuit des temps, que ce soit en tant qu'outil ou en tant que composant de la médecine traditionnelle. Leur importance est si grande que certaines périodes de la préhistoire portent leur nom : l'âge du bronze et l'âge du fer. L'or est utilisé depuis longtemps dans le traitement des rhumatismes et de la dépression. Le titane et d'autres métaux servent aujourd'hui dans les prothèses articulaires et l'utilisation de l'argent colloïdal comme agent thérapeutique contre les micro-organismes est aujourd'hui discutée.

Signification des métaux en médecine

L'utilisation des métaux a une longue tradition en médecine. Ils représentent une extension de la connaissance des remèdes et des approches thérapeutiques. Dans une préparation appropriée, les métaux peuvent avoir un effet profond sur les personnes et sont volontiers utilisés lors de maladies chroniques.

L'application thérapeutique des métaux concerne moins leur utilisation substantielle au sens physiologique. Étant donné qu'ils sont toxiques même à de très faibles doses matérielles, ils peuvent endommager le corps et le métabolisme. Ils interviennent donc généralement sous forme homéopathique, spagyrique ou anthroposophique. Leurs aspects matériels et physiques sont moins importants ici que leurs principes astraux primordiaux et leurs analogies archétypales. D'un point de vue cosmologique, les veines métalliques parcourent la Terre comme des vaisseaux sanguins et incarnent ainsi les forces macrocosmiques des astres. Dans la tradition astromédicale, les sept métaux principaux sont associés aux sept astres classiques :

Soleil	– Or
Lune	– Argent
Mercure	– Mercure
Vénus	– Cuivre
Mars	– Fer
Jupiter	– Étain
Saturne	– Plomb

Selon la vision cosmologique du monde, l'homme parcourt les sphères planétaires cosmiques tout au long de sa vie en étant quasiment modelé, astralisé et animé par chaque principe. Ainsi, par leur impulsion informative, les métaux influencent également le niveau mental et spirituel de l'homme. La thérapie par des métaux dynamisés peut agir sur le système solaire physique, psychique et spirituel de l'homme. Des faiblesses ou des troubles énergétiques, fonctionnels, mais aussi psychologiques, peuvent être influencés positivement.

Les sept métaux stellaires et leurs domaines d'action

Aurum (or)
- Coeur et système circulatoire jusque dans les capillaires
- Harmonisant, rythmant, équilibrant
- Psychotonique
- Maladies cardio-vasculaires, humeurs dépressives, sclérose

Argentum (argent)
- Système nerveux, cerveau, liquide lymphatique, gonades, muqueuse, peau
- Vivifiant, renouvelant les cellules, régénérant, stimulant la croissance
- Problèmes de peau comme par exemple la peau sèche et squameuse
- Dessèchement des muqueuses, infections fongiques, agitation nerveuse et épuisement

Mercurius (mercure)
- Glandes, poumons, circulation des humeurs
- Drainant, favorise l'échange de gaz dans les poumons
- Troubles glandulaires, problèmes pulmonaires, suppuration

Cuprum (cuivre)
- Reins, utérus et ovaires, circulation veineuse
- Relaxant et décontractant, réchauffant
- Crampes comme par exemple crampes aux mollets, douleurs menstruelles spasmodiques, maladies veineuses, épuisement lié au stress

Ferrum (fer)
- Bile, sang artériel, muscles
- Motivant, stimulant musculaire, activant la respiration, décomposant les graisses et les dépôts, incitant l'écoulement de la bile, tonifiant, détoxifiant
- Anémie, rhumatisme, inflammation chronique, allergie
- Troubles du métabolisme des graisses, troubles biliaires

Stannum (étain)
- Foie, cartilage et tendons
- Fortifiant des organes en général et stimulant l'excrétion
- Affections articulaires, arthrose, maladie du foie, kystes, induration

Plumbum (plomb)
- Os (principalement colonne vertébrale), rate et moelle osseuse, formation de sang, tissu conjonctif, peau
- Formation de calculs, ostéoporose, artériosclérose, démence, problèmes de peau liés à l'âge

Autres métaux

D'autres composés métalliques sont également importants en alchimie, en spagyrie et en médecine. L'antimoine (Stibium metallicum), par exemple, a la capacité d'augmenter le caractère précieux de l'or en absorbant les impuretés. Son utilisation comme agent détoxifiant et nettoyant peut donc en être déduite. Parce que l'antimoine « mange et extrait » le métal précieux, il est également appelé le « loup des métaux ».

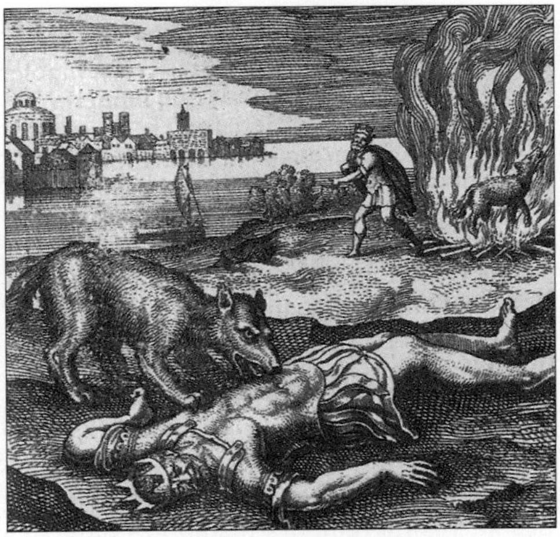

Le loup mange le cadavre du roi (l'or) ; en brûlant le loup, le roi est libéré à nouveau. (Michael Maier, Atalanta fugiens, Oppenheim, 1618)

L'application des remèdes métalliques en naturopathie

Le grand défi de la préparation de remèdes spagyriques est la décomposition des métaux et des minéraux. Certains fabricants utilisent la crème de tartre comme trait d'union entre les règnes végétaux et minéraux.

Les métaux sont en outre utilisés en homéopathie et en médecine anthroposophique sous forme dynamisée, par exemple :

- Argentum nitricum (nitrate d'argent)
- Arsenicum album (arsenic)
- Cuprum metallicum (cuivre)
- Mercurius solubilis (mercure)
- Zincum metallicum (zinc)

Ils sont de plus utilisés dans la biochimie de Schüssler, par exemple comme le Ferrum phosphoricum.

Sociétés spagyriques

La liste suivante ne prétend pas être complète et vise uniquement à donner un aperçu des différents fabricants et procédés de fabrication.

Aurora-Pharma (Suisse)

La société basée à Affoltern am Albis utilise un système de production très complexe basé sur la méthode de Josef Lüthi ; elle procède à une distillation préalable des plantes à huile essentielle, une fermentation, une distillation en 12 fois et une calcination à haute température. Les substances métalliques et minérales sont également traitées de manière spagyrique, par exemple le quartz rose, l'or.

Heidak (Suisse)

Leurs remèdes spagyriques sont connus sous la forme de sprays buccaux faciles à utiliser qui assurent une absorption rapide à travers la muqueuse buccale. Les essences spagyriques sont fabriquées par Spagyrik AG à Berthoud, de manière classique selon Zimpel. L'application s'effectue aussi bien sous l'angle phytothérapeutique qu'homéopathique.

Iso (Allemagne)

Theodor Krauss (1864–1924) a développé à partir de l'électro-homéopathie de Matteis la méthode de guérison complexe JSO, nommée « spagyrik », pour la distinguer de la spagyrie classique. Les parties des plantes sont broyées, fermentées à 36 °C et pressées. Les autres ingrédients insolubles dans l'eau sont éliminés du résidu végétal solide en utilisant de l'alcool. Une dynamisation ultérieure garantit que les composants n'ont plus d'effets toxiques.

Pekana (Allemagne)

Les remèdes complexes spagyro-homéopathiques sont fabriqués selon un procédé interne (avant tout sans distillation).

Phönix (Allemagne)

La société produit des liquides spagyro-homéopathiques selon le procédé de fabrication spagyrique de Conrad Johann Glückselig. Au lieu d'être fermentées, les matières premières sont extraites puis distillées.

Phylak (Allemagne)

Cette société de fabrication spagyrique produit ses remèdes classiquement, selon Zimpel.

Phytomed (Suisse)

Les produits fabriqués selon Zimpel sont proposés sous forme de remèdes spagyriques simples et complexes, notamment sous forme de pommades et d'élixirs astromédicaux.

Soluna (Allemagne)

La société a été fondée en 1921 par Alexander von Bernus, un alchimiste. Selon les sources traditionnelles de Paracelse, de nombreux composants métalliques et minéraux servent de base aux préparations correspondantes. Les aspects astrologiques jouent un rôle important dans leur fabrication.

Spagyros (Suisse)

La fabrication des produits est basée sur les méthodes de Patrick Baumann. L'indication est généralement traitée selon des aspects de plantes médicinales sous forme de gouttes, de sprays, de pommades, etc.

Staufen-Pharma (Allemagne)

Ce fabricant traditionnel de remèdes spagyriques adhère aux principes classiques de la spagyrie selon Zimpel, dont est issu son travail de base.

14.4. Traitement par des médicaments dynamisés

De nombreuses substances médicamenteuses courantes dans la MTE sont utilisées sous forme de préparation dynamisées homéopathiquement, généralement à des niveaux de dilution faibles : D2, D3, D4, D6, parfois aussi D12. Bien que les remèdes soient les mêmes que ceux utilisés en homéopathie classique, ils ne sont pas sélectionnés selon ses critères, mais d'après le modèle de pensée et de travail pathofonctionnel de la MTE. Pour illustrer la différence fondamentale qui existe entre les deux, voici une brève description de la méthode de travail de l'homéopathie classique :

Examen des remèdes homéopathiques et schéma thérapeutique

Dans le cadre d'un essai de médicaments, les remèdes homéopathiques sont administrés à des volontaires en bonne santé, qui développent ensuite les symptômes tout à fait caractéristiques de chaque médicament. Ces derniers peuvent être à la fois physiques (p. ex. maux de tête, sensation de chaleur, eczéma, etc.) et psychiques (p. ex. euphorie, troubles de la concentration, troubles du comportement, rêves). L'ensemble des symptômes répertoriés lors des examens des remèdes homéopathiques impliquant parfois un très grand nombre de participants, engendre des indications thérapeutiques typiques pour chaque substance. Ainsi, des milliers de substances différentes ont été collectées dans la Materia medica, par plusieurs auteurs qui continuent de l'étoffer. Elles constituent la base essentielle du savoir d'un homéopathe. Plus celui-ci connaît précisément la nature et les caractéristiques de chaque produit, plus il est en mesure de trouver le médicament adapté à la situation individuelle du patient pris dans sa globalité.

Principe de similitude

Le principe selon lequel « les semblables guérissent les semblables (Similia similibus curentur) » énonce une autre loi de l'homéopathie classique : la variété des symptômes qu'une personne développe pendant une maladie est comparée aux schémas thérapeutiques d'un médicament. Ce processus est appelé « répertorisation ». Le remède, dont le schéma thérapeutique correspond le mieux aux symptômes du patient, est alors administré. En résumé, cela signifie que pris sous forme dynamisée, il guérit les symptômes de la maladie qu'il provoque chez une personne en bonne santé. Voici un exemple : lorsque l'on coupe un oignon (Allium cepa), les yeux se mettent à pleurer avec une forte sensation de brûlure et des sécrétions aqueuses s'écoulent du nez. Si une personne présente exactement ces symptômes, par exemple au cours d'un rhume, on utilisera Allium cepa dans une préparation dynamisée (p. ex. en D30, C200 ou LM18), ce qui fera rapidement disparaître les symptômes et soutiendra le processus naturel de la maladie à surmonter, sans l'étouffer.

En homéopathie classique, on ne travaille généralement qu'avec un seul remède. De nombreux homéopathes refusent également de combiner leur médecine avec d'autres méthodes de médecine naturelle, tandis que d'autres thérapeutes apprécient beaucoup cette démarche.

Dynamisation

Un autre pilier de l'homéopathie est la préparation spéciale des médicaments au cours d'un processus appelé dynamisation. Dans ce cas, la substance de départ, également nommée teinture mère (ø) sous forme liquide, est diluée par étapes et dynamisée après chacune d'elles, soit par agitation (pour les liquides), soit par trituration (dans du sucre). Des niveaux de dilutions de 1 : 10 (= dilutions D), 1 : 100 (= dilutions C) ou 1 : 50000 (= dilutions LM) sont utilisées. Le chiffre se trouvant après le symbole de dilution indique

le nombre d'étapes de celle-ci. Par exemple, Belladonna C30 signifie que la teinture mère de belladone a été diluée 30 fois dans un rapport de 1 : 100.

Les remèdes homéopathiques sont disponibles sous forme liquide (mélange eau-éthanol), de comprimés (sucre compressé) ou de globules (billes de sucre sur lesquelles la préparation liquide a été pulvérisée). Certains sont également proposés sous forme de poudre (trituration). L'effet est identique pour toutes les formes galéniques.

Depuis le développement de l'homéopathie par Samuel Hahnemann il y a environ 200 ans, la question de savoir si les remèdes peuvent avoir des effets même s'ils sont tellement dilués qu'ils ne contiennent statistiquement plus aucune molécule de la substance de départ, a fait l'objet de nombreuses controverses. Leur efficacité est absolument évidente et manifeste pour tous les thérapeutes qui, travaillant avec des médicaments dynamisés, en font l'expérience tous les jours. Il n'y a donc pas lieu de s'étendre davantage sur ces bas-fonds de l'ignorance médicale.

L'effet thérapeutique s'explique par le fait que les principes actifs ne sont pas communiqués à l'organisme en tant que substance, mais en tant qu'information. Cette dernière est transmise par le processus de dynamisation à la substance porteuse, c'est-à-dire, le mélange eau-éthanol ou du lactose. Plus les étapes de dynamisation sont fréquentes, plus l'effet informatif est important, alors que la quantité de substance diminue. L'idée que les informations transmises par un agent dynamisé n'agissent pas activement par elles-mêmes, mais qu'elles déclenchent une réaction spécifique de l'organisme en tant que stimulus spécifique, correspond à la compréhension de la MTE, qui voit également ce mécanisme à l'œuvre dans les substances actives non dynamisées et d'autres stimuli thérapeutiques. Il n'y a donc aucun argument contre l'utilisation de remèdes dynamisés dans la MTE.

Remèdes dynamisés dans la MTE

Les principes d'action systémique correspondant au modèle de pensée et de travail de la MTE, tels que décrits pour l'utilisation de plantes médicinales, sont également valables pour d'autres remèdes.

Ainsi, dans la littérature « ancienne », de nombreuses substances médicinales non végétales sont décrites avec leurs effets spécifiques. Cela comprend :

- Les minéraux, p. ex. Calcium carbonicum, Silicea (silice), Graphite
- Les métaux, p. ex. Ferrum metallicum (fer), Aurum metallicum (or), Cuprum (cuivre), Mercurius solubilis (mercure)
- Les produits d'origine animale, p. ex. Apis mellifica (abeille), Lachesis (venin de serpent lachesis), Coccus cacti (cochenille), Acidum formicicum (acide formique)
- Les produits d'origine humaine, p. ex. Psorinum (sécrétion de la gale)

Tous ces produits ne sont soit pas disponibles sous leur « forme pure » soit ils sont toxiques. Les substances de départ très toxiques (telles que l'aconit, le mercure et le venin de serpent) habituellement utilisées à des fins thérapeutiques dans la MTE peuvent être utilisées sans danger à partir de D6. La plupart de celles à faible potentiel toxique ne posent plus de problème dès D4.

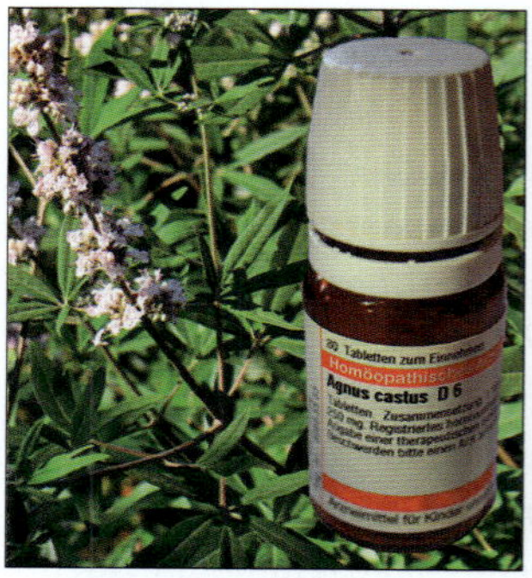

Agnus castus (gattilier)

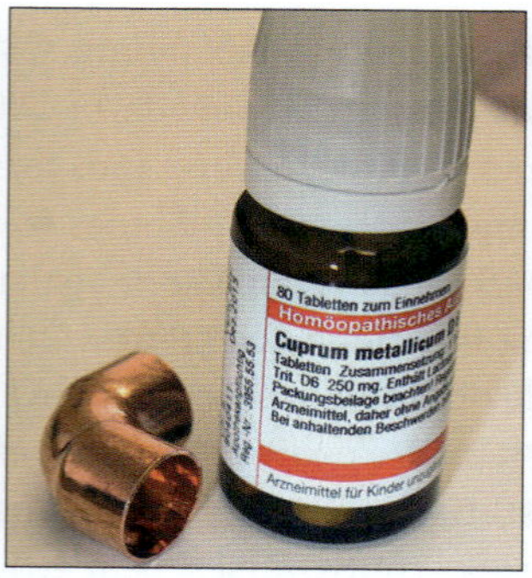

Cuivre

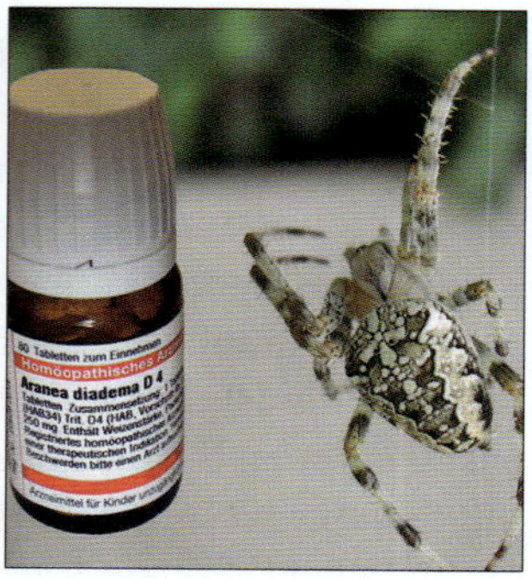

Arenea diadema
(araignée à diadème)

À partir du niveau de dilution D23, il n'y a plus aucune molécule de la substance de départ dans le médicament.

Contrairement à l'homéopathie classique, la MTE ne s'appuie ni sur le schéma thérapeutique du médicament ni sur le principe de similitude lors de l'utilisation de médicaments dynamisés. L'application dans la MTE suppose que l'on sache de quelle manière chaque médicament pris individuellement influence les processus fonctionnels perturbés chez un patient malade. Joachim Broy qualifie donc avec justesse ce mode d'application « d'homéopathie fonctionnelle ». Bien entendu, cela nécessite un diagnostic adéquat qui analyse la fonctionnalité perturbée. Il est présenté et décrit dans le schéma diagnostico-thérapeutique de la partie 1 du livre. L'illustration à ce propos montre aussi les critères qu'il faut connaître sur le mode d'action d'un médicament pour pouvoir le prescrire avec précision.

Concrètement, les critères suivants sont pertinents en pharmacologie traditionnelle et pour une utilisation sur des patients :

- Principe actif : tonifiant (stimulant) ou détonifiant (atténuant)
  Une maladie hyperkinétique nécessite des médicaments calmants, tandis qu'une maladie hypokinétique nécessite l'utilisation de remèdes tonifiants.
  Exemples :
  un médicament tonique : Arsenicum album D6
  un médicament atténuant : Colocynthis D4

- Effet sur les qualités élémentaires, exemples :
  un médicament chauffant : Sulfur D6
  un médicament rafraîchissant : Belladonna D6
  un médicament humidifiant : Natrium muriaticum D6
  un médicament desséchant : Natrium sulfuricum D6

- Lien de cause à effet sur une humeur cardinale, exemples :
  un remède orienté sanguis : Sanguinaria D4
  un remède orienté flegme : Antimonium crudum D4

un remède orienté bile jaune : Bryonia D4
un remède orienté bile noire : Carbo vegetabilis D4

- Relation astromédicale, exemples :
  un remède solaire : Aurum metallicum à partir de D4
  un remède lunaire : Argentum metallicum à partir de D4
  un remède mercuriel : Mercurius solubilis à partir de D4
  un remède martien : Ferrum metallicum à partir de D4
  un remède vénusien : Cuprum metallicum à partir de D4
  un remède jupitérien et jovial : Stannum metallicum à partir de D4
  un remède saturnien : Plumbum metallicum à partir de D4

- Effet constitutionnel, quelques exemples :
  constitution lymphatique : Calcium carbonicum D6
  constitution hématogène : Mandragora D6
  constitution biliaire : Nux vomica D4
  constitution mésenchymateuse-hypoplasique : Silicea D12
  constitution oxygénoïde : Kalium iodatum D6
  constitution hydrogénoïde : Natrum muriaticum D6
  constitution pléthorique : Aloe D4
  diathèse allergique : Apis D6
  diathèse urique (= acide/uratique) : Colchicum D4

- Relation d'effet à un système d'organes
  Bien que chaque remède ait en principe un effet sur l'ensemble de l'organisme, de nombreux médicaments concentrent leurs actions sur un système d'organes particulier.
  Exemples :
  Système digestif : Momordica D4
  Système hépato-biliaire : Lycopodium D4
  Système rein-vessie : Clematis D3
  Système génital féminin : Pulsatilla D4
  Système génital masculin : Sabal serrulata D4
  Système nerveux : Hypericum D4
  Peau : Graphites D6
  Système lymphatique : Thuja D4
  Système cardio-vasculaire : Cactus D4
  Dans le cas des agents organotropes, il est indispensable de les sélectionner selon des critères tonifiants ou détonifiants, selon le caractère hyperkinétique ou hypokinétique du processus pathologique.

- Effet selon les indications
  Pour de nombreux médicaments de la MTE, les différentes doctrines à ce sujet énumèrent les symptômes et les pathologies pour lesquels un remède donné est souvent

efficace. C'est ce qu'on appelle des « indications éprouvées ». Cependant, un choix judicieux n'est pas possible sur cette seule base, mais uniquement en combinaison avec ou après prise en compte des critères d'action susmentionnés.
Cela signifie que la question : « Quel remède donne-t-on en MTE en cas de maladie ou de symptômes XY ? » n'a pas de réponse générale ; celle-ci ne peut être trouvée qu'après avoir clarifié les particularités individuelles actuelles et constitutionnelles.
Cela vaut d'ailleurs non seulement pour les médicaments dynamisés, mais aussi pour les préparations à base de plantes et les remèdes complexes.

Médicaments homéopathiques dans la MTE

Si l'on considère les schémas thérapeutiques des médicaments homéopathiques selon les critères de la médecine humorale, on constate dans de nombreux cas qu'un « fil rouge » de principes d'action parcourt les symptômes mentionnés, comme un arrière-plan physiopathologique des symptômes décrits. Un exemple parlant est le schéma thérapeutique de Nux vomica : il décrit le type ambitieux, volontaire, carriériste, qui attend beaucoup de lui-même et des autres, mais dont la dynamique s'épuise rapidement. Il ne peut l'admettre et tente donc de masquer ses états de faiblesse par divers stimulants (alcool, cigarettes, café, cocaïne...). Il se trouve entraîné dans une crise énergétique croissante, qui se manifeste chez lui par une « faiblesse irritable » sous la forme de tableaux cliniques hyperkinétiques : diarrhée, mais aussi constipation spastique, spasmes des voies biliaires, maux de tête congestifs, arythmies cardiaques tachycardiques, sténocardie, hypertension, etc.

Alors que l'homéopathe classique perçoit Nux vomica comme un remède approprié uniquement du point de vue des symptômes, donc en grande partie sans analyser la physiopathologie, le thérapeute MTE reconnaît les principes d'action chauds et secs de la bile jaune dans toute la symptomatologie et donc la « constitution biliaire » du patient. Logiquement, il utilisera Nux vomica comme un remède constitutionnel important en cas de constitution biliaire. Il n'y a donc absolument aucune contradiction entre l'emploi d'un remède selon des critères homéopathique ou selon la MTE ; seul le processus de recherche du remède adéquat est complètement différent et, dans la plupart des cas, également l'élévation des niveaux de dilution administrés. Néanmoins, les aspects du schéma thérapeutique du remède homéopathique peuvent être des informations complémentaires pour leurs choix dans la MTE. Un thérapeute MTE a donc tout intérêt à se pencher également sur les schémas thérapeutiques de l'homéopathie, du moins sur les polychrestes. Dans un sens similaire, les informations provenant du profil phytothérapeutique d'une plante peuvent être intégrées dans le choix du remède, s'il est utilisé sous forme dynamisée.

Combinaisons de médicaments

En plus de l'application de remèdes individuels à base de plantes ou dynamisés, il est courant de combiner plusieurs médicaments en synergie dans la MTE. L'industrie pharmaceutique orientée sur la biologie propose de nombreux « remèdes complexes » de ce type. Cependant, comme ces combinaisons médicamenteuses fixes ne répondent souvent pas à l'individualité des patients et à leurs tableaux cliniques, de nombreux thérapeutes MTE élaborent des prescriptions individuelles qui tiennent compte à la fois des symptômes présents et de la situation constitutionnelle du patient. En règle générale, 3 à 6 composants sont mélangés. Il peut s'agir de remèdes dynamisés, ou de teintures végétales, mais aussi de combinaisons des deux. Des mélanges de spécialités disponibles dans le commerce avec des composants supplémentaires sont également possibles. Il s'agit généralement de mélanges liquides. Dans des cas particuliers (p. ex. lorsque l'alcool n'est pas souhaité comme substance porteuse), les remèdes dynamisés, peuvent également être mélangés sous forme de poudre, ce qui prend du temps et coûte plus cher. À titre d'exemple, voici une prescription typique pour un mélange de gouttes :

Calcium carbonicum D6 dil.
Thuja D4 dil.
Agnus castus ø
Abrotanum ø aa 20.0
M. f. dil.
D.S. : 3 fois par jour 10 gouttes avant le repas

Cette prescription convient à la thérapie constitutionnelle d'un enfant torpide lymphatique présentant une hyperplasie des amygdales palatines et pharyngées plus les symptômes qui en résultent : tendance aux catarrhes, perte auditive due à un épanchement tympanique, retard de développement, « prédisposition aux infections », dyspepsie avec selles molles et météorisme.

Thérapie biochimique du Dr Schüssler

Lors du changement de paradigme de la médecine humorale à la pathologie cellulaire, le Dr méd. Wilhelm Schüssler (1821–1898) a développé une méthode thérapeutique qui relie la pensée fonctionnelle de la doctrine humorale à la cytologie et à l'histologie. Il posait l'hypothèse selon laquelle un équilibre minéral intact était une condition essentielle pour les fonctions cellulaires physiologiques.

Dès qu'un sel minéral commence à manquer, la cellule, et avec elle le tissu qu'elle représente développent des dysfonctionnements qui se manifestent par des symptômes spécifiques. Par conséquent, l'apport thérapeutique ciblé du minéral manquant conduit à la correction des fonctions correspondantes. Sur la base de ces connaissances, Schüssler a développé une forme de thérapie de 12 sels minéraux auxquels il attribue une importance cruciale pour la physiologie cellulaire. La première édition de son œuvre de base « Eine abgekürzte Therapie – gegründet auf Histologie und Cellularpathologie [Une thérapie courte, basée sur l'histologie et la pathologie cellulaire] » est publiée en 1874.

En règle générale, les « sels de Schüssler » sont utilisés en tant que trituration dynamisée homéopathiquement en D3, D6 ou D12, et pressée dans des comprimés de lactose. En galénique dynamisée, il est évident qu'il ne peut pas s'agir d'une substitution matérielle, car la quantité absolue de minéraux dans chaque comprimé est trop faible pour cet objectif. Comme pour tous les médicaments utilisés dans la MTE, le mécanisme d'action repose sur l'information énergétique. Cela signifie qu'un sel minéral dynamisé fournit à l'organisme les informations nécessaires pour absorber plus efficacement le minéral correspondant dans les aliments et l'utiliser correctement dans le métabolisme cellulaire.

Les sels minéraux suivants sont les remèdes de base de la biochimie de Schüssler. En outre, pour chacun d'eux, voici le niveau de dilution habituellement utilisé (appelé « dilution standard »).

- N° 1 Calcium fluoratum D12
- N° 2 Calcium phosphoricum D6
- N° 3 Ferrum phosphoricum D3 (tonifiant) ou D12 (détonifiant)
- N° 4 Kalium chloratum D6
- N° 5 Kalium phosphoricum D6
- N° 6 Kalium sulfuricum D6
- N° 7 Magnesium phosphoricum D6
- N° 8 Sodium chloratum D6
- N° 9 Sodium phosphoricum D6
- N° 10 Sodium sulfuricum D6
- N° 11 Silicea D12
- N° 12 Calcium sulfuricum D6

Les troubles fonctionnels et les symptômes qui apparaissent en l'absence d'un minéral et qui constituent donc des indications pour l'utilisation thérapeutique de ce sel, sont décrits avec précision pour chaque remède dans la pharmacopée biochimique de Schüssler. Il en résulte des propositions thérapeutiques qui englobent aussi bien les aspects physiques que les aspects psychiques et spirituels. Ceux-ci peuvent être étudiés dans la littérature mentionnée.

Les sels de Schüssler sont utilisés seuls ou en combinaison dans les cas de maladies aiguës et chroniques ainsi qu'à titre prophylactique. En cas de maladies chroniques, 2 comprimés sont généralement pris 3 fois par jour. Lors de pathologies aiguës, il peut être conseillé de donner le traitement beaucoup plus fréquemment : un comprimé toutes les 10 minutes. Afin de permettre un effet optimal par absorption à travers la muqueuse buccale, les comprimés doivent fondre sur la langue.

La Biochimie de Schüssler reconnaît plus de 12 sels minéraux impliqués dans les processus de régulation de la physiologie cellulaire ; elle a été complétée au cours des dernières décennies par 15 « additifs biochimiques » supplémentaires comme suit :

- N° 13 Kalium arsenicosum D6
- N° 14 Kalium bromatum D6
- N° 15 Kalium jodatum D6
- N° 16 Lithium chloratum D6
- N° 17 Manganum sulfuricum D6
- N° 18 Calcium sulfuratum (sulfure) D6
- N° 19 Cuprum arsenicosum D6
- N° 20 Kalium-Aluminium sulfuricum D6
- N° 21 Zincum chloratum D6

- N° 22 Calcium carbonicum D6
- N° 23 Natrium bicarbonicum D6
- N° 24 Arsenum jodatum D6
- N° 25 Aurum chloratum natronatum D6
- N° 26 Selenium D6
- N° 27 Kalium bichromicum D6

Il faut s'attendre à ce que la liste des sels de Schüssler continue à croître à l'avenir en raison du développement de cette méthode de traitement. Le mode d'application et la forme de préparation des adjuvants correspondent aux remèdes de base.

En plus de la prescription posologique sous forme de comprimés, les sels de base sont également disponibles sous forme de pommades en D6. Le processus de fabrication de tous les remèdes biochimiques est identique à celui des triturations homéopathiques. Ils peuvent tous être utilisés en homéopathie et sont donc également disponibles sous forme de gouttes et de granules, avec un effet identique. En liquide, ils peuvent également être combinés avec d'autres substances médicamenteuses dans des formulations mixtes.

Thérapie par les nosodes

Le terme dérive du mot grec « nosos » signifiant maladie. Les nosodes sont des substances fabriquées soit à partir d'un matériau pathologique, soit à partir de substances pathogènes. Cependant, cette formule est utilisée de manière très large dans la pratique, comme nous le verrons par la suite. L'application se fait fréquemment au moyen de formes galéniques dynamisées homéopathiquement, généralement à des niveaux de dilution supérieurs à C30 ou D30.

En principe, tous les tissus, sécrétions corporelles et autres substances pathologiquement modifiés pouvant être nocifs pour l'être humain peuvent être utilisés comme nosode. En conséquence, il existe une grande variété de nosodes appropriés. En voici quelques exemples avec leur nom pharmacologique, classés par type de matière première :

Tissus pathologiques :
- Tissus cancéreux (Carcinosinum)
- Granulome dentaire (Granuloma dentis)
- Endométriose (Nosode de l'endométriose)
- Calcul rénal (urolithes)
- Sinusite (Nosode sinusite chronique)

Sécrétions pathologiques :
- Expectorations d'un malade tuberculeux (Tuberculinum – différents types)
- Expectorations d'un patient ayant une mononucléose infectieuse (Nosode de la mononucléose)
- Pus (Pyrogenium)
- Fluor albus ou leucorrhée (Nosode Fluor albus)

Micro-organismes pathogènes :
- Virus de la grippe (Influenzinum)
- Virus de la rougeole (Morbillinum)
- Bacille de la coqueluche (Pertussinum)
- Herpès zoster (Nosode herpès zoster)
- Oxyures (Nosode oxyures)
- Streptocoque (Streptococcinum)

Médicaments :
- Pénicilline (Penicillinum)
- Vaccin contre la tuberculose (Nosode BCG-vaccin)
- Cortisone (Cortisonum)
- Amalgame (Nosode amalgame d'argent)

De plus, tout produit chimique sans exception peut être préparé et utilisé sous forme dynamisée en tant que nosode. Ainsi, le potentiel pathogène de la substance de départ est « identifié » comme une information pure, mais perd sa pathogénicité. L'idée de base de la thérapie par les nosodes est donc de confronter à plusieurs reprises l'organisme avec l'information spécifique du stimulus pathogène pour déclencher des processus de guérison et de réorganisation spécifiques et non spécifiques.

En plus de leur application thérapeutique, les nosodes sont également utilisés dans le diagnostic.

Même s'il ne s'agit pas strictement de nosodes, il convient également de mentionner ici les préparations d'organes dynamisées issues de tissus sains (généralement de moutons ou de porcs). Des fabricants spécialisés dans ce domaine (en particulier la société Wala) proposent la quasi-totalité des tissus corporels dans diverses préparations galéniques qui sont également utilisés sur la base de leur effet informatif selon les critères de l'isopathie, en particulier dans les maladies dégénératives chroniques.

Thérapie par les autonosodes

Ce terme fait référence au traitement d'une personne malade par des médicaments fabriqués à partir de ses propres fluides ou tissus corporels. En raison de leur disponibilité et de leur préparation ne posant pas de problème, le sang et l'urine sont les matières premières les plus couramment utilisées pour fabriquer les autonosodes. Les selles, le liquide lymphatique, les expectorations, le sang du cordon ombilical, le placenta ou le lait maternel peuvent également être transformés en autonosodes. Ces substances ne sont cependant pas toujours disponibles ou alors leur extraction et leur préparation sont très fastidieuses et doivent être effectuées dans des laboratoires spécialisés.

Les autonosodes peuvent être utilisés dans les modes de préparation suivants :
- Tous les autonosodes peuvent être pris sous une forme homéopathiquement dynamisée. Les niveaux de dilution courants sont D6 et D12 ou C6 et C12, généralement sous forme liquide. Les autonosodes doivent être utilisés pendant au moins 3 mois

afin de pouvoir développer l'effet optimal. Toutefois, la durée du traitement par autonosode n'est pas limitée dans le temps et peut donc s'étendre sur plusieurs années si nécessaire.
- Le sang et l'urine peuvent être injectés par voie intramusculaire, souvent avec l'ajout de préparations synergiques injectables à base de plantes ou homéopathiques (par exemple des médicaments lymphatiques tels que l'injection d'Infi-Myosotis [Infirmarius] ou des « médicaments contre les allergies » tels que Regasinum Antiallergicum [Rowa Wagner]).

L'effet des autonosodes repose sur le fait que chaque substance corporelle contient, en plus de sa propre substance, toutes les informations individuelles spécifiques sur la santé ou la maladie de la personne concernée. Le système lymphatique est confronté plusieurs fois à ces informations pendant le traitement. En cas d'administration orale, le système lymphatique de la muqueuse buccale est visé ; lors d'injection intramusculaire, ce sont les systèmes de défense permanents dans le muscle ou le tissu conjonctif sous-cutané qui sont traités. Cela déclenche leur confrontation ciblée avec des processus fonctionnels pathologiques dans le but d'optimiser les mécanismes d'autoguérison ou de corriger des réactions biologiquement absurdes (ce que l'on appelle la « thérapie par le changement »). En raison de leurs principes d'action, les autonosodes sont principalement utilisés en cas d'allergies, de maladies auto-immunes (p. ex. les rhumatismes), d'inflammations chroniques et d'affections cutanées.

Thérapie par son propre sang (autohémothérapie)

Mode d'application par voie orale :

Pour la préparation d'une dilution homéopathique C, une goutte de sang est prélevée au lobe d'une oreille (peu douloureux) ou au bout d'un doigt en piquant avec une lancette, puis elle est mélangée avec 99 gouttes d'éthanol à 40 %[38]. S'ensuit un premier processus de dynamisation du flacon qui est agité 100 fois. La transformation se poursuit selon le schéma suivant jusqu'à C6, puis est ensuite ingérée par le patient.

Étant donné que 100 gouttes ne représentent qu'environ 3 ml, il est nécessaire d'utiliser un multiple de la quantité initiale lors de la dernière étape de dilution afin que la quantité soit suffisante pour une durée d'utilisation de 6 à 8 semaines, correspondant à la dose habituelle de 5 gouttes une fois par jour, le matin ou de 3 gouttes également le matin chez les jeunes enfants.

S'il ne reste qu'une petite quantité dans la bouteille après cette période, vous pouvez utiliser la même technique pour augmenter la dilution de C6 à C7 et continuer à prendre le remède avec le même dosage.

La préparation d'une dilution D est similaire. Dans ce cas, le rapport de dilution est

38 Explication du ratio de dilution : si l'on ajoute 1 goutte de sang autologue à 99 gouttes d'alcool, la quantité totale a un rapport de mélange de 1 : 100, ce qui s'appelle la dilution C en homéopathie. Il est important que l'alcool ne contienne pas de camphre ajouté, car cette substance bloque l'effet des remèdes dynamisés homéopathiquement.

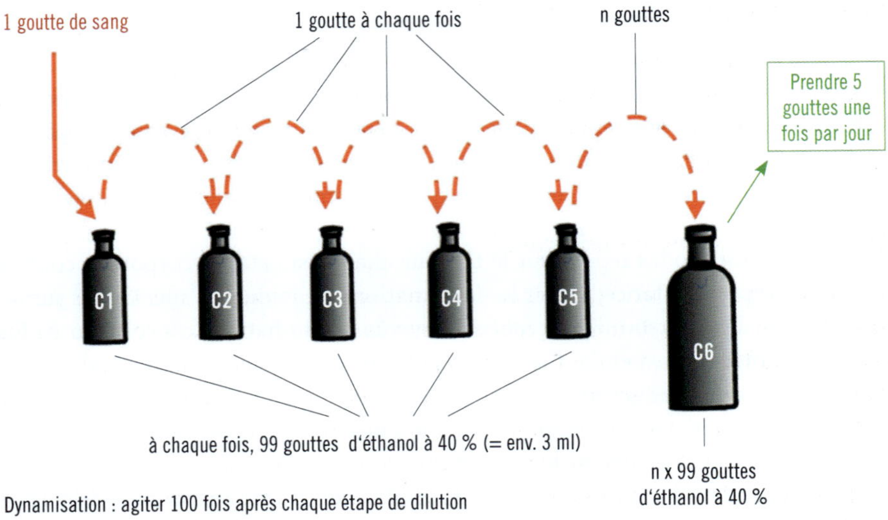

Préparation d'un nosode de sang autologue au niveau de dilution C6

de 1:10 et lors de la dynamisation, on ne procède qu'à 10 secousses.

Les prescriptions légales doivent être respectées lors de la production de nosodes de sang autologue dynamisé. Comme il s'agit d'un médicament fabriqué individuellement, la préparation et la délivrance du médicament à prendre à la dilution prévue doivent être effectuées par une pharmacie (conformément à la loi allemande). À cette fin, la préparation C1 est élaborée dans le cabinet du thérapeute MTE et transmise sur ordonnance à une pharmacie.

Le nosode de sang autologue dynamisé convient à une utilisation en pédiatrie, chez les personnes réagissant facilement et en cas de réticence pour les injections.

Mode d'application par injection :

Il s'agit d'utilisations curatives avec des séries de 10 injections, administrées 2 fois par semaine. En fonction de la situation constitutionnelle et des symptômes présents, des préparations injectables appropriées peuvent être mélangées au sang. Le schéma suivant a fait ses preuves :

1. Injection : 0,5 ml de sang (éventuellement avec un complément)
2. Injection : 1,0 ml de sang (éventuellement avec un complément)
3. Injection : 1,5 ml de sang (éventuellement avec un complément)

   de la 4e à la 10e injection : 2,0 ml de sang (éventuellement avec un complément)

Injection intramusculaire dans le muscle fessier

Thérapie par sa propre urine

L'urine autologue peut également être utilisée comme remède dynamisé homéopathiquement ou comme une série d'injections intramusculaires. La technique de préparation homéopathique est identique à celle utilisée pour le sang autologue, de même que la posologie d'administration.

Mode d'application par injection :

Une petite quantité d'urine en milieu de jet est recueillie dans un tube à essai stérile. Pour des raisons d'hygiène, le bord du tube ne doit pas entrer en contact avec la peau. Ensuite, elle est chauffée dans un bain-marie pendant 5 minutes. Puis 1 ml de celle-ci est prélevé dans une seringue d'injection, éventuellement mélangé à une substance supplémentaire, en fonction de la situation constitutionnelle et des symptômes présents du patient. L'injection est administrée par voie intramusculaire dans le muscle fessier.

Le volume de 1 ml d'urine injecté par application suffit. Comme pour le sang autologue, l'administration est faite par séries de 10 injections, 2 fois par semaine.

La thérapie par sa propre urine est particulièrement efficace en cas de maladies inflammatoires et (auto-)allergiques du tractus urogénital, d'asthme bronchique ou en principe comme une alternative à la thérapie par son propre sang, voire en alternance avec celle-ci.

Thérapie par sa propre lymphe

La lymphe autologue est utilisée exclusivement sous forme dynamisée homéopathiquement. Le liquide lymphatique nécessaire à cet effet est obtenu à l'aide d'un emplâtre de cantharides. Le domaine d'indication pour cette méthode est la thérapie constitutionnelle du type lymphatique-scrofuleux avec toutes les maladies qui en résultent.

Thérapie par ses propres expectorations

Les expectorations sont utilisées exclusivement sous forme dynamisées homéopathiquement. La préparation doit être effectuée dans un laboratoire spécialisé (adresses en 3e partie). Les indications en sont les maladies chroniques et allergiques des voies respiratoires inférieures.

Thérapie par ses propres selles

La préparation doit être effectuée dans un laboratoire spécialisé. Les indications sont les situations constitutionnelles et les maladies (auto-)allergiques du système digestif, basées sur les états physiopathologiques de la triade muqueuse – système lymphatique – flore symbiotique.

Traitement par le placenta et le sang du cordon ombilical

L'application se fait avec des préparations dynamisées homéopathiquement, qui doivent être réalisées dans un laboratoire spécialisé. Ces autonosodes sont surtout utilisés pour la stabilisation constitutionnelle d'un nouveau-né, pour les maladies apparues chez la mère ou l'enfant suite à l'accouchement, ainsi que pour favoriser le développement individuel de celui-ci.

Le choix de l'auto-nosode à utiliser, ainsi que sa forme d'application optimale, doit être effectué par un thérapeute MTE expérimenté. La thérapie est généralement sans effets secondaires ; il faut pourtant s'attendre à une aggravation temporaire des symptômes existants au début du traitement (aggravation initiale), qui doit être considérée comme le signe d'une réaction biologiquement raisonnable à la thérapie et qui porte donc mieux le nom de réaction de guérison.

CHAPITRE 15

THÉRAPIE BIOPHYSIQUE

Heide-Dore Bertschi-Stahl

15.1. Culte du corps et maintien de la santé

La prospérité et le style de vie caractérisent les temps modernes. Le culte du corps aussi est devenu de plus en plus important pour l'image de soi au cours des dernières décennies. Aujourd'hui, si l'on veut réussir dans la vie, il faut rester en forme, être mince, athlétique, bronzé et jeune jusqu'à un âge avancé. Un « mélange exclusif des quatre tempéraments de la MTE » est certes exigé, mais inaccessible dans la réalité.

L'activité sportive, l'entraînement physique planifié en plein air, les exercices ciblés de relaxation et de respiration issus de courants philosophiques les plus divers, font désormais partie du programme d'équilibrage du style de vie. Le thermalisme, les week-ends bien-être, les bains de lumière et de soleil, mais aussi les promesses de l'industrie cosmétique quant à l'efficacité de ses onguents, masques, etc., découlent du désir des individus de rester jeunes et en santé.

Pourtant, santé et beauté viennent de l'intérieur et dépendent à la fois de facteurs constitutionnels et du mode de vie choisi par les individus.

15.2. Applications biophysiques et mode de vie sain

Les éléments importants tendant au maintien et à la restauration de la santé étaient déjà connus dans l'Antiquité. Les piliers d'une vie saine étaient constitués par l'exercice en plein air, la respiration consciente, les soins du corps avec une alimentation appropriée, les applications d'eau et de lumière du soleil et enfin la thérapie climatique avec des changements d'air.

Lorsque nous parlons aujourd'hui de méthodes et d'applications biophysiques, la grande majorité de la population pense que cela relève du domaine de la physiothérapie. Ce n'est pas le cas, car celles-ci font également partie du domaine de compétence des naturopathes.

Nous connaissons une multitude d'utilisations et de procédés, qui se sont développés au cours des différentes époques de l'histoire de la médecine. Des recherches ont montré que les habitants de l'espace européen ont encore aujourd'hui une image relativement « suspecte » du naturopathe. Son travail est souvent associé au charlatanisme, car au Moyen Âge les maîtres baigneurs, les barbiers, les arracheurs de dents, les guérisseurs, rebouteux, les felscher,[39] etc. effectuaient diverses applications biophysiques. Une grande partie de la population n'est pas consciente que les méthodes biophysiques recommandées et pratiquées par le naturopathe jouent un rôle important dans le maintien de la santé et la stimulation des forces d'autoguérison. Les tentatives de décrire et pratiquer les thérapies biophysiques dans le cadre de la naturopathie sur la base de paramètres scientifiques réduiraient l'homme à ses symptômes. En outre, les possibilités de les combiner entre elles et avec d'autres méthodes de naturopathie seraient limitées. Lorsqu'il prescrit ces méthodes, le praticien intègre tous les aspects de l'être humain selon la vision spécifique de la MTE.

Aperçu des thérapies biophysiques

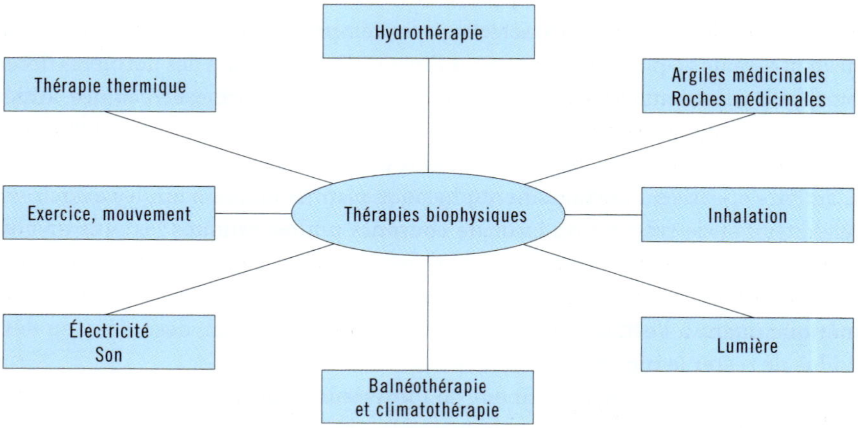

Les applications biophysiques permettent de déplacer et réguler les humeurs internes. Chez une personne du tempérament flegmatique qui, par exemple, est constamment enrhumée, les méthodes de réchauffement telles que le sauna infrarouge, les enveloppements chauds et les compresses, etc., sont efficaces. Une toux sèche est soulagée par une thérapie par inhalation humide et chaude avec l'ajout d'herbes médicinales appropriées.

Le tempérament cholérique souffre souvent de chaleur, de crampes et de sollicitations excessives des fonctions des organes. Ces troubles peuvent être compensés par des applications refroidissantes d'eau et d'air. Le mélancholique adore le sauna finlandais, tandis que les sanguins préfèrent les exercices physiques dans la nature et à l'air libre.

Le cabinet de nombreux naturopathes comprend les appareils techniques, les applications et les profils d'évaluation les plus modernes, ainsi que des thérapies traditionnelles,

39 Les felscher étaient des soldats qui effectuaient les tâches médicales indispensables sur le champ de bataille, telles que l'amputation, le retrait des balles de fusil ou le saupoudrage de cendres ou d'argile sur les brûlures.

, comme par exemple les enveloppements et compresses, la respiration consciente, les bains et applications d'eau.

Les paragraphes suivants décrivent brièvement les méthodes thérapeutiques faisant partie de la MTE. L'importance de chacune d'elle est fortement influencée par l'air du temps. Certaines sont tombées dans l'oubli et ont été « redécouvertes » des décennies plus tard.

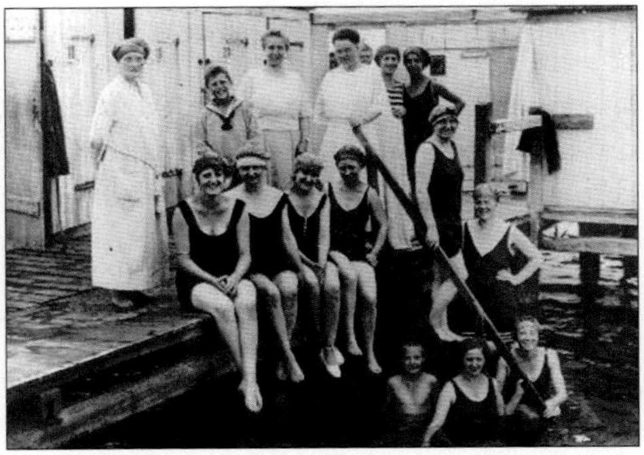

Culture du bain, 1920

Thermothérapie et hydrothérapie

D'une manière générale, les termes d'hydrothérapie et de thermothérapie désignent des applications d'eau à différentes températures et dans des états de matière physique divers (glace, eau liquide, vapeur). Elles étaient déjà pratiquées dans l'Antiquité et font partie des principales formes de thérapie de MTE.

Des enveloppements à base de glace ainsi que diverses applications d'eau sous forme de liquide et de vapeur complétés par des remèdes naturels (p. ex. avec du lait, du lactosérum) ainsi que des herbes fraîches et séchées, des péloïdes avec de la boue, de l'argile, de la tourbe et de la poudre de roche médicinale sont également employés. Toutes les applications conviennent aussi bien à la prévention et au renforcement qu'à la stabilisation des processus de régulation physiologique. L'hydrothérapie est utilisée à la fois par les naturopathes dans leur cabinet, par les masseurs médicaux et par les maîtres baigneurs dans les cliniques de rééducation et les sanatoriums.

Thermothérapie (thermothérapie par la chaleur/cryothérapie)

La thermothérapie comprend les mesures décrites ci-dessous :

1. Cryothérapie au moyen d'enveloppements froids, de compresses glacées, d'eau courante froide ou d'agents refroidissants à base de fromage blanc (quark), d'argile, de terre médicinale, de gels de consoude ou d'aloès (pour soulager p. ex. les ecchymoses, les hématomes, les inflammations, les piqûres d'insectes et les morsures) ainsi que par l'exposition à de l'air froid lors de visites de grottes, de séjours à la mer ou à la montagne pendant les saisons fraîches (p. ex. en cas de maladies respiratoires et d'allergies).
2. Thérapie par la chaleur à l'aide d'eau tiède/chaude, d'air chaud sous forme de chaleur rayonnante et canalisée (p. ex. sauna pour tout le corps et « rouleau chaud » pour l'hyperémie locale avec effet spasmolytique, sédatif et analgésique).

En fonction de l'indication, du lieu et de la durée d'application, les applications de chaleur et de froid ont un effet analgésique, influencent le tonus musculaire, régulent la circulation et ont un effet réflexe sur les organes internes.

Hydrothérapie (applications d'eau)

L'hydrothérapie représente l'application préventive et thérapeutique de l'eau par laquelle des stimuli chauds et froids sont combinés, par exemple par des enveloppements, des compresses, des bains partiels et complets, des affusions, des lavages et des douches permanentes, des massages par jet sous pression et du sauna.

L'intensité du stimulus est ici dépendante des facteurs suivants : température, temps d'application, niveaux de dosage et superficie de la zone stimulée. Il existe également d'autres facteurs d'influence sous la forme de remèdes biochimiques ou phytothérapeutiques et de stimuli mécaniques (p. ex. bains à la brosse ou massage par jet d'eau sous pression).

Niveaux classiques de stimulation
- Stimuli légers (petite hydrothérapie) : brossages, lavages, frottements, tamponnages partiels, bains partiels, affusions
- Stimuli modérés (hydrothérapie moyenne) : bains de siège, bains de siège à friction froids ou à la vapeur, demi-bains, enveloppements de torse, bains de pieds ascendants
- Stimuli puissants (grande hydrothérapie) : enveloppements aux 3/4 ou entier, bains surchauffés, vapeur et sauna à 90 °C, affusions flash sur tout le corps, hydrothérapie du côlon, lavements

Modes d'application de l'hydrothérapie
- Enveloppements, compresses, tamponnages, enveloppements avec et sans additifs
- Bains partiels et complets, brossages, lavages alternés, affusions, douches
- Traitement par jet d'eau sous pression avec et sans courant continu
- Sauna, vapeurs

Enveloppements et compresses

L'enveloppement sous sa forme froide peut être utilisé, par exemple, comme mesure d'accompagnement afin de soulager une inflammation locale et la fièvre. Dans ce cas, il devrait être ressenti comme chaud après environ 10 à 15 minutes. Après une à deux heures, un effet sudorifique se produit.

Quelques personnalités historiques des applications d'eau

Vincenz Priessnitz[40] a développé les cures d'eau froide et écrit son « Familienwasserbuch » [manuel d'application de l'eau pour l'utilisation familiale]. Il a systématisé les possibilités et les formes d'utilisation des enveloppements et a différencié les applications en enveloppements partiels et complets.

40 Vincenz Priessnitz : autodidacte en matière d'applications médicales d'eau froide est né en 1799 à Gräfenberg comme fils d'un simple agriculteur ; il a observé l'effet des applications d'eau froide lors d'un accident et après sa guérison, il les a développées en cures d'eau froide.

La couche de tissu conducteur la plus interne, humidifiée avec de l'eau froide, doit être bien appliquée sur la partie du corps à traiter, sans la serrer. Ensuite, des linges en coton secs puis une couche de laine de mouton sont enroulés par-dessus.

Voici certaines formes d'enveloppement de Priessnitz encore utilisées aujourd'hui : enveloppement du cou et de la poitrine, du coccyx, du ventre, du torse, de la hanche avec passage entre les cuisses en forme de T, du mollet, de la jambe, des articulations et des trois quarts du corps.

Applications spéciales et recommandations dans la pratique de la MTE d'aujourd'hui :

Les enveloppements et les compresses peuvent être complétés par des sels de Schüssler ou des minéraux basiques dissous dans l'eau. Ils soulagent la douleur et favorisent la détoxification de l'organisme.

En gynécologie, il est recommandé de détoxifier et de stabiliser l'environnement vaginal avec des tamponnements au bifidus, ainsi que des lavages, des applications de bactéries lactiques et de plantes médicinales gynécologiques spéciales.

En tant que représentant le plus connu en matière d'applications d'eau et comme fondateur des « cinq piliers classiques de la santé », nous pouvons citer le prêtre Sebastian Kneipp[41], qui a travaillé à Bad Wörishofen et y a créé une clinique encore reconnue aujourd'hui. Il a développé les cures Kneipp de renommée mondiale à partir des découvertes de Priessnitz.

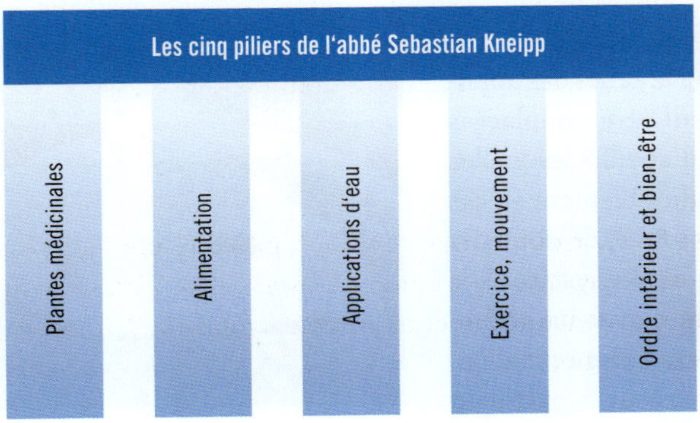

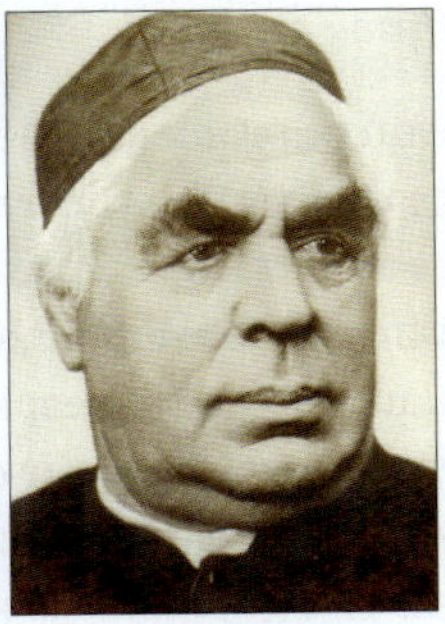
Sebastian Kneipp

Quelques indications pour les enveloppements

En cas d'inflammation aiguë de la gorge et d'angine, il est recommandé d'utiliser des enveloppements froids pour le cou avec des tranches de citron ou des oignons crus. Des enveloppements cervicaux chauds peuvent être appliqués en cas d'oreillons et des compresses chaudes peuvent l'être sur les catarrhes du sinus frontal, imprégnées de

41 Sebastian Kneipp, 1821–1897, né à Stefansried près d'Ottobeuren en Allemagne

diverses préparations à base de plantes médicinales prêtes à l'emploi ou d'un extrait aqueux ou huileux [42] d'herbes fraîches telles que la sauge, l'eucalyptus, le thym ou les fleurs de foin.

Les enveloppements de la poitrine sont appliqués à la fois froids ou chauds et humides. Les pommes de terre réduites en purée chaude conviennent pour traiter par exemple la bronchite, l'asthme bronchique ou la mastite (inflammation du sein). La terre médicinale humide et fraîche convient également aux enveloppements.

Toutes les parties du corps peuvent être enveloppées ou recouvertes de compresses, par exemple en cas de tendinite et de bursite, de poussées de goutte sur les articulations des orteils, ainsi qu'en cas de piqûres d'insectes, d'abcès, d'ecchymoses et d'inflammation des veines. Les compresses au séré ou à la mélasse sont particulièrement adaptées aux plaies ouvertes sur les jambes pour favoriser la cicatrisation de la peau. Les compresses froides au séré soulagent en cas de coup de soleil, d'acné et de démangeaisons aiguës.

Le raifort râpé augmente la circulation sanguine et réchauffe. Une couche de raifort ainsi préparé est étalée sur une gaze, sur une épaisseur d'un doigt. La compresse n'est appliquée sur la zone à chauffer que pendant 2 à 4 minutes (p. ex. sur le bas-ventre en cas de cystite ou sur le front ou le cou en cas de sinusite chronique). Les compresses agissent jusque dans les tissus profonds et peuvent stimuler l'inflammation latente pour guérir ou assécher les sécrétions. Après l'application du raifort, la pâte est rincée à l'eau et la peau est ensuite traitée, par exemple avec de l'huile de millepertuis chauffante ou de la crème au thym.

Paraffines et cires

En raison de problèmes liés à la santé, les applications de paraffine devraient être remplacées par des applications de cire d'abeille, lesquelles réchauffent intensément et durablement en cas de maladie des voies respiratoires, de douleurs abdominales et digestives et de cystite. Les plaques de cire sont chauffées avec un sèche-cheveux et deviennent alors souples et malléables. Elles sont ensuite placées sur la partie du corps à traiter et y sont laissées pendant un certain temps.

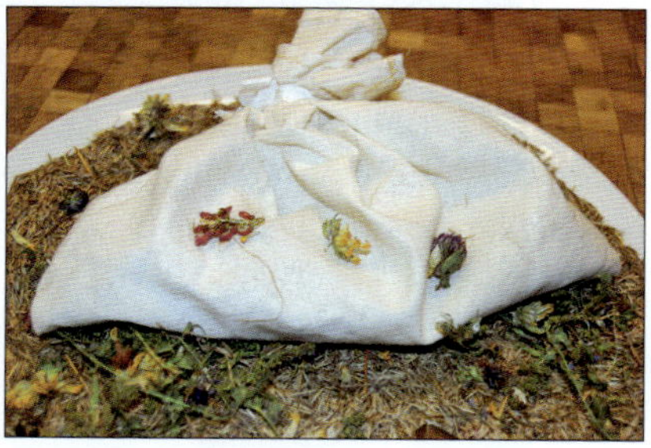

Sachet de fleurs de foin

« L'opium de Kneipp » pour soulager toutes sortes de douleurs est le sachet de fleurs de foin chauffé à la vapeur.

42 Extraits huileux : pour préparer un extrait huileux de plantes, les plantes sont immergées dans de l'huile végétale pendant quatre à six semaines et le récipient est retourné quotidiennement.

Bains, lavages et affusions de différents niveaux thermiques avec additifs

Différents extraits de plantes sont ajoutés dans les bains pour renforcer l'effet de manière ciblée. Par exemple, l'écorce de chêne est utilisée pour les irritations de la peau, la prêle pour les problèmes gynécologiques et le romarin pour améliorer la circulation sanguine. Les bains peuvent être partiels, de siège et complets, à des températures à la fois croissantes et décroissantes.

À l'origine, les affusions étaient réalisées avec un arrosoir. Aujourd'hui, un tuyau spécial de grand diamètre est employé à la maison.

Voici quelques exemples de bains qui peuvent également être pris à la maison :

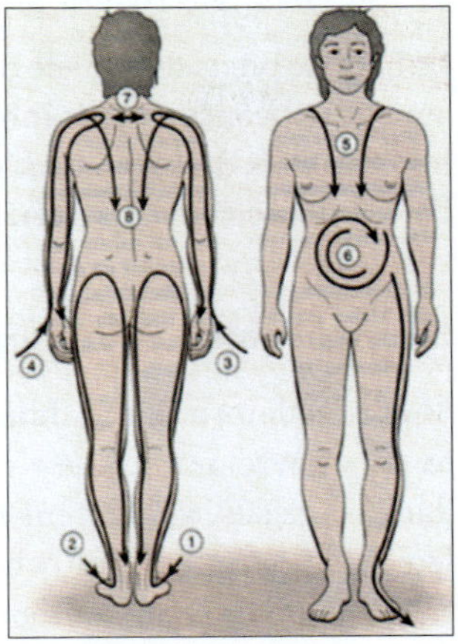

Thérapie Kneipp

Le bain de siège à friction de Kuhne

C'est une forme particulière de bain de siège et son application n'a rien à voir avec la friction. La simple différence de température entre la peau et l'eau peut en quelque sorte créer des « frictions ». Il est prescrit pour toutes sortes de maladies persistantes, mais il est décrit et expliqué avec précision surtout pour les douleurs abdominales, pour le renforcement et la régulation de l'organisme.

Le bain de siège de Louis Kuhne stimule les processus excréteurs de l'organisme par les reins, la peau et les intestins. « La circulation de la force vitale », les quatre humeurs de la médecine humorale, retrouvent ainsi un flux naturel et harmonieux. Le « bain de siège pour femmes de Kuhne », qui prescrit le lavage des organes génitaux externes pendant 20 minutes avec de l'eau froide à 12–14 °C, stimule les voies nerveuses du périnée entre l'anus et l'entrée du vagin.

Kuhne lui-même a écrit à ce sujet : « Le bain de siège à friction a un effet fortifiant sur les nerfs, porteurs de la vie, c'est-à-dire sur la force vitale elle-même dans tout le corps, d'une manière encore inconnue. Ce n'est que par les organes génitaux de l'être humain que l'ensemble du système nerveux de l'organisme peut être influencé. C'est en quelque sorte la racine de tout l'arbre de vie. »

Le bain de pieds de Kneipp

Les plantes des pieds comportent de nombreux récepteurs, en particulier des thermorécepteurs, qui affectent la circulation sanguine et avec elle de tous les organes. L'effet des bains de pieds est donc comparable à la thérapie par la réflexologie plantaire.

Lors du bain de pieds ascendant selon Sébastian Kneipp, de l'eau chaude est ajoutée à la cuve déjà remplie d'eau toutes les cinq minutes environ. De cette façon, la température est progressivement augmentée, partant de 36 °C elle monte à 40–45 °C, en fonction de la tolérance. Comme l'eau est versée par le haut, la chaleur apportée n'atteint que lentement la plante des pieds du patient qui reposent sur le fond de la cuve.

Le bain de pieds de Schiele

Le bain de pieds de Schiele dans lequel l'eau est chauffée en continu par le bas de la cuve, a un effet beaucoup plus intense, qui amène à un résultat stabilisant et harmonisant sur les systèmes de régulation de l'organisme. Il peut être renforcé de manière ciblée par l'ajout d'additifs dans l'eau de bain.

Hyperthermie – Bains surchauffés – Cure de Schlenz

Maria Schlenz a décrit dans ses travaux les bains surchauffés. Ils produisent une sorte de « fièvre artificielle » en cas de maladies graves. Grâce à la meilleure circulation dans les tissus, ils activent les processus de défense de l'organisme. La chaleur stimule le corps pour que celui-ci transforme et décompose les tissus endommagés tout en favorisant l'évacuation des déchets tissulaires de l'interstitium et leur excrétion par les organes d'élimination. La surchauffe oblige le corps à faire travailler son propre système immunitaire, ce qui active ses « vertus d'auto-guérison ». Les organes excréteurs sont assistés par les tisanes curatives appropriées.

Bains de tourbe chauds et humides

Ils sont utilisés en cas d'infertilité, de symptômes liés à la ménopause, de maladies de la vessie et des reins, ainsi que de coliques. Ils peuvent être pratiqués à la fois dans les établissements thermaux et à la maison.

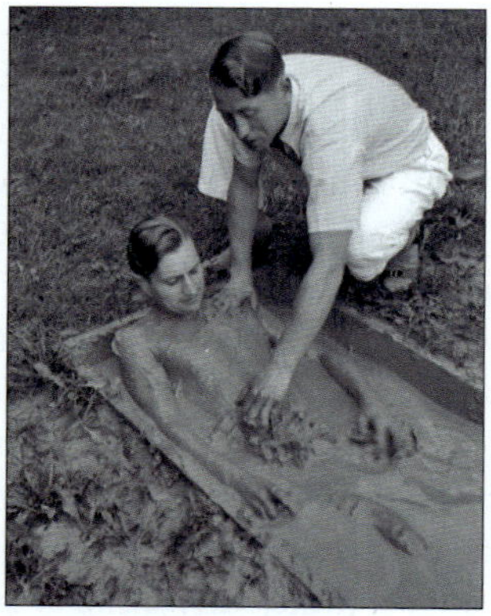

Bain de boue

Récapitulatif des formes de bain			
Forme de bain	Durée	Température en °C	Remarques
Bain surchauffé	3–10 min	40–43	Augmentation du flux sanguin
Bain à température croissante	10–15 min	33–40	Augmentation lente de la température
Bain alterné chaud/froid	5 min dans l'eau chaude 10 s dans l'eau froide	38 Eau du robinet à 18 °C	Commencer par le bain chaud, terminez par le bain froid ou chaud selon la constitution et les symptômes
Bain chaud	10 min.	38	Augmentation du flux sanguin
Bain tempéré	10–20 s	16–22	
Bain froid	5–10 s	Eau du robinet	Stimulant

Du point de vue de la MTE, les maladies chroniques doivent être amenées à l'état « d'acuité légère » par stimulation des défenses immunitaires, afin de pouvoir être complètement guéries dans ce processus. Il s'agit notamment de stimuler la « fièvre intentionnelle », qui déclenche des processus de régulation et active le système immunitaire. Cela se fait en combinant des applications d'eau et de plantes médicinales.

Brosses et lavages, affusions, douches

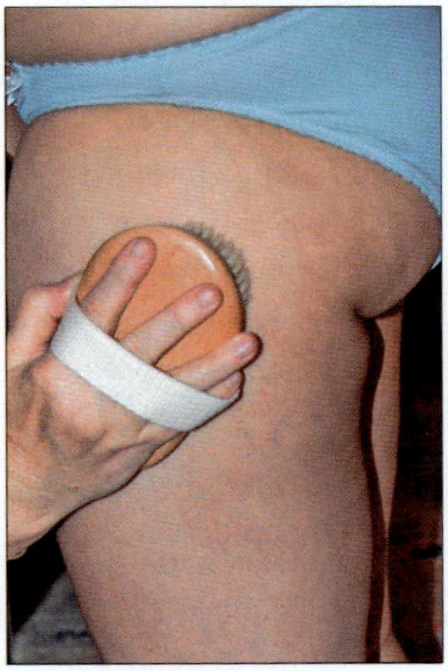

Massage à la brosse sur la cuisse

Les brossages à sec peuvent être effectués avant chaque bain, lavage ou affusion Avec une brosse de massage en poils naturels ou un gant en sisal. Des mouvements circulaires rapides sont effectués de bas en haut (en commençant par le dos du pied) ou de l'extérieur vers l'intérieur (en commençant par le dos de la main vers le cœur), du cou aux épaules, de la poitrine vers le sternum et l'abdomen dans le sens des aiguilles d'une montre. L'amélioration de la circulation sanguine dans les capillaires favorise le drainage lymphatique, l'activité métabolique, la « respiration cutanée » et l'élasticité de la peau. Cela soulage le corps et a un effet réflexe sur les organes internes. Pour favoriser la détoxification, il est ensuite recommandé d'enduire la peau d'une huile adaptée (germe de blé ou sésame), de laisser reposer brièvement, puis de laver à chaud les substances transpirées en les frottant. Il s'ensuit une période de repos de 20 minutes.

Après un massage complet du corps à la brosse, un « drap froid » peut être utile dans le cadre d'une thérapie de détoxification visant à soulager la douleur. Un enveloppement froid du corps entier convient également aux patients dont le foie est entré en « stagnation toxique » avec des sensations de chaleur et de tension pendant le drainage. Pour ce faire, un drap imbibé d'eau froide est enroulé autour des trois quarts du corps du patient, en laissant les bras, le cou et la tête libres. Les reins et l'abdomen ainsi que les pieds ont besoin d'un apport de chaleur et doivent être traités en même temps avec des enveloppements corporels chauds et appropriés. Une bouillotte et des chaussettes sont utilisées comme supports de chaleur. Le patient reste ainsi dans une phase de repos pendant un quart d'heure.

Les lavages froids sont effectués de préférence le matin. Pour ce faire, un gant de toilette en lin ou en éponge est plongé dans de l'eau froide, essoré et frotté sur tout le corps avec des mouvements rapides. Le patient n'est pas séché, mais enveloppé dans un linge et couché dans son lit. Cela aide la circulation sanguine, traite les troubles circulatoires et renforce l'organisme.

Les affusions peuvent être effectuées sur toutes les parties du corps. Les zones à traiter sont rincées à l'eau courante à basse pression froide ou tiède au moyen d'un tuyau de gros volume ou d'un arrosoir. Le jet de l'affusion est dirigé de la périphérie vers le cœur.

Les douches continues ou douches écossaises sont utilisées selon Kneipp pour la relaxation et la stimulation de la circulation sanguine. Les réflexes cuti-viscéraux sont déclenchés par des stimuli thermiques et mécaniques qui stimulent le fonctionnement des organes internes. L'application dure entre 30 minutes et plusieurs heures.

Marche dans l'eau

La marche dans l'eau est probablement la forme la plus ancienne des applications de Kneipp. La baignoire ou le bassin est rempli d'eau froide jusqu'aux mollets. Les pieds et le bas des jambes sont alternativement sortis de l'eau et immergés comme pendant la « marche de la cigogne ». L'eau est essuyée légèrement après 60 secondes. Ensuite, le patient doit marcher rapidement pieds nus sur des pierres ou le sol de la forêt pour réchauffer la plante des pieds.

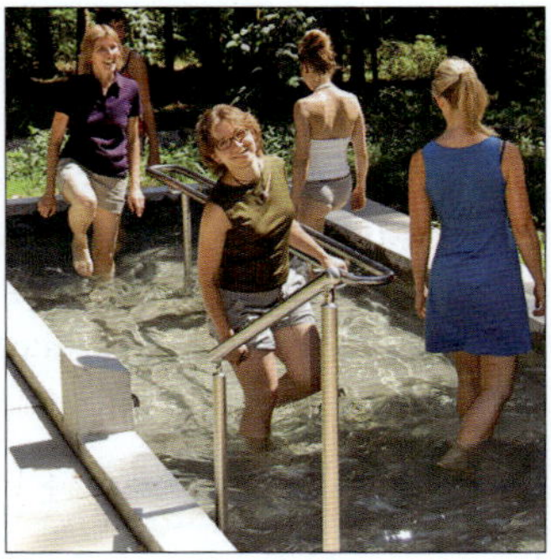

Marche de la cigogne de Kneipp

Marche dans la rosée

Une autre forme de renforcement de l'organisme est la marche dans la rosée matinale. Avec les pieds encore chauds à la sortie du lit, le patient entre dans la prairie humide et couverte de rosée en adoptant la « marche de la cigogne ». Les processus métaboliques sont activés doucement dès le matin, ce qui stimule les processus thermiques, en particulier chez les personnes au tempérament flegmatique ou mélancholique.

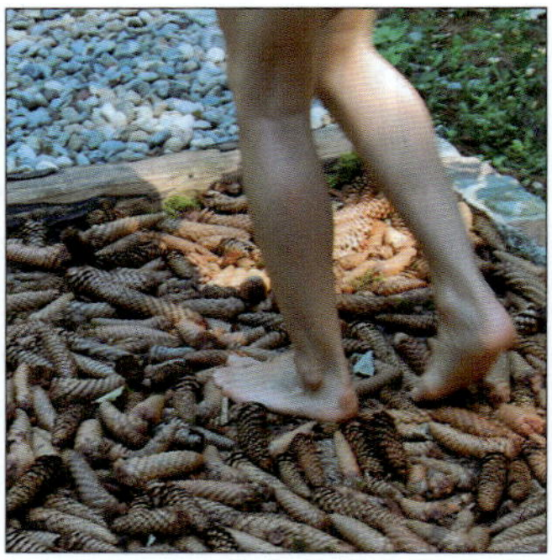

Marcher les pieds nus sur le « sol de la forêt »

Marcher dans la neige, friction à la neige

Les pieds et les mains peuvent être frottés avec de la neige pour obtenir un réchauffement actif durable. Il est particulièrement agréable de piétiner quelques secondes la neige douce et fraîchement tombée. Les pieds sont ensuite brièvement frictionnés, puis emballés dans des chaussettes et des jambières chaudes. Cette méthode est contre-indiquée pour les patients ayant une polyneuropathie[43] ainsi que chez ceux atteints de maladies artérielles occlusives des jambes et des pieds. La marche dans la neige et la friction conviennent bien pour compenser le tempérament glacial du flegmatique ou échauffé du cholérique. La prudence est de mise avec les personnes au tempérament mélancholique en raison de leur qualité humorale froide/sèche ; elles ne sont généralement pas capables de développer de manière

43 Polyneuropathie : les nerfs périphériques (nerfs moteurs, sensoriels et autonomes) sont endommagés en raison de la diminution de l'apport des vaisseaux sanguins et lymphatiques.

réactive la chaleur nécessaire pour se réchauffer. Cela doit, en principe, être considéré pour toutes les applications à froid.

Massage par jet d'eau sous pression

Divers effets peuvent être spécifiquement obtenus avec le massage au jet d'eau sous pression dans le bain chaud en variant la pression et en guidant le jet d'eau vers un point précis. Pour ce faire, des stimuli finement coordonnés sont appliqués au moyen du mouvement, de l'intensité et de la température du jet d'eau, ce qui favorise la circulation sanguine dans les vaisseaux et les tissus ainsi que l'élimination des déchets accumulés. Cela active à son tour le métabolisme tissulaire. Les adhérences et les petites cicatrices dans le tissu conjonctif sont décollées. De plus, la relaxation végétativo-psychique contribue à soulager la douleur. Aujourd'hui, dans de nombreux établissements thermaux et piscines, se trouvent des jets d'eau sous pression pour la relaxation générale.

Sauna et cabanes de sudation

En naturopathie, les saunas et les cabanes de sudation ont non seulement un effet de renforcement de l'organisme et du système immunitaire, mais aussi un caractère rituel dans le sens de nettoyage, de relaxation et de méditation ; ils peuvent faire partie du mode de vie personnel.

Aujourd'hui, le sauna est intégré aux programmes d'entraînement et de relaxation aussi bien dans le bien-être que dans le sport. Après une séance, il est important de se rafraîchir en courant et en respirant l'air frais ou dans un bain d'immersion froid, ainsi que de se reposer pendant 20 minutes entre chacune d'elle. En règle générale, trois séquences consécutives sont considérées comme utiles. Il existe différentes températures d'application et des niveaux divers d'humidité avec ou sans ajout de plantes ou d'huiles essentielles.

Les formes suivantes de saunas et de bains de chaleur sont connues :

- Le « tepidarium romain aux plantes » est une pièce dont la température va jusqu'à 40 °C. Cela réchauffe le corps et agit spécifiquement sur les voies respiratoires et les zones réflexes du pied.
- Le « bio-sauna » (jusqu'à 60 °C) protège la circulation et aide à l'élimination des toxines par la peau tempérée.
- Le « sauna suédois » (jusqu'à 90 °C) stimule l'excrétion des produits métaboliques finaux et donc le système immunitaire par une forte transpiration.
- Le « sauna turc » avec beaucoup de vapeur accélère la transpiration et convient à l'inhalation de la vapeur produite par l'arrosage des pierres.
- Voici une sélection d'additifs de sauna à base de plantes : épicéa, eucalyptus, fleurs de foin, camomille, lavande, romarin, sauge, roses. Ces plantes interviennent sous forme d'infusion ou d'huiles essentielles, seules ou mélangées, pour arroser les pierres du sauna et produire de la vapeur.

Sauna infrarouge

Le sauna infrarouge est une combinaison de sauna et de luminothérapie. La surchauffe due à l'influence de la lumière est un stimulus pour les tissus profonds.

De cette manière, la stase chronique des tissus froids[44] est réchauffée et le tissu interstitiel est stimulé pour réguler et excréter les substances nocives. Les traitements infrarouges sont particulièrement utiles pour les maladies chroniques et aiguës des sinus paranasaux, les catarrhes bronchiques et les maladies pulmonaires. Les rayonnements infrarouges sur la colonne vertébrale agissent sur toutes les zones liées par réflexe aux organes internes.

Principales règles de l'hydrothérapie :

- Pas d'applications d'eau froide ou d'enveloppements froids sur un corps froid ou en sous-poids.
- Réchauffement des parties du corps par une augmentation lente et progressive de la température de l'eau. Exception de Kneipp pour avoir les membres chauds : friction des pieds et des mains froids avec de la neige
- Les membres ou surfaces corporelles tièdes et chauds réagissent souvent très bien aux applications froides telles que l'affusion flash, les lavages et les frictions.
- Les mains et les pieds froids sont réchauffés avec un bain de mains et de pieds ascendant. L'effet est renforcé par la consommation simultanée d'une infusion chaude (p. ex. verveine) et contribue à l'activation de la chaleur interne.
- Lors de chaque application d'eau, l'état du moment et la situation constitutionnelle du patient doivent être pris en compte.
- Pas de règle sans exception : le traitement doit être adapté à l'état individuel du patient.
- En cas de sensations corporelles telles que nausées, maux de tête, palpitations cardiaques, fatigue excessive, il faut éviter les grandes différences de température.

15.3. Les traitements par inhalation : l'aérosolthérapie

Thérapie par inhalation de parfums et de sels

Pour la thérapie par inhalation quotidienne, qui est utilisée par exemple dans le cas de la fibrose cystique (mucoviscidose) ou de l'asthme bronchique, il est nécessaire d'avoir un dispositif d'inhalation qui permette aux principes actifs de pénétrer jusque dans les alvéoles. Ces appareils fonctionnent soit avec de la vapeur d'eau, soit ils créent un brouillard

44 Les stases tissulaires sont des congestions des « liquides tissulaires » tels que le liquide lymphatique, y compris l'acide lactique, les « déchets », etc.

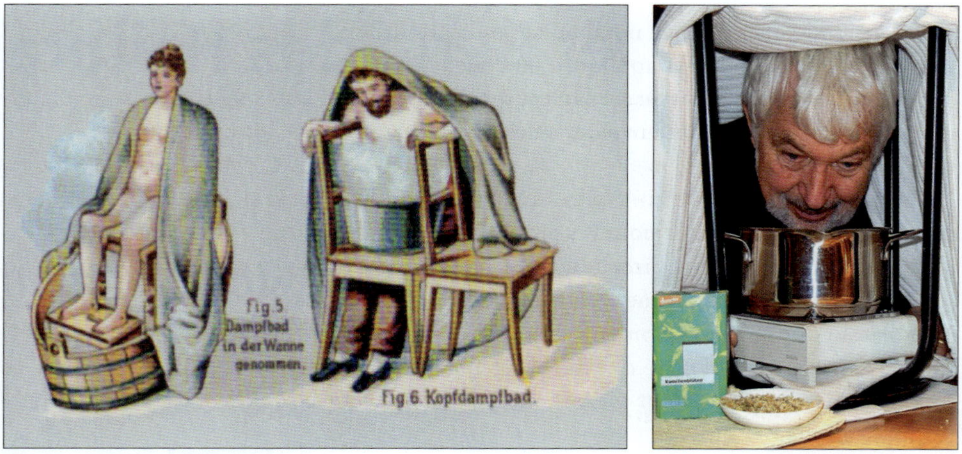

Bains de vapeur d'hier et d'aujourd'hui

froid grâce auquel les remèdes qui y sont dissous pénètrent dans le réseau capillaire des alvéoles pulmonaires. Celles-ci sont humidifiées tout en étant stimulées et en régulant elles-mêmes leurs sécrétions.

Les vapeurs chaudes peuvent également être pratiquées à la maison sans appareil spécial en cas de rhume. Il suffit d'avoir un récipient contenant de l'eau bouillante, des additifs à base de plantes (p. ex. des fleurs de sureau ou de camomille) et une grande serviette en lin ou en tissu éponge, placée sur la tête et le récipient afin que la vapeur puisse être dirigée vers la zone du visage pendant l'inhalation.

Dans l'aérosolthérapie, les eaux médicinales sont nébulisées et inhalées avec les médicaments qui y sont dissous. L'objectif est d'humidifier, de décongestionner les muqueuses et de dégager les sécrétions de l'espace nasal, pharyngé et bronchique.

15.4. Les différentes couches du sol et la lithothérapie

Extrait de la description du produit de la terre médicinale « Luvos », sur un produit fabriqué à partir de roche de Loess :

« Parmi les quatre éléments de l'Antiquité terre, eau, aire et feu, c'est surtout la terre qui a connu une renaissance en tant que principe thérapeutique dans la naturopathie du XIXe siècle et qui est un élément indispensable de l'arsenal thérapeutique du naturopathe, même au début de la deuxième décennie du deuxième millénaire. » (Adolf Just)

Les péloïdes (du grec πέλος (pelos) = boue et είδος (eídos = forme) sont des tampons, des applications externes ou des bains contenant des préparations à base de calcaire, de craie ou de tourbe. Le péloïde le plus célèbre est certainement l'application de fango, à partir de boue minérale d'origine volcanique. L'argile en prise interne et ses applications externes sont recommandées pour de nombreuses indications. En usage externe, l'argile est appliquée en couche épaisse directement sur les parties du corps à traiter. Ainsi, l'effet est plus efficace qu'avec les enveloppements réalisés avec un mélange aqueux d'argile.

Les indications sont multiples. En utilisation externe, elles sont prescrites pour les problèmes digestifs, les troubles cardiaques et circulatoires, les maladies de l'appareil locomoteur, du métabolismes et de la peau, mais aussi pour la prévention en général et en rééducation. L'expérience a montré que la thérapie par l'argile fonctionne particulièrement bien en combinaison avec les applications Kneipp.

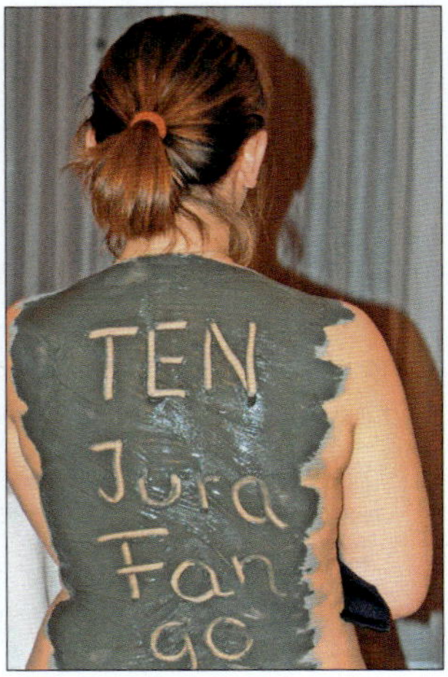

Application de boue sur le dos

Terre médicinale Loess

Adolf Just[45] a également recommandé le loess pour un usage interne et s'en est servi, avec grand succès, pour la première fois dans son sanatorium Jungborn, fondé en 1886.

L'Aion-A d'Emma Kunz[46], guérisseuse, chercheuse et artiste de Würenlos, bien connue en Suisse et au-delà des frontières, est l'une des roches médicinales qui peut être administrée par voie externe sous forme d'applications froides ou chaudes.

15.5. L'électricité et le son dans la thérapie biophysique

Électrothérapie et thérapie par les ultrasons

Les applications biophysiques en naturopathie, en particulier l'électrothérapie, ont évolué ces dernières années avec l'utilisation d'équipements médicaux modernes. Cela se traduit par certains « aspects high-tech » tels que des baignoires spéciales, des diodes et une facilité d'utilisation pour le thérapeute. L'électrothérapie est rarement utilisée dans le cabinet d'un naturopathe en MTE conventionnel. Elle est proposée au patient principalement dans les cliniques biologiques et naturopathiques et pendant les cures de réadaptation. La thérapie par les ultrasons et l'électrothérapie est également pratiquée en soins infirmiers et en physiothérapie.

Par souci d'exhaustivité, les domaines d'application et les possibilités de ces formes de thérapie sont brièvement décrits ici.

45 Adolf Just, 1859–1936, libraire et naturopathe, Jungborn-Eckerttal dans les montagnes du Harz, Allemagne

46 Emma Kunz, née en 1892 à Brittnau AG, décédée en 1963 à Waldstatt AR, a trouvé la roche médicinale de la grotte de Würenlos.

En *électrothérapie*, des impulsions de courant de basse et moyenne fréquence sont utilisées. La mécanothérapie avec effet de massage par microvibrations à haute fréquence agit dans un bain d'eau ou d'huile-eau. Ces thérapies servent à soulager la douleur, stimuler la circulation sanguine et tonifier ou apaiser les muscles. Les deux formes ont un effet anti-inflammatoire, elles favorisent l'absorption et peuvent également stimuler le tissu conjonctif, activer les tendons et les ligaments, renforcer les muscles et réguler leur tonus.

La thermothérapie par ultrasons sert à améliorer la circulation sanguine, le métabolisme et le réchauffement des tissus plus profonds.

Les possibilités et les mesures de l'électrothérapie sont :

1. Les courants galvaniques constants utilisant des impulsions de courant telles que des courants d'interférence, dynamiques ou alternatifs à moyenne fréquence.
2. Les courants de stimulation selon des paramètres définis qui sont utilisés pour le traitement de la paralysie en cas de lésions nerveuses avec un pronostic de réversibilité.
3. Le bain Stanger : un bain hydroélectrique avec des électrodes fixées sur les parois latérales de la baignoire de traitement et par lequel le corps est immergé complètement ou aux trois quarts. Les électrodes font circuler le courant continu à travers le bain d'eau chaude, dont la baignoire est remplie avec 500 à 600 litres d'eau. Le courant galvanique, qui circule sans impulsion spéciale, traverse le corps du patient. Afin d'augmenter la conductivité de l'eau, des ingrédients médicinaux tels que des additifs de bain contenant des tanins (notamment de l'écorce de chêne) ou des sels sont ajoutés au bain Stanger. Cela augmente le tonus ou réduit la tension musculaire excessive. Un bain Stanger aide les personnes souffrant de troubles rhumatismaux et neurologiques, de sciatique, de maladies vasculaires, d'états post-traumatiques, après une intervention chirurgicale ou de problèmes liés à la ménopause.

15.6. Balnéothérapie et climatothérapie

La balnéothérapie et la climatothérapie sont des domaines importants de la médecine biophysique connus pour leurs effets curatifs (lat. « Balneum » = fr. « bains »). Le changement de conditions climatiques, comme un séjour de cure à la mer ou en montagne, mais aussi l'inhalation de gaz curatifs font partie de la climatothérapie.

Les protocoles thérapeutiques mentionnés sont souvent accompagnés de cures d'eau médicinale. Ces séjours signifient toujours pour le patient une rupture avec la vie quotidienne et un « changement de décor », ce qui soutient judicieusement l'effet réorganisant de chaque thérapie.

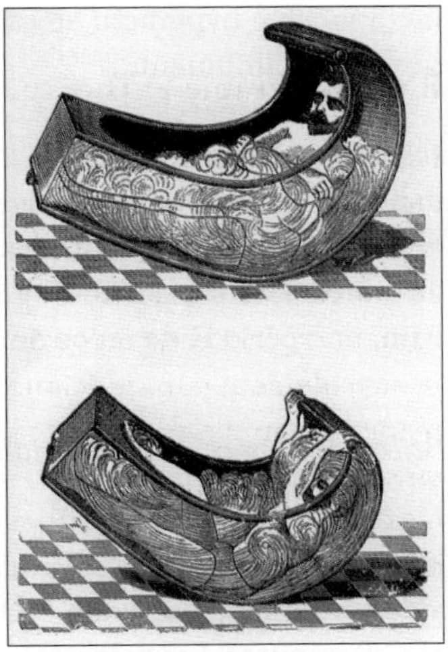

L'ancienne Wellenbadschaukel, (baignoire à bascule actionnée par la force musculaire)

Grottes et galeries thérapeutiques (spéléothérapie)

Une forme particulière de climatothérapie est la spéléothérapie. Elle a été récemment redécouverte et est utilisée avec beaucoup de succès contre les maladies respiratoires chroniques (p. ex. causées par les acariens, le pollen et d'autres allergènes). Les personnes malades profitent du pouvoir de guérison du climat peu irritant, lors de cures de repos de plusieurs heures dans des grottes et des galeries thérapeutiques.

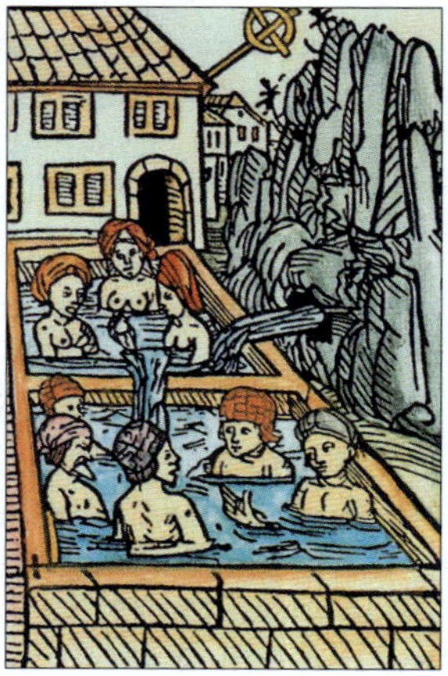

Bain minéral. (Gravure sur bois de J.J. Huggelin « Von heilsamen Bädern des Teutschenlands » [des bains curatifs en Allemagne], Mühlhausen, 1559)

Formes particulières de bains en balnéothérapie et climatothérapie

De nombreuses eaux minérales et médicinales sont riches en microminéraux tels que la silice, le sélénium et le soufre, qui sont absorbés par la peau et déploient ainsi leur effet curatif. L'eau et l'air des différents établissements thermaux possèdent des propriétés spécifiques selon la région et la nature du sol.

Sources acides et bains de gaz carbonique

L'eau de source naturelle utilisée provient des couches profondes de la Terre et s'enrichit en gaz carbonique en remontant vers la surface. Cependant, l'acide carbonique artificiel peut également être ajouté à de l'eau normale comme un agent thérapeutique. La quantité optimale à ajouter est d'environ 1200 mg de CO_2 par litre d'eau. Pendant le bain, un métabolisme hyperactif se calme et la conduction du système nerveux et la fréquence cardiaque diminuent.

Les plaies mal cicatrisées, les brûlures, l'hypertension artérielle et les troubles psychosomatiques peuvent être soulagés par un bain de gaz carbonique. Le patient est allongé dans le bassin ou dans la baignoire en bougeant le moins possible. La tête doit dépasser du bord du bassin afin que les vapeurs ne soient pas inhalées en permanence. La durée du traitement est de 20–30 minutes, la température de l'eau est de 32–34 °C. Après le bain, une période de repos de 60 minutes doit être respectée.

Bains de soufre pour les maladies de la peau

L'eau utilisée ici contient des substances telles que les hydrosulfures, les thiosulfates, le soufre colloïdal et le sulfure d'hydrogène. Les bains partiels ou complets sont utilisés à des fins thérapeutiques. Sa température est de 37–39 °C et ne doit pas durer plus de 15–20 minutes. Les bains de soufre sont recommandés pour le soulagement des maladies dégénératives et subaiguës, ainsi que pour des affections articulaires inflammatoires chroniques, des maladies de la peau telles que la dermatite atopique, le psoriasis et l'eczéma persistant. Le soufre a un effet desséchant. Par conséquent, la peau doit ensuite être traitée avec une lotion appropriée. Les bains de soufre ne sont pas recommandés en cas de lésions cutanées ouvertes, d'allergie à l'un des ingrédients, pendant la grossesse et l'allaitement ou en cas de maladies tumorales malignes. Notez également que cette substance décolore les maillots de bain.

Bains de sel et d'iode

La climatothérapie et la balnéothérapie comprennent également des séjours à la mer et dans des eaux salines[47], qui atténuent les allergies. L'ensoleillement local contribue également à la détente générale.

Les traitements en bord de mer et plus particulièrement au bord de la mer Morte sont recommandés en cas de maladies de peau difficiles à traiter, d'affectations chroniques des voies respiratoires et des poumons. Les bains d'eaux salées ou de saumure ont toujours été prescrits dans la MTE lors de troubles dermatologiques ainsi que pour la détoxification. Un bain de saumure contient jusqu'à 30 % de sel dissous. Il élimine les toxines de la peau par osmose et favorise la circulation sanguine et la transpiration.

On se baigne dans l'eau salée entre 15 et 20 minutes. Le climat dans la salle de bain doit être principalement sec. La vapeur qui monte à 38 °C a des effets mucolytiques et anti-inflammatoires ; elle favorise notamment la circulation sanguine dans les bronches et apaise les voies respiratoires irritées et spastiques. Le bain exerce un effet relaxant sur l'ensemble de l'organisme et contribue ainsi au bien-être intégral. Les bains d'eau salée sont également utilisés avec succès lors de troubles psychosomatiques, du sommeil et de la concentration ; ils soulagent troubles de la peau et du métabolisme, du tractus uro-génital et rhumatismaux ainsi que les problèmes digestifs.

Bains d'iode

Les bains d'iode et les eaux iodées pour les cures de boisson thermale servent à traiter les états de carence en iode. De plus, les bains de iode stimulent le tissu conjonctif, ont un effet antithrombotique et expectorant par vasodilatation. Ils sont détoxifiants, hypotenseur, et sont donc utilisés pour les troubles circulatoires artériels tels que l'artériosclérose. Se baigner dans de l'eau iodée améliore le système immunitaire et aide à réduire le stress. Cette substance est également décrite comme le « lait de la vieillesse »; l'iode est indispensable à la formation des hormones thyroïdiennes et favorise leur production. En cas d'hyperthyroïdie existante, les bains d'iode sont contre-indiqués !

Des additifs sont disponibles dans le commerce et peuvent être ajoutés dans les bains de saumure et d'iode, qui peuvent être pris à la maison ou dans un établissement professionnel approprié. Les bains de permanganate de potassium interviennent seulement en tant que bains partiels en cas de maladies fongiques et d'infections bactériennes de plaies mal cicatrisées. Ils sont donc salutaires lors de mycoses du pied et d'ulcères au bas des jambes. Le permanganate de potassium peut être acheté dans n'importe quelle

47 du latin sal = sel

pharmacie sous forme de granulés. Il suffit par exemple de dissoudre 5 grains par bain de pieds, ce qui colore intensément l'eau en violet. Ce colorant fait virer la peau au jaune brun après quelques utilisations ; cela est totalement inoffensif et la couleur de la peau revient, par la suite, à la normale.

Cures de boisson avec des eaux médicinales et souterraines

Les eaux médicinales et les eaux souterraines sont utilisées comme cure de boisson pour les applications internes. L'eau est bue additionnée de fango ou de boue, de limon, d'argile et de loess , cette combinaison ayant fait ses preuves en balnéothérapie jusqu'à aujourd'hui.

Le tableau suivant répertorie une sélection d'eaux médicinales qui sont consommées sous forme de cure pour soigner diverses maladies et affections :

Eaux avec bicarbonate de sodium	Influencent la diathèse acide et agissent contre le diabète et la formation de calculs de toutes sortes
Eaux avec hydrogénocarbonate	Stimulent la sécrétion gastrique par des stimuli d'étirement, agissent sur le péristaltisme gastrique et intestinal
Eaux avec hydrogénocarbonate, calcium et magnésium	Agissent en cas d'inflammation du tractus gastro-intestinal, préviennent la formation de cristaux d'oxalate de calcium et éliminent les calculs rénaux
Eaux sulfatées	Sentent fortement les « œufs pourris » et ont un effet laxatif. Elles aident en cas de troubles de la flore intestinale, de constipation et de problèmes de côlon irritable. En outre, elles réduisent les niveaux élevés de cholestérol et sont également utilisées en cas de calculs de phosphate de calcium
Eaux ferrugineuses	Préviennent les anémies ferriprives et couvrent les besoins accrus en fer, p. ex. en cas de grossesse, de saignements menstruels abondants ou après une intervention chirurgicale
(Source : Schmiedel, Volker/Augustin, Matthias : Handbuch Naturheilkunde, Haug Verlag, Heidelberg 1997)	

Les cures de boisson isolées ne sont pas une forme de thérapie suffisante pour soigner les maladies. Elles doivent être considérées avant tout comme une mesure de prévention ou d'accompagnement.

15.7. Luminothérapie et photothérapie

Héliothérapie : bain de soleil, soleil d'altitude

L'héliothérapie[48], c'est-à-dire l'utilisation thérapeutique de la lumière naturelle du soleil, est souvent utilisée en combinaison avec la balnéothérapie et la climatothérapie.

La lumière est d'une importance vitale pour l'homme. Elle stimule, par exemple, la production d'hormones par l'hypophyse. Le nombre de lux nécessaires (l'unité de mesure

48 Du grec Helios = Soleil

de la luminosité est le lux) est capté par les yeux et transmis sous forme d'impulsions de stimulation. Goethe demanda « Plus de lumière » sur son lit de mort. La lumière est la vie.

Les recherches du professeur Fritz Albert Popp ont également démontré que la lumière sous forme de biophotons[49] transportait des informations au sein des organismes vivants. Non seulement les cellules du corps humain communiquent au moyen de photons, mais la qualité des aliments est également transmise, par leurs biais, à l'organisme. Les fruits et les légumes et aussi les plantes médicinales, produisent et stockent des biophotons et les transmettent aux cellules humaines. Il s'agit donc d'un principe d'action important des plantes médicinales.

Dans son livre « Biophotonen », Popp ouvre de nouveaux horizons en médecine avec l'application thérapeutique de stimuli lumineux. Un fait intéressant à cet égard est que les aliments produits en hors-sol « puisent » l'énergie lumineuse du corps. Des études pratiques ont montré que les symptômes des patients souffrant de dépression et de maladies de la peau dépendants de la lumière changent positivement en peu de temps s'ils mangent ou sont traités avec des médicaments et des aliments spéciaux émettant de la lumière.

Pour pouvoir transformer la vitamine D, importante pour la structure de la peau et des os, depuis son précurseur, le cholécalciférol, en sa forme active (calcitriol), il faut suivre le rythme journalier de la lumière naturelle du soleil. De nombreux autres processus métaboliques, le rythme du sommeil et les performances du système immunitaire dépendent également de la lumière.

Notre époque est marquée par des exigences de performances constantes et des stimuli continus. Nos organes sensoriels, en particulier les yeux et la peau, sont ainsi exposés à une surstimulation. C'est pourquoi, en balnéo-photothérapie, les phases de repos intermédiaires contribuent au succès du traitement.

La lumière du soleil se compose de deux types de fréquences de rayonnement ultraviolet, un mélange de lumière UV-A et UV-B. Leur intensité dépend de la position du Soleil, des cycles diurnes et saisonniers, de la couverture nuageuse et de la pureté de l'air.

Aujourd'hui, la luminothérapie utilise souvent des sources lumineuses artificielles pour aider les patients atteints de maladies de peau ou de dépression saisonnière pendant les périodes de faible luminosité. Ils sont traités par une combinaison d'agents sensibilisants à la lumière, appelés psoralènes, et par irradiation à la lumière UV-A (thérapie PUVA). Cela peut être fait en alternance avec des bains de saumure (p. ex. en cas de psoriasis sévère et de dépression photo-dépendante).

Il est recommandé d'utiliser la luminothérapie avec prudence chez les personnes souffrant d'allergie à la lumière (lucite), à peau très claire et aux cheveux blonds ou roux. Il en va de même lors de la prise ou de l'utilisation de certains médicaments à base de plantes médicinales, aussi bien pour les produits finis que pour les huiles artisanales (p. ex. le millepertuis). Cependant, leur effet photosensibilisant n'est vraiment important que pour les préparations dont la teneur en hypéricine a été concentrée au-delà de la teneur naturelle de la plante (environ 30 mg/100 grammes du remède).

---

49 Selon Albert Popp, les biophotons sont des ondes électromagnétiques dans les cellules et les groupes de cellules, qui se traduisent par l'émission d'un rayonnement photonique « ultra-faible ». Ce phénomène est présent chez tous les êtres vivants.

15.8. Infrathérapie/Thérapie infrarouge, thérapie par la chaleur

Thermothérapie par la chaleur rayonnante

Les lampes chauffantes à lumière rouge sont utilisées pour le chauffage ciblé de certaines zones du corps, par exemple en cas de catarrhes des sinus nasaux ainsi que pour les affections rénales et abdominales. Chez les nourrissons qui développent une jaunisse temporaire après la naissance, causée par la dégradation accrue des érythrocytes devenus superflus, l'exposition aux rayons UV peut accélérer la désintégration et l'élimination de la bilirubine. L'exposition des seins à la lumière rouge peut faciliter l'allaitement des femmes en couches, car la chaleur favorise l'écoulement du lait.

Dans certaines formes de thérapies, la lumière est utilisée avec des couleurs et des spectres de couleurs différents, souvent sur des points ou des régions spécifiques. La chromoponcture selon Peter Mandel, qui fait partie de la médecine ésogétique[50], suppose que l'énergie vibratoire est absorbée par la peau et transmise à l'intérieur du corps, ce qui se produit de manière particulièrement intense avec les points d'acupuncture. Les vibrations de la lumière colorée affectent le système énergétique et les propres vibrations des cellules du corps. L'émission des biophotons peut être visualisée par la photographie Kirlian.

Balnéo-photothérapie

Les combinaisons de bains médicaux et de rayons UV pour le traitement de maladies cutanées telles que la dermatite atopique ou le psoriasis sont très efficaces. Comme décrit ci-dessus, une solution saline concentrée est ajoutée au bain, ce qui élimine les substances nocives de la peau et la rend plus sensible à la lumière. De nouvelles cellules de l'épiderme peuvent être reconstituées après une exposition thérapeutique aux rayons UV dans la gamme d'ondes naturelle.

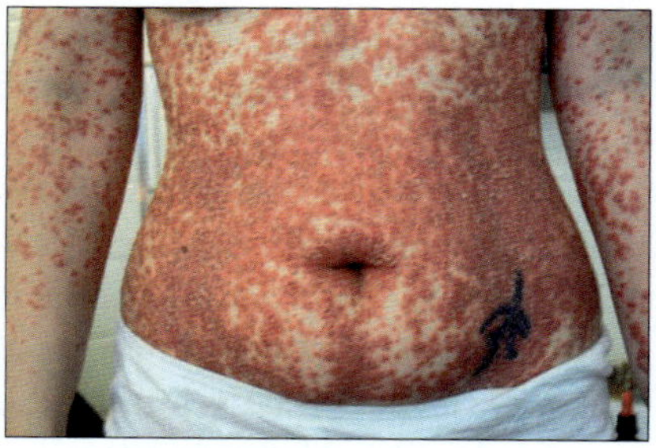

Psoriasis

15.9. Kinésithérapie

L'application holistique des thérapies biophysiques intègre les protocoles axés sur le mouvement et le corps dans le concept thérapeutique.

L'exercice corporel ciblé exerce une influence sur l'ensemble de l'organisme. Le mouvement est utilisé pour soulager et guérir de nombreux symptômes et tableaux cliniques ;

50 La médecine ésogétique est la fusion empirique des connaissances de la médecine, de la science et de la philosophie.

il a un effet de prévention et de réadaptation. Des séquences systématiques de mouvements répétitifs en coordination avec d'autres thérapies biophysiques entraînent une augmentation de la performance et du bien-être physique et mental.

Le bon niveau de tension et de relaxation est la base de la coordination des mouvements. Un muscle tendu perturbe d'autres groupes musculaires et modifie la posture.

Un problème majeur dans la thérapie par l'exercice est le surpoids (obésité). Comme il ne peut pas être réduit du jour au lendemain, d'autres facteurs tels que l'alimentation, le nettoyage intestinal, la stimulation de l'excrétion des métabolites etc. doivent être pris en compte en plus de l'exercice.

Les programmes d'entraînement n'ont de sens que s'ils sont dosés et contrôlés individuellement. Même un succès partiel améliore considérablement la situation personnelle et motive le patient à continuer. L'entraînement signifie une montée en intensité lente, régulière et croissante jusqu'au niveau optimal. À l'heure actuelle, une partie de la population se vante de performances sportives extrêmes, qui n'ont plus rien à voir avec une santé normale. D'autres personnes entendent par sport « l'exercice thérapeutique passif en position affalée sur son canapé » ou l'admiration de leurs idoles sportives devant la télévision ou dans les stades. Trouver un juste milieu entre ces extrêmes est nécessaire pour un mode de vie sain, que la personne concernée peut adopter non pas temporairement, mais de façon permanente. En plus de l'exercice physique, des techniques de relaxation ciblées telles que le training autogène, l'entraînement méditatif des organes par le yoga, le biofeedback, etc. peuvent également favoriser la santé.

Forces statiques et dynamiques

Des forces statiques et dynamiques sont impliquées dans les mouvements du corps. Son équilibre statique résulte de l'interaction de l'appareil osseux passif (comme les os squelettiques et les articulations) avec l'appareil locomoteur actif des muscles, des tendons et des ligaments. Les adaptations microdynamiques des cellules, mais aussi de petites « réparations dans les tissus » (p. ex. en cas de douleurs musculaires) modifient constamment la statique du corps.

La force dynamique du corps résulte de l'action du mouvement musculaire sur le squelette. L'activation de la dynamique par des mouvements actifs et passifs permet de développer des groupes musculaires hypotrophiques et hypoplasiques, ce qui est nécessaire, par exemple, après une longue période d'immobilisation plâtrée d'un membre, mais aussi dans le cadre d'une rééducation après une maladie grave. L'exercice quotidien augmente le nombre des mitochondries dans les cellules et constitue la masse musculaire. Il a également un effet positif sur l'augmentation de la production de neurotransmetteurs, ce qui augmente l'activité synaptique et la production des cellules nerveuses et donc enfin la capacité à résister au stress. L'augmentation régulière de force dynamique stabilise la structure osseuse, soutient la formation du cartilage articulaire, stabilise les ligaments et les fibres tendineuses.

La capacité d'adaptation de l'organisme, la souplesse et l'agilité du corps sont influencées par des facteurs complexes, en fonction du métabolisme et des possibilités de traitement des stimuli. La souplesse de la personne est travaillée par un entraînement actif ciblé de la musculature, la sollicitation des tendons et le jeu des articulations.

La coordination montre l'interaction des muscles avec les tendons, les ligaments, les articulations et le système nerveux central lors d'un mouvement. L'interaction élégante de ces facteurs influence l'ensemble de l'activité métabolique de l'organisme.

Capacité d'endurance

Il y a plusieurs aspects à considérer pour une endurance optimale. La masse musculaire existante, le potentiel énergétique, l'apport énergétique pendant la phase aérobie et la phase anaérobie de la cellule, la capacité à coordonner les mouvements statiques et dynamiques et enfin l'adaptation du métabolisme interstitiel.

Un mouvement adéquat marqué par une coordination optimale et associé à la respiration :
- Façonne visiblement le corps,
- Donne une qualité de vie correspondante,
- Maintient l'organisme dans un état d'équilibre grâce à la « mobilité interne et externe »[51],
- Augmente la résilience et la flexibilité physique et mentale à tous les « niveaux de l'être » et de son dynamisme.

Pour entraîner le corps, la fréquence, la durée et l'intensité de l'exercice doivent être coordonnées. Le niveau de performance individuel, la situation constitutionnelle et l'évolution de la maladie sont déterminants. Pour rester en santé à long terme, l'activité corporelle est nécessaire et est donc considérée comme un stimulus essentiel de tous les processus complexes du métabolisme et de la respiration.

Maladies résultant d'un manque d'activité physique au quotidien ou d'une mobilité réduite sur une certaine période :
- Appareil locomoteur, p. ex. ostéoporose
- Système nerveux, p. ex. troubles moteurs
- Troubles du système digestif, p. ex. dyspepsie, constipation, hémorroïdes
- Maladies respiratoires, p. ex. mucoviscidose
- Troubles fonctionnels, p. ex. syndrome cardiaque hyperkinétique
- Troubles circulatoires, p. ex. troubles de la circulation sanguine de type insuffisance veineuse
- Troubles de la ménopause, troubles menstruels
- Douleur, insomnie

Le mouvement doit être intégré à la vie quotidienne. Cela peut se faire en faisant du vélo,

51 L'état d'équilibre désigne l'état du corps dans lequel les humeurs sont de bonne qualité et où le flux des humeurs nutritives et « clarifiantes » est équilibré.

en montant les escaliers et en pratiquant du sport. L'exercice réduit les conséquences du stress, qui se manifestent par exemple sous la forme de tensions, de migraines, d'irritabilité et de colère.

En cas de manque d'exercice, des symptômes de stress tels que l'agressivité, la mélancolie et les sautes d'humeur dépressives peuvent aussi survenir. Le mouvement est également utile ici.

Contre-indications à la thérapie par l'exercice :

- Processus inflammatoires aigus tels que les infections grippales, les infections respiratoires avec fièvre, les rhumatismes fébriles
- Inflammation cardiaque, capacité de pompage du cœur limitée (insuffisance)
- Hyperthyroïdie
- Handicaps douloureux sévères dans le domaine orthopédique
- Stade final de nombreuses maladies

Il convient également de mentionner les derniers développements en matière de thérapie par l'exercice passif, tels que l'atlaslogie, l'ostéopathie, la chiropraxie ou la thérapie craniosacrale, qui ont trouvé leur place dans la pratique médicale au sein de l'espace européen.

En outre, les techniques de mouvement et de respiration ainsi que les formes de thérapies telles que la thérapie respiratoire biosomadynamique, la technique Alexander, le yoga et la méthode Feldenkrais sont appropriées pour calmer le corps, l'âme et l'esprit avec des mouvements lents.

Faire de l'exercice et le plein d'oxygène dans la nature

La respiration consciente et l'exercice à l'air frais, si possible à l'extérieur, sont les meilleurs moyens naturels d'absorber l'oxygène dans le corps. La marche rapide, la respiration profonde concentrée ou le vélo peuvent augmenter la teneur en oxygène et améliorer les qualités humorales et les propriétés de fluidité du sang. Les patients ayant des problèmes circulatoires devraient commencer à s'entraîner progressivement. Chez les patients souffrant d'anémie, ce trouble doit d'abord être traité, car une activité physique et une respiration excessives entraînent rapidement des signes de fatigue et des problèmes circulatoires.

Une forme moderne d'oxygénation par le mouvement est de sauter sur un mini-trampoline. Il est ainsi possible de combiner un mouvement régulier, fenêtre ouverte, et une respiration consciente.

Divers traitements avec un masque d'inhalation d'oxygène sur vélo stationnaire (ergomètre) sont maintenant offerts en clinique. L'oxygène en bouteille est administré par un masque ou un tube nasal en cas d'insuffisance cardiaque, de troubles circulatoires artériels, de bronchopneumopathie chronique obstructive[52] (BPCO) ou également en gériatrie pour soutenir les fonctions cérébrales, ainsi qu'avant et après une intervention chirurgicale.

52 Obstructif : déplacé par des spasmes et beaucoup de mucus visqueux

CHAPITRE 16

THÉRAPIES MANUELLES

Friedemann Garvelmann

16.1. Introduction

Les méthodes de thérapies manuelles sont des applications par lesquelles le thérapeute « travaille avec ses mains » directement sur le patient ; il peut aussi se servir de ses doigts, son avant-bras et ses coudes si cela est nécessaire. Des appareils simples et d'autres instruments peuvent également être utilisés.

Il n'est pas toujours possible de distinguer clairement les thérapies physiques des méthodes de dérivation et d'évacuation. Ainsi, elles se combinent et se complètent toutes parfaitement dans la pratique quotidienne et l'on y recourt donc souvent.

Les preuves archéologiques de l'utilisation de techniques de traitement manuel et de massage remontent à plus de 5 000 ans. Hippocrate de Kos (460–375 av. J.-C.) décrivait déjà la colonne vertébrale comme un élément central d'où partent les maladies, mais sur lequel peuvent également se manifester les effets d'autres maladies. Ainsi, il reconnaissait déjà les principes de base de la théorie actuelle sur l'existence d'interactions liées aux réflexes dans l'organisme, qui constituent la base et le principe d'action de toutes les applications manuelles.

Comme *centre organique* de la plupart des applications thérapeutiques manuelles, on recense le bassin, la colonne vertébrale et enfin, les articulations de la tête et de la mâchoire. Mais toutes les autres articulations avec la musculature correspondante, ainsi que l'appareil tendineux et ligamentaire qui en fait partie, peuvent également être traitées de cette manière.

Le *centre fonctionnel* de la thérapie manuelle réside dans l'équilibre statique du bassin et de la colonne vertébrale. Il est le fruit de mécanismes complexes de régulation et est perçu dans le modèle de pensée de la médecine actuelle comme une performance accomplie par le système nerveux. La MTE au contraire, le comprend comme le résultat des principes de régulation énergétique déjà décrits à plusieurs reprises dans ce livre. Bien que ces deux modèles de travail soient généralement combinés dans la thérapie manuelle actuelle au sens de la MTE, ils doivent être strictement dissociés lors du diagnostic et de l'anamnèse.

Étant donné que les aspects fonctionnels sont en principe au premier plan dans la MTE, le diagnostic et le traitement qui en résultent se concentreront principalement sur les anomalies fonctionnelles :

– Anomalie par rapport aux schémas de mouvements physiologiques
– Hypertension ou hypotension des muscles importants sur le plan fonctionnel (paravertébral, chaînes musculaires, etc.)
– Type de douleur
– Hyperthermie ou hypothermie
– Symptômes de dysrégulation végétative sur la partie du corps concernée (sueur, chair de poule, dermographisme, etc.)

Ces phénomènes sont généralement interprétés par la médecine conventionnelle comme des perturbations des arcs réflexes neuronaux, tandis que la MTE les considère comme des troubles pathogènes de l'équilibre des humeurs. En conséquence, l'explication concernant les mécanismes d'action des thérapies manuelles se distingue selon les différents systèmes médicaux en vigueur.

Comme pour d'autres maladies, les modifications organiques du système musculosquelettique, que l'imagerie médicale parvient à représenter de plus en plus parfaitement, sont généralement interprétées dans la MTE comme le résultat secondaire d'une perturbation de l'équilibre des humeurs qui existe depuis longtemps. Cela signifie concrètement que les troubles nutritionnels (= pathologie de l'humidité) et du tonus tissulaire (= pathologie de la chaleur) sont considérés comme la base physiopathologique du développement de modifications tissulaires dégénératives (arthrose, spondylose, dégénérescence discale, calcifications, etc.) et des symptômes associés – et non l'inverse. Cette constatation explique (au moins en partie) l'écart régulièrement observé entre un résultat (p. ex. sur une radiographie) et l'état subjectif d'une personne. Ainsi, il n'est pas rare qu'un patient atteint d'une lombosciatique sévère n'obtienne aucun résultat organique significatif au scanner et à l'inverse, que l'on découvre « fortuitement » plusieurs hernies discales chez un autre, sans aucun symptôme en corrélation.

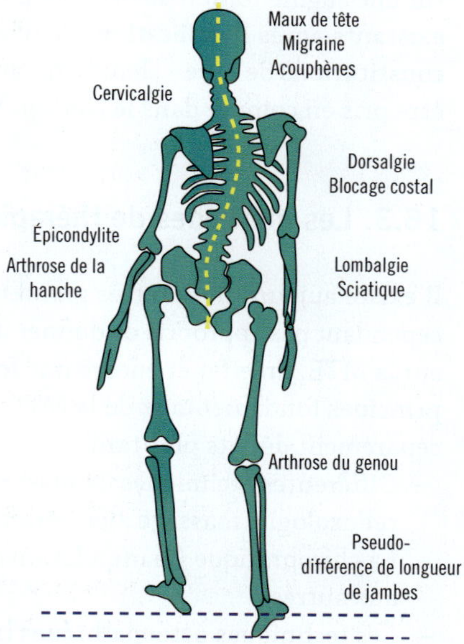

Quelques séquelles du blocage de l'articulation sacro-iliaque avec torsion du bassin

16.2. Principes d'action

Toutes les méthodes de thérapies manuelles représentent des *stimuli* non spécifiques ou spécifiques que l'organisme doit percevoir et assimiler et auxquels il doit répondre selon la manière décrite dans le chapitre Théorie des stimuli (chapitre 6.2).

La condition préalable à leur application est l'établissement d'un diagnostic tenant compte à la fois de la situation pathologique actuelle et des constitutions du patient. Contrairement aux applications biophysiques par lesquelles la qualité du stimulus peut être soit réchauffante (tonifiante) ou rafraîchissante (sédative), celle des procédés manuels est généralement tonifiante. Cela signifie qu'un stimulus d'activation ciblé est mis en place et mobilise les mécanismes d'autoguérison nécessaires au soulagement des symptômes. L'effet curatif ne résulte donc pas directement des applications elles-mêmes, mais bien plus des réactions raisonnables de l'organisme aux stimuli thérapeutiques. Cela suppose cependant que le patient ait à la fois une capacité adéquate à percevoir les stimuli (sensibilité) et les réserves d'énergie nécessaires pour que les réactions de guérison se déroulent efficacement. En cas d'insuffisances de l'une ou de l'autre, l'application d'une méthode manuelle ne peut pas atteindre le succès escompté. Son intensité et sa fréquence doivent donc être adaptées aux possibilités individuelles et constitutionnelles actuelles du patient. Dans ce domaine également, il est donc impossible de les standardiser. En raison de l'activation des réactions de guérison naturelles, qui repose toujours sur une augmentation du principe de chaleur, une aggravation temporaire des symptômes existants après l'application est relativement fréquente – elle est plus intense avec les constitutions de type « chaud » qu'avec celles de type « froid ». Cet aspect doit également être pris en compte dans le concept thérapeutique.

16.3. Les méthodes de thérapies manuelles

Il existe aujourd'hui un très grand nombre de méthodes manuelles différentes. Il n'est cependant pas approprié de donner un aperçu de cette diversité dans un livre de référence sur la MTE. En effet et encore une fois, il s'agit de présenter ici celles qui constituent les principes fondamentaux de la MTE. C'est le cas pour les procédés ci-dessous qui seront séparément décrits plus tard :

- Différentes techniques de massage (massage classique, massage du tissu conjonctif, réflexologie, massage aux ventouses)
- La chiropratique (manipulation de la position des articulations les unes par rapport aux autres)
- Les techniques ostéopathiques (mobilisation douce en cas de troubles réflexes entre la colonne vertébrale et les organes internes)

Massages

Tous les massages agissent à travers la peau avec un effet stimulant indirect sur les structures sous-jacentes telles que les muscles, les fascias et les organes internes. Au sens neurologique, cela se produit via des arcs réflexes cuti-viscéraux qui transmettent les stimuli thérapeutiques aux organes correspondants. Selon la MTE, la peau (avec les muqueuses), en tant qu'organe de surface, représente l'élimination la plus significative des humeurs à excréter par la sueur et le sébum chez la personne en santé.

Si ces excrétions physiologiques ne sont pas suffisantes, l'organisme élimine les acrimonies via une « éruption cutanée » (eczéma).

Les massages peuvent activer les processus d'élimination physiologiques et compensatoires. Ils contribuent ainsi à la reconsolidation du système humoral.

Massage classique

Il s'agit de la forme de massage la plus connue, qui s'applique au corps entier ou à certaines parties du corps. Le massage classique fait appel à cinq techniques qui peuvent être combinées entre elles en s'adressant chacune à des structures anatomiques différentes et en déployant des effets multiples :

- *L'effleurage :* il sert avant tout à appliquer et à répartir une huile ou une pommade de massage sur la peau. L'effleurage prépare aux autres procédés de massage ou le termine. Il a un effet relaxant et favorise l'établissement d'une relation de confiance entre le patient et le thérapeute. Il peut favoriser la circulation du sang et de la lymphe dans la peau. Ainsi, il stimule la circulation des humeurs et de l'énergie.
- *Le pétrissage :* ici, la peau, le tissu conjonctif sous-jacent et, si possible, les muscles sont pétris alternativement avec les deux mains. Cette technique améliore la détoxification interstitielle des couches profondes de la surface du corps et crée ainsi les conditions d'une nutrition optimisée des tissus ; cela se traduit par un effet antispasmodique et analgésique.
- *Le tapotement :* la zone à traiter est tapotée avec le bout des doigts, la tranche de la main, la paume ou le poing. Ces stimuli optimisent le tonus vasculaire des vaisseaux sanguins et lymphatiques dans la peau et dans le tissu conjonctif ; ils activent ainsi la circulation des humeurs. L'intensité du tapotement doit être adaptée finement à la sensibilité du patient.
- *La friction :* de petits mouvements circulaires du bout des doigts ou avec la paume de la main produisent des stimuli activant la circulation des humeurs de manière ciblée sur de petites zones de la peau. Cette technique est très efficace sur des points douloureux bien délimités ; elle peut néanmoins provoquer de fortes réactions primaires en cas d'hyperstimulation ou d'hypersensibilité.
- *La vibration :* des vibrations sont générées avec les mains ou le bout des doigts, ce qui permet de détendre les muscles au moyen de secousses douces. Cette technique a également un effet stimulant sur la circulation des humeurs.

Massage du tissu conjonctif (MTC)

Le massage du tissu conjonctif, également appelé réflexothérapie sous-cutanée, fait son apparition avec la physiothérapeute Elisabeth Dicke. Elle utilisa cette méthode en 1929 pour traiter sa propre pathologie (trouble de la circulation dans la jambe droite). Après avoir réussi à se soigner elle-même par cette thérapie, elle développa la MTC avec sa collègue Hede Teirich-Leube et écrivit des livres spécialisés sur ce sujet.

Cette technique de massage consiste à appliquer des stimuli sur le tissu conjonctif sous-cutané par des mouvements de traction relativement intenses réalisés avec le bout du majeur et de l'annulaire du masseur. Ce procédé crée une sensation de cisaillement chez le patient.

Le massage est effectué dans les zones de Head, qui correspondent par réflexe aux structures organiques malades. En plus d'une forte dynamisation générale, ce procédé a un effet direct sur toutes les fonctions du système interstitiel de régulation de base selon Pischinger, ainsi que cela a été décrit dans la section correspondante du chapitre « L'évolution actuelle de la MTE ».

Réflexologie

Il existe de nombreuses formes de massage qui se basent sur différents systèmes de zones réflexes. La plus connue d'entre elles est probablement la réflexologie plantaire, dont l'origine remonte au médecin américain William Fitzgerald (1872–1942), qui s'est inspiré des techniques d'application traditionnelles des populations indiennes autochtones. En Europe, c'est la naturopathe Hanne Marquardt qui a particulièrement œuvré pour la diffusion et l'enseignement de cette méthode depuis 1967. Un autre massage des zones réflexes, moins connu, est la réflexologie palmaire.

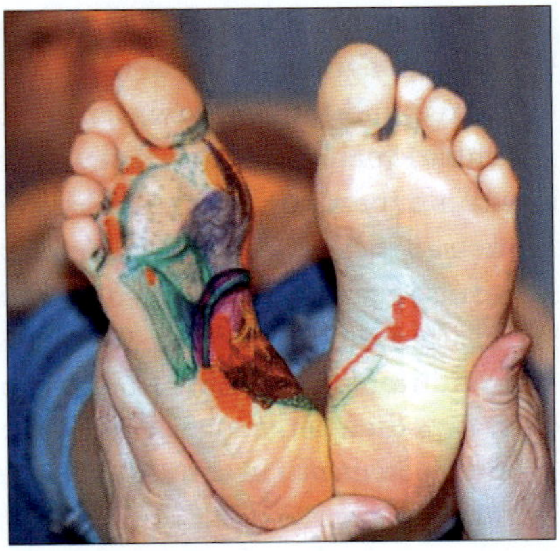

Représentation des organes internes sur la plante du pied

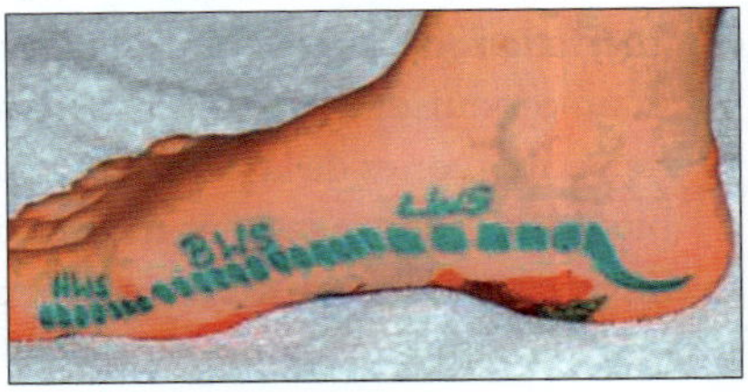

Représentation de la colonne vertébrale sur le bord interne du pied

Tous les systèmes de zones réflexes ont pour base la reconnaissance selon laquelle chaque partie de l'organisme communique avec les autres. Ainsi, chacune d'entre elles reflète le reste de l'organisme sous la forme d'une « carte », ici par exemple des zones réflexes du pied.

Les explications quant aux « canaux » ou médias par lesquels le flux d'informations est transmis divergent. La médecine conventionnelle postule que les flux circulent via les connexions réflexes neuronales, tandis que pour la MTE, c'est la circulation des humeurs et leurs changements qualitatifs qui constituent la base du flux d'informations ayant l'effet désiré sur le tissu correspondant.

Les zones réflexes peuvent être utilisées à la fois à des fins diagnostiques et thérapeutiques. Des douleurs spontanées ou une sensibilité accrue à la douleur lors d'un stimulus appliqué dans des zones délimitées peuvent indiquer des états pathologiques dans le système d'organes correspondant. Par le même processus, il est possible d'obtenir un effet thérapeutique en intensifiant le stimulus. Le thérapeute passe de manière souple du diagnostic à la thérapie.

Une autre forme de réflexologie utilisée en MTE est la réflexothérapie nasale (également appelée « sympathicothérapie ») selon le Dr Röder. Elle est décrite dans le chapitre sur les méthodes de dérivation et d'évacuation.

Massage aux ventouses

Cette méthode est une variante de celle utilisant les ventouses sèches, qui a été traitée dans le chapitre sur les méthodes de dérivation et d'évacuation.

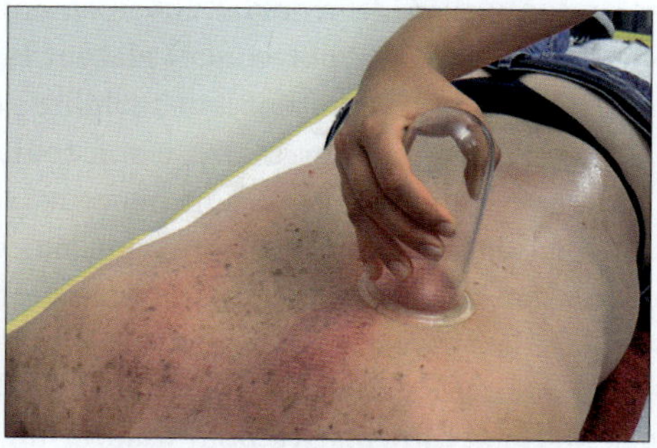
Massage aux ventouses sur le dos

Pour ce genre de massage, on utilise une grande ventouse en verre avec à bord large et lisse ; on l'applique sur le dos, le cou ou les extrémités, à même la peau qui est, au préalable, généreusement frottée avec de l'huile d'olive ou une huile de massage. La ventouse est ensuite lentement et soigneusement déplacée de haut en bas, le long de la colonne vertébrale ou dans les autres zones à traiter. Un hématome en forme de bande apparaît au niveau de la peau sur toute la zone de traitement. Il reste visible pendant environ une semaine, mais est indolore.

Du point de vue de la médecine humorale, le massage aux ventouses tonifie les principes de chaleur du sanguis, non seulement localement, mais dans tous les organes et tissus qui sont en relation réflexe avec les zones traitées. Ce procédé permet d'obtenir une forte augmentation du tonus général et donc de la circulation humorale globale. Il s'agit d'une méthode chauffante, tonifiante et faisant circuler les humeurs. Elle peut être qualifiée à la fois de méthode de dérivation et de thérapie manuelle.

Chiropratique

La chiropratique (ou chiropraxie) a également trouvé sa place dans les concepts de soin de la médecine conventionnelle sous le nom de « chirothérapie » ; elle y est principalement proposée par des orthopédistes. Historiquement, ses racines sont vieilles de plusieurs millénaires. Selon Galien : « (...) *l'harmonie entre les vertèbres s'est perdue.* » C'est ce que nous appelons aujourd'hui les mauvaises postures et les blocages de la colonne vertébrale. L'utilisation du terme harmonie montre que Galien supposait une interaction active des vertèbres entre elles (ce qui correspond à la logique de la médecine traditionnelle).

L'objectif des applications chiropratiques est de rétablir une « harmonie » perdue. La position des os du bassin, principalement réglée par les articulations du sacrum (articulations sacro-iliaques), et celle des vertèbres entre elles sont au centre du diagnostic et de la thérapie.

Dans la pensée systémique fonctionnelle de la MTE, une mauvaise posture et un blocage d'une articulation ne constitue pas un défaut purement mécanique, mais sont la conséquence d'une perturbation du système des structures tissulaires interconnectées de manière réflective. La position des surfaces articulaires les unes par rapport aux autres est contrôlée par différents éléments. Il s'agit, d'une part, des parties passives telles que l'anatomie des articulations et des ligaments périarticulaires et, d'autre part, des muscles qui constituent les éléments actifs. La position correcte des surfaces articulaires est donc le résultat d'un tonus adéquat des muscles mobilisant les articulations et de la composition de leur liquide synovial. Inversement, des conditions de tonus non physiologiques (hypertonique et hypotonique) placent les surfaces articulaires dans des positions non physiologiques et limitent leur mobilité ; c'est cette situation qui est définie comme un blocage. Le tonus musculaire, à son tour, est le résultat dynamique d'un processus de contrôle soit énergétique soit nerveux, selon le point de vue adopté. Par conséquent, une dislocation ou un blocage d'une articulation constitue le résultat d'un processus de régulation perturbé dans différents tissus tels que les muscles, les os et dans la production du liquide synovial ; il ne s'agit pas d'un événement d'origine purement mécanique. Le traitement des mauvaises postures et des blocages doit donc aussi adopter une approche énergétique informative pour assurer un succès durable en appliquant différentes mesures thérapeutiques à partir de tous les domaines de la médecine. Dans les applications chiropratiques dont il est question ici, nous travaillons avec des manipulations ciblées, spécifiques à chaque articulation et à chaque type de dislocation ou de blocage, afin de les ramener à leur position d'origine au moyen d'une légère secousse et d'un « craquement » audible. Ce procédé donne l'impression d'un repositionnement purement mécanique de l'articulation, qui n'est pourtant qu'un seul des facteurs actifs. En effet, la manipulation évoquée ci-dessus provoque en outre une activation énergétique de l'ensemble de l'arc réflexe comprenant l'articulation elle-même et toutes les structures dynamiques et régulatrices (muscles, nerfs, vaisseaux sanguins et lymphatiques) qui s'y rattachent. Au sens humoral, la manipulation chiropratique est donc une *impulsion de chaleur* qui déclenche la réorganisation de la physiologie de l'ensemble du système segmentaire réflectif.

Un conflit fondamental, qui a lieu au niveau des articulations, est à l'origine de nombreux états pathologiques : une articulation doit, d'une part, avoir une stabilité mécanique suffisante pour assurer l'équilibre statique et, d'autre part, un degré élevé de mobilité pour permettre la dynamique. Cette contradiction, difficile à concilier, ne peut

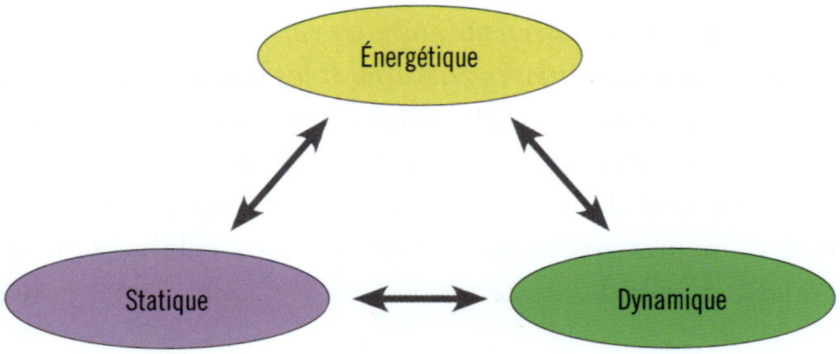

être résolue que par les mécanismes de régulation énergétique mentionnés ci-dessus, où la statique, la dynamique et l'énergie prépondérante s'influencent mutuellement, comme le montre le schéma ci-dessous. Cet état de fait, à son tour, comporte un potentiel pathogène élevé aisément perceptible au vu du nombre élevé de personnes souffrant de maux de dos.

A côté de la chiropratique, il existe une autre méthode manuelle, l'ostéopathie, qui permet également d'influencer les articulations et leurs structures correspondantes liées par action réflexe. L'ostéopathie ne vise pas le repositionnement par une manipulation de l'articulation, mais travaille plutôt avec une mobilisation douce de celle-ci. Cependant, dans la pratique, la distinction entre la chiropratique et l'ostéopathie est souvent floue.

CHAPITRE 17

L'ATTITUDE INTÉRIEURE DE PLEINE CONSCIENCE

Chrischta Ganz

17.1. Rencontre

Les personnes malades sont confrontées au caractère éphémère de leur propre personne et de leur monde ainsi qu'à leur déclin. Elles font l'expérience de la vulnérabilité humaine fondamentale. La maladie touche l'être humain dans son ensemble, aussi bien dans son existence physique, psychique que spirituelle. Elle remet en question son identité, le transforme sans son consentement et l'emmène inexorablement vers sa mort. La maladie est souvent perçue comme une intrusion dans ce que le patient a vécu jusque-là et est toujours associée à un sentiment de perte et de mort. La réconciliation avec la mort et avec le caractère éphémère de la vie fait partie du développement personnel que la confrontation à la maladie exige. Ceci signifie également devoir faire face à des changements profonds dans sa vie.

Les états de souffrance existentielle modifient l'identité tout aussi globalement que les sentiments de bonheur existentiel. En tant que thérapeute, j'aborde la menace existentielle que fait peser la maladie sur la vie du patient et je considère toutes les formes de souffrance qu'il éprouve. Les réponses de nature existentielle supposent que le patient et le thérapeute saisissent l'essence même de la maladie. Cette démarche crée des espaces de résonance et de mises en relation que le thérapeute devine et reconnaît dans sa fonction d'accompagnateur. Lors du dialogue, je manifeste une grande estime pour mon interlocuteur et j'éprouve pour lui un profond respect – c'est le cas aussi dans les relations de la vie au sens plus large, dans la joie comme dans la souffrance.

L'être humain se trouve dans une zone de tension entre d'une part, l'adaptation aux changements extérieurs tels que l'environnement, le climat, la culture, les conditions de vie, la société, et d'autre part la satisfaction de ses besoins intérieurs. L'expérience subjective de la maladie, la recherche individuelle de réponses qu'elle déclenche, l'évaluation personnelle de la situation ainsi que les dispositions constitutionnelles et les schémas de réaction qui en résultent ont un effet sur les échanges continus et incessants qui se produisent à tous les niveaux de l'être. Tous ces paramètres se combinent et entraînent de la souffrance pour le patient. Il appartient au thérapeute d'affronter cette souffrance de la manière la plus sincère qui soit. Il lui est demandé d'entrer complètement en résonance avec autrui afin d'accompagner et soutenir le patient pour qu'il « tienne », qu'il récupère et instaure des rythmes de vie. Le but de ce travail est que le patient reste capable de répondre et d'agir selon ses possibilités.

Nous vivons dans une période d'accélération croissante. Tout change. Rien ne dure. Ce qui est vrai aujourd'hui ne le sera plus demain. Le monde nous dépasse à une vitesse vertigineuse.

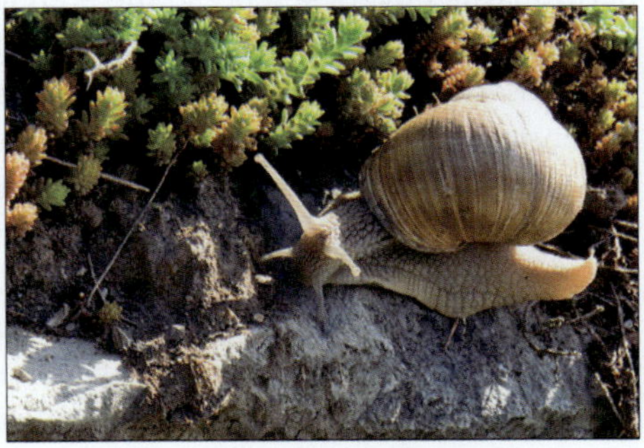
L'escargot comme incarnation de la lenteur

Les exigences internes et externes, les points de vue, les opinions, les tendances et les exigences évoluent. Le déluge d'informations qui se déverse sur nous chaque jour équivaut à ce qui aurait été la quantité d'informations d'une vie entière pour une personne vivant il y a quelques milliers d'années. Rien ne va assez vite, tout pourrait aller plus vite. Cette loi régit notre vie. Le monde moderne semble être dans une accélération croissante. Mesurer, peser, compter, calculer, optimiser, améliorer plus, plus et encore plus, plus rapidement et toujours plus vite, mieux, toujours mieux. Et celui qui ne suit pas le rythme se fait écraser.

Il y a 100 ans, une lettre mettait des jours voire des semaines à arriver à destination. Aujourd'hui, un e-mail parvient à son destinataire en quelques secondes d'un clic de souris. Un voyage qui prenait des semaines il y a 200 ans ne prend aujourd'hui que quelques heures. Pour chauffer une pièce, on allume le radiateur. Faire du feu, couper du bois et l'amener à la maison constituait une activité épuisante et chronophage, qui n'est plus nécessaire aujourd'hui. À titre de principe, à tous les niveaux, tout doit être désormais : rapide, bon marché, simple, meilleur, davantage, davantage, et encore davantage ! Et l'être humain ne se contente plus de vivre sa vie. Chacun aspire à être le meilleur, le plus talentueux, le plus beau. Vivre une vie de qualité ne suffit plus : tout doit toujours être mieux !

L'homme s'est attaché superficiellement à ce principe. Mais à l'intérieur, il a une perception différente de la vie. Dans cette course à l'accélération et à la croissance dans laquelle nous sommes tous piégés, quelque chose est laissé de côté et dépérit. Cela peut se manifester sous la forme d'une inquiétude et d'une agitation générales et diffuses, ou alors cela peut se nicher dans des endroits du corps et de l'âme pour s'exprimer. Nous le ressentons à fleur de peau, près du cœur, dans le ventre, dans la tête et dans tout l'appareil émotionnel. Même si le monde moderne simplifie nos vies et allège nos tâches (l'humanité n'a jamais eu autant de temps qu'aujourd'hui !), nous sommes coincés dans ses rouages, chacun à sa manière et chacun à sa place. Le monde du progrès nous fait payer un prix pour les conquêtes dont nous bénéficions (apparemment). Aujourd'hui, il faut faire un effort particulier pour ne pas se laisser absorber complètement par le délire général d'accélération. Nous sommes constamment en « action », mais aspirons au silence et à la tranquillité. Nous sommes trop nourris et jamais rassasiés. Nous savons très bien que nous ne pouvons pas vivre uniquement de pain et que les gigantesques usines agroalimentaires de notre société de consommation ne produisent que les produits conduisant à une immense sursaturation de la consommation. À cet égard, le thérapeute et le patient sont touchés de la même manière. Mais c'est précisément la tâche du thérapeute d'en prendre conscience toujours et encore. En effet, son attitude intérieure lors de la rencontre avec le patient est cruciale. L'attitude fondamentalement bienveillante et respectueuse du naturopathe envers la « personne en quête de guérison » et le fait qu'il ait du temps pour le patient[53]contribuent largement au succès de la thérapie. Le thérapeute est aussi un interlocuteur, une personne extérieure avec un autre point de vue sur les différentes dimensions de la vie. De nombreux thèmes et questions liées à la vie surgissent au cours de l'accompagnement des personnes malades : pouvoir et impuissance, responsabilité et liberté, destin, mort et caractère éphémère de la vie, naissance et vieillesse, pauvreté et richesse, justice, famille et affinités, dépendance et libre arbitre, sécurité, solitude et bien d'autres thèmes encore. La perception de la vie et les valeurs personnelles façonnent l'expérience de vie au même titre que l'éducation, le conditionnement, la socialisation, l'éducation, les normes de genre, le système de croyances, la philosophie de vie, ses propres interdits en matière de pensée, de perception, de sentiment ou de comportement et d'intégration dans un tissu social, familial, religieux, culturel et économique. Notre façon de communiquer, de partager et de dévoiler notre être intime est façonnée par les schémas de vie et de survie que nous avons appris. Ces stratégies, à la fois conscientes et inconscientes, se manifestent dans nos vies, dans nos états physiques, dans nos capacités mentales et dans nos émotions.

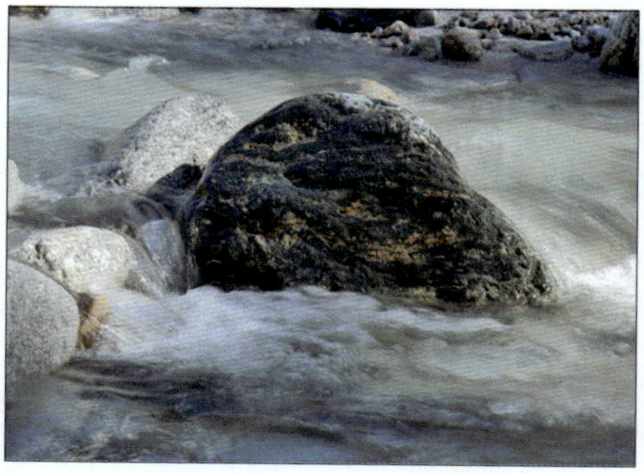
La situation de la santé et de la maladie du moment est considérée avec attention et sollicitude.

L'attitude intérieure du thérapeute se manifeste dans son empathie et sa capacité de résonance à l'égard de la personne qui lui demande de l'aide. C'est à cela que le patient se rend compte qu'il est traité différemment de la manière qu'il connaît par la médecine conventionnelle liée aux symptômes. Sa personnalité et son individualité sont respectées. La situation de la santé et de la maladie du moment est examinée avec dignité et pleine conscience. L'égalité et une reconnaissance bienveillante des différences sont caractéristiques d'une thérapie holistique.

Le naturopathe veut savoir comment le patient gère sa maladie, comment il y pense, ce qu'il espère et ce qu'il craint. Chaque patient a son propre rythme, que je respecte

53 Bien sûr, dans la pratique, le naturopathe n'a pas toujours suffisamment de temps à accorder au patient. Cependant, l'intention d'instaurer un cadre détendu et la conscience de l'importance d'un tel cadre sont très grandes (ce qui n'est malheureusement pas souvent le cas chez les médecins conventionnels). Le patient ne devrait donc pas ressentir la pression du temps et son temps de thérapie ne devrait pas en souffrir.

en tant que thérapeute. En effet, mon interlocuteur a besoin de temps et d'espace pour traiter, enregistrer, clarifier, digérer et développer sa situation. Il n'a pas toujours envie de changer profondément sa vie lorsqu'il cherche de nouvelles solutions. Il veut peut-être seulement se débarrasser de certaines composantes de sa maladie ou de certains symptômes. Il faut alors examiner cela ensemble dans chaque cas concret.

Toute intervention thérapeutique holistique a pour but de réorganiser les habitudes antérieures qui ont conduit à la situation difficile et de stimuler les forces d'autoguérison. Ce n'est qu'alors que des changements profonds pourront être possibles.

Modèle dépendant	Modèle holistique
Le patient est profane.	Le patient est reconnu comme un « partenaire ».
Le patient est inférieur et ignorant.	Le patient est indépendant et l'égal du thérapeute.
Mal informé et ignorant	S'informer, poser des questions
Soumis	Fort et intègre
Spectateur passif	Participant et acteur
Cède la responsabilité	Responsable, conscient de sa responsabilité
Conformiste, dans l'attente	Anticipe, prévoyant
Apaisé	Reste capable d'agir et de prendre des décisions
Se laisse facilement guider	Garde le contrôle de sa propre vie
Fragile, vulnérable	Confiant
Sans défense, cherchant de l'aide	Indépendant, courageux
Hésitant, demande l'avis des autres	Déterminé à s'aider lui même
Anxieux, incertain	Agit avec confiance et clarté
Résigné	Satisfait, philosophie de vie constructive

La question de savoir ce qui a particulièrement touché le patient la dernière fois, ce qui lui a fait du bien ou ce qui n'est pas passé, reprend le fil de la progression à l'endroit où se trouve le patient au moment présent. Tout ce qui a bien fonctionné doit être renforcé. Tout ce qui a encore besoin de soutien est développé ensemble.

Même après avoir guéri les « symptômes gênants », il est possible de garder le contact et de s'informer de temps à autre sur l'état d'esprit et les étapes de développement du patient, s'il le souhaite. En effet, au fil des cycles de vie, si le concept thérapeutique choisi a vraiment fait ses preuves, cela devient visible. En se basant sur leur propre état intérieur, le patient et le thérapeute reconnaissent la relation qui s'est développée et qui peut se développer lors d'autres rencontres.

L'attitude intérieure face aux défis de la vie montre également la capacité à les affronter et la possibilité de le faire. Le développement d'une relation affirmative avec soi-même est crucial. Ne pas vouloir ou ne pas pouvoir percevoir ses propres sensibilités physiques et ses sentiments, tout comme les impulsions hostiles, n'est pas seulement la cause et l'amplificateur des maladies psychogènes, mais cela empêche également la guérison et peut aggraver les symptômes existants. Un tel état inclut également l'ignorance consciente ou inconsciente de ses propres besoins. Une attitude destructrice envers soi-même est souvent responsable de problèmes psychiques et physiques. Ainsi, le but de la thérapie est également d'harmoniser la relation avec soi-même et avec son environnement. Les croyances négatives sabotent la guérison. Pendant la thérapie, le patient vit un développement de la personnalité qui va dans le sens d'une transformation physique, émotionnelle et mentale, ce qui favorise également sa pleine conscience.

17.2. Résonance

L'une des conditions fondamentales à toute relation (et donc aussi à la relation entre le thérapeute et le patient) est la capacité de résonance, c'est a dire la capacité à percevoir les vibrations de son vis-à-vis, d'y réagir et d'entrer en résonance.

La résonance, définie comme un écho, est un symbole de compréhension, d'empathie, d'écoute sensible, de perception avec le cœur et d'engagement pour son interlocuteur.

Les vibrations nous entourent à chaque instant de notre vie. Nous absorbons ces énergies et elles nous influencent. Elles pénètrent en nous et nous façonnent intérieurement et extérieurement. Cela ouvre ainsi un grand espace, un autre espace, où il suffit de percevoir et d'entrer en résonance. La vibration enveloppe mon interlocuteur. Comme dans une chanson, j'entends à travers le son. Qu'y a-t-il ensuite ? Qu'y a-t-il derrière ? Qu'est-ce qui résonne en moi quand j'écoute une chanson ? Que se passe-t-il en moi quand je laisse les vibrations de mon interlocuteur m'affecter ? Vous avez certainement connu ces moments où vous vous sentez simplement compris, parce que les vibrations résonnent, parce qu'elles se correspondent, parce que deux personnes parlent la même langue, trouvent le ton juste, touchent la corde sensible, communiquent sur la même longueur d'onde et entendent les nuances de la parole. L'attitude intérieure du thérapeute suppose une disposition à la résonance. Il a besoin d'un cœur capable d'entendre. La vibration est une énergie qui peut prendre différentes formes. C'est une force créatrice qui anime tous les êtres vivants et qui permet aux individus de façonner leur vie.

J'imagine les gens comme une mélodie, une symphonie de sons, de substances biochimiques, de cellules, de sentiments, de couleurs et d'émotions. Le timbre de chaque son dépend de ses harmoniques et de ses nuances qui résonnent simultanément. Elles ne sont peut-être pas immédiatement audibles, mais sont toutes importantes, car elles ont une influence cruciale sur le son. Ainsi, celui-ci peut être différent selon le timbre et la composition de ses harmoniques et de ses nuances. De même, une personne peut réagir différemment face à la même situation. Par exemple, elle peut très bien faire face à la perte d'un être cher à un moment donné et s'effondrer intérieurement à un autre.

La mélodie est créée à partir de différentes tonalités qui se succèdent. Tous les aspects de l'être humain, les nombreuses fractions conscientes et inconscientes, les parties individuelles et collectives ont façonné la personne qui se tient devant moi. Quand tout va bien, nous sommes en harmonie avec nous-mêmes et avec le monde ; nous sommes bien accordés. Si les choses vont moins bien, nous sommes contrariés. De même que dans une mélodie, le son précédent appelle le suivant parce qu'il s'y rapporte, de même, le son à venir est déjà contenu dans le son présent. Parce qu'un seul son ne constitue pas encore une chanson, parce que seuls des sons interdépendants forment une mélodie. Elle ne devient mélodie que par les sons déjà passés et ceux encore à venir. De même, l'être humain, façonné par le passé et anticipant l'avenir, est une personnalité liée au passé, au présent et à l'avenir. Je vois l'être humain dans le présent devant moi, fusionné et connecté avec le passé et le futur.

Pour avoir une perception de mon interlocuteur, je dois percevoir la mélodie entière, la reconnaître comme telle dans son état du moment, son expérience du monde, ses forces et ses faiblesses, pour pouvoir ensuite entrer en résonance avec elle. Le véritable art de l'accompagnement thérapeutique est bien de trouver le chef d'orchestre intérieur en pleine conscience, afin que le corps, l'âme et l'esprit puissent résonner dans leur mélodie et que la musique originelle soit trouvée – et non de rejouer les partitions de n'importe quelle norme (qu'il s'agisse d'idéaux sociaux ou d'idéaux personnels rassemblés dans sa tête).

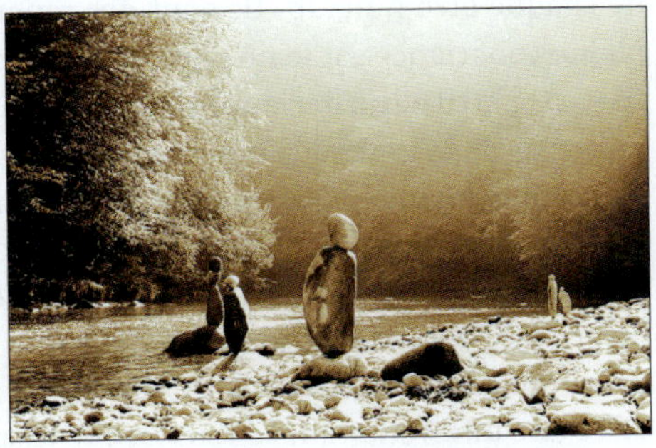
Toutes les rencontres que nous faisons façonnent nos vies.

Les individus ont besoin d'autres personnes qui résonnent avec eux, ils ont besoin d'un interlocuteur qui les écoute, réagisse à ce qu'il entend, leur réponde, les prenne au sérieux et les valorise. Les gens ont besoin de résonance. Notre développement et notre connaissance de nous-mêmes naissent, grandissent et mûrissent dans la rencontre avec d'autres. Chaque relation permet de produire des sentiments, des pensées, des perceptions, de l'inspiration et des expériences physiques. Tout ce que nous vivons dans les rencontres avec les autres et toutes les connaissances que nous en tirons façonnent également celles dont nous avons besoin et que nous utilisons pour notre relation avec nous-mêmes.

Dans chaque personne, au plus profond d'elle, au centre que nous appelons cœur ou âme, il y a un désir. Nous sommes probablement nés avec. Celui-ci n'est jamais pleinement satisfait et il ne meurt jamais. Parfois, nous ne le percevons pas, comme s'il était endormi en nous. Parfois, il est réveillé par de grands événements ou par ce qui semble être de petites choses du quotidien. C'est le désir humain d'aimer, d'être bienvenu, d'avoir des racines et un foyer[54]. Tout le monde veut aimer et être aimé. Bien que ce désir ait quelque chose d'universel, chaque personne en a une expérience personnelle.

54 Avoir des racines et un foyer pour l'être humain dans son environnement personnel, en couple et en famille, dans le monde, dans une philosophie de vie, dans une vocation, dans sa foi et dans sa propre spiritualité.

Les individus éprouvent une forme d'amour en se sentant bienvenus.

Quand ils se disent « je suis le bienvenu ici », ce désir est partiellement satisfait et ils peuvent s'ouvrir à l'avenir (dans la pratique quotidienne pour l'accompagnement thérapeutique et le traitement). Grâce au dialogue, à l'expérience de la résonance et à celle de l'autre, le patient se sent le bienvenu et expérimente ainsi la possibilité d'un changement.

Être aimé et enraciné est un besoin humain fondamental. Chaque être humain répond à sa manière au fait que son existence contient certains souvenirs du passé et certains pressentiments de la vie future. C'est lui seul qui décide de ce qu'il utilise pour sa vie. Nous construisons sur les trésors et les abîmes du passé que nous avons digérés, refoulés, surmontés ou renouvelés de manière créative.

Le désir d'être accueilli et enraciné ainsi que le désir d'amour existent au plus profond de chaque être humain. Ils sont des repères et la source d'énergie dans cette quête. La pleine conscience est le médiateur sur ce chemin.

Cette attitude intérieure est l'oreille du cœur. Elle laisse assez de place et permet de ressentir de la gratitude pour une belle journée, pour une rencontre bienveillante ou un moment de bonheur. Ainsi, les individus peuvent s'ouvrir, voir les choses dans leurs justes proportions et ne pas se détruire. En effet, la pleine conscience détourne l'attention des petites pensées égocentriques et se concentre sur la vue d'ensemble. Cet aspect concerne toutes les relations, que ce soit entre une personne et une autre, entre une personne et un animal, une plante ou le ciel étoilé, ou surtout la relation avec le patient. Cela fait en effet une différence que la vie soit vue comme simplement amusante ou qu'elle soit tout d'abord perçue comme un cadeau.

L'essence de la conscience de soi réside dans le fait d'être aimé et enraciné dans notre monde. En reconnaissant ma propre insignifiance face à la grandeur de l'univers, mais en même temps ma dignité et ma valeur en tant que créature, enfant de la création et partie de l'univers, je vis en pleine conscience.

17.3. Pleine conscience

Quelqu'un a dit un jour :

> *« Si vous avez à faire avec des gens, vous devez les aimer ! »*

Ces mots disent simplement et clairement ce qui est important, ce qui est la condition préalable à toute activité thérapeutique. Une telle disposition nécessite une grande acceptation intérieure, un accueil chaleureux du patient. Pour pouvoir aimer les gens, je dois d'abord leur témoigner du respect. L'attitude intérieure de pleine conscience grandit et se nourrit de mon respect pour chaque être vivant.

La pleine conscience est l'autre visage de l'amour. C'est l'accueil dont un patient a besoin pour se sentir valorisé, respecté et aimé dans sa totalité en tant qu'être humain (avec ou malgré une pathologie particulière). L'affection, l'empathie et l'intérêt forment le pont

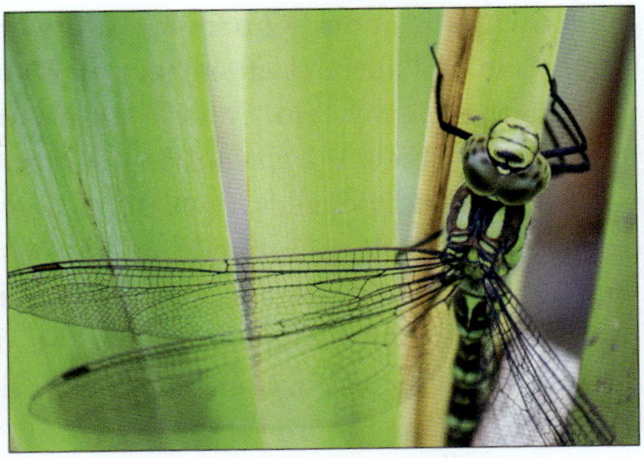

La pleine conscience est le respect infini pour l'univers entier.

qui me lie à mon interlocuteur. Cela nécessite un dévouement conscient pour la personne en face de moi, parce qu'elle est la plus importante en ce moment. Même le pire, le plus inconfortable, la honte la plus épouvantable pour le patient doivent être abordés et confiés dans le cadre de la thérapie. La naturopathie fait partie d'un bout de chemin que le patient parcourt conjointement avec le thérapeute. Le naturopathe accompagne son patient pendant une certaine durée lors des différentes étapes nécessaires à son rétablissement. Le cadre thérapeutique ressemble à un « garde-fou le long des phases de développement ». Le patient s'en sert jusqu'à ce qu'il retrouve son indépendance et que l'autoguérison soit initiée. La pleine conscience du thérapeute aide le patient à franchir les étapes de développement selon ses possibilités et son rythme. Cela implique également de s'attaquer, le cas échéant, à une adaptation ou à une stagnation dans son cheminement.

La pleine conscience et son expression dans le monde dépendent toujours de la culture dans laquelle nous vivons, de l'histoire, des valeurs spirituelles et terrestres. Elle représente la force de l'humanité.

La pleine conscience est le respect infini pour l'univers entier.

La pleine conscience m'encourage à entrer en résonance avec mon interlocuteur. Elle aide à trouver la clé qui permet à l'inconnu et à l'invisible de prendre forme. Elle permet une acceptation intérieure de la vie et de l'action ainsi qu'une observation neutre.

Cela signifie concrètement qu'il faut :

- Respecter toute vie, préserver l'intégrité.[55]
- Ne pas juger l'origine, l'appartenance religieuse, le sexe, l'âge, les besoins, le handicap.
- Respecter le contexte culturel et l'histoire individuelle.
- Apprécier la différence, les autres façons d'être et de vivre.
- Dans un sens plus large, cela signifie aussi : la responsabilité de mes pensées, de mon inaction, de mes priorités dans la vie (le mode de vie conscient) et ma responsabilité sociale/éthique envers les autres êtres vivants.

La pleine conscience est la base, l'ensemble des connaissances, sensations, pressentiments communs à tous : il y a autre chose qui transcende toutes les évidences dont nous

55 Le terme intégrité désigne l'inviolabilité d'un être humain. Celui-ci ne doit pas être blessé dans son corps, son âme et son esprit, sinon il perd son intégrité.

nous occupons quotidiennement. C'est un émerveillement pour la vie. En ayant une perception de l'autre et en entrant en résonance, nous reflétons ce sentiment d'émerveillement et de mystère. En tant que naturopathe, je dois faire preuve de pleine conscience pour permettre à chacun de poursuivre sa propre recherche intérieure et trouver ses réponses individuelles. Ce n'est qu'ainsi qu'il est possible d'obtenir une réponse à sa propre existence dans ce monde, une réponse née de sa propre âme. Nous déchiffrons nos vies, tout le monde s'attelle à cela. Ce qui nous différencie, est que chacun reçoive une réponse différente. Chaque pas que je fais dans ce lieu, où je suis en ce moment, à cette époque où je vis, avec la souffrance ou la joie qui caractérise le moment présent, est une expression de ma propre vie.

La perception et l'expérience sont toujours personnelles. Ce que je sais est toujours ce que je perçois moi-même, tel que je l'observe à ce moment précis, que je l'évalue et que je l'intègre dans mon quotidien. L'être humain se développe parce que différentes forces s'accumulent en lui, qui, par modification, et compensation donnent précisément naissance à ce microcosme. Il est doté d'une abondance de forces latentes et actives. Nous résumons la somme des souvenirs, des événements actuels et des représentations qui ont trait à l'histoire d'un individu. Notre vie en tant qu'enfant et en tant qu'adulte, nos convictions théoriques et nos actions pratiques, les performances de nos meilleurs et de nos pires moments façonnent notre histoire. Chaque représentation, même la plus lointaine ou la plus ancienne, a un effet sur les autres, de sorte que chaque aspect est justifié. Le processus du devenir est reconnaissable dans chaque être.

L'attitude intérieure de pleine conscience inclut également ma personne. Dans mon rôle de thérapeute, je suis appelée chaque jour à m'impliquer auprès de mon interlocuteur, à répondre au patient et à mettre son bien-être au centre de mes préoccupations. Mais je ne peux le faire à long terme que si je prends soin de moi-même. Ma pleine conscience envers moi-même en est la clé.

Être attentif à la vie implique aussi d'être attentif à soi-même !

Si je ne peux ou ne veux pas reconnaître mes limites, je risque de m'épuiser à long terme et intérieurement, de me perdre, de me sacrifier pour mes patients, de ne voir de sens à ma vie que dans mon activité auprès des patients. C'est ainsi que, piégé dans le syndrome du super-assistant, je deviens un soignant impuissant.

En tant que thérapeute, au contraire, je suis invitée à connaître mes propres sources de régénération et d'énergie, à les respecter, à les soigner et les nourrir consciemment. Cela implique, par exemple, de ne pas négliger ma propre vie privée, de cultiver des amitiés dans lesquelles je n'assume pas le rôle de thérapeute, de prendre suffisamment de distance, de repos et de régénération et de m'offrir régulièrement de la nourriture pour ma propre âme.

Avoir le sentiment que mes patients ont besoin de mon dévouement désintéressé est une forme de surestimation de mes capacités. La pleine conscience intérieure signifie aussi de ne pas surestimer ma propre grandeur et mon importance pour le monde.

17.4. Le développement personnel silencieux

Chaque personne est responsable de ses propres faits et gestes, de ses pensées et sentiments. Elle ne pourra jamais renoncer à cette responsabilité. Décharger l'être humain de cette responsabilité lui donnerait l'illusion d'une pseudo-sécurité insouciante, affaiblirait ses forces et le priverait de la possibilité d'affiner et de développer ses compétences. Personne ne chante une chanson pour arriver à la dernière note. Quand je danse, je ne veux pas atteindre un but. Depuis combien de temps les étoiles brillent-elles au-dessus de nous ? Se dirigent-elles quelque part ? Sont-elles plus brillantes et scintillantes pour nous impressionner davantage chaque nuit ? Combien de fois le printemps est-il déjà revenu ? Revient-il plus rapidement et avec plus d'éclat chaque année pour être plus beau que celui de l'année précédente ? Pour finalement être le plus beau de tous les printemps ?

Le monde d'aujourd'hui est guidé par des idéaux. Pourtant, ce n'est pas par une vie héroïque, de belles paroles, le succès ou encore la vertu que l'on entre en contact avec l'autre. La rencontre avec l'être humain se fait au creux de la vague, là où tous les efforts échouent, en état de besoin résultant d'une maladie ou d'une crise existentielle. Là où le patient n'en peut plus, où tout lui est arraché des mains, où il ne fait qu'échouer ; c'est ainsi précisément qu'il ne lui reste plus qu'à lâcher prise, à se donner à la vie, à tendre ses mains vides et à ouvrir son cœur, au-delà de toutes les vanités que l'orgueil retient si fortement.

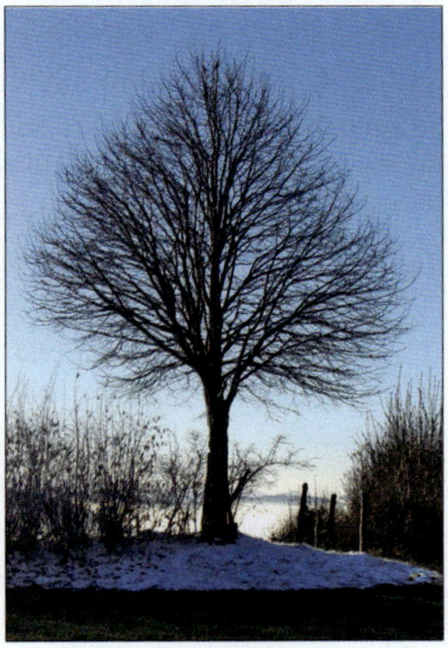

« Croître comme l'arbre (...) sans craindre que l'été ne vienne pas. » R.M. Rilke

C'est à cet instant qu'il est possible de réaliser son propre développement silencieux. Comme l'a dit Rainer Maria Rilke, en accueillant les questions, nous vivons dans les réponses.

Il faut laisser les choses
se développer en silence et sans perturbation,
selon un processus qui vient du plus profond
de soi-même
et ne rien faire pour le pousser ou l'accélérer ;
tout est en gestation – et naîtra ensuite.

Croître comme l'arbre qui ne presse pas sa sève,
qui résiste, confiant, aux grands vents du printemps,
sans craindre que l'été ne puisse venir.
L'été vient!

Mais il ne vient que pour ceux qui savent attendre,
aussi tranquilles et ouverts que s'ils avaient l'éternité devant eux.

Il faut avoir de la patience pour ce qui n'est pas résolu
en son cœur et essayer d'aimer les questions pour elles-mêmes,
comme si c'était des pièces fermées ou
comme si c'était des livres écrits dans une langue étrangère.

C'est de tout vivre qu'il s'agit.

Lorsque l'on vit dans les questions, on peut,
un jour ou l'autre, jour sans s'en rendre compte, vivre
dans les réponses.

Pour que le patient puisse faire son propre développement silencieux, il doit pouvoir faire confiance au thérapeute. Il doit avoir la certitude que ses préoccupations, son état et ses souffrances soient traités avec soin, que ses questions et ses doutes soient accueillis avec amour. Le patient doit pouvoir compter sur le respect de sa dignité et sur la protection de sa vie privée. Il ne doit faire aucun doute que le thérapeute gère les informations personnelles de manière confidentielle et qu'il traite le patient avec soin et l'informe correctement.

Ce n'est en effet que lorsque le patient se sent bienvenu qu'il apprend à accepter qu'il ne s'agit que de consentir au changement constant et de saluer le caractère éphémère de la vie.

« Tant que tu n'auras pas cela, cette mort et ce devenir, tu ne seras qu'un invité ennuyeux sur cette terre. » *Goethe*

Personne ne peut éviter la souffrance. Dire le contraire est une pure chimère. Dans toutes les cultures et religions, la réconciliation avec la souffrance a une fonction clé. Précisément parce qu'elle fait partie de la vie. La maladie, la mort, les conditions de vie difficiles, le caractère éphémère des choses et l'abandon font partie de notre monde. C'est l'attitude intérieure qui est cruciale.

« Tout peut être enlevé à l'homme, sauf l'ultime liberté humaine qu'il a de s'adapter d'une manière ou d'une autre aux circonstances données.
Et il y a toujours eu une manière ou une autre. »
VIKTOR FRANKL À PROPOS DE SON SÉJOUR EN CAMP DE CONCENTRATION

La pleine conscience permet une attitude de base qui accueille ces forces et leur souhaite la bienvenue. La résonance qu'elle déclenche en nous exige le respect de l'autre personne, de sa pensée et de son action. C'est ce dont l'être humain a besoin pour vivre en paix. Mon attitude de pleine conscience pour le moment présent permet au patient de trouver la confiance qui lui est nécessaire pour se replacer au centre de sa propre vie.

Elle constitue la base qui me sert à classer mes propres connaissances dans mon propre système de vérités et pour rencontrer les gens avec un cœur ouvert. En sensibilisant mon cœur, je peux, en tant que thérapeute, me calmer, faire une pause, percevoir l'autre et entrer en résonance avec lui.

La pleine conscience fait partie de l'art et de la force d'une vie créative. Elle permet d'abord de comprendre avec le cœur et d'être compris. Pour que je sois capable de m'accorder à la longueur d'onde de l'autre, d'entrer en résonance avec lui, de vraiment reconnaître la personne qui est en face de moi, de l'écouter, de la comprendre.

17.5. À l'écoute de son cœur

Une maladie menace. Selon la gravité et la dégradation de la qualité de la vie quotidienne, la menace peut devenir existentielle et déclencher la peur chez le sujet. La peur paralyse, diminue, opprime et enferme. Elle fait trembler, elle fait se figer, se taire, elle laisse sans voix ou désoriente. Elle affecte toutes les perceptions et tous les aspects de la vie. Le sujet continue à vivre, autant que possible, normalement ; pourtant, une menace ou une peur indicible règne en lui. La crainte exclut l'insouciance, la vie facile allant de soi. Le sol se dérobe sous les pieds, la confiance en ses propres capacités se tarit. L'atmosphère autour d'une personne inquiète est oppressante, angoissante ou génère un sentiment de malaise. Elle incite les nouveaux venus à retenir leur respiration et à réduire leur propre vitalité. Une peur qui touche à l'existence peut être contagieuse, se propager aux autres personnes et provoquer des réactions de défense correspondantes.

Pour le thérapeute, cela signifie autoriser cette peur qui touche à l'existence avec un cœur ouvert. Il l'accueille et l'accepte comme tout autre aspect faisant partie de l'être humain. Ce n'est qu'ainsi que la souffrance et la peur existentielles peuvent être ressenties et exprimées en tant qu'expérience humaine fondamentale. Un thérapeute ne peut le faire que s'il rentre en résonnance avec la personne dans le besoin. Le patient a besoin d'un thérapeute capable de remplir consciemment son espace personnel de l'atmosphère de détresse ou d'anxiété, lui permettant ainsi de retrouver son propre espace. Pour le patient, cela signifie que son espace s'élargit à nouveau, que le sentiment et l'expérience s'installent à nouveau.

C'est précisément dans la conversation, lorsque je rencontre mon vis-à-vis avec un cœur ouvert, qu'il m'est possible de le saisir bien au-delà du contenu des paroles prononcées. Les mots peuvent relever de la poésie, de l'expérience ou encore d'un langage fonctionnel, d'ordres du jour et de consignes d'utilisation. Il s'agit de discerner et d'interpréter ce que mon interlocuteur communique, de sélectionner, de distinguer l'essentiel de l'insignifiant, de rappeler, d'intérioriser et de réagir, de filtrer les informations pertinentes et de porter son attention sur l'importance du moment présent. Comme s'il s'agissait

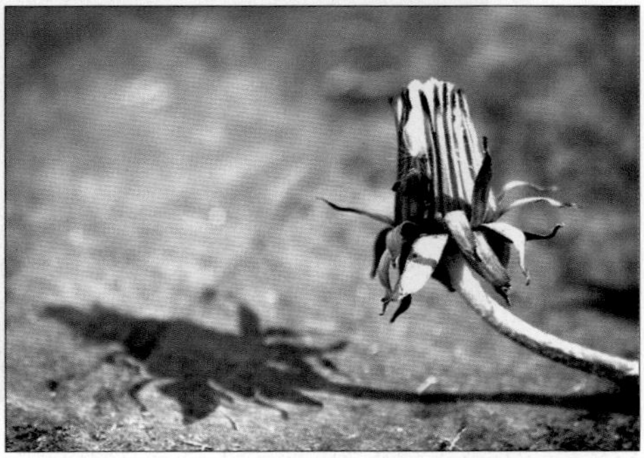

Vivre en pleine conscience, c'est aussi se réconcilier avec le caractère éphémère de la vie.

d'une chanson, ce n'est pas seulement le son d'ensemble, mais aussi les instruments et les voix individuelles qui sont entendus sans que soit perdu le sens et le contexte du morceau joué.

Le thérapeute devient un organe de perception et de résonance. Il saisit l'environnement de son vis-à-vis, l'écoute et développe de l'empathie, se soucie de l'information et de la communication en y réagissant en fonction de ses perceptions. Il est tout ouïe. Son cœur écoute. La rencontre s'en nourrit. Cette communication est concrète, métabolique et énergétique. Toutes les réactions sont des processus d'échange. Ce sont des actions et des réactions des deux formes d'expression de la vie, matérielle et spirituelle. C'est seulement ainsi que le terme « rencontre » devient compréhensible. À partir du moment où la relation se noue, il s'agit de l'écoute et de la résonance que le thérapeute peut offrir. C'est le cœur qui veut percevoir, entendre et écouter[56]. Écouter signifie partager un champ vibratoire avec d'autres êtres vivants pour voir la vie derrière tous les phénomènes.

Ainsi, les personnes s'ouvrent aux autres et à elles-mêmes. C'est un lien avec le tout qui s'étend au-delà de toutes les frontières, dans lequel chaque être humain peut se voir comme une infime partie du tout. C'est ainsi que la vie est perçue, à l'endroit même où le corps prend forme, où la respiration s'active et où l'âme insuffle la vie. À ce niveau, la vie, la perception et la résonance sont indissociables. Elles ne peuvent être saisies que dans ce contexte.

La pleine conscience peut décoder cette capacité puissante et rendre audible cette mélodie primordiale. Un chant harmonieux qui touche mon cœur. En percevant la mélodie qui résonne à l'intérieur de mon interlocuteur, qui est produite par son être le plus intime, je découvre ce qu'il y a de créatif en l'homme, sa force individuelle.

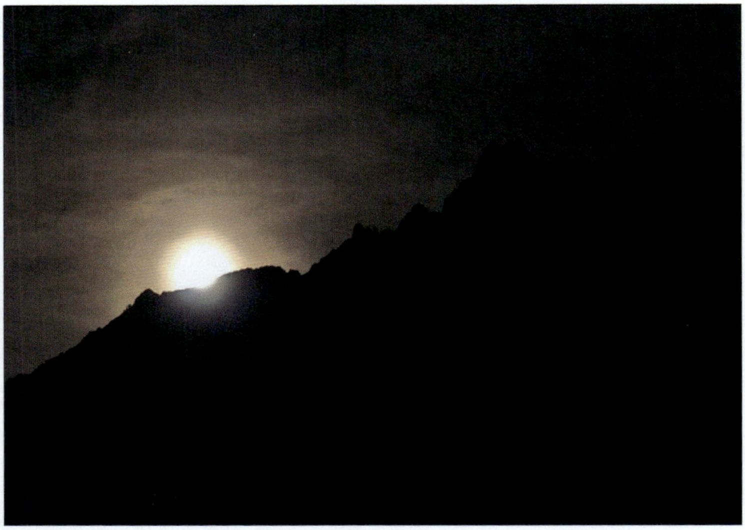

56 Benoît XVI a dit : « Écoute et tais-toi, écoute ton cœur avec attention, cherche la paix. »

Un lever de soleil plein d'amour et de pleine conscience brille dans chaque particule de l'univers, ainsi que dans chaque être humain.

L'attitude intérieure de pleine conscience implique également de prendre soin de notre relation avec la terre, de vivre pour un monde où chaque être humain est respecté, aimé et encouragé, à l'écoute de la nature et de toutes ses formes de vie. Apprendre comment la nature guérit, suppose de comprendre ma propre nature. C'est un processus de communication globale entre les êtres humains, entre l'homme et tout autre être vivant ou partie de la nature, entre le patient et le thérapeute. Cette dynamique n'est pas définie dans le temps et se révèle être de vaste dimension.

La pleine conscience est la voie à suivre. Que l'on atteigne cette attitude où l'on sait que l'on ne sait rien : rien de la vie, rien des hommes, rien de l'univers.

CHAPITRE 18

LES CAPACITÉS D'AUTOGUÉRISON

Chrischta Ganz

18.1. Déclaration d'amour à la vie

La vie humaine n'est qu'une suite de miracles incompréhensibles, composé d'innombrables mystères. Depuis la fécondation jusqu'au dernier souffle, des phénomènes insaisissables se succèdent les uns après les autres dans l'organisme. Un univers d'une infinité de mondes minuscules se déploie dans notre corps, vit, travaille et disparaît, la plupart du temps sans que nous le sentions, le sachions ou y contribuions consciemment. La vie n'a pas besoin de notre raison. Elle a heureusement sa propre intelligence. En effet, si nous devions organiser le fonctionnement de nos organes et le déroulement correct des processus métaboliques, nous n'aurions aucune chance de survivre ne serait-ce qu'une minute.

Le monde dans lequel nous vivons est si hostile que chaque respiration, chaque bouchée, chaque contact avec l'environnement devrait être mortel. Il est impossible de s'en protéger consciemment et le seul fait d'essayer serait insensé. Chaque cellule vit et travaille à sa place dans l'organisme. Chacune est un petit chef-d'œuvre de la nature qui respire, communique avec ses voisines, accomplit ses tâches, métabolise matériellement et énergétiquement ce qui s'accumule et rend possible ma vie en tant qu'être humain.

Nous semblons tout savoir sur l'évolution, sur les hélices de l'ADN, sur les processus biochimiques dans le foie ou le cerveau. En vérité, nous ne savons presque rien, rien sur ce qui permet d'unir toutes nos cellules en un seul être vivant. C'est un mystère. Aucune recherche scientifique ne percera jamais ce mystère, même si la science moderne ne cesse de l'annoncer.

C'est un mystère. Et cela le reste. Nous pouvons tout au plus le deviner. Un miracle ne peut pas être expliqué par des formules chimiques, des échantillons de tissus ou des valeurs d'analyse de laboratoire. Il ne peut être contemplé qu'avec humilité et gratitude.

La vie est un mystère fragile. Nous savons que nous devons mourir un jour et que ce corps, qui nous porte à travers la vie tant que nous vivons, est éphémère. Il est notre meilleur ami, le seul qui, jusqu'à notre mort, ne nous quittera pas. J'ai passé toute ma vie avec lui.

Dans notre société, nous avons généralement une relation instrumentalisée avec notre corps, ainsi qu'avec nos capacités mentales et spirituelles. Nous devons fonctionner au plus haut niveau de performance. Les symptômes et les maladies doivent être éliminés le plus rapidement possible par des thérapies médicales. Cela ne s'arrête pas non plus à un cabinet de naturopathie !

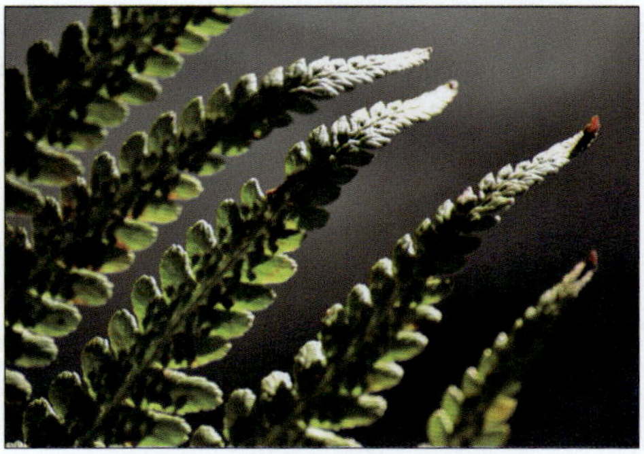
La vie est un mystère.

Cependant, une telle attitude ne satisfait pas au mystère de la vie. Il est temps de nous tourner à nouveau vers nos forces intérieures, de travailler à activer nos capacités d'autoguérison, d'utiliser leurs pouvoirs pour notre propre santé ou pour mieux gérer les différents aspects d'une maladie. Il devient ainsi possible d'éclairer d'un jour nouveau un processus de maladie et de retrouver sa propre responsabilité vis-à-vis de soi-même grâce à une attention aimante.

Le nouveau modèle de pensée[57] suppose une interaction entre les processus corporels, les facteurs mentaux et psychosociaux tels que la philosophie de vie, les schémas de croyances et les sentiments. Cette vision exige également une compréhension différente de la maladie. Une maladie n'est pas un dysfonctionnement à réparer dans des processus systémiques fermés et logiques, mais plutôt une action du corps en interaction avec des influences sociales et psycho-spirituelles ainsi qu'avec des interactions écologiques. La maladie a un sens différent lorsqu'elle est comprise comme une possibilité d'expression et de langage. Elle devient un message, un guide. Le terme « maladie » peut constituer une information importante pour le processus de développement et de croissance de l'être humain. Il crée en effet un contact avec la « maladie hostile ». La responsabilité individuelle n'exige donc pas seulement du courage. Une autre notion de la santé et de la maladie est également nécessaire. Vu sous cet angle, il est possible d'obtenir une réponse à ses propres besoins et de la vivre. Cela demande tout d'abord la capacité de se faire confiance, d'être attentif et d'accepter une maladie, de l'écouter, de s'incliner devant elle, respecter sa caractéristique, de la contempler et de vouloir la connaître, de l'accueillir comme une partie intégrante de la vie.

Au début des années 1980, une nouvelle approche holistique du corps et de la maladie a commencé à se développer. Comme effet secondaire de ce processus, le thème de la « culpabilité » en lien avec la maladie est redevenu socialement acceptable. Dans les discussions sur les causes des maladies et sur la répartition des responsabilités dans la relation médecin-patient, la question de la responsabilité personnelle des malades est devenue de plus en plus centrale – et avec elle, la question de la culpabilité. La conclusion simple qui en ressort est : « Je suis seul coupable d'être malade. » La question de savoir si

57 Le terme « nouveau » modèle de pensée n'est en fait pas correct. Ce point de vue n'est nouveau que si l'on considère l'histoire de la médecine conventionnelle d'aujourd'hui. Par rapport à l'histoire de l'humanité, la compréhension de la santé, de la maladie et de l'art de guérir est différente. Le « nouveau » modèle de pensée est ancien et fait partie de toute vision du monde fondée sur la philosophie de la nature. Cependant, un aperçu de celui-ci peut être scientifiquement expliqué et prouvé aujourd'hui avec la recherche en psycho-neuro-immunologie.

le patient est responsable ou ce qu'il a fait de mal pour tomber malade est toutefois une vision dangereuse, car elle affaiblit la confiance en soi. La capacité de mener sa propre vie est fondamentalement remise en question. Cette disposition à se rendre responsable de sa maladie rappelle les temps anciens où celle-ci était comprise comme une punition que Dieu envoyait aux fidèles. Selon le point de vue et la vision du monde, les interactions de cause à effet sont appelées culpabilité ou destin. Si je suis malade, soit j'ai tout provoqué moi-même, soit je suis impuissant et à la merci de Dieu.

L'attitude selon laquelle « j'ai fait des erreurs, mais j'ai fait du mieux que j'ai pu » permet en revanche de faire face à ce qui s'est « mal » passé. En effet, cet état d'esprit reconnaît que quelque chose « ne va pas » et distingue de quelle manière. Un telle attitude ne se contente pas de culpabiliser et de supporter la punition, mais elle invite plutôt à examiner comment changer pour faire les choses « bien ». En cas de maladie, la question de la culpabilité permet tout au plus de se plaindre des actions passées. Ceci est rétrograde, déprimant et peu constructif. Une perspective ouverte sur la vie et une manière active, propre à sa personne, de faire face à la situation est par là rendue impossible. En effet, la pensée accablante suivante « si je ne suis même pas apte à vivre ma vie, je ne pourrai guère avoir un effet positif sur ma maladie » nie toute compétence à pouvoir vivre sa propre vie.

Les déclarations générales sur les profils de personnalité et les raisons des maladies peuvent également se transformer en fantasmes de tout genre. « Si je me comporte d'une manière ou d'une autre, je vais sûrement guérir ». Mis à part le fait que de tels dogmes supposant la violence puissent donner un tour funeste à la situation, car la guérison est toujours perçue comme un miracle, ils provoquent à nouveau une accusation, dans le sens de « tu es encore malade à cause de ton mode de vie ». Les questions à poser sur la maladie devraient être les suivantes : de quoi mon corps, mon esprit et mon âme ont-ils besoin pour la guérison et le bien-être ? Que leur manquent- ils ? Quelles réponses ces informations appellent-elles de ma part ? Quelles sont mes anciennes conceptions de la vie qui brident ma force et ma joie de vivre ? Qu'ai-je en trop ? Qu'est-ce qui me coupe le souffle ? Qu'est-ce qui m'étouffe ? Quels comportements dois-je abandonner ? Qu'est-ce qui favorise mon courage, ma force, mes ressources et mon amour-propre ?

Rechercher ce que mon symptôme veut exprimer, ne devrait jamais consister à analyser sa propre culpabilité ou celle des autres. Il s'agit bien plus d'une question de responsabilité et d'autorité personnelles ainsi que d'une réponse à la question « qu'est-ce que j'en fais maintenant ? ». Il s'agit d'être conscient des conséquences de ses actes quotidiens. Ces derniers et mon attitude face à la vie sont les prémisses de la suite, ceci sans oublier l'idée fondamentale : « je fais du mieux que je peux ». Tout ce que j'entreprends a un impact (même si je décide de ne rien faire). Je ne porte aucune faute. J'ai fait du mieux possible dans la situation donnée. Tout le passé façonne mon présent. Ma vie actuelle est une condition préalable à l'avenir. De cette façon, je porte vraiment la responsabilité de ma vie, de mes actions, de mes sentiments et de ma pensée. La responsabilité m'incombe dans la mesure où j'agis d'une certaine manière, inconsciente ou consciente, dans ma vie.

La responsabilité personnelle signifie découvrir la part de vie qui réside dans son propre pouvoir de création, et aussi reconnaître les limites de sa propre influence sur la vie.

En psychothérapie, chez de nombreux patients, de bons résultats sont obtenus en faisant évoluer leur monologue intérieur. Nous en avons tous sans nous en rendre compte. Ils déterminent notre vision du monde et donc nos actions. En effet, ce ne sont pas les choses elles-mêmes qui nous troublent, mais notre jugement sur elles. Ce ne sont pas les personnes qui nous écoutent, qui provoquent notre peur de parler devant autrui, mais c'est plutôt la représentation mentale du fait qu'il serait terrible de bégayer pendant une présentation et l'image concrète que nous nous faisons de la pire réaction possible du public. Ce n'est pas mon collègue qui me rend plus timide, mais c'est l'idée qu'il me rejette et l'évaluation que je fais de la gravité de cette situation. Si la psychologie utilise l'influence et la modification des monologues intérieurs, l'imagination et la visualisation jouent un rôle plus important en médecine.

18.2. Ressources

La maladie est une disharmonie, un déséquilibre en nous. Elle est un signal pour que nous procédions à un examen de nos pensées et de nos actions. Elle est un message sur les qualités d'un mode de vie donné qui vaut la peine d'être écouté. L'être humain garde en mémoire ce qu'il a vécu, l'amour et la violence, les impulsions et les pulsions vécues et non vécues. La maladie est donc une importante source d'information. Nous vivons notre histoire, nous l'incarnons, nous vivons nos pensées. En effet, la division de l'homme en corps, âme et esprit est théorique (tant que nous vivons).

Tout ce qui se passe dans l'esprit et dans l'âme influence le corps, et inversement. Chaque corps est l'incarnation d'un chemin de vie, d'une manière d'être dans la vie. L'intérieur prend forme dans le corps.

L'homme a besoin du médecin extérieur et de sa médecine avec toutes ses possibilités. Dans le même temps, il a besoin du médecin intérieur, porteur des capacités personnelles, des capacités d'autoguérison, de la foi et de toutes les ressources personnelles disponibles pour faire face à la maladie. La confiance en soi peut être comprise comme un processus d'introspection, comme une confiance en ses propres forces.

L'être humain connaît de nombreuses stratégies pour rétablir l'équilibre perdu. Ses ressources et mécanismes de réorganisation sont la base essentielle de tout processus d'autoguérison[58]. S'approcher du mystère et du miracle de la vie, de sa propre créativité

58 Dans ce contexte, le concept de salutogenèse (développement de la santé ; du latin « salus » pour « santé » et du grec « genese » pour « naissance, création ») a émergé récemment. Le terme a été formulé par Aaron Antonovsky (sociologue médical israélo-américain, 1923 - 1994) dans les années 1970 comme un terme antagoniste à la pathogenèse. Il a désormais sa place dans la science. Dans la salutogenèse, les ressources de l'individu sont mises au premier plan. Elle doit donc être comprise comme une « chasse au trésor » et non comme une « recherche d'erreurs ». Elle aborde notamment les sujets suivants :
– Pourquoi certaines personnes tombent-elles malades et d'autres non ?
– Comment les individus s'occupent-ils de leur santé ?
– Des questions sur la manière dont les individus assument leur vie.
– Le traitement des questions existentielles de la vie.

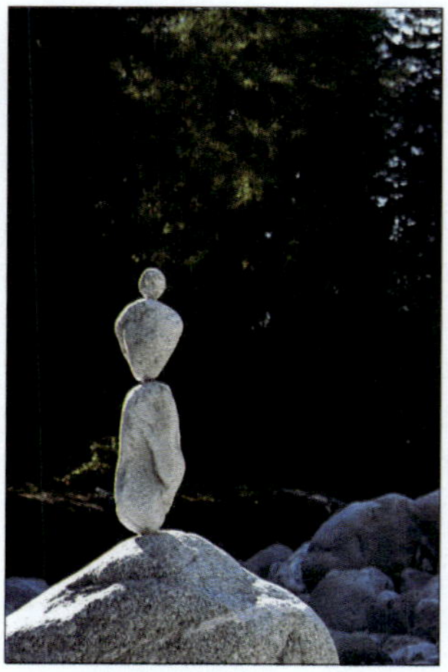

Les forces d'autoguérison reposent sur la confiance en la capacité à retrouver son propre équilibre grâce à ses ressources intérieures.

et de son inspiration, est un acte de courage. C'est une redécouverte de son propre désir de vie, une quête de ses propres visions, une élévation de la voix selon le ton donné intérieurement.

La vie est marquée par l'interaction du désir et de l'inquiétude, de la souffrance et de la gaieté, de la santé et de la maladie. Cette dernière ne peut pas être évitée dans la nature, car elle-même représente un processus naturel. Dans ce sens, Paracelse parlait déjà dans sa théorie globale des maladies de pathologies utiles et absurdes (comme il mentionnait d'ailleurs en toute évidence la santé contagieuse et les maladies contagieuses).

Parfois, nous oublions que la santé est plus que l'absence de maladie. La santé n'est jamais un état statique. La santé n'est pas un état d'équilibre neutre impersonnel et auto-entretenu. La santé est un processus constant de croissance, d'apprentissage, de dialogue, de changement et d'adaptation. La santé est un voyage sans fin qui est parfois difficile en raison de conditions changeantes et qui fait toujours ressortir le meilleur de soi. Cette tâche qui est celle de toute la vie ne nécessite pas (seulement) l'intervention d'experts médicaux. Apprendre des principes simples et efficaces, cultiver des habitudes saines, chercher de nouvelles solutions aux problèmes du moment et s'engager activement et intelligemment dans la réalisation de sa propre vie est tout aussi nécessaire, peut-être même beaucoup plus important. La santé ne peut jamais être atteinte d'un seul coup et pour toujours. Ce sont des développements lents, dont chaque élément ainsi que les relations entre eux changent, alors que nous vivons nos processus de croissance et de maturation par la conscience de soi, la réalisation active et la responsabilité personnelle. Nous avons besoin d'un sens aigu de la responsabilité par rapport aux conséquences de notre vie, afin de nous sensibiliser à la diversité des processus qui la façonnent.

La réponse de chaque individu face à une maladie est très subjective. En effet, celle-ci aussi dépend de chacun, tout comme la sensation de souffrance qui peut la déclencher.

Nous n'enregistrons pas une maladie dans le cerveau comme si elle était une simple information. Au contraire, elle nous fait mal, nous limite et nous souffrons. Dans notre cerveau, la maladie est traduite en une qualité subjective, qui est transportée dans les voies nerveuses et psychiques. Par exemple, mon évaluation du mal de tête est complètement différente selon qu'il s'agit d'une douleur qui martèle le crâne après une soirée festive bien arrosée ou un diagnostic de « tumeur cérébrale ». Une explication possible réside dans la théorie du « Gate Control », qui montre que la perception de la maladie et de la douleur peut être influencée par de nombreux facteurs. Chaque maladie et chaque douleur est perçue différemment. Les facteurs socioculturels et cognitifs[59], l'ensemble

59 p. ex. : « Ça fait mal maintenant, mais ça ira mieux plus tard. »

du système émotionnel, sa propre évaluation de la situation ainsi que les stratégies de répression et d'adaptation jouent un rôle important. Par exemple, l'impuissance, une philosophie de vie négative, le stress, l'anxiété, l'agressivité, la tension et la fixation sur la douleur augmentent la perception de la maladie et de la souffrance. En revanche, la confiance en soi, la volonté de vivre, la confiance en général, la détente et une philosophie de vie positive la réduisent. L'être humain possède ainsi un système antidouleur endogène qui est plus ou moins actif selon la personne et la situation. Cela illustre l'influence du cerveau sur la perception de la douleur.

La douleur peut toujours être physique, psychique et mentale. Les temps modernes ont beaucoup fait pour se débarrasser de la douleur et l'éradiquer (rêve d'un monde sans douleur), mais la souffrance et la douleur font partie de la vie. Elles nous rappellent au bon souvenir de la mort et du caractère éphémère de la vie : « nous sommes là ».

Chaque individu (ainsi que chaque collectif d'individus) doit satisfaire deux besoins fondamentaux : la survie et le fait que cela en vaille la peine.

Comme la première tâche est de rester en vie, un grand nombre de nos processus physiologiques sont programmés pour maintenir ces fonctions existentielles. Le maintien de l'homéostasie dans le corps nécessite les capacités et les ressources de l'ensemble de l'organisme qui doivent compenser les fluctuations internes, afin que la température corporelle, les activités enzymatiques, les sécrétions hormonales, la glycémie et de nombreux autres processus biochimiques soient maintenus dans des limites viables. Ce n'est qu'alors que la vie est possible. Beaucoup de ces processus sont profondément cachés dans des parties inconscientes des mécanismes de contrôle de la vie.

En plus de préserver la vie, tous ces processus visent à faire en sorte qu'elle vaille la peine d'être vécue.

Lorsque nous explorons notre monde, lorsque nous suivons les développements écologiques, nous changeons notre propre organisme et nos relations, nous avons toujours besoin de nouvelles informations, de nouvelles stratégies, de nouveaux comportements et de nouvelles structures.

La simple survie est déjà un art en soi. Une survie qui en vaut vraiment la peine est la plus grande œuvre d'art qui soit.

L'interaction des processus physiques et psychiques avec les schémas de vie et de croyance est une source de pouvoir d'action. C'est là que vos propres ressources sont activées. La personne malade apprend comment elle peut utiliser ses capacités d'autoguérison et modeler son rétablissement, comment elle contribue elle-même à façonner les circonstances, comment ses pensées, ses sentiments et ses actions agissent, comment elle les utilise pour fa-

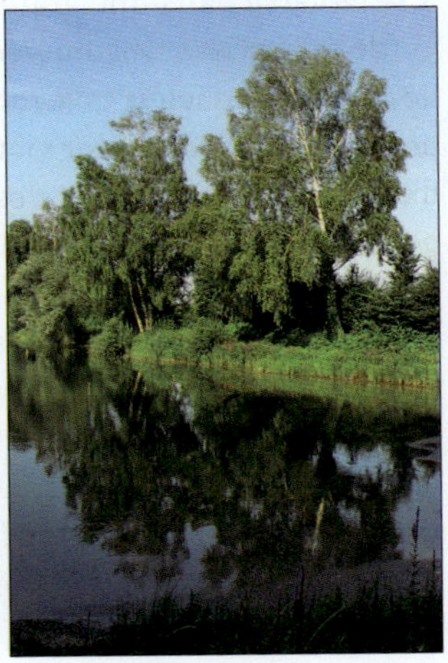

En plus de préserver la vie, il s'agit toujours de savoir si elle vaut la peine d'être vécue.

çonner sa vie. C'est une appréciation du passé, un retour aux racines des schémas de vie pathogènes, non pas pour évaluer les conditions internes de la maladie, mais plutôt pour reconnaître ce dont l'individu a besoin. La personne malade retrouve la confiance en une vie saine et elle apprend à intégrer les besoins fondamentaux de son existence dans sa propre vie. C'est ainsi qu'elle développe et optimise ses capacités d'autoguérison. Tout comme dans le sport, les prochaines étapes de l'entraînement consistent en une observation attentive du corps, dans la perception des sensations corporelles et dans le dialogue avec son intelligence qui permettent de reconnaître les ressources inutilisées ou bloquées pour vivre et agir[60].

Le Moi est au centre de la vie quotidienne ; c'est ce que je connais ou crois connaître comme étant ma propre personnalité. Dans le même temps, tout ce qui n'est pas exprimé dans ma vie est aussi contenu dans mon subconscient sous une forme non développée et rudimentaire. L'une des caractéristiques de la vie est qu'elle évolue, se spécialise et se différencie constamment. L'être humain dans son intégralité, renferme toutes les possibilités. Le Moi ne peut se consacrer qu'à une seule possibilité à la fois. Sa fonction réside dans l'organisation, la structuration et l'intégration d'un certain aspect de la vie issu de l'expérience ; c'est ainsi que j'incarne l'histoire de ma vie. Nous pouvons maintenant commencer à pressentir tout ce que contient l'inconscient. Freud croyait qu'il s'agissait d'une poubelle dans laquelle se déversent les déchets que nous accumulons et rejetons. Que son contenu se composait presque entièrement de désirs refoulés, inacceptables pour le Moi conscient et pour la société dans laquelle nous vivons. Sans aucun doute, il y a un encombrement dans le subconscient de chaque être humain, dont la taille est probablement directement proportionnelle à la « propreté » du Moi conscient. Cependant, en même temps, il y a aussi une congestion de potentiel puissant, de matériaux précieux. L'inconscient s'ouvre vers le bas et vers le haut, il est plein d'énergie. Il ne s'arrête pas au niveau de l'individu, il se déverse dans une grande mer collective au-delà de toutes les frontières humaines.

Je m'abstiens de vouloir et pouvoir décrire complètement la connaissance humaine ou de croire que quelqu'un peut le faire. L'homme n'est-il pas un miroir de l'univers ? Et qui pourrait prétendre avoir vu tout l'univers ? Dans une compréhension ouverte et large du monde, des tentatives et des efforts sont faits pour trouver, saisir et comprendre des réponses, mais sans jamais avoir la prétention ou le but d'expliquer complètement le monde.

De temps en temps, il est important de regarder le monde depuis le cosmos, c'est-à-dire de très loin. Par rapport à tout l'univers, je ne suis jamais rien, mais en même temps je ne suis que presque rien.

La condition fondamentale de la vie est qu'elle ne peut pas être entièrement comprise. Cela crée l'excitation (la tension) de la vie. Les questions à propos de la vie ne connaissent jamais de réponse complète. Cela n'est pas possible. Nous vivons trop de choses que nous ne pouvons pas nous expliquer, pour croire sérieusement que nous trouverons un jour

60 Voici encore quelques mots sur la souffrance : il est aussi important pour moi, avec toutes ces considérations positives sur les capacités d'autoguérison, de ne pas juger et de ne pas manquer de respect à toutes ces personnes qui, en raison de souffrances physiques, psychiques ou mentales, ont atteint les limites du raisonnable et dont la patience et l'amour de la vie sont épuisés.

les réponses à toutes nos questions. Je dois accepter les limites de mes propres forces. Si je n'ai pas le choix des conditions extérieures (p. ex. la mort), l'attitude intérieure à cet égard est néanmoins façonnable et donc décisive.

Dans ce genre de situations limites, l'être humain est en contact avec lui-même, exactement selon l'esprit de la prière de Reinhold Niebur :

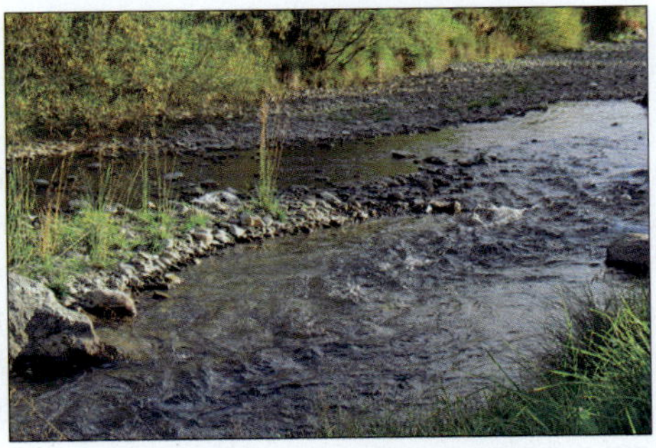

Les questions relatives à la vie ne peuvent pas être complètement clarifiées.

> *« Dieu, donne-moi le courage de changer*
> *les choses que je peux changer.*
> *Donne-moi la sérénité d'accepter les choses que je ne peux pas changer.*
> *Et donne-moi la sagesse de distinguer l'un de l'autre. »*

18.3. Les capacités d'autoguérison

La médecine conventionnelle moderne n'admet pas facilement que l'imagination puisse engendrer la guérison. Pourtant, la recherche médicale est bien consciente du pouvoir des convictions et de l'imagination. Ainsi, par exemple, tous les futurs médicaments doivent être soumis à des procédures de test appropriées par lesquelles ils sont contrôlés par rapport à des « placebos ». Un placebo est un comprimé, un liquide, une capsule qui ressemble à un vrai médicament, mais ne contient pas la substance active de celui-ci. Ils sont administrés à un groupe témoin de patients.

Dans la plupart des cas, les maladies ou les troubles s'améliorent aussi bien lors de la prise de « vrais » médicaments que lors de la prise d'un placebo. L'idée d'avoir reçu quelque chose de (peut-être) efficace joue un rôle important dans le processus de guérison.

Les effets placebo font donc également partie des réactions normales ressenties par le patient pour tout médicament. Un remède est considéré comme efficace au sens médical s'il est statistiquement prouvé qu'il produit plus de réactions que le placebo, c'est-à-dire si une augmentation de l'effet de la substance administrée dans le médicament peut être mesurée en plus de l'effet placebo. Nous estimons aujourd'hui qu'en moyenne 50 à 60 % de l'effet d'un médicament approuvé est dû au pouvoir de l'imagination.[61]

La médecine classique décrit l'effet placebo comme quelque chose d'indésirable, car il fausse (c'est-à-dire améliore !) l'effet « pur » des médicaments. Pourtant, il montre clairement que des influences extérieures (par exemple l'administration d'un remède) peuvent déclencher des réactions manifestement aptes à mobiliser les capacités de guérison de

61 Deutschland Radio, Feuilleton sciences et technologies sur le thème « Placebo » : un rien avec de gros effets », Stephanie Kowalewsky, 06/02/2011

l'organisme. Si tel est le cas, il est logique de les optimiser, de laisser de côté l'administration de placebos et de s'intéresser directement aux compétences de perception de l'être humain et à leur efficacité par rapport aux capacités d'autoguérison, comme cela a toujours été pratiqué. L'utilisation de l'imagination, de la visualisation et des conversations intérieures en est une forme.

La responsabilité personnelle est le centre de la vie, de la connaissance et de la compréhension, le centre d'où peuvent naître une pensée nouvelle et le changement. Cette vision de la vie remet en question les schémas de pensée et de comportement courants d'aujourd'hui. L'autoguérison se méfie de toute médecine fondée uniquement sur la raison, qui n'a plus rien à voir avec le corps, la vie et les relations sociales. Elle fait confiance à la force intérieure et s'appuie sur la responsabilité personnelle. La maladie elle-même nécessite des niveaux élevés d'activité et de concentration d'énergie ; elle est un événement extrêmement puissant ! À sa façon, elle exprime l'énergie vitale. L'être humain « sait » ce qu'il fait. Et cela signifie également qu'il connaît les possibilités de rétablir l'harmonie. Il suffit de le questionner et d'apprendre à l'écouter. Il s'agit de déchiffrer le message et d'aller à la rencontre de la source des capacités d'autoguérison.

Avec courage et intuition, il est possible de se connecter à la maladie et de la vivre différemment. La confiance fondamentale dans les processus de la vie et dans sa propre intuition est ainsi encouragée. Les capacités d'autoguérison ouvrent l'accès à une dimension plus profonde de la vie, qui n'est pas accessible à la conscience quotidienne : c'est une sorte de réseau énergétique formé par les habitudes de vie, les processus corporels, les schémas psychiques et mentaux ainsi que les conditions de vie historiques, sociopolitiques, culturelles et écologiques ainsi que le Moi spirituel. Tous ces aspects de la vie sont liés et imbriqués.

Tout au long de notre vie, le corps prend la parole avec les symptômes et les troubles les plus divers. Mon Moi est mon monde très personnel. Et les qualités de ce monde découlent de la conscience de ma personnalité. L'écoute active de mon Moi intérieur peut être source de solutions non conventionnelles, car une maladie est un bon moyen pour percevoir, comprendre et traiter ces problèmes.

Au cours de notre vie, nous faisons tous des expériences très différentes. Tout ce que nous ressentons est enregistré dans le subconscient et s'exprime dans l'individu. Toute blessure, qu'elle soit physique ou mentale, provoque une insécurité qui se manifeste et se reflète dans la personnalité. Chaque personne adopte un schéma comportemental très personnel pour se protéger et compenser cette insécurité. Et en même temps, chaque moment de bonheur nous réchauffe, comme les premiers rayons du soleil du printemps, et apporte un élément de guérison à nos vies.

L'expression bien connue : « fais attention à tes pensées, car elles façonneront ta vie ! »[62] décrit le pouvoir de notre esprit et l'interaction entre les pensées et les circonstances extérieures dans la vie quotidienne. L'effet destructeur de la magie vau-

62 Le Talmud dit : « Prends garde à tes pensées, car elles deviendront tes paroles. Prends garde à tes paroles, car elles deviendront tes actes. Prends garde à tes actes, car ils deviendront tes habitudes. Prends garde à tes habitudes, car elles deviendront ton caractère. Prends garde à ton caractère, car il deviendra ton destin. »

dou est bien connu, tout comme l'histoire du camion frigorifique[63]. Il dépend de la responsabilité de chacun d'utiliser sa force intérieure. Ce que je crois détermine ma vie. L'histoire du bourdon le décrit clairement :

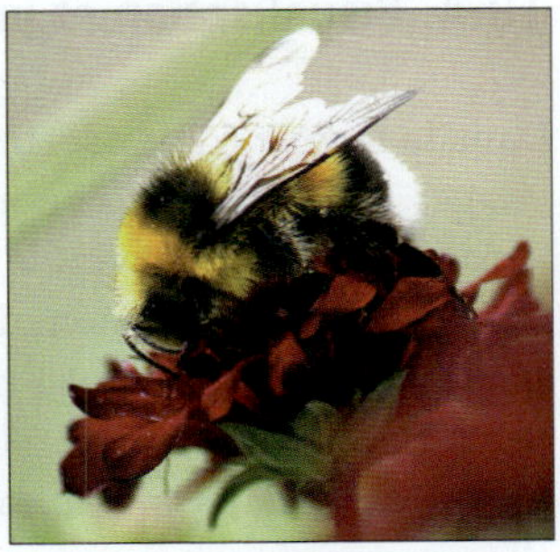

Le bourdon a un poids de 1,2 g.
La surface totale des ailes du bourdon est de 0,7 cm^2.
Selon les lois de l'aérodynamique, le bourdon ne peut pas voler.
Mais ça, le bourdon ne le sait pas ![64]

Chaque personne a une guérisseuse intérieure[65] qui est disponible à tout moment. Cette conseillère connaît la personne depuis sa naissance, peut-être même depuis sa conception ; elle connaît toutes ses forces et ses faiblesses, son enthousiasme et sa résignation, son courage et toutes ses peurs, ses capacités et les potentiels encore en sommeil. Elle connaît toute l'histoire de la personne, mais aussi l'histoire du monde et toutes les lois de la nature. Elle sait de quoi il retourne en matière de croissance et de mort. Elle apporte réconfort et soutien. Et elle est sage. Cette guérisseuse sait ce dont le malade a besoin. Elle est là pour des discussions réfléchies, pour du soutien et pour montrer de nouvelles possibilités auxquelles l'on n'a peut-être jamais pensé auparavant.

Partir à la recherche de la guérisseuse intérieure est un processus individuel pour atteindre sa force et son pouvoir au plus profond de soi-même. En nous engageant dans nos propres capacités d'autoguérison, quelque chose d'autre en nous reçoit un langage, non pas objectivement et concrètement par la voie intellectuelle, mais de l'intérieur, des profondeurs, d'une créativité innée, de pensées, de sentiments, de préoccupations corporelles et de perceptions sensorielles.

« La guérison est toujours un miracle.
J'appelle la figure symbolique la vieille sage,
la conseillère intérieure ou le conseiller intérieur.
C'est, pour ainsi dire, l'interface avec la divinité
qui peut nous offrir une image de guérison
à partir de la connaissance intérieure. »
ANGELIKA KOPPE

63 Un homme est accidentellement enfermé dans un camion frigorifique. Lorsqu'il est retrouvé mort le lendemain matin, son corps porte les marques typiques des engelures. Que l'unité de refroidissement n'était pas allumée et que la température était restée toute la nuit dans la plage normale pour l'être humain, ça il ne le savait pas. Et parce qu'il pensait qu'il devait mourir de froid, il est mort de froid.

64 Nous avons un jour irrité notre professeur de physique avec cette histoire de bourdon, lorsqu'il a voulu nous enseigner les lois de l'aérodynamique. Ce n'est que bien plus tard que j'ai réalisé la sagesse qui s'y cachait.

65 Je l'appelle « guérisseuse intérieure » parce que la mienne est une femme, une vieille sage. Les individus parlent souvent de leur médecin intérieur. Mais les soignants intérieurs peuvent également être des personnages de contes de fées, des objets abstraits, des idées vagues, des sons, des couleurs, des créatures que nous avons créées ou des anges gardiens personnels.

18.4. Visualisation et imagination

Dans la langue française, le mot « imagination » signifie la capacité de représenter des images. Celle-ci n'a pas bonne réputation aujourd'hui, car elle est considérée comme irréaliste et frôle souvent le mensonge, l'invention ou le fantasme.

« Ça existe uniquement dans ton imagination ! » signifie : « ce que tu dis n'a rien à voir avec la réalité ! ». Le mot « imagination » est utilisé par opposition à « représentation ». L'imagination appartient à la fiction, au fantasme et à la passion. Elle semble peu utile et inappropriée dans la vie quotidienne ; elle est associée à une perte de réalité. Cependant, elle est une capacité ou une compétence réelle. Dans notre monde inondé d'images, les « créateurs d'images » professionnels ont depuis longtemps pris les devants. Se faire une idée de quelque chose ne fait pas partie de l'idéal éducatif occidental. Pourtant c'est assez étonnant dans notre monde d'aujourd'hui, qui est tellement fait et défini par les images. Et parce que nous n'inventons pas assez nos propres images, nous sommes facilement dominés par celles qui nous sont imposées ou que d'autres se sont faites de notre personnalité et de la société. Être capable d'élaborer ses propres images est tout autant un art que celui de pouvoir se forger ses propres opinions.

Par l'imagination, nous pouvons visualiser quelque chose qui n'existe pas vraiment, mais dont nous souhaiterions la présence. Notre capacité à agir dépend aussi de la mesure dans laquelle nous pouvons imaginer quelque chose que nous voulons réaliser. L'imagination anticipe, pour ainsi dire, dans la représentation intérieure, l'événement qui doit se produire plus tard dans le monde. C'est la capacité de visualiser ce qui est (encore) absent. Dans le mot « imagination » se trouve aussi le mot « image ». En fait, tout ce que nous faisons en tant qu'êtres humains est un art de « l'image », un art de « créer », de « former », de « mettre en œuvre », « d'éduquer » et « d'apprendre ».

Nous formons notre esprit en acquérant des connaissances et en apprenant des séquences d'actions. Nous façonnons notre esprit en « travaillant » avec nos émotions et en nous intéressant aux sentiments des autres. Nous formons notre corps en entraînant nos muscles. Nous façonnons tout notre être en découvrant, en expérimentant et en développant si possible, le plus grand nombre d'aspects de nos potentialités.

Les images intérieures révèlent les liens entre le corps, l'âme et l'esprit. Cela signifie que le corps peut restituer des informations du subconscient sous forme d'images. La conscience peut alors les reconnaître et comprendre un peu plus leur contenu. Il peut donner et recevoir des informations sous forme d'images intérieures. Celles-ci sont un lien entre le traitement conscient de l'information et les processus physiologiques du corps. Ce que je pense de ma maladie et de sa cause est une chose. Ce que mon intérieur me dit en est une autre. Il indique où et comment je dois changer ou abandonner mes habitudes de vie. Une maladie affecte toujours la personne tout entière et jamais seulement son corps ou des parties de celui-ci ; elle ne peut jamais toucher seulement la psyché ou l'esprit. Il est crucial que j'ouvre un dialogue avec mon corps par rapport à la question qui me préoccupe, que j'ouvre mon cœur, que je marque une pause et que j'écoute. Rien n'est encore guéri, mais je donne de l'espace pour la réponse qui vient de mon intérieur. Et quand le message atteint le cœur, il devient évident que nous sommes entourés d'une force qui donne la vie, la régule et agit en nous. La qualité du processus d'autoguérison se caractérise par le fait que les individus peuvent intégrer et utiliser leurs ressources et leur intuition. La sagesse intérieure peut être activée comme une source de réflexion pour décrypter la connaissance de ses propres capacités d'autoguérison. En effet, dans leur for intérieur, les êtres humains « connaissent » leur potentiel créatif et leurs ressources inutilisés. Ils savent ce dont ils ont besoin au-delà de la conscience quotidienne qui s'accompagne des sentiments et des schémas de prise de décision associés.

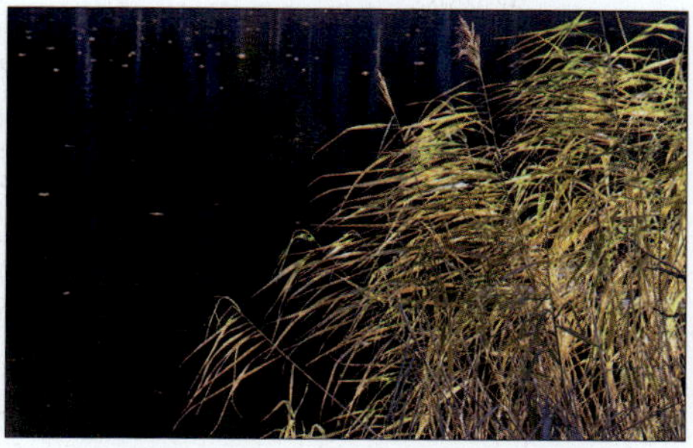
Nous sommes entourés d'une force qui donne la vie, la régule et agit en nous.

L'imagination/la visualisation[66], au sens familier du terme, est la capacité de développer ou de mémoriser des idées, des situations, des personnes, des choses, des mondes sous forme d'images intérieures qui n'existent pas matériellement (imagination). Les visualisations sont utilisées dans de nombreux mouvements religieux, magique et ésotérique, en particulier dans le chamanisme, le tantrisme, le taoïsme, la magie occidentale, certaines pratiques de méditation et aussi dans le christianisme (le plus célèbre parmi les courants mystiques), ainsi que dans certaines orientations de la psychothérapie.

Cependant, la projection mentale est également utilisée, sans aucune approche ésotérique, par les athlètes de haut niveau pour optimiser les enchaînements de mouvements et atteindre un niveau de performance élevé.

Les méthodes actuelles utilisant des techniques d'imagination sont par exemple le training autogène, l'imagination catathymique, l'hypnose, la méditation et le rêve lucide. Elles sont également pratiquées en logothérapie et en analyse existentielle ou en thérapie cognitivo-comportementale. Elles ont été introduites dans la psychothérapie par C. G. Jung, qui considérait les images vécues consciemment comme un médiateur entre la conscience et l'inconscient. Leurs perceptions ressemblent aux images des rêves, leur apparition peut être encouragée et modifiée volontairement. Imaginer signifie utiliser notre capacité de visualisation pour reproduire des images dans notre conscience. Verena Kast a décrit l'imagination comme un « espace de liberté ».

Les images qui en résultent peuvent être influencées par des contenus abstraits, des phrases et des pensées, mais elles conduisent également à une dynamique inconsciente qui leur est propre. Elles sont donc, comme la respiration, à la fois consciemment et inconsciemment contrôlées. La respiration se situe entre le système nerveux volontaire et végétatif ; elle participe aux deux. Le système végétatif est facilement abordable par la respiration. La respiration est le mouvement par lequel nous nous ouvrons et nous refermons, par lequel nous lâchons prise et nous retrouvons, par lequel nous nous transformons sans

66 Le terme de visualisation n'est pas tout à fait correct, car les images intérieures ne sont pas seulement perçues visuellement, mais avec tous les sens et les sentiments les plus divers de la personne.

cesse. Il en va de même avec l'imagination. À chaque inspiration, nous absorbons un tout petit morceau du cosmos en nous et nous connectons à lui. À chaque expiration, nous restituons une infime partie de nous-mêmes dans l'espace (vision cosmologique du monde).

Les représentations figuratives ayant pour but d'influencer les fonctions de la vie n'ont pas été développées par des individus donnés à un moment précis. Elles sont universelles et, comme nous l'avons déjà mentionné, ont probablement été utilisées de tout temps par toutes les civilisations. Chaque philosophie de la nature porte en elle cette connaissance. Chercher la guérison avec les images intérieures est une méthode ancienne, simple et presque oubliée. Le monde des rêves, du fantasme et de l'imagination fascine et occupe les gens depuis des temps immémoriaux. Avec le voyage chamanique, on espérait retrouver l'âme humaine. Si elle était retrouvée, l'être humain était guéri et redevenait entier. Dans la tradition chamanique, c'était le chaman de la tribu qui partait en voyage pour le malade, mais aujourd'hui, dans les processus d'autoguérison, c'est le malade lui-même qui essaie d'activer ses ressources et ses capacités d'autoguérison. Dans notre culture, ce savoir issu de l'art de la guérison a été presque entièrement supplanté par une médecine très technique et déterministe[67], qui a d'abord connu un grand succès. Cependant, l'imagination ne joue pas seulement un rôle plus ou moins important pour certaines maladies, mais bien pour tous genres de pathologie. En conséquence, elles peuvent également être exploitées pour soulager les symptômes ou pour favoriser la guérison. La signification des images intérieures réside dans le dialogue créatif, individuel et non rationnel avec son Moi intérieur. Des procédés tels que le travail avec des images intérieures, l'imagination ou des visualisations nécessitent une action intérieure et un contact différent avec son Moi et sa maladie. Des mesures d'autodétermination, adaptées à un usage quotidien favorisant la santé et la joie de vivre, sont développées. Il s'agit d'un processus pour devenir un être humain intègre et sain, qui implique tous les aspects de la personne et toute son histoire.

La visualisation et l'imagination permettent d'une part de percevoir les processus internes. D'autre part, ces processus sont en retour influencés par les images intérieures.

Le moment d'hésitation entre l'impression d'avoir reconnu quelque chose avec certitude et la recherche des mots appropriés est ce « silence » créatif et puissant d'une instance intérieure qui saurait exactement la bonne parole. C'est un endroit au-delà du bien et du mal. En cherchant à trouver des mots pour ce que l'on veut exprimer, cette instance crée des images qui facilitent la description de ce qui est reconnu. Elles agissent directement sur nous physiquement et psychiquement grâce à nos capacités de compréhension et d'imagination. Elles consolident le processus dans l'expérience et l'incarnent à l'extérieur. L'être humain suit son propre chemin, sa forme individuelle de raisonnement, son expression créative du Moi intérieur. La visualisation et les images sont plus concrètes que les symptômes corporels. Si, par exemple, un objet ou une figure décrit la pression dans la tête en cas de maux de tête ou le « gris » dans l'esprit en cas de dépression, ils peu-

67 Déterminisme : doctrine de la servitude de la volonté humaine (définition de Duden, 21e édition)

vent être appréhendés. Je peux alors discuter, poser des questions et donner des réponses. Ainsi, les objets du quotidien, les prairies fleuries, les nains, les couleurs peuvent parler en tant que substituts et nous suggérer des solutions et des processus de guérison nouveaux, non conventionnels et créatifs. Une communication avec l'intérieur et un dialogue avec la maladie s'instaurent alors. À travers la personnification, la souffrance est rendue tangible, de sorte qu'une discussion, une confrontation deviennent possibles. L'homme qui part en voyage est le créateur d'images, le peintre, le sculpteur. Il est le réalisateur du film qu'il anime avec des odeurs, des couleurs, de la musique et des personnes. S'impliquer permet une prise de conscience de soi et, par conséquent, une ouverture vers d'autres mondes.

Pour atteindre l'autre monde[68], des exercices de relaxation, des techniques de respiration, des rêves lucides, des percussions et d'autres procédés encore sont pratiqués (des moyens traditionnels psychotropes sont également utilisés). Les fantasmes guidés, les représentations figuratives ont une fonction similaire à un rêve ou à la formation intentionnelle du training autogène, mais sont spécifiquement liés aux fonctions corporelles ou aux problèmes existentiels à influencer.

La théorie des champs morphogénétiques de Rupert Sheldrake adopte une approche scientifique de la base de la vie : celle-ci est connectée à l'univers et peut influencer le monde par le travail de la conscience. Sheldrake (1942–) les décrit comme des champs de force immatériels qui se propagent dans l'espace et le temps, à l'intérieur du système et de l'environnement qu'il façonne et organise. Les champs morphogénétiques sont des champs créateurs de formes dans lesquels les organismes se déplacent. Ils ne sont pas neutres ; ils sont intelligents. Ils contiennent des informations et sont capables de les transférer aux cellules et aux êtres vivants[69].

Le chaman traditionnel a l'intention, par exemple, d'invoquer la pluie. Son idée consiste à la visualiser et à ressentir les gouttes de pluie sur sa peau quand il l'invoque lors de son rituel (« to feel the feeling as it rains », ressentir la sensation comme lorsqu'il pleut).

Je me souviens d'une représentation théâtrale par une chaude journée d'été. La salle où se déroulait le spectacle n'était pas climatisée et était par conséquent étouffante et surchauffée. Nos vêtements adhéraient à notre peau, des gouttes de sueur perlaient le long de notre visage. Les spectateurs s'éventaient avec le programme. Le spectacle a commencé et, assis dans le noir, nous avons entendu un orage approcher jusqu'à ce que le tonnerre et la foudre remplissent la pièce. Puis soudain, comme si c'était un véritable orage d'été, la pluie est tombée (mise en scène acoustique). Nous entendions la pluie, au début quelques gouttes, qui se sont ensuite transformées en une véritable averse. Alors les spectateurs, moi y compris, cessèrent de s'éventer et écoutèrent le bruit rafraîchissant. La chaleur s'est dissipée, même si ce n'était pas possible rationnellement. Je suis toujours persuadée aujourd'hui que la température a baissé grâce à cette mise en scène acoustique. On peut dire que notre perception a été manipulée par le son de l'orage, ou

68 Dans le chamanisme, l'imagination est appelée « voyage dans le monde non quotidien ».

69 Chaque service religieux, chaque visite au Dalaï-Lama, chaque manifestation, chaque spectacle de cirque, chaque événement sportif fonctionne de cette façon.

bien que la conscience des nombreuses personnes au sens des champs morphogénétiques de Sheldrake a effectivement refroidi la pièce, tout à fait dans le sens de « to feel the feeling as it rains ».

18.5. Intuition

Nous voyons et nous entendons de manière ininterrompue. Nous faisons des expériences et notre esprit évalue, apprécie et exploite cette mine d'informations. Il semble mettre de l'ordre dans notre monde, celui que nous avons créé. Il n'a rien à voir avec l'ordre de la vie. En effet, ce dernier est insaisissable pour nous. La logique et la raison font souvent obstacle à la perception, car elles nous enseignent que nous pouvons comprendre cet ordre là. Pourtant, nous pouvons apprendre à regarder, non pas uniquement de manière superficielle, mais de façon exacte, à entendre, non pas simplement superficiellement, mais à tendre l'oreille pour capter et écouter convenablement et à percevoir les subtiles vibrations et informations qui se présentent dans nos vies. Cela ressemble à « lire entre les lignes », c'est l'intention de filtrer la vérité profonde de notre réalité. L'intuition ne dépend pas des données et des faits comme la logique ou la raison, mais elle a besoin de temps et d'espace. C'est la compréhension holistique d'une situation ou d'un fait. Capturer quelque chose intuitivement signifie filtrer et percevoir ce qui est juste et essentiel d'une situation ou d'un interlocuteur. Combien de fois, dans la pratique quotidienne, faisons-nous l'expérience selon laquelle le patient sait réellement ce dont il a besoin, ce qu'il doit faire ou éviter, mais il veut simplement l'entendre du thérapeute, parce qu'il n'a pas confiance en ses propres perceptions et son intuition.

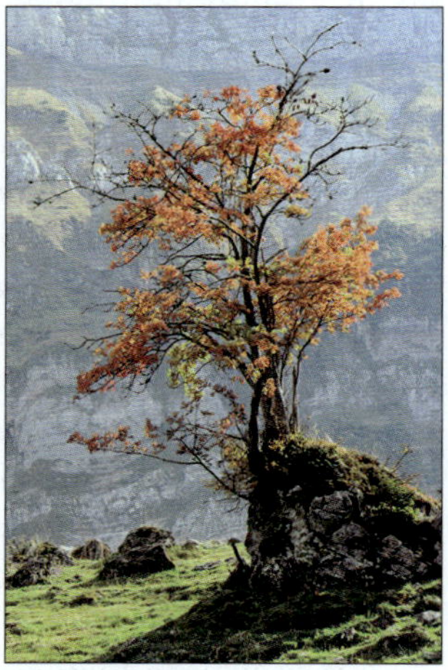
L'intuition est une autre forme de perception.

Redonner du sens à l'intuition nécessite de vouloir s'arrêter, d'écouter et d'interpréter ce qui s'agite en soi. Elle est une forme de pensée et de perception plus picturale. Dans la tradition patriarcale de la raison, la perception intuitive est généralement attribuée à la pensée enfantine et féminine ; elle est détachée du raisonnement masculin des adultes. Aujourd'hui encore, elle est considérée comme illogique, trop peu concrète, trop associative, trop peu scientifique, trop insaisissable ou trop mystique. Or c'est précisément là qu'émerge une logique plus complexe, issue des perceptions individuelles et collectives de la vie. L'intuition est la source de la sagesse suprême, c'est la voix de notre force intérieure qui parle en nous. Cela signifie se respecter et « avoir confiance en soi » au sens propre du terme. Le voyage vers la guérisseuse intérieure devrait créer un accès à ces énergies vitales. C'est une passerelle pour entrer en contact avec une force qui est en nous et qui nous dépasse pourtant. C'est la voix que nous ressentons comme étant l'intuition.

Les processus de développement salutaires impliquent toujours le contact avec les forces vitales et créatrices. Toutes les méthodes thérapeutiques de la naturopathie traditionnelle ou de la médecine conventionnelle ainsi que toutes les mesures d'autoguérison trouvent leur limite là où la guérison est finalement un mystère et le rétablissement une grâce.

Les fantasmes de toute-puissance sont hors de propos. La guérison n'est pas « faisable » pour nous, êtres humains. Nous pouvons soutenir notre corps en répondant à ses besoins et en prenant soin de lui. La guérison ne peut être que voulue et favorisée par la pensée et l'action humaines. Et c'est tout ce que nous pouvons faire en tant qu'être humain.

18.6. Le corps est sage

Pour les scientifiques qui mènent des recherches sur le cerveau, les images intérieures résultent des connexions nerveuses complexes qui existent dans celui-ci. Les images de la pensée, du sentiment et de l'action sont activées par cette communication et affectent à leur tour la pensée, les sentiments et l'action dans la réalité. Au-delà des paramètres médicaux et des diagnostics, les images intérieures fournissent des informations pour établir de nouvelles stratégies de soin et un contact avec la maladie. Le sens des images peut être exploré en pleine conscience, avec confiance dans sa propre perception ; son propre processus d'autoguérison peut alors être activé.

Lorsque que le cerveau est dépassé et que les informations de l'esprit ne sont pas suffisantes pour parvenir à une solution, l'intelligence du corps est mise à contribution. Cette approche est passionnante parce que le corps fournit des informations sur les capacités de sa propre personnalité qui n'étaient pas encore consciemment connues ; il peut aussi donner des indications sur la manière de façonner la vie et de guérir d'une maladie. La connaissance intérieure des lois de la vie est révélée et intégrée dans l'ensemble de la situation de vie en se fiant à ses propres ressources.

Les fondements scientifiques concernant les facultés d'autoguérison sont aujourd'hui fournies par les connaissances de la psycho-neuro-immunologie. Ils prouvent que les impulsions de comportement et d'action sont ancrées au niveau physique. Cela signifie que le corps a une parole déterminante dans chaque action. La psychothérapeute américaine Jeanne Achterberg, le cancérologue Dr Carl Simonton, les psychologues Larry Dossey et Antonio R. Domasio ne sont que quelques-uns des scientifiques qui étudient l'interaction entre le corps et la psyché. Angelika Koppe est particulière-

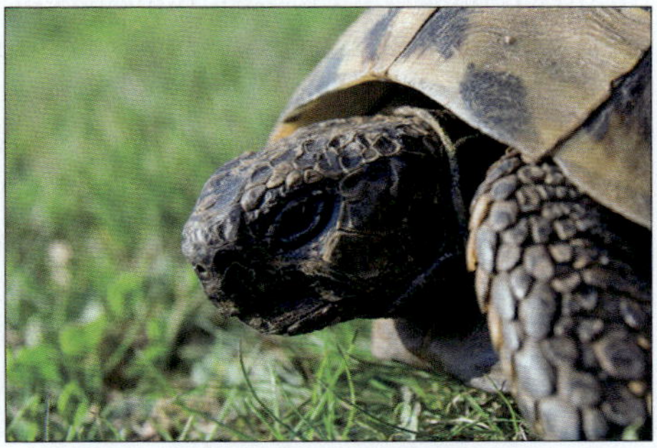

La tortue est le symbole de la sagesse qui sommeille en nous.

ment connue chez nous pour son concept d'autoguérison, qu'elle appelle la « croissance sauvage ».

Tous ont pu prouver à quel point la force intérieure peut être grande et étendue dans le domaine de la promotion de la santé, à quel point les images intérieures, les motivations et les philosophies de vie marquantes affectent directement la maladie et la guérison et déclenchent des réactions mesurables dans le corps. Dans ses travaux de recherche, Achterberg a observé que les gens percevaient avec précision dans leurs visualisations, le type de cellules cancéreuses qui se développaient et les processus immunologiques afférents. Entre-temps, des études et des recherches ont permis de mesurer les effets des images intérieures sur les réactions corporelles telles que les mouvements musculaires, le rythme cardiaque, la circulation sanguine et la température de la peau. Lorsque l'on s'imagine croquer un morceau de chocolat, on en perçoit le goût sucré sur la langue et comme réaction corporelle, la production salivaire augmentera. Dans le langage populaire, l'expression « avoir l'eau à la bouche » est bien connue. La représentation mentale d'une image déclenche une impulsion dans le système nerveux. De même, l'imagination peut, par exemple, affecter des cellules individuelles du système immunitaire.

La science d'aujourd'hui considère comme un fait acquis que l'histoire ancienne comme nouvelle de la vie d'une personne est enregistrée dans les cellules de son corps. Sur la base de ces antécédents, d'autres perceptions sont sélectionnées et des attitudes de vie fondamentales se développent. Des schémas comportementaux et des stratégies de survie familières (soi-disant « sûres ») sont créés. Notre philosophie de vie est intimement liée aux états et aux rythmes qui gouvernent l'intérieur du corps. Elle correspond aux processus corporels, car chaque expérience, chaque comportement et chaque pensée laisse une « empreinte » dans les processus cellulaires. Ces influences sont transmises aux cellules du corps sous forme d'impulsions via les voies neuronales et chimiques. L'activité musculaire, les sécrétions hormonales et les rythmes corporels en subissent l'influence et sont incorporés au corps sous forme d'empreinte. La recherche sur le cancer reconnaît depuis longtemps que les endorphines, par exemple, se lient directement aux macrophages et affectent ainsi le système immunitaire. Aujourd'hui, nous savons que la production de sérotonine peut être potentialisée par une imagination joyeuse, c'est-à-dire que l'être humain peut faire quelque chose lui-même pour renforcer son système immunitaire. L'imagination n'est donc pas un processus passif régressif, mais au contraire un processus très actif : divers paramètres physiques changent lorsque le processus de visualisation est en cours.

Ces recherches confirment que les images intérieures reflètent des états corporels réels et biologiquement corrects. Par ce biais, la personne malade a la possibilité de visualiser ses processus corporels et de percevoir elle-même sa maladie, non seulement de manière physique, mais aussi en lien avec toute sa personnalité. Il est également devenu évident, dans les travaux de recherche, que les processus physiques peuvent être influencés par des images intérieures (ce que les chamans, les druides et les sorcières-herboristes connaissent depuis longtemps).

Chez Kant (1724–1804) aussi, l'imagination aurait eu une dimension plus fondamentale que ce que ses travaux suggèrent finalement. Son œuvre principale aurait dû s'appeler « Critique de l'imagination pure »au lieu de « Critique de la raison pure ». Mais, parce que Kant avait des scrupules à offenser l'ensemble de la communauté des penseurs, il s'en est tenu à l'ancienne conception patriarcale de la raison qui subordonnait l'imagination, en tant que pure faculté sensorielle, à l'entendement. Pourtant, Kant n'a pas placé l'imagination du côté de l'irrationnel des fantasmes inutiles, mais il l'a décrite comme la « forme pure de toute connaissance ». Dans la « Critique de la raison pure », il l'a présentée comme une « fonction indispensable de l'âme ». D'après Kant, sans le pouvoir de l'imagination, nous ne pouvons ni saisir intellectuellement les choses qui relèvent de l'expérience monde, ni comprendre rationnellement celles qui relèvent du domaine des idées. La philosophe Hannah Arendt (1906–1975) estime que « le rôle joué par l'imagination dans nos capacités cognitives est peut-être la plus grande découverte que Kant ait faite dans la Critique de la raison pure ».

L'homme voit une fleur dans la lumière du matin. La lumière touche la fleur, certains spectres de couleur sont absorbés, d'autres sont réfléchis, selon la forme et la texture de la surface de celle-ci. Les ondes lumineuses atteignent les cellules sensorielles des yeux et stimulent les photorécepteurs. Des modifications chimiques déclenchent des impulsions nerveuses, qui sont envoyées au cerveau, où elles sont ensuite traitées. Elles ne contiennent ni fleur, ni forme, ni couleur. Elles ne transmettent qu'un ensemble d'impulsions que le cerveau reçoit. Il recompose la fleur à travers de nombreuses étapes de traitement. Ce n'est que maintenant, après plusieurs transformations, que l'homme « voit » et reconnaît la fleur. Cette « vision » déclenche des réactions corporelles comme par exemple une sécrétion de sérotonine. Chaque image que l'homme perçoit est une image intérieure : nous ne voyons qu'à « l'intérieur ».

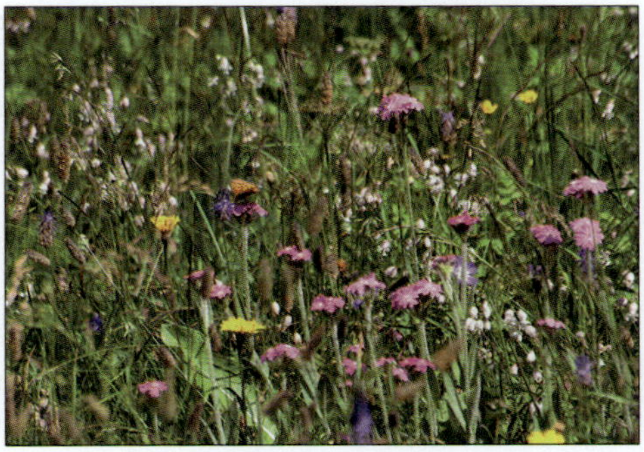
Chaque prairie fleurie que nous voyons est aussi une image intérieure.

Johannes Müller (1801–1858), fondateur de la physiologie sensorielle, a formulé la « loi des énergies sensorielles spécifiques ». Selon cette théorie, ce n'est pas le stimulus qui détermine la nature de la sensation, mais plutôt les récepteurs sensoriels qui sont stimulés par ce stimulus. Peu importe que les cellules photoréceptrices reçoivent de la lumière ou qu'elles soient stimulées électriquement ou mécaniquement, chaque stimulation des cellules photoréceptrices provoque une expérience visuelle et celle des cellules auditives une réaction auditive. Il existe donc trois mondes : le monde extérieur, le monde des impulsions neuronales et le monde de l'expérience. Notre cerveau se trouve au centre de ce trio en tant que connecteur neuronal. Il n'est conscient que de ses propres émotions. Il en déduit l'existence d'un corps et d'un monde autour de ce corps et le transforme intérieurement pour devenir un monde d'expériences.

L'expérience intérieure n'est pas une image du monde extérieur. Il s'agit d'une interprétation des impulsions nerveuses et ne fait référence que partiellement aux stimuli externes.

Les interprétations sont basées sur l'expérience qui s'est structurée dans notre être au cours de notre évolution. C'est l'expérience subjective de chaque être humain. Presque toujours, une grande partie de ce que nous vivons correspond aux ingrédients de l'activité associative interne du cerveau. Nous construisons le monde à partir des analyses des impulsions ressenties par nos cellules sensorielles, de nos compléments et associations. Le monde change avec nos expériences. Cependant, parmi nos expériences individuelles de la vie en tant qu'être humain, il y a aussi les expériences de la vie elle-même, telles qu'elles se sont inscrites dans la connaissance archaïque des lois de la vie et dans l'inconscient collectif. Les images intérieures et les sentiments sont une représentation globale du moment donné. Le système limbique fonctionne comme un système d'évaluation. Le bonheur, la tristesse, la colère, la peur et le dégoût (toute notre vie émotionnelle) sont une prise de position de notre cerveau, élaborée à partir de toutes nos expériences passées. Le système d'évaluation du cerveau et ses effets sur le comportement sont très éloignés de tout ce qui touche à la rationalité et à la conscience.

Les croyances font partie de l'humanité. Toute notre organisation quotidienne est l'expression de nos croyances : sur la vie, sur ce que nous sommes en tant qu'être humain, sur les possibilités et les opportunités que nous imaginons pour l'avenir. Nous évaluons la vie à travers le prisme de ces philosophies de vie profondément enracinées ; elles forment la base et le cadre de nos actions dans la vie quotidienne.

18.7. Comme s'il y avait un sourire intérieur

Partout où une situation de faiblesse ou de trouble remet en question l'ordre naturel des choses, une imagination bienfaisante stabilise de manière puissante et protectrice le droit chemin de chacun et renforce, comme un message d'espoir, la conviction de retrouver l'harmonie. Les images intérieures augmentent la disponibilité des ressources et des forces d'autoguérison. Prendre de la distance par rapport à la vie quotidienne, l'intellect, la raison et sa propre évaluation permet d'aborder les problèmes d'une manière différente. Grâce à de nouvelles associations, l'imagination mène à d'autres points de vue et solutions possibles. La question de savoir si ces points de vue peuvent être transférés et sont ensuite viables en dehors de la situation thérapeutique est discutée lors de l'entretien et doit être démontrée dans la vie quotidienne.

Aussi utiles et puissantes que soient les images intérieures dans le processus de guérison, nous ne savons toujours pas comment elles surviennent et à qui elles communiquent réellement quelque chose. Est-ce l'idée de base dynamique qui détermine la vie et la santé des gens, est-ce le Moi supérieur, est-ce le reflet des forces internes des organes ou des cellules du corps ou simplement nos ressources et nos forces d'autoguérison ? D'où viennent-elles et qui nous les donne, ou est-ce simplement qu'elles sommeillent en nous et n'attendent que d'être activées ? Ce sont des questions dont les réponses sont si intimes et individuelles que chaque personne ne peut les trouver que pour elle-même.

La guérison soulève également de nombreuses questions. Que signifie « sain » ? Qui définit cette notion ? C'est tout le chemin de la vie, avec ses multiples expériences, qu'il faut parcourir.

Malgré toutes les connaissances et les compétences scientifiques, la vie reste toujours un mystère et est finalement insondable pour l'être humain. Notre petite tête humaine ne pourra jamais expliquer l'univers.

L'imagination permet d'éveiller les forces d'autoguérison. En pleine conscience, je perçois mon propre être : le flux de la force vitale et toutes les ressources qui sommeillent encore au plus profond de moi.
Comme s'il y avait un sourire intérieur dans tout ce qui vit, parfois caché, parfois apparent. Je n'ai rien d'autre à faire que de le trouver – puis de le laisser grandir, dans les battements de mon cœur, dans ma respiration, dans mes pensées, dans ma propre vie.

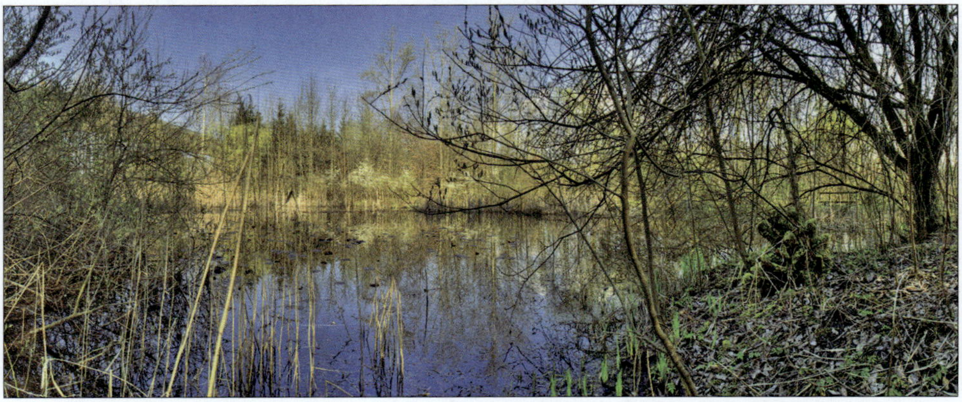

Comme s'il y avait un sourire intérieur.

CHAPITRE 19

L'ÉVOLUTION ACTUELLE DE LA MTE

Friedemann Garvelmann
Rosmarie Fehr-Streule
Christian Raimann

« Gardez-vous d'oublier les anciens maîtres,
appuyez-vous plutôt sur leurs expériences pour innover. »
ALFRED NEUGEBAUER (1924–2006), ARCHÉOLOGUE EN SUISSE SAXONNE

Historiquement, sur le plan du contenu, la MTE n'est pas un système fermé, mais est cohérente en soi. Ses racines ne remontent pas à une seule origine, car la MTE est née naturellement à partir de nombreuses sources. Son développement n'est pas non plus terminé. Au fil des siècles, son contenu a changé à plusieurs reprises et s'est adapté à la vision du monde et à l'air du temps. La théorie des humeurs, par exemple, est passée de débuts purement philosophiques dans l'Antiquité grecque à un concept médical holistique au début du Moyen Âge. Cependant, sa signification spécifique pour le métabolisme ainsi que pour le système cardio-vasculaire n'a été développée au niveau connu actuellement qu'entre les XVIe et XIXe siècles. En tant que système médical ouvert, la MTE poursuit encore aujourd'hui son développement et intègre les évolutions subséquentes qui en résultent. Cependant, il serait faux de la considérer comme un réceptacle de tous les procédés diagnostiques et thérapeutiques apparus jusqu'ici et continuant à émerger en Europe. Du point de vue du contenu, la question n'est pas tant de savoir quels nouveaux procédés sont inclus dans la MTE et lesquels ne le sont pas, mais bien plutôt dans quelle mesure ils correspondent au système spécifique de la MTE. L'exemple de la phytothérapie moderne montre facilement que la ligne de démarcation entre compatibilité et incompatibilité avec la MTE doit être tracée même au sein d'un même procédé. Sur la base des contenus essentiels présentés dans ce livre, la phytothérapie peut très bien être appliquée dans le cadre du concept de la MTE. Cependant, si elle est utilisée exclusivement en fonction de la substance active et des indications, elle sort des critères spécifiques à la MTE et fait alors partie de la « médecine conventionnelle avec des médicaments naturels ».

En voici un exemple : le thym est une plante médicinale éprouvée contre la toux. Si le thym sous forme de tisane ou de teinture est recommandé à plusieurs patients atteints d'une toux sévère, chacun y réagira à sa manière. Une partie des patients seront heureux de signaler qu'en plus d'avoir soulagé leur toux, le thym a diminué leur sensation fréquente de froid dans les extrémités et leur d'inconfort digestif. Une autre partie notera que leur toux s'est améliorée, mais qu'en contrepartie, les muqueuses buccales se sont asséchées et des brûlures d'estomac sont apparues. Une patiente signalera qu'elle a eu ses règles plus tôt et qu'elles étaient plus abondantes. Du point de vue de la MTE, il est facile de comprendre pourquoi les réactions sont si différentes : chaque patient réagit avec ses propres schémas– à la fois constitutionnellement et selon la physiopathologie actuelle.

D'un point de vue phytothérapeutique, les huiles essentielles de thym ont un effet expectorant et soulagent ainsi la toux, mais aucune importance n'est accordée à sa qualité chaude et desséchante dans l'organisme entier. La conclusion que le thym est adapté pour tous les patients qui toussent est un « raccourci » typique de la pensée uniquement en lien avec l'indication.

Qu'est-ce qui fait finalement l'originalité de la MTE et de ses contenus spécifiques ?

Contrairement à de nombreux domaines de la médecine moderne et de la naturopathie, la MTE ne souhaite pas considérer l'être humain comme la somme de ses parties, mais comme un tout systémique et fonctionnel. L'accent n'est pas mis sur les aspects individuels du patient, mais sur tous les niveaux interconnectés de son être. Ce n'est qu'ainsi que le patient peut être reconnu en tant qu'individu et qu'un concept thérapeutique adapté et prenant en compte ses ressources peut être développé. L'objectif du diagnostic n'est pas l'évaluation d'un état statique (état avant/après), mais d'un processus physiopathologique dynamique. Les principes sur lesquels repose la MTE rendent possible cette vue d'ensemble. Ils permettent une interprétation, une évaluation et un classement des informations et résultats détaillés individuels dans une vue d'ensemble.

La MTE ne se soumet pas à la mécanisation croissante de la vision du monde qui s'est développée à partir du XVIIe siècle et à la réduction du concept de la philosophie naturelle à un contexte purement scientifique, qui s'est également imposé en médecine. Elle ne suit pas Descartes qui réduit le corps à une machine vivante ; elle suit les règles et lois fondamentales de la nature. Dans ce contexte, le terme « naturel » signifie non seulement l'utilisation de remèdes et de méthodes thérapeutiques naturels, mais aussi « dans le sens/l'esprit de la nature ».

Sur la base de ces réflexions, voici une compilation d'autres thèmes actuels, procédés diagnostiques et thérapeutiques sans prétendre à l'exhaustivité.

Elle montre comment et sous quelles conditions ces derniers peuvent être intégrés dans un concept global de MTE pour son développement continu et enrichissant.

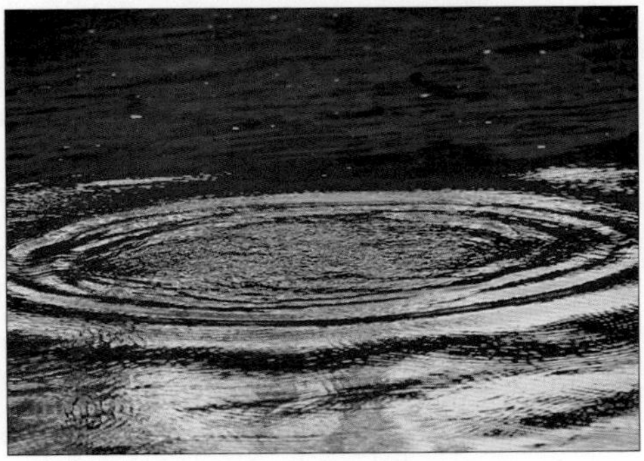

Petite cause, grand effet

19.1. Énergie et matière

L'être humain, sa fonction et sa position dans le cosmos restent un grand mystère. Nous n'avons souvent que des aperçus rudimentaires dans ce domaine et ils sont également fortement influencés par des idées culturelles et religieuses. Il y a une infinité de questions sans réponses qui concernent par exemple les fonctions des tissus et des organes, les maladies et leur signification, l'interaction de l'âme et du corps ainsi que leurs relations avec la planète Terre et l'univers à de nombreux niveaux différents. Des questions sans réponse occupent l'esprit humain depuis des millénaires : d'où venons-nous, pourquoi dormons-nous, pourquoi vieillissons-nous, quel sens notre existence a-t-elle et enfin quelles significations les maladies « incurables » ont-elles ? Si nous n'avons aucune certitude à ce sujet ou si les relations entre elles sont très complexes, nous avons besoin d'au moins une matrice démontrant la façon dont un être humain pourrait fonctionner, c'est-à-dire d'un paradigme.

Un paradigme possible de la naturopathie est basé sur les 5 niveaux de l'être. Pourtant ceci n'est pas vraiment nouveau, car il était déjà clair pour Paracelse que les 5 entités « ens » (ens environnemental, ens métabolique, ens de prédisposition, ens mental et ens divin) sont à la base de notre être. Paracelse essayait déjà de cerner l'homme en bonne santé et l'homme malade en incluant tous les niveaux de son être. Son raisonnement révolutionnaire lui permettait d'être largement en avance sur son temps.

Selon les principes religieux, tout ce qui existe provient d'une seule source qu'on appelle Dieu, Yahweh, Esprit universel ou Créateur du tout, selon les cultures. Au commencement était le Verbe, qui était le représentant de l'information ou de l'énergie primordiale. Cette dernière se densifie et devient matière et traverse les 5 niveaux de l'être de haut en bas. Ceux-ci sont en communication permanente entre eux et avec le monde extérieur ; ils sont interconnectés. L'électricité, les symbiotes, les hormones, les cytokines, les nerfs et leurs neurotransmetteurs, les photons (quanta de lumière), les humeurs, le spiritus, les chakras, l'esprit, etc. constituent, selon le modèle de pensée sous-jacent, les canaux de communication à l'intérieur de l'individu. Mieux ces systèmes communiquent entre eux, plus la capacité de régulation du corps est élevée. En cas de perturbation ou de surcharge des systèmes de régulation, des symptômes peuvent apparaître au niveau spirituel, psychique, énergétique, chimique ou mécanique dans le sens d'un système d'alerte précoce. Chaque niveau nécessite donc ses propres procédures diagnostiques et thérapeutiques spécifiques, où il est important de rester cohérent avec un modèle de pensée et de travail ou du moins d'être conscient d'un changement de raisonnement ou d'une synergie des différents modèles entre eux. En voici un exemple concret : dès que le terme « hormone » est utilisé, on se trouve, en principe, dans le modèle de pensée et de travail de la médecine conventionnelle. Un diagnostic et un traitement des maladies « hormono-dépendantes » compatibles avec la MTE ne sont donc possibles que s'ils sont examinés et analysés selon les critères de la MTE.

Des « sauts » irréfléchis entre les différents modèles de pensée et de travail ou même le mélange des diagnostics, des analyses et des thérapies conduisent à des incohérences et à des incompatibilités. Au sens figuré, l'objectif du diagnostic et de la thérapie holistiques est de trouver le « message d'erreur » causal afin d'empêcher la progression du processus pathologique. Voici un exemple : une mauvaise chute sur le bassin a changé la statique du squelette et a provoqué une bascule du bassin (au niveau mécanique). Le mauvais appui a un effet sur les muscles, ce qui peut se manifester au niveau chimique par une tension musculaire, car la provocation permanente encourage un stress nitrosatif. Cela affecte la dynamique vasculaire, bloquant ainsi l'écoulement des humeurs corporelles (lymphe et sang), en nous trouvant ici déjà au niveau énergétique. Il n'est pas difficile de comprendre que cette cascade d'effets a un impact sur la psyché – surtout lorsqu'elle se manifeste de manière chronique.

Et de même, sur le niveau psychique, un sentiment de colère refoulé, déclenché par des problèmes de couple par exemple, peut perturber à long terme le niveau énergétique (mélancolie/dépression). La progression suivante réside dans la modification du niveau chimique, par exemple de celle du métabolisme des cellules hépatiques, qui peut également entraîner l'altération de l'influx nerveux de la colonne vertébrale via la zone réflexe segmentaire du foie.

Le schéma de la page suivante présente la manière dont les différents niveaux sont associés aux procédures diagnostiques et thérapeutiques, qui pour beaucoup sont également utilisées dans la MTE. Ces classifications ne doivent toutefois pas être considérées comme absolues, mais comme des points de repère, car il subsiste des transitions fluide et des différences liées à l'application et à l'utilisateur. Par exemple, la thérapie par la respiration peut être classée, en fonction de sa mise en œuvre et de l'objectif thérapeutique, au niveau mécanique-statique, mais aussi, dans certaines circonstances, au niveau psychique ou spirituel.

Nous pouvons supposer que la cause des maladies chroniques ne se situe généralement pas à l'endroit où les symptômes apparaissent, ce qui contredit la pensée linéaire, matérialiste et symptomatique de la médecine conventionnelle, mais correspond pourtant à la pensée systémique interconnectée de la naturopathie.

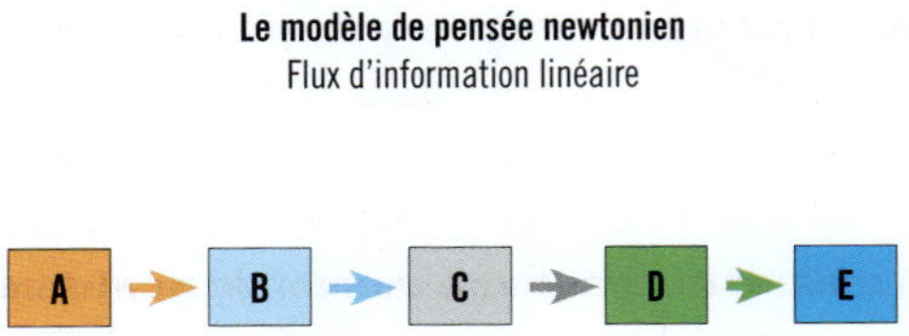

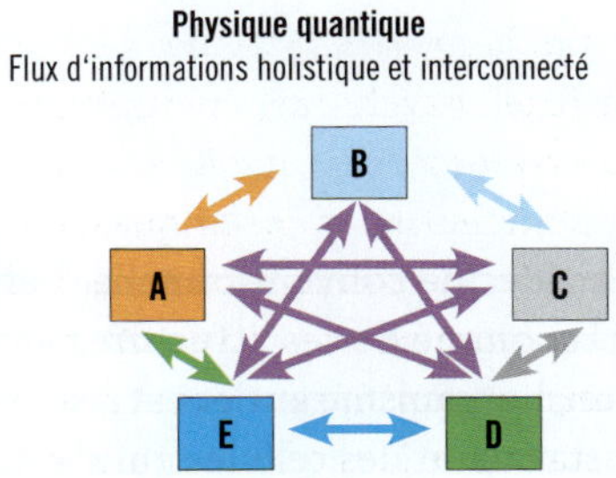

Association des aspects diagnostiques et thérapeutiques aux différents niveaux d'observation

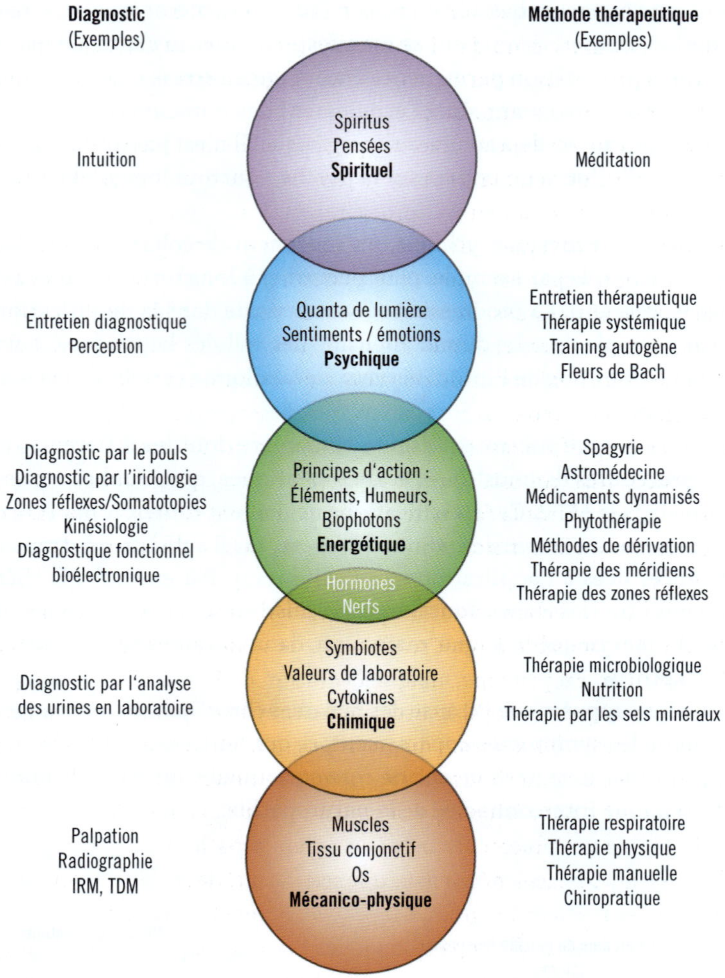

En médecine conventionnelle, l'être humain (selon la vision du monde newtonienne) est la somme de ses structures au niveau matériel (niveaux rouge et orange). De cette façon, l'organisme entier est réduit à ses parties individuelles : les molécules forment des substances et des cellules qui s'allient pour former des groupes de travail et des organes qui communiquent via des substances et des signaux physiques. Les organes, à leur tour, forment des systèmes d'organes aux tâches très spécifiques ; on essaie d'expliquer l'ensemble en regardant les parties individuelles (réductionnisme).

Avec l'avènement de la vision mécanique du monde au début du XVIIIe siècle, les sciences naturelles pures sont devenues de plus en plus le seul critère et pilier de la médecine. La philosophie et la religion en tant que sciences de l'esprit ont été mises à part, ce qui a conduit au « dualisme d'une médecine pour des corps sans âme et d'une autre pour des âmes sans corps » *(Thure von Uexküll, médecin et fondateur de la médecine psychosomatique)*. Compte tenu de l'importance actuelle de la science dans la société et la politique, on peut soutenir comme avéré le fait que la « science » est devenue une sorte de religion de substitution intouchable.

Si aucun résultat n'est trouvé chez un patient aux deux niveaux « mécaniques » et « chimiques », le cours de la maladie est généralement interprété comme « psychogène ». Les niveaux énergétique et spirituel sont complètement ignorés. En cas de diagnostic de « maladie psychosomatique », des médicaments psychotropes sont souvent prescrits pour réprimer « avec succès » les symptômes. La compréhension qu'il n'y a pas de maladie physique qui n'affecte pas aussi la psyché (et vice versa) est ignorée. Ce qui est crucial, c'est que la médecine conventionnelle ne peut percevoir le niveau causal de la matière – l'énergie – alors que l'existence de ce point a pu être clairement prouvée par exemple dans les travaux de recherche sur les biophotons du Pr Dr Albert Popp.

Cependant, cela signifie aussi que l'utilisation d'un médicament ou d'une méthode relevant de la naturopathie ne doit pas être comprise comme constituant une définition de la naturopathie. C'est plutôt la façon de penser holistique et interconnectée qui, comme une sorte de « trésor de la naturopathie », constitue la base indispensable du modèle de travail de la MTE.

Pour comprendre le « chemin » d'un processus de guérison, il est important de déterminer le plus tôt possible à quel stade se situe le développement pathologique au moment de l'examen. En principe, chaque évolution de la maladie est comprise comme un processus dynamique. La combinaison de méthodes d'examen classiques, telles que l'anamnèse approfondie, les analyses diagnostiques en laboratoire et la physiopathologie, en combinaison avec des méthodes d'examen spécifiques relevant de la naturopathie telles que le diagnostic par l'iridologie, le pouls ou par l'examen de la langue permet au thérapeute d'obtenir un tableau vraiment complet du patient.

Dans son modèle à 6 phases, décrit dans une section ultérieure, Reckeweg a montré que les maladies chroniques mettent longtemps à se développer et qu'elles passent systématiquement par différentes étapes physiopathologiques avant de se manifester dans l'organisme.

Le mode de vie, la constitution, etc. influencent et façonnent considérablement les développements pathogéniques.

Mais comment cela fonctionne-t-il exactement ? Qu'est-ce qui contrôle nos fonctions cellulaires ?

La physique quantique moderne peut éventuellement nous donner un aperçu de ce mystère de la vie.

Selon le paradigme de la médecine conventionnelle, le corps humain ainsi que le monde animal et végétal semblent être constitués uniquement de matière ou de composantes chimiques et physiques ; il en est de même de toutes les choses que nous sentons, goûtons, voyons ou entendons. Mais la pierre angulaire d'une compréhension élargie de tout être, quel qu'il soit, se trouve dans la loi fondamentale d'Hermès Trismégiste, selon laquelle tout ce qui existe est énergie.

Toute matière est composée de molécules, qui elles-mêmes sont composées d'atomes. De là se pose la question suivante : en quoi sont faits les atomes avec leur noyau atomique et leurs électrons ? Ce qui les façonne n'est rien d'autre que de l'énergie condensée, aussi appelée quanta. Même la plus petite molécule d'hydrogène en compte environ 1 milliard. Et ces quanta ne sont pas de la matière, mais plutôt de l'énergie pure. Ce n'est que récemment qu'il a été établi que les plus petites particules élémentaires fluctuent entre l'être et le non-être. Dans le langage de la physique, ce phénomène s'appelle la « fluctuation quantique ». Les atomes sont donc de l'énergie condensée, mais pas de la matière. Ainsi, toutes les molécules sont constituées d'énergie condensée. À leur tour, elles forment des structures complexes qui, animées ou inanimées, constituent ce qu'on appelle la matière dans l'infinie diversité de la création : les substances odorantes, palpables, visibles et goûtables. L'expression biblique « Au commencement était le Verbe » acquiert ainsi une nouvelle signification scientifique, car le Verbe n'est rien d'autre qu'une information, pour laquelle la MTE utilise aussi le terme d'énergie. Un champ quantique est donc un espace vide rempli d'une quantité infinie d'informations. La matière nous semble compréhensible, mais les proportions d'un champ quantique sont inconcevables. Pour nous en faire une idée, considérons un atome de manière imagée.

Brian Swimme a écrit dans son livre « L'univers est un dragon vert » : si nous prenions un atome et que nous l'agrandissions aux dimensions d'un stade olympique, il serait presque entièrement constitué de vide. Son centre, le noyau, flotterait au milieu du stade, plus petit qu'un ballon de football. Ses parties extérieures– c'est-à-dire les protons, les neutrons et les électrons – seraient de minuscules moucherons qui voleraient à une hauteur qu'aucun footballeur n'a jamais atteinte. Et qu'y aurait-il entre la balle de football et les moucherons ? Rien, du vide. Ainsi, tout – y compris nous, les êtres humains – sommes fait davantage de vide que d'autre chose. La taille d'un atome correspond à environ un angström (0,1 nanomètre = 1 dix millième de millième de millimètre). Il y a donc 10 000 atomes dans 1 millième de millimètre. La taille moyenne d'une cellule du corps humain est de 20 à 80 microns (de 0,02 à 0,08 mm). Ainsi, sur une seule cellule du corps, on peut aligner 200 000 à 800 000 atomes sans espace, d'une paroi cellulaire à l'autre. Imaginons maintenant l'espace vide dans une seule cellule du corps, multiplié par les 30 000 milliards de cellules corporelles par personne. Si vous enleviez tout l'espace vide du corps humain, on serait un million de fois plus petit que le plus petit grain de sable. Le royaume du vide est une réalité mystérieusement ordonnée, un rien qui est à la fois la première et la dernière source de toutes choses.

D'un point de vue physique, nous-mêmes et ce qui nous entoure sommes le résultat d'informations devenues incohérentes.

Voici une citation intéressante de Max Planck (1927) : « Il n'y a pas de matière en soi. Toute matière est créée et n'existe que par une force qui fait vibrer les particules atomiques et les maintient ensemble dans le plus petit système solaire d'un seul atome. Mais comme il n'y a ni force intelligente ni éternelle dans tout l'univers, nous devons supposer l'existence d'un esprit conscient et intelligent derrière cette force. Cet esprit est le « commencement de toute matière ».

Mais Paracelse aussi savait déjà ces choses : « Ce n'est pas un médecin qui ne connaît pas l'invisible, qui n'a pas de nom, qui n'a pas de matière et qui pourtant a son effet. Ce n'est pas la matière qui est le remède, le véritable arcane est invisible. »

Mais comment les informations de notre champ quantique sont-elles transmises ? La science dit que l'ATP couvre l'approvisionnement en énergie de la cellule. La base en est la thermodynamique. Le fait est que l'ATP s'accumule dans les mitochondries des cellules, puis pénètre dans le cytoplasme et se décompose à nouveau au niveau de la molécule cible. L'énergie thermique est libérée et plus la dynamique cellulaire est active, plus la quantité d'énergie libérée est élevée. Mais la véritable tâche de l'ATP réside dans la transmission de l'information, qui y est stockée et plus précisément dans l'adénine de l'adénosine triphosphate. Ainsi, l'ATP doit être comprise comme une molécule qui transmet des informations. Chez l'homme, à l'exception des globules rouges (qui ne contiennent ni noyau ni mitochondries et qui acquièrent leur énergie par voie enzymatique), toutes les cellules sont généralement colonisées par plusieurs milliers de mitochondries. Même si les manuels peuvent donner des informations différentes, chaque cellule contient en moyenne 1 500 mitochondries. Les neurones peuvent même compter entre 4 000 et 5 000 mitochondries. Les chaînes respiratoires proprement dites sont situées sur les membranes des mitochondries. Nous en trouvons environ 1 000 par mitochondrie – ce qui donne environ 1 500 mitochondries par cellule chez un humain avec une moyenne de 30 billions de cellules corporelles : 50 billiards (50 000 000 000 000 000) de mitochondries, 1 000 chaînes respiratoires dans chaque mitochondrie donnent donc 50 trillions (50 000 000 000 000 000 000) de chaînes respiratoires. Tout cela est coordonné au plus haut degré d'ordre, à une distance nanométrique sur la structure de la surface des mitochondries, fonctionnant à des intervalles de l'ordre de la picoseconde. Le corps humain produit quotidiennement environ autant d'ATP que son poids corporel. L'ATP a une demi-vie très courte d'environ 5 secondes, ne peut pas être stocké et doit donc être constamment régénéré. Dans le cycle de 5 secondes, le champ quantique de lumière de chaque cellule est ainsi renouvelé par les chaînes respiratoires dans les mitochondries, et cela dans le « ici et maintenant » de l'être. En d'autres termes, notre organisme, et plus précisément chacune de ses cellules, est mis à jour toutes les 5 secondes par ce support d'information. La cellule est ainsi le plus petit ordinateur du monde.

Chacune d'elles représente un micro-univers propre et est donc, pour ainsi dire, une personnalité distincte entourée de son champ électromagnétique individuel, appelé champ quantique de lumière. Il contient toutes les informations et donc le « logiciel » entier qui est responsable des fonctions de la cellule elle-même, mais aussi de la communication avec ses voisines ; il garantit ainsi les fonctions du groupe cellulaire. Il contient, d'une part, l'ensemble des informations de la vie en général et, d'autre part, celles relatives à la différenciation cellulaire spécifique.

(Résumé de : Bruce H. Lipton, « les cellules intelligentes »).

Ainsi, nous pouvons considérer le noyau cellulaire comme un plan génétique, qui contient toutes les informations nécessaires pour survivre et prospérer dans un milieu donné. Ces codes ADN ont changé au cours de l'évolution et se sont accumulés pour répondre au mieux aux exigences des modifications de l'environnement. Cela garantit que les cellules dupliquées par la division cellulaire soient chacune équipées de complexes de perception nécessaires au maintien de la vie.

Les gènes ne peuvent ni s'activer ni se désactiver tout seuls, ni ne sont à même de contrôler le comportement d'une cellule. Les cellules font l'expérience de leur environnement, évaluent les informations, choisissent ensuite le programme de comportement qui va garantir leur survie. Par exemple, les pensées négatives et la pollution influencent également notre champ d'information interne. Si le climat de l'organisme est modifié pour des raisons pathogènes (entre autres un mode de vie défavorable), les influences exogènes et endogènes (stimuli) ne peuvent pas être traitées de manière adéquate, ce qui conduira tôt ou tard à des changements pathologiques dans le métabolisme cellulaire, comme cela a déjà été décrit dans le chapitre sur la théorie des stimuli.

Voltaire, le célèbre écrivain et philosophe français, disait déjà : « Rien n'est plus fort qu'une idée dont le temps est venu de s'imposer ». Et pourtant, aucun appareil de mesure ne permet de se saisir d'une idée ou de la prouver au sens de la science d'aujourd'hui. Ainsi, toutes les branches de la science qui ne traitent que de la matière en raison de leurs exigences purement scientifiques ne s'occupent que d'une infime partie de la réalité. Si nous voulons nous préoccuper de la nature, de la matière par rapport à notre réalité et des influences informatives sur celle-ci, nous avons de nombreuses et bonnes raisons de considérer les réalités énergétiques, de les observer et de les intégrer à notre façon de penser et de travailler. C'est précisément cette réalité qui peut construire le pont entre le paradigme rationnel de la médecine conventionnelle et celui de la médecine naturelle.

19.2. La MTE et la théorie des infections

Ce n'est bien sûr pas un hasard si le sujet des « agents pathogènes » n'est abordé que de manière marginale dans ce livre. Les auteurs sont arrivés à la conclusion que la médecine d'aujourd'hui donne une place trop importante et inappropriée aux micro-organismes pathogènes en rapport au développement de maladies, dans le sens où les virus, les bactéries, les champignons et les autres germes sont de plus en plus considérés comme la cause de nombreuses maladies. La conclusion actuelle et apparemment logique qui résulte de cette interprétation par rapport au traitement se décrit ainsi : si vous tuez les agents pathogènes, la maladie guérira. Si cette pensée très tranchée était correcte, une maladie « d'origine bactérienne » (p. ex. une amygdalite) devrait guérir définitivement après un traitement antibiotique. Mais cela ne fonctionne que dans des cas exceptionnels, comme en témoignent les récidives et vicariations régulières de maladies traitées par antibiotiques.

La MTE est détentrice d'une connaissance importante selon laquelle il n'existe pratiquement aucune maladie qui n'aient *une seule et unique* cause. Plusieurs facteurs sont toujours nécessaires à leur origine.

Depuis la découverte des micro-organismes, les scientifiques débattent de leur importance dans le développement de « maladies infectieuses ». Un courant considère les

« agents pathogènes » eux-mêmes comme la cause des maladies transmissibles. Cela signifie que la seule présence d'un micro-organisme précis est considérée comme la cause d'une maladie. L'autre courant considère les agents pathogènes comme *un* aspect du développement d'une maladie infectieuse, qui ne peut coloniser et se multiplier que dans un environnement (« milieu ») qui lui convient.

Dès les premiers temps de la théorie de l'infection, à partir de la seconde moitié du XIXe siècle, une polémique scientifique violente a éclaté autour de ces deux courants fondamentaux. D'une part, Louis Pasteur (1822–1895) voyait les microbes au centre des processus infectieux, d'autre part, ses contemporains Pierre Jacques Antoine Béchamp et Claude Bernard représentaient les défenseurs du courant du « milieu ». Bernard a résumé ses découvertes dans sa célèbre phrase : « L'agent pathogène n'est rien, le milieu est tout. »[70] Tout au long de leurs vies, ces chercheurs se sont livrés à une concurrence féroce, que Pasteur a « remportée » en raison de son statut social (noblesse française) et de ses grandes ressources financières. Ce n'est que sur son lit de mort (c'est du moins ce qui a été rapporté) que Pasteur a finalement admis que Bernard était plus proche de la vérité. En outre, près de 100 ans plus tard (1964), des documents privés de Pasteur, tenus secrets jusqu'à cette date, ont été publiés. Ils prouvaient que Pasteur avait délibérément manipulé les résultats de ses travaux de recherche afin qu'ils puissent étayer sa théorie. Le journal Süddeutsche Zeitung a écrit à ce sujet le 18 février 1993 : « Pasteur n'avait inscrit les résultats d'essais particulièrement négatifs que là-dedans [dans ses notes privées] ; il avait en revanche enjolivé les données publiées et a parfois délibérément menti, notamment par rapport à ses expériences de vaccination spectaculaires. Force est de constater que la théorie actuelle de l'infection repose sur une fraude scientifique qui n'a pas encore été corrigée par la médecine conventionnelle et qui reste la base (extrêmement lucrative sur le plan économique) de tous les traitements antibiotiques et de la stratégie vaccinale.

Les microbes sont les phénomènes concomitants d'une « infection »

Le fait que le milieu ou en d'autres termes les conditions nécessaires à la colonisation et à la multiplication d'un micro-organisme constitue une condition préalable élémentaire à l'apparition d'une maladie infectieuse est facile à comprendre pour les bactéries et les champignons qui ont leur propre métabolisme. Les choses sont un peu plus compliquées avec les virus : ce ne sont pas vraiment des « êtres vivants » puisqu'ils n'ont pas leur propre métabolisme et ne peuvent se multiplier par leurs propres moyens. Ils se composent uniquement d'informations génétiques spécifiques au virus qui sont stockées dans chaque noyau cellulaire (sous la forme du brin d'ADN) entouré d'une enveloppe. Un virus ne peut donc devenir actif que s'il pénètre dans une « cellule hôte » et qu'il y introduit son information génétique dans son noyau cellulaire. Cette cellule est alors « reprogrammée » de telle sorte qu'elle produise immédiatement de grandes quantités de nouveaux virus qu'elle libère dans les tissus environnants, qui sous l'effet « boule de neige » attaquent d'autres cellules hôtes. Cela déclenche alors une inflammation aiguë agissant comme une

70 Citation originale : « Le microbe n'est rien, le terrain est tout. »

mesure de défense utile. Mais même si le mécanisme d'infection par les virus est différent de celui des bactéries et des champignons, il ne peut pénétrer dans sa cellule hôte que si le système de défense n'est pas suffisamment « adapté » pour l'en empêcher à temps. La capacité de réponse du système immunitaire dépend à son tour du milieu, en particulier celui de la muqueuse intestinale. Par conséquent, le milieu intact des membranes muqueuses peut également être décrit comme le mécanisme de protection le plus important du corps, même en cas d'infection virale.

Nous ne prétendons pas ici que les microbes n'existent pas dans les « maladies infectieuses ». Ils peuvent être détectés dans de nombreux cas, même si ce n'est souvent qu'indirectement via le dépistage de leurs anticorps spécifiques. Mais, et c'est là que la différence d'approche est cruciale, les microbes sont un facteur parmi d'autres qui conduisent finalement à l'apparition de la maladie correspondante. Leur signification physiopathologique réside avant tout dans le fait qu'ils donnent à la maladie sa forme caractéristique d'apparition et d'évolution avec ses symptômes typiques. C'est pourquoi les méthodes thérapeutiques dirigées spécifiquement contre les micro-organismes ne permettent d'obtenir que des pseudo-résultats temporaires. En effet, tuer les micro-organismes n'améliore pas le milieu non physiologique qui a initialement rendu l'infection possible. Au contraire, étant donné que les substances antibiotiques ne font pas la distinction entre les « mauvaises » et les « bonnes » bactéries, elles détruisent l'écosystème fragile de la flore des muqueuses, qui fait partie intégrante du système immunitaire. De cette façon, le milieu est encore plus largement endommagé. C'est pourquoi toutes les thérapies antibiotiques génèrent évidemment une « maladie infectieuse ». Nous en connaissons bien la conséquence : après 4–6 semaines, il y a une rechute – mais nous avons déjà abordé le sujet...

Du point de vue de la médecine humorale, toutes les substances à action antibiotique bloquent les principes de chaleur et donc les processus naturellement chauds nécessaires pour se défendre et surmonter la maladie qui prennent la forme d'inflammations aiguës et de fièvre. Elles ont une qualité froide et forment donc du flegme froid et visqueux. Ceci explique, d'une part, le soulagement rapide des symptômes des maladies d'origine bactérienne et d'autre part, la diminution rapide des réactions inflammatoires et fébriles des maladies d'origine virale, après l'administration d'un antibiotique.[71] Cela conduit à la conclusion que les antibiotiques, en plus de leur effet antibactérien, ont en principe un effet immunosuppresseur. Vu sous un angle différent, il s'agit d'une explication supplémentaire pour la tendance à la récidive après les traitements antibiotiques et à la vulnérabilité générale aux « infections ».

Malgré ces critiques, il convient de souligner à ce stade que les thérapeutes de MTE doivent également être conscients que les antibiotiques peuvent sans aucun doute sauver des vies dans des situations présentant des risques vitaux. C'est le cas par exemple, lors de réactions immunitaires, dans lesquelles le corps brûle ses réserves d'énergie par ses

71 Bien que l'utilisation d'antibiotiques pour les infections virales soit également contre-indiquée selon les directives de la médecine conventionnelle, ils sont régulièrement prescrits à cette fin dans les cabinets des médecins généralistes.

propres processus de feu excessifs, de sorte qu'il n'a aucune chance de gérer lui-même ceux de la maladie. Dans ces cas, les antibiotiques sont sans aucun doute bénéfiques, mais leur utilisation devrait se limiter aux situations d'urgence – sachant que, même s'ils peuvent empêcher le pic mortel de la maladie, la guérison proprement dite doit ensuite se faire selon les principes naturels.

Concrètement, cela signifie qu'après une utilisation nécessaire d'antibiotiques, il faut encourager le renforcement du milieu par une thérapie constitutionnelle, qui doit être combinée de manière optimale avec un traitement régénérateur de la flore symbiotique.

Amis ou ennemis ?

Il ne fait aucun doute qu'il existe des microbes qu'il vaut mieux éviter. Mais l'attitude consistant à considérer, par principe, les bactéries, les virus et les champignons comme une menace et à vouloir les combattre par tous les moyens ne peut être qualifiée que de « névrose pathogène collective avec une psychose pour l'hygiène ». L'une de ses conséquences est l'augmentation de la résistance jusqu'à l'apparition de germes multirésistants insensibles à toute substance antibiotique connue. Fatalement, ces « germes responsables des infections nosocomiales » apparaissent principalement dans les hôpitaux, où ils menacent les personnes qui ont le moins de défenses immunitaires naturelles. Mais quelles sont les conséquences de ces faits bien connus ? Au lieu de reconsidérer de manière critique les « stratégies d'extermination » en tant que telles et de chercher des voies fondamentalement différentes (dont certaines sont proposées par la MTE), nous continuons notre course contre le monde microbien dans une quête perpétuelle de nouveaux antibiotiques et désinfectants efficaces. Il est tout à fait évident que nous ne pouvons gagner cette course, car les microbes auront toujours une longueur d'avance par leur capacité à développer, d'une part, une résistance aux antibiotiques et d'autre part à la transmettre à d'autres espèces par l'intermédiaire de l'ADN.

Il est illusoire de croire que nous pouvons vivre en *luttant contre* le monde des microbes. Ils sont autour de nous et en nous en permanence. Nous devrons nous accommoder de leur présence, dans une large mesure, et limiter les stratégies d'extermination aux situations pour lesquelles il n'existe vraiment aucunes autres options, c'est-à-dire : la médecine d'urgence – également comprise comme une solution salutaire dans une situation pouvant conduire à la mort.

L'idée que la physiologie de la flore symbiotique des muqueuses et de la peau soit indispensable fait désormais partie du standard des connaissances médicales. Pourtant, il existe, dans ce domaine, des théories très complexes qui n'ont pas encore trouvé leur place et qui sont rejetées sans autre vérification, parce qu'elles ne correspondent pas au modèle « scientifiquement reconnu ». Cela inclut le pléomorphisme, qui repose principalement sur des recherches du Pr Günther Enderlein. Cette théorie suppose que chaque tissu du corps contient physiologiquement des micro-organismes (« endobiontes ») qui influencent de manière significative la fonctionnalité des tissus. Ceux-ci peuvent être visualisés et analysés dans le sang à l'aide de la microscopie en champ sombre. Cependant, ces endobiontes ne doivent pas être classés dans un schéma rigide, car ils peuvent se transformer en d'autres espèces en fonction du milieu. Ainsi, un stade de développement apathogène peut devenir une espèce pathogène, et vice versa. La classification des microbes dans les catégories virus, bactéries et champignons est également abolie dans le pléomorphisme, car la métamorphose se produit dans toutes les classes d'organismes. Cela montre clairement qu'un germe pathogène ne doit pas nécessairement être issu d'une infection extérieure, mais peut provenir de changements dans l'équilibre des humeurs de l'organisme. En fait, cette théorie explique, de façon élargie, la théorie des humeurs.

Les cycles de développement des quatre symbiotes les plus importants peuvent être visualisés au microscope à champ sombre et ils ont les significations physiologiques ou physiopathologiques suivantes :

- Le symbiote Mucor racemosus est responsable de la formation du système sanguin et vasculaire ainsi que de la fluidité du sang. En cas de décalage pathologique des humeurs, des maladies vasculaires et circulatoires, des troubles métaboliques et des maladies glandulaires se développent par pléomorphisme.
- Le symbiote Mucor mucedo assure la formation du système nerveux central, du système végétatif et du système hormonal. En cas de décalage défavorable des humeurs, des troubles neurovégétatifs tels que l'anxiété et la dépression, des maladies neurologiques et des troubles hormonaux peuvent se développer.
- Le symbiote Aspergillus niger est responsable de la formation du système squelettique, des cellules osseuses et du métabolisme minéral. En cas de modification pathogène, il entraîne souvent des troubles lymphatiques et des allergies chez l'adolescent ; avec l'âge, des aspects dégénératifs apparaissent et se manifestent par exemple dans les modifications de l'appareil du squelette et de soutien, dans les maladies rhumatismales et les problèmes rénaux. En résumé, il est associé aux maladies scrofuleuses, c'est le résultat typique d'une physiopathologie flegmatique.
- Le symbiote Penicillinum notatum est l'un des micro-organismes responsables de la formation de la flore bactérienne dans l'intestin. En cas de perturbation de l'équilibre humoral, il peut se manifester par des suppurations, des inflammations et des processus focaux. Il prédestine plutôt à des réactions excessives (hyperkinétiques).

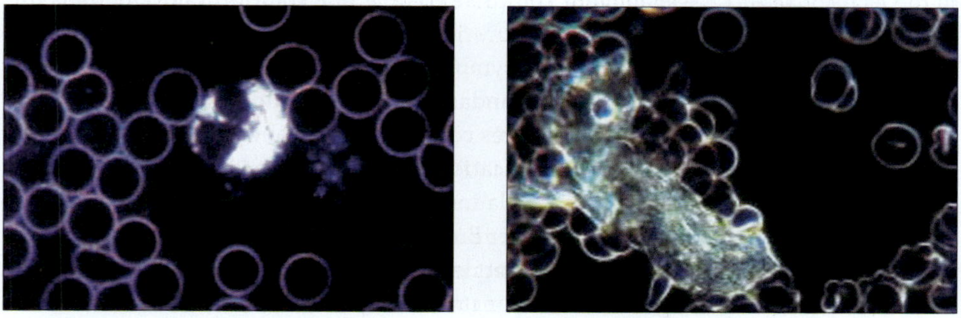

L'image visualisée en champ sombre à gauche montre un sang sain (de beaux érythrocytes fins de même taille avec des parois minces, des leucocytes, un dépôt de plaquettes), celle à droite montre un sang contaminé par Aspergillus niger.

Ces états pathologiques endobiontiques peuvent être ramenés à leur forme non pathogène avec des symbiotes appropriés préparés homéopathiquement afin de pouvoir percevoir à nouveau leurs fonctions physiologiques d'origine. La microscopie en champ sombre permet d'observer dans une goutte de sang la modification du milieu et la mutation symbiotique ainsi que de « contrôler » les micro-organismes sur le plan thérapeutique. Lorsque la goutte de sang a séché après 2 à 5 jours, on peut apercevoir le milieu dans sa « forme sèche ». Elle représente un aperçu de l'univers avec des étoiles et des voies lactées ; le petit dans le grand, le microcosme dans le macrocosme.

Catarrhe

Jetons maintenant un coup d'œil sur un autre sujet dont l'approche est complètement différente en MTE et en médecine allopathique : le catarrhe.

Du point de vue de la médecine, le catarrhe est simplement un terme un peu obsolète pour désigner l'inflammation d'une membrane muqueuse, généralement causée par des virus, des bactéries ou même des champignons. Dans ce cas, le catarrhe est signe que le système immunitaire de la membrane muqueuse n'était pas « assez puissant » pour détruire à temps le germe correspondant.

En MTE, un catarrhe est défini comme un processus d'excrétion compensatoire d'une muqueuse, au travers de laquelle le flegme excessif et stagnant est évacué ; il peut également être contaminé par l'acrimonie. Il s'agit donc d'un processus tout à fait « sain » pour l'ensemble de l'organisme, dans lequel la symptomatologie des muqueuses est acceptée afin d'éviter que le pire ne se produise (voir le chapitre 6.3). Si vous associez ce point de vue à la théorie selon laquelle un virus (dont l'*existence* n'est pas contestée) est le déclencheur de la maladie, vous arrivez inévitablement à la conclusion qu'un « virus du rhume », par exemple, peut également être considéré comme un « *assistant* » qui permet à la personne concernée d'effectuer un processus d'élimination catarrhale justement nécessaire.

La situation est similaire avec une « infection intestinale » qui permet au sujet de se débarrasser le plus rapidement possible des choses qu'ils n'arrivent pas à digérer.

De même qu'une mycose vaginale qui déclenche des processus d'excrétion compensatoire via la muqueuse correspondante. Il est possible de donner des exemples indéfiniment.

Ami ou ennemi ? C'est toujours une question de point de vue...

19.3. Écologie des muqueuses et reconstitution de la flore intestinale

Des recherches récentes sur l'importance de la flore bactérienne des muqueuses en général et celle de l'intestin en particulier ont produit des résultats et des connaissances détaillés rendus possibles par l'invention du microscope. Ils peuvent être parfaitement reliés au modèle de pensée et de travail de la MTE et servir de base à des extensions « compatibles avec le système » dans leurs spectres diagnostique et thérapeutique.

« Au total, 10^{14} à 10^{15} germes bactériens vivent dans les intestins d'un humain adulte. C'est 10 à 100 fois plus que le nombre de cellules humaines qui composent un individu. Chez l'adulte, la flore intestinale représente environ 700 g du poids corporel. Cependant, cette forte colonisation par les germes n'existe pas dès la naissance, mais se construit au cours du développement individuel. »[72] Même après cette période, le système microbien continue son évolution. Il présente des compositions typiques dans les différentes phases de la vie ; il est également très sensible aux facteurs perturbateurs. On entend par là toutes les substances qui ont été conçues pour inhiber la croissance bactérienne. En plus des conservateurs que nous ingérons notamment avec les aliments, il s'agit aussi des désinfectants qui, en raison du délire hygiénique, modifient complètement l'environnement microbien et le rendent résistant. Ce qui ne peut rester sans conséquences pour l'organisme humain ! Le sucre et certains additifs de l'industrie agroalimentaire entraînent également des modifications importantes dans la composition des germes. Cependant, l'effet perturbateur le plus important sur la flore symbiotique provient des antibiotiques, dont l'effet bactériostatique ou bactéricide ne fait pas de distinction entre les germes physiologiques et pathogènes. Cela signifie que l'écosystème microbien est considérablement perturbé après *chaque* traitement antibiotique – et qu'il ne se reconstitue pas « tout seul ». Les conséquences en seront présentées plus tard.

Une condition préalable au développement et à la continuité d'une flore physiologique est un « terrain de culture » adéquat, qui est décrit par le terme générique de « milieu ». Cette notion représente quasiment l'interface entre la microbiologie moderne et la MTE, car le milieu est le résultat de processus de régulation humorale sur les muqueuses au sens de la MTE. La situation humorale est donc responsable du choix des micro-organismes capables d'y vivre et de leurs combinaisons. Ce système peut donc également être influencé par la thérapie humorale.

La flore symbiotique physiologique des muqueuses est aujourd'hui considérée comme faisant partie intégrante du système immunitaire. Par conséquent, toutes modifications non physiologiques de la flore entraînent d'importantes perturbations du comportement immunitaire (diathèse allergique, inflammation aiguë récidivante, inflammation chronique, processus auto-immuns). En termes simples, il existe trois mécanismes par lesquels la flore symbiotique interagit avec le MALT (« Mucosa associated lymphoid tissue » ou tissu lymphoïde associé aux muqueuses) ou dans l'intestin avec le GALT (« Gut associated lymphoid tissue », tissu lymphoïde associé à l'intestin) :

- *Fonction de barrière par compétition avec les germes étrangers* (barrière extrinsèque)
  Les « trous » dans la flore sont des portes d'entrée quasi ouvertes pour toutes sortes de germes étrangers. Les mycoses vaginales qui surviennent régulièrement après la prise d'antibiotiques sont un exemple typique de ce mécanisme pathologique.
- *Régulation de la perméabilité* de la muqueuse
  Une flore non physiologique augmente la perméabilité de la muqueuse aux substances de grande masse moléculaire. Dans l'intestin, il s'agit de nutriments qui ont été décomposés de manière incomplète par les enzymes (médecine humorale :

72 Extrait de : Beckmann / Rüffer : Mikroökologie des Darmes [micro-écologie de l'intestin] ; page 5

chyme froid, cru), les protéines ayant notamment une importance pathogène particulière. Ces substances irritent et surchargent les fonctions métaboliques et en particulier le système lymphatique, ce qui favorise entre autres les dérèglements lymphatiques (scrofulose).
La (re)constitution thérapeutique d'une flore intacte réduit la perméabilité et soulage ainsi le métabolisme et le système lymphatique. Ce mécanisme est donc essentiel pour la thérapie constitutionnelle en cas de diathèse allergique.

- *Transmission d'informations antigéniques* au MALT/GALT, représenté par les plaques de Peyer. C'est une fonction importante, en particulier des souches d'E. coli.
Un effet d'entraînement permanent du système lymphatique en résulte, en fonction de la situation antigénique actuelle sur la muqueuse.
(Important pour la thérapie : les préparations d'E. coli stimulent le système immunitaire intestinal mais, contrairement aux déclarations des fabricants, elles *ne favorisent pas* le développement de la flore symbiotique.)

Le schéma suivant montre la physiopathologie systémique de nombreuses maladies associées au GALT :

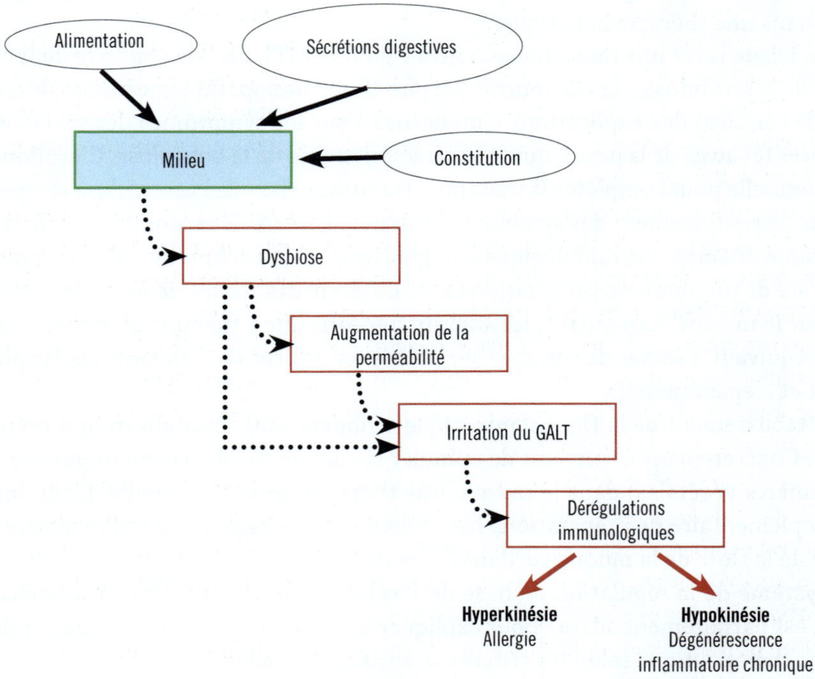

Cascade pathogénique des systèmes muqueux et lymphatiques intestinaux

Les interactions complexes des facteurs mentionnés peuvent être résumées dans le modèle de la « triade fonctionnelle » suivant, car aucun des trois éléments ne peut être considéré isolément, mais toujours dans le contexte des uns par rapport aux autres :

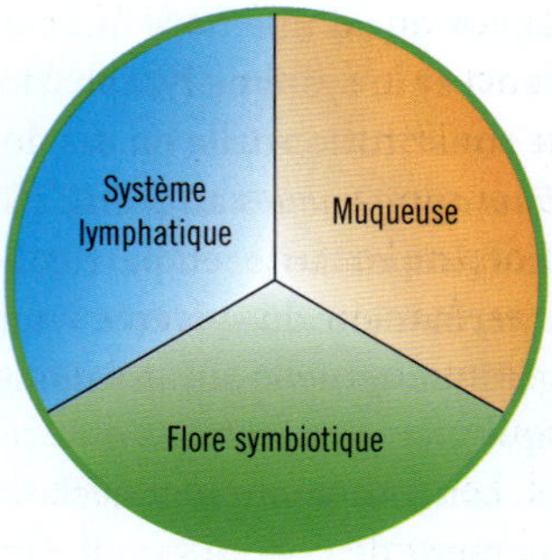

Ce modèle est à la fois une base explicative de la physiologie de ce système et de sa physiopathologie. Il fournit également une *grille de lecture utile et éprouvée pour les concepts thérapeutiques,* ce qui signifie que les trois éléments de la triade doivent être pris en compte dans une thérapie holistique.[73]

Cette triade revêt une importance centrale pour la MTE dans le contexte du lymphatisme et de la scrofulose, car elle fournit (en plus de la physiopathologie humorale connue depuis des siècles) des explications « modernes » sur les symptômes des maladies des muqueuses (et aussi de la peau), qui sont caractéristiques de la scrofulose. C'est donc une base rationnelle pour compléter la thérapie « traditionnelle » de la scrofulose en synergie avec celle du renforcement des symbiotes (synonymes : cure de reconstitution de la flore symbiotique, thérapie microbiologique antagoniste), qui fait ses preuves dans la pratique.

Il existe de nombreuses préparations avec différentes souches de bactéries physiologiques sur le marché. Cependant, les administrer sans une « thérapie du milieu » concomitante équivaut à semer des graines sur un sol sec et brut en espérant que les plantes germent et s'épanouissent.

Le rétablissement de la flore symbiotique échouera sans l'initialisation d'un milieu adéquat. Concrètement il convient de stimuler la coction (principalement par des substances amères végétales) dans le cadre d'une thérapie constitutionnelle. L'administration complémentaire de préparations bactériennes encouragera le développement et la stabilité de la flore de la muqueuse dans l'idée de la MTE.

Le système de la régulation de base de Pischinger, qui sera traité dans le chapitre suivant, est parfaitement adapté pour expliquer le contexte de l'état du milieu et de son influence thérapeutique selon les critères scientifiques modernes.

73 Vous trouverez plus d'informations à ce sujet dans : Alber-Jansohn / Garvelmann : Naturheilkunde für Kinder [naturopathie pour les enfants], AT-Verlag, Baden 2009

19.4. Le système de la régulation de base selon Pischinger

La théorie du Pr Alfred Pischinger abordant les fonctions interstitielles de base doivent être considérées comme connues. Cette section traite principalement de l'importance et de l'intégration de ce modèle scientifique dans la MTE.

L'insertion générale et fonctionnelle des cellules dans le tissu conjonctif centre l'attention de la cellule sur son environnement. Ainsi, considérée dans la théorie pure de Virchow comme le centre de tous les aspects organiques, elle devient un élément hiérarchiquement subordonné qui dépend entièrement de l'approvisionnement et du contrôle de l'interstitium dans tous les domaines structurels et fonctionnels. Cela s'applique à toutes les fonctions de base en analogie à la physiologie de la MTE selon la liste suivante.

À priori, il convient de souligner que dans la théorie galénique, la cellule n'était pas encore connue au sens actuel. Les fonctions tissulaires de base étaient comprises comme réalisant la performance de l'ensemble du tissu, sans pouvoir en nommer leurs détails anatomiques avec la précision possible actuelle. Cela correspond à la nature de la MTE en tant que système médical axé sur la fonction sans pour autant limiter son champ d'action.

Fonction de base	Pischinger	Analogie dans la MTE
Alimentation (« flux nutritif »)	Toutes les substances nutritives et l'02 amenés par le système vasculaire artériel doivent passer du capillaire vers l'interstitium et être transportés par la « voie de transit » jusqu'à la cellule avant d'être absorbés et métabolisés.	Les aspects nutritionnels de la troisième coction sont ici reconnaissables ; l'humidité physiologique est convertie en une forme utilisable pour la formation des tissus et la nutrition au cours de la dernière étape de la sanguification.
Élimination (« flux d'évacuation »)	Tous les métabolites produits par la cellule sont libérés dans l'interstitium et doivent être transportés par voie de transit vers les capillaires sanguins et lymphatiques terminaux afin d'être éliminés hors des tissus.	Les acrimonies et les substances en excès résultant de l'activité tissulaire doivent être éliminées des tissus. Dans la théorie galénique, les mécanismes par lesquels cela se produit restent très vagues (la connaissance de la circulation sanguine fermée n'existait pas encore). La MTE actuelle s'inspire de la théorie de Pischinger, mais repose sur les principes énergétiques régulateurs de la théorie des humeurs.
Régulation	Toutes les *hormones* sont acheminées par le système sanguin et parviennent aux cellules cibles après avoir été transportées par voie de transit. Les fibres *végétatives* aboutissent également dans l'interstitium. La réponse de la cellule induite par les nerfs se produit après le transport des neurotransmetteurs à travers celle-ci.	La régulation tissulaire dans son ensemble est le résultat du principe de chaleur du sanguis, qui répond précisément aux exigences du tissu après la 3e coction. Les nerfs étaient considérés comme un système tubulaire servant à transporter le spiritus animalis. Ainsi, le contrôle nerveux correspond aux fonctions du spiritus. Les hormones étaient encore inconnues dans la théorie galénique.

Fonction de base	Pischinger	Analogie dans la MTE
Défense	Les cellules de défense fixes et mobiles créent, dans l'interstitium, les conditions préalables aux mécanismes de protection et de défense des cellules parenchymateuses, entre autres. L'*inflammation aiguë* représente le processus de défense le plus élémentaire de tous. Elle se développe dans le tissu conjonctif interstitiel.	Un concept central de la théorie traditionnelle de la maladie considérait l'inflammation aiguë comme un excès des principes de chaleur (« feu de l'inflammation/de la fièvre »). Les détails anatomiques du système immunitaire étaient encore inconnus dans la théorie galénique.
Mécanique	La stabilité ou l'élasticité tissulaire est le résultat du rapport entre les fibres de collagène et d'élastine.	Les fibres tissulaires sont à la base de la formation et de la structure des tissus. Le sens biologique de la stabilité où de l'élasticité des tissus (« tonus des fibres ») est connu depuis la nuit des temps et est un critère important de la thérapie.

Prolongement de la voie de transit

Un élément physiopathologique important dans le système de régulation de base est la rétention des métabolites dans l'interstitium en raison de la perturbation des processus d'élimination. C'est ce que nous appelons le « prolongement de la voie de transit », qui ne doit pas être considéré au sens anatomique du terme, mais plutôt du point de vue fonctionnel.

Il affecte toutes les autres fonctions interstitielles de base en les compliquant, voire même en les bloquant. Concrètement, cela signifie que l'approvisionnement des cellules

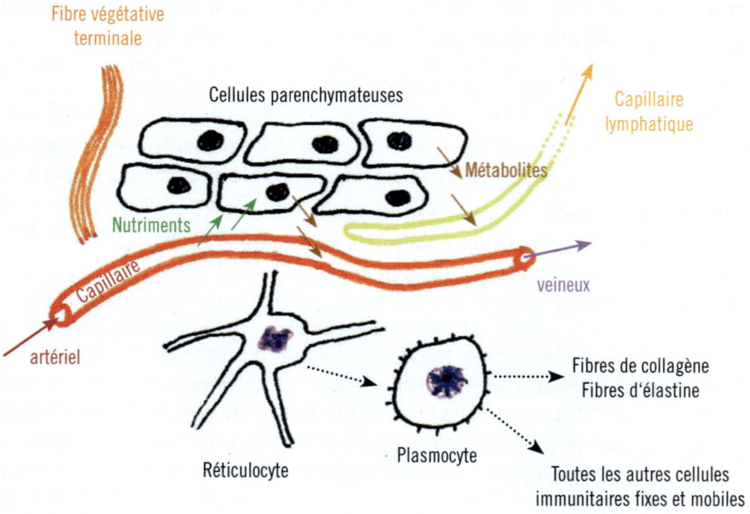

Représentation schématique de la fonctionnalité dans le tissu conjonctif interstitiel (système de régulation de base de Pischinger)

ainsi que les processus de régulation et de défense sont réduits à la suite de l'accumulation de dépôts provenant des produits métaboliques finaux sur la voie de transit, ce qui constitue un facteur physiopathologique décisif pour un grand nombre de maladies différentes.

Cette situation est souvent appelée « scorification ». Ceci confirme et explique sur une base scientifique les connaissances de la MTE acquises empiriquement et constituant la base de toutes les procédures thérapeutiques de drainage et d'évacuation utilisées.

Conclusion

La théorie du système interstitiel de régulation de base est une interface importante entre les modèles de pensée de la médecine conventionnelle et de la médecine de type naturopathique. Elle fournit des bases théoriques plausibles pour expliquer, selon les critères scientifiques actuels, les connaissances empiriques acquises par la MTE sur les processus fonctionnels des tissus et leurs anomalies pathologiques.

Cependant, parce qu'elle ne correspond pas à la pensée humorale spécifique à la MTE, elle n'est pas « parfaitement intégrable » dans les concepts diagnostiques et thérapeutiques de la MTE. Elle constitue néanmoins un excellent moyen de communication entre les systèmes médicaux.

19.5. Le drainage lymphatique manuel (DLM)

Le physiothérapeute danois Dr Emil Vodder (1896–1986) a développé le drainage lymphatique manuel. Les médecins Johannes Asdonk et Michael Földi étaient ses proches collaborateurs. C'est donc grâce à eux que le DLM occupe une place importante dans la médecine conventionnelle. Cependant, cette méthode fait également partie de l'offre de nombreux cabinets de naturopathie, car en tant que procédure de mobilisation des humeurs avec un effet spécifique sur le système lymphatique, elle est une extension de la thérapie lymphatique classique de la MTE et peut parfaitement la compléter. Son mode d'action est étroitement lié à la physiologie du système interstitiel de régulation de base décrit ci-dessus. L'augmentation de l'élimination de la charge lymphatique interstitielle conduit directement au raccourcissement de la voie de transit, améliorant ainsi la situation nutritionnelle des tissus et réduisant la charge due à l'acrimonie. Ainsi, la qualité des humeurs s'en voit améliorée. Le DLM encourage le flux lymphatique dans les cas où leur dynamique est réduite pour des raisons pathologiques, constitutionnelles ou lors de l'ablation chirurgicale des ganglions lymphatiques (principalement dans le cadre de l'ablation chirurgicale des tumeurs malignes). En présence d'œdèmes lymphatiques massifs, le DLM peut favoriser la formation de connexions de dérivation (anastomoses) et ainsi rétablir les conditions préalables nécessaires à l'élimination de la lymphe. Cette méthode peut également contribuer significativement au rétablissement des patients même dans des situations pathologiques où la faiblesse du système lymphatique est un élément important de la physiopathologie. Il est souvent utile et nécessaire après un traitement médicamenteux pris à forte dose (p. ex. avec des corticoïdes et certains antibiotiques) et en cas d'inflammation chronique (p. ex. lors d'une sinusite chronique) en complément aux remèdes correspondant administrés par voie interne.

L'application du DLM est également indiquée et son efficacité éprouvée après des extractions dentaires. Il soulage alors la douleur de la plaie en drainant rapidement l'œdème, favorise sa cicatrisation et évite le recours aux analgésiques.

Le DLM se distingue avant tout par sa « douceur ». La circulation lymphatique est stimulée par des mouvements circulaires typiques réalisés à la main en faisant varier la pression ou en créant un effet de pompage. La lymphe est dirigée vers le point de collecte lymphatique le plus proche par un léger stimulus d'étirement pendant la phase de poussée. Au rythme d'une seconde, les mains travaillent en alternant la tension et la détente, ce qui correspond à peu près au rythme physiologique des contractions des capillaires lymphatiques. Les phases et les manipulations doivent être exécutées avec une intensité rythmique croissante et décroissante constante. La qualité du toucher est délicate et douce pour obtenir un effet de répétition. Les mains doivent donner l'impression de toucher délicatement la surface d'un lac. Ce faisant, le thérapeute réalisant le DLM doit faire particulièrement attention aux lois de l'anatomie et de la physiologie des flux lymphatiques, car une mauvaise approche peut aggraver les problèmes initiaux.

19.6. Le modèle à six phases de Reckeweg

Le Dr Reckeweg (1905–1985) a élaboré un concept intéressant pour relier la MTE et la médecine moderne. D'une part, il fournit des explications sur la dynamique et l'évolution de la maladie, permet une évaluation cohérente de son évolution et donc de nouveaux aspects pour une compréhension plus poussée de la pathologie. D'autre part, le modèle de Reckeweg constitue également la base du choix du traitement et de son suivi. Ce concept homotoxicologique considère tous les processus appelés aujourd'hui maladies comme des mesures appropriées d'adaptation, de compensation et de défense contre les stimuli endogènes et exogènes.

L'homotoxicologie : la théorie de l'influence des toxines sur l'homme

L'élément central de son concept est le modèle à six phases, qui montre les lois d'une atteinte croissante des organes et de leurs fonctions due aux toxines et à des stimuli nocifs. Six phases différentes peuvent être identifiées dans les efforts de régulation qui se déroulent dans l'organisme. L'évolution de la maladie est représentée schématiquement. Dans la réalité, elle peut également sauter certaines phases.

Pour rétablir l'équilibre, Reckeweg a développé une pharmacologie antihomotoxique spécifique. Ces remèdes homéopathiques complexes éliminent les toxines et soutiennent les organes et les fonctions affectés. Ce chapitre n'a pas pour objectif d'expliquer en détail ce concept ; nous renvoyons pour cela à la littérature spécialisée pertinente.

Modèle à six phases

Selon Reckeweg, le développement de la maladie se déroule en trois parties : dans un premier temps au niveau des humeurs, puis de la matrice et enfin à celui des cellules. Comme Reckeweg ne connaissait pas initialement le système de régulation de base de Pischinger (publié en 1975), le niveau des cellules suivait directement celui des humeurs dans son schéma originel. Lors des ajustements ultérieurs effectués à la fin des années 1980, les nouvelles connaissances sur les fonctions interstitielles de base y ont été intégrées, de sorte qu'après la première phase, le développement de la maladie se propage du niveau humoral à la matrice, au tissu de base (tissu conjonctif).

Niveau des humeurs	Phase d'excrétion	Vicariation régressive
	Phase d'inflammation	
Niveau de la matrice	Phase de dépôt	Seuil biologique
	Phase d'imprégnation	
Niveau des cellules	Phase de dégénérescence	Vicariation progressive
	Phase de dédifférenciation	

Modèle à six phases de l'homotoxicologie selon Reckeweg

A. Niveau humoral

L'endroit où se déroulent les tentatives de régulation du corps se trouve dans la zone d'influence directe du sang et des systèmes des fluides corporels. Dans ce contexte, Reckeweg utilise le terme humoral différemment, c'est-à-dire dans un sens plus étroit que la définition donnée en médecine humorale.

1. *Phase d'excrétion ou de sécrétion*

Lors de la première étape, le corps tente de se défendre contre les facteurs pathogènes par une accentuation de l'activité d'excrétion physiologique ou de sécrétion des fluides corporels. Sa réaction est active et ciblée : l'organisme ouvre les valves naturelles pour se purger par des vomissements, de la transpiration, de la diarrhée, etc. Dans cette phase de la maladie, il est important de soutenir les efforts du corps et de ne pas les bloquer.

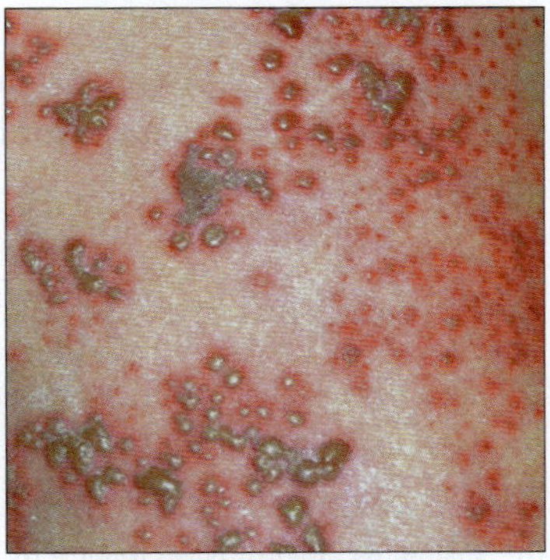

Inflammation de la peau due à un herpès zoster : du point de vue de la naturopathie, elle est interprétée comme une réaction de drainage du corps par voie cutanée.

2. *Phase inflammatoire ou d'inflammation*

Si les activités physiologiques du corps sont insuffisantes, le système de défense essaie à l'aide d'une inflammation (p. ex. une bronchite) de traiter les stimuli maladifs en augmentant les mécanismes pathologiques (p. ex. le pus). L'influence pathogène doit être « brûlée » par le feu de l'inflammation et de la fièvre. Si l'effet de ces stimuli persiste et que les tentatives de compensation du corps n'apportent pas le succès escompté, l'action se déplace au niveau suivant.

B. Niveau de la matrice

Les processus pathologiques se déroulent au niveau de la substance de base, également appelée espace Pischinger ou système de régulation de base Pischinger. Bien qu'ils soient souvent relativement peu symptomatiques, cette étape est d'une importance capitale. Selon Reckeweg, le passage du niveau extracellulaire à l'intracellulaire a lieu ici. Une matrice qui fonctionne correctement est essentielle pour la prévention des maladies chroniques.

3. *Phase de scorification ou de dépôt*

Ici, les toxines endogènes et exogènes ainsi que les produits inflammatoires qui en résultent, sont déposés et s'accumulent comme par exemple dans le cadre d'une athérosclérose. Le corps a pratiquement arrêté ses réactions actives et commence maintenant à déposer les facteurs perturbateurs dans les endroits qu'il considère comme appropriés, par exemple dans le tissu conjonctif. Ce dernier est extrêmement important en tant que zone de transmission entre les systèmes de régulation (système nerveux, système circulatoire, etc.) et la cellule elle-même. La matrice « engorgée par les dépôts » empêche le transport des substances essentielles vers les cellules, réduisant ainsi l'équilibre de l'organisme et perturbant des fonctions vitales importantes. À ce stade, les personnes ne se sentent ni vraiment malades, ni en bonne santé. Dans certaines circonstances, elles manquent d'énergie et sont fatiguées. Les processus impliqués sont souvent difficiles à diagnostiquer.

4. *Phase de réintoxication ou d'imprégnation*

Le processus pathologique échappe de plus en plus aux mécanismes de régulation naturels et affecte progressivement les structures intracellulaires. Cela peut entraîner une inflammation sévère à l'endroit qui oppose le moins de résistance, par exemple dans le tube digestif.

C. Niveau cellulaire

À ce niveau, les fonctions cellulaires sont perturbées et leurs structures sont modifiées ou détruites.

5. *Phase de dégénérescence ou de dégénération*

Les cellules du corps sont maintenant endommagées de manière irréversible, par exemple lors d'une cirrhose du foie. Par conséquent, les tissus des organes sont détruits et les fonctions qu'ils exercent sont réduites ou rendues impossibles.

6. *Phase de formation du cancer ou de dédifférenciation*
Les cellules dégénèrent de manière non différenciée sous l'influence pathogène forte et persistante. La prolifération cellulaire et les néoplasies sont caractéristiques de cette phase, qui finit par détruire le corps.

L'intersection biologique et le principe de vicariation

Au cours des trois premières phases du modèle, le corps a combattu l'effet du stimulus sans endommager les cellules ni les organes. Si des cellules sont perdues au cours du processus inflammatoire, elles sont remplacées par ces cellules intactes.

Entre la troisième et la quatrième phase se trouve la limite que Reckeweg appelle le *« seuil biologique »* et après laquelle les influences pathogènes affectent également les cellules du corps et leurs fonctions. Le corps essaie également de se réguler lors des étapes suivantes, avec pour conséquence une altération parfois profonde des tissus et de leurs fonctions, par exemple par la formation de fistules ou d'ulcères. La ligne de démarcation sépare l'autorégulation et l'incapacité d'autorégulation du corps, mais aussi les processus pathogéniques et les principes thérapeutiques correspondants.

Le *principe de vicariation* commence également à ce niveau là. Le corps réagit à une thérapie lorsque les symptômes de la maladie s'estompent, c'est-à-dire que les schémas de réaction des phases précédentes présentent une vicariation régressive. Si un développement ultérieur se poursuit selon les phases décrites, c'est-à-dire une vicariation progressive, cela indique une détérioration des schémas de réaction et donc de la situation pathologique.

19.7. Vaccins

> *« La médecine peut contribuer dans une certaine mesure à la prolongation de la vie, si elle est utilisée à bon escient. Par exemple, il faut toujours garder à l'esprit que toute utilisation d'un médicament est déjà nocive en elle-même et qu'elle ne peut être justifiée que si elle supprime un état pathologique déjà existant dans le corps. Mais si le remède était superflu, le patient est d'abord rendu vraiment malade par son administration, ou si ce n'était pas le bon médicament, il acquiert une deuxième maladie par son effet. »*
> DR MÉD. CHRISTOPH WILHELM HUFELAND, BERLIN 1860

La plupart des gens dans les pays occidentaux réfléchissent peu à ce que les vaccins signifient pour l'organisme, car il est dit dès le plus jeune âge que les vaccinations sont des mesures sensées, fiables et inoffensives qui permettent de se protéger sans danger contre des maladies dangereuses. C'est l'opinion « officielle » de la médecine conventionnelle qui est diffusée dans tous les médias de masse avec un énorme effort de propagande.

Le résultat « souhaité » est que peu de gens remettent en question les déclarations officielles sur la vaccination et que la plupart fassent vacciner leurs enfants sans émettre la moindre critique. Certains parents pensent même qu'ils sont tenus par la loi de se faire vacciner, eux et leurs enfants. Pourtant, le libre choix ou le devoir à ce propos varie selon les nations. Ainsi, cela vaut la peine d'étudier la législation correspondante en la matière.

Si les vaccins pouvaient réellement prévenir les maladies de manière fiable et sans causer d'effets secondaires, il ferait sens de soutenir cette cause. Cependant, l'expérience pratique montre clairement que la réalité est toute autre : leur effet protecteur n'est pas assuré (il n'y a aucune preuve scientifique de l'efficacité des vaccins!) et leur utilisation ne se fait pas sans problèmes, comme souvent présenté. Malheureusement, cette réalité n'apparaît clairement aux personnes concernées que lorsque leur santé a déjà été endommagée d'une manière ou d'une autre par une vaccination. Ce n'est qu'à ce moment qu'intervient la nécessité d'obtenir des informations *indépendantes* qui auraient été utiles *avant* la vaccination afin de pouvoir donner leur consentement à ce sujet de manière éclairée et autonome. En fait, le vaccinateur est légalement tenu d'informer les parents de manière exhaustive sur les aspects positifs *et* négatifs de la vaccination prévue, ce qui est rarement pratiqué.

La notice du vaccin devrait servir au moins de base d'information. Mais, et je cite ici un pédiatre : « Quelle mère ferait encore vacciner son enfant si je lui montrais la notice ? » Cela en dit long.

Après avoir rassemblé les lois et principes les plus importants de la médecine naturelle dans les chapitres précédents, il est possible de s'y référer pour ce thème. Les conséquences des vaccinations découlent en grande partie de la logique de ce qui est décrit.

Sur ce sujet, de nombreux livres et publications sur Internet tirent leurs conclusions à partir d'études scientifiques, ce qui est sans aucun doute *un* aspect important parmi tant d'autres pour un examen critique du sujet « vaccins ». Etant donné que la fixation sur les chiffres, les pourcentages et d'autres données tend à masquer la « vision d'ensemble » plutôt qu'à la clarifier, les auteurs de ce livre ne voient pas l'intérêt de citer ici des statistiques et des études, dont ni la fiabilité, ni le réalisme, peuvent être jugés par une tierce personne. De ce point de vue, il est urgent d'examiner la question de la vaccination sous d'autres angles, qui n'ont guère été pris en compte dans les publications évoquées ci-dessus. Pour être cohérent, le sujet est donc intégré à la théorie constitutionnelle de la santé et des maladies de la MTE.

À quoi sert un vaccin ?

Tout d'abord et en simplifiant un peu les choses, voici l'explication du principe d'action des vaccins par la médecine conventionnelle : un agent pathogène mort ou affaibli est injecté dans l'organisme. Sous cette forme, il ne peut pas déclencher la maladie aiguë, mais le système immunitaire entre néanmoins en contact avec lui. Par cette approche, les cellules lymphatiques responsables apprennent à produire les anticorps spécifiques à ce micro-organisme, comme une clé adaptée à la serrure correspondante. Cette information sur les anticorps est enregistrée dans des cellules dites « à mémoire » pendant une longue période. Si quelques germes vivants de l'espèce concernée pénètrent ultérieurement dans l'organisme, les anticorps correspondants sont produits immédiatement, se fixent aux agents pathogènes, les bloquent et les abandonnent aux phagocytes pour qu'ils les mangent. Les agents pathogènes sont ainsi détruits avant qu'ils ne puissent se multiplier et ainsi déclencher la maladie correspondante. Cette insensibilité à une infection est appelée immunité. Cela semble plausible au premier abord. Mais c'est sans prendre en compte le fait que le principe de la vaccination entraîne des conflits essentiels avec les lois fondamentales de la nature.

Premier problème fondamental des vaccins

C'est une loi élémentaire de la nature que les processus de défense doivent toujours être actifs et fonctionner avec une grande dynamique (principe du feu) pour réussir leur mission. Par contre, ils ne se déclenchent que si le stimulus correspondant est connu de l'organisme, c'est-à-dire des stimuli auxquels l'homme a été confronté au cours de sa longue évolution. Et c'est précisément là que réside un des problèmes fondamentaux des vaccins : les micro-organismes tués ou affaiblis n'existent pas dans la nature sous la forme qu'ils ont dans les vaccins. Et même si tel était le cas, ils ne pourraient pénétrer naturellement dans l'organisme car, selon la théorie de l'infection, un agent pathogène mort est incapable d'infecter l'organisme. Notre système immunitaire n'a donc pas d'expérience empirique issue de son évolution historique quant à la façon dont il doit réagir à ce cocktail artificiel. Cela conduit à un conflit : d'une part, les agents pathogènes sont trop « faibles » pour déclencher la maladie aiguë correspondante, d'autre part, il y a quand même « quelque chose » qui force le corps à réagir. Et puisque notre système immunitaire ne dispose d'aucun programme éprouvé sur le plan de l'évolution quant à la manière de traiter les « zombies microbiens », les processus de défense et d'immunisation ne se déroulent que de manière partielle et incomplète. Bien que des anticorps soient produits, ce qui est un aspect partiel de la lutte contre une infection, il n'y a pas la phase naturelle de feu et de nettoyage, au cours de laquelle les « toxines de la maladie » ou les informations qui la causent sont neutralisées. Cela signifie qu'après une vaccination, l'organisme humain est chargé durablement d'informations non traitées sur la maladie ciblée par le vaccin. Il en résulte un...

Deuxième problème fondamental des vaccins

Beaucoup de gens tolèrent relativement bien cette charge continue, car ils ne développent aucun symptôme durable après la vaccination. Ceci ne doit pas être considéré comme une preuve que la personne concernée l'a « absorbée » sans conséquence mais montre simplement que sa stabilité constitutionnelle est si bonne que les stimuli de la vaccination peuvent être *compensés* sans symptômes.

Cela devient problématique pour les personnes moins stables sur le plan constitutionnel comme, en particulier, de nombreux enfants lymphatiques et scrofuleux aux processus thermiques réduits. Lorsqu'ils sont en plus confrontés à des facteurs perturbateurs bloquant la dynamique des systèmes de défense (et les vaccins en font partie), le centre le plus sensible de leur constitution est déstabilisé. Cela doit alors logiquement conduire au fait que leur capacité de base à compenser les stimuli pathogènes se détériore à chaque vaccination. En d'autres termes, les personnes concernées deviennent de plus en plus vulnérables, même aux stimuli les plus banals. Cela explique le problème le plus fréquemment rencontré après la vaccination : une forte sensibilité aux diverses « infections ». Leurs effets indésirables touchent donc principalement les personnes présentant une faiblesse constitutionnelle du système lymphatique (lymphatisme et scrofulose). Les vaccins combinés jouent un rôle particulièrement peu glorieux. L'aspect constitutionnel est d'une importance capitale pour la compréhension de la problématique des vaccins, car il explique pourquoi les vaccinations provoquent rarement elles-mêmes directement des maladies spécifiques, mais suscitent des effets négatifs en déstabilisant indirectement la constitution. De ce point de vue, toutes les vaccinations peuvent devenir le déclencheur indirect de toutes les pathologies qui reposent sur le lymphatisme. Et il s'agit d'un large éventail de maladies que la médecine conventionnelle interprète à tort comme étant des événements individuels indépendants les uns des autres. Cependant, comme la pensée constitutionnelle a été largement perdue dans ce système médical, on continuera à nier obstinément l'importance des vaccins comme facteur de développement de maladie.

Comme les « nouveaux » vaccins ainsi que leurs rappels, et en particulier les vaccinations combinées, additionnent leurs effets perturbateurs sur le système lymphatique, chacune d'entre elles provoque une déstabilisation croissante de la situation constitutionnelle. Ainsi, il est tout à fait possible qu'un enfant ne présente aucun préjudice après les premières vaccinations, mais que des symptômes apparaissent après plusieurs rappels. Il n'est pas non plus possible de définir une fenêtre temporelle pour l'apparition d'une lésion due à la vaccination, ni de la limiter. Cette constatation contredit l'opinion de la médecine conventionnelle selon laquelle un effet indésirable, un dommage dû à la vaccination ne peut survenir que dans un délai maximal de 4 semaines après son intervention. L'expérience montre que ce n'est pas vrai. Les vaccins peuvent être, entre autres (!), responsables du développement de maladies chroniques bien des années, voir même des décennies après leur administration.

Cette situation amène le système immunitaire à chercher des moyens de surmonter cette condition. Et c'est là que commencent les changements de stratégie décrits au chapitre 6.3. « Principes de santé, de maladie et de guérison », avec des schémas de réaction excessifs ou insuffisants. Ils représentent les éléments de base qui se cachent derrière les effets indésirables dus aux vaccins les plus importants et les plus fréquents :

- Les maladies allergiques ou auto-immunes (le système immunitaire considère ici les tissus de son propre corps comme « étrangers » et les combat en conséquence)
- Les maladies chroniques, fréquentes et récidivantes, la sensibilité aux infections

L'un de ces deux schémas de réaction est à l'origine de la plupart des maladies qui peuvent être déclenchées ou favorisées par la vaccination.

Un problème très particulier : les vaccins combinés

La plupart des vaccins sont administrés de manière combinée avec l'argument selon lequel on veut par là épargner plusieurs « piqûres » aux enfants. Actuellement, le vaccin heptavalent (contre 7 agents infectieux) est couramment administré aux nourrissons dès le 2e mois. Nous savons scientifiquement que la réponse immunitaire aux combinaisons d'antigènes est plus faible et imprévisible que pour les vaccins monovalents.

Du point de vue de la médecine systémique, d'autres problèmes se posent : il est bien connu que le corps humain ne lutte généralement que contre *un seul micro-organisme*, même s'il est exposé à plusieurs germes potentiellement nocifs. Cela se traduit par le fait que les maladies infectieuses surviennent généralement les unes *après* les autres et non simultanément. Ce n'est qu'après avoir traité activement un facteur perturbateur que le corps s'occupe éventuellement du « problème » suivant. La situation, telle qu'elle est imposée à l'organisme de l'enfant par un vaccin heptavalent, n'arrive *jamais* dans la nature. En plus du problème susmentionné, à savoir que le système immunitaire ne connaît pas de stratégie biologiquement significative pour réagir de manière globale ou concluante aux germes affaiblis ou morts, il y a en plus celui des stimuli multiples et simultanés dans le cas des vaccins combinés. Il est difficile d'imaginer un moyen plus efficace de désynchroniser le système immunitaire d'un enfant par rapport à sa façon naturelle de réagir.

Se pose aussi la question du moment de la vaccination. Les deux premières années de la vie constituent une phase importante dans la maturation des schémas de réaction du système immunitaire. Celle-ci doit se faire le plus naturellement et le plus harmonieusement possible. Cela signifie que les enfants ne devraient en principe pas être vaccinés avant l'âge de deux ans, sauf si cela est jugé indispensable. De plus, les vaccinations ne devraient être effectuées que lors des phases où l'enfant est en bonne santé. Les maladies dites « banales » constituent aussi des contre-indications absolues.

Application sous forme d'injection

Aujourd'hui, presque tous les vaccins sont administrés sous forme d'injections (seringues). Cette forme d'application garantit ainsi que le vaccin pénètre de manière fiable dans l'organisme. En utilisant l'aiguille d'injection, toutes les barrières protectrices naturelles (peau et muqueuses) sont également contournées. Cependant, le contact avec le monde extérieur et les fonctions immunitaires majeures se déroulent sur les surfaces. Selon la puissance ou la faiblesse du système immunitaire, c'est dans la peau et les muqueuses que se décide si le contact avec un germe conduit à la maladie ou non. L'injection permet au vaccin de pénétrer directement sous la peau, là où il n'arriverait jamais directement. Le système immunitaire ne prévoit aucune fonction de défense naturelle à cet endroit, puisque celle-ci est, en fait, assumée par les organes de surface. *L'association des problèmes liés à la vaccination décrits jusqu'à présent, conduit immanquablement à la situation suivante : à un moment arbitraire et en contournant toutes les barrières de défense naturelles, le corps est forcé de s'occuper d'une combinaison de plusieurs agents pathogènes affaiblis ou morts dans un lieu non naturel, pour lesquels il ne connaît aucun « programme de défense » développé de manière évolutive.*[74]

74 C'est-à-dire qu'aucune attention n'est accordée à la question de savoir si l'organisme est prêt au moment de la vaccination ou même s'il est capable de faire face au cocktail antigénique injecté.

Comme conséquence logique des problèmes fondamentaux de la vaccination, le processus naturel qui consiste à surmonter une infection par un micro-organisme pathogène ne peut se produire que de manière aiguë, la personne ne pouvant que subir activement la maladie en question. *Mais il ne fait aucun doute que des maladies graves comme par exemple la poliomyélite, la diphtérie ou la méningite doivent être évitées !*

Cependant, compte tenu des problèmes évidents que posent les vaccins, il convient de se demander sérieusement s'il s'agit réellement d'une méthode appropriée et acceptable. La question fait l'objet de grandes controverses depuis le début de l'histoire de la vaccination.

L'importance des anticorps

En médecine conventionnelle, la présence d'anticorps après la vaccination est considérée comme une preuve de l'existence d'une immunité. Cependant, tout immunologiste sérieux confirmera que cette conclusion n'est pas correcte. Elle est bien plus le résultat de nombreux processus de défense qui doivent travailler main dans la main. Et les connaissances concernant les détails immunologiques restent encore assez limitées. Il n'existe donc à ce jour aucun paramètre de laboratoire permettant de déterminer par une analyse sanguine s'il y a effectivement ou non une immunité contre une maladie donnée. Dans tous les cas, la présence d'anticorps montre simplement que le système de défense a été en contact avec le micro-organisme correspondant. Mais cela ne répond en rien à la question de savoir si la personne concernée est immunisée contre la maladie. On a par exemple constaté que des enfants présentant un nombre élevé d'anticorps contre la rougeole ont tout de même contracté la maladie, alors que d'autres enfants n'y étaient pas du tout sensibles, même si aucun anticorps n'était détectable.

Définition d'un effet indésirable des vaccins

Sur le plan juridique, le terme « effet indésirable des vaccins » est défini différemment d'un pays à l'autre. Il en va de même quant à la responsabilité résultant de leurs réactions secondaires.

Le nombre d'effets indésirables sévères causés par la vaccination rendant une personne gravement handicapée est en fait relativement rare. Mais si l'on élargit la notion d'effet indésirable vaccinal aux dommages plus subtils et aux maladies de type lymphatique, on constatera qu'ils sont un phénomène très fréquent dans la vie quotidienne. Cependant, la manière dont ces effets indésirables se produisent varie considérablement. Comme nous l'avons vu plus haut, la vaccination est un facteur déclencheur des maladies lymphatiques-scrofuleuses qui sont si fréquentes aujourd'hui. Nous parlons délibérément d'*un* facteur déclencheur, car il n'y a pas de maladie qui soit déclenchée par *un seul* facteur pathogène. Et comme chaque être vivant est exposé en permanence à un grand nombre de stimuli, dont les vaccins ne sont qu'un parmi tant d'autres, il est extrêmement difficile de reconnaître le rôle joué par la vaccination dans le développement d'une maladie selon des critères scientifiquement reconnus.

Très peu de gens semblent capables de supporter les vaccins sans en garder de traces. Une mère de 6 enfants, de plus en plus hésitante face à la vaccination, a fait le choix délibéré de ne plus faire vacciner ses 2 derniers ; elle a déclaré ce qui suit : « J'avais l'impression, qu'après chaque vaccination, la force vitale de l'enfant était légèrement affaiblie et qu'il ne se remettait jamais de cette cassure. »

Cette perception de changements très subtils chez l'enfant est bien sûr subjective et il n'existe aucune mesure scientifique qui puisse la prouver. Mais qui, sinon une mère, serait capable de percevoir de tels changements ? Et qui peut prétendre avoir la légitimité de ridiculiser une telle perception, simplement parce qu'elle ne peut pas être « objective » ?

Il existe aujourd'hui un grand nombre de maladies qui prennent une ampleur spectaculaire sans que la médecine ait d'explications plausibles. Mais seule l'idée d'envisager que les programmes de vaccination de plus en plus déployés puissent être éventuellement un facteur causal est rejetée de manière émotionnelle et non scientifique comme une « attaque contre la vaccination ». Pourtant la logique derrière le fait qu'un médecin dise : « je ne sais pas pourquoi la maladie se développe, mais la vaccination ne peut être en aucun cas le déclencheur », se heurte au bon sens.

19.8. Diagnostic fonctionnel bioélectronique (DFB)

De tout ce qui a été décrit jusqu'à présent, il ressort clairement que l'une des préoccupations principales de la thérapie en MTE est d'améliorer la capacité d'adaptation à toute sorte de stimuli perturbateurs ou, en cas de maladie, d'optimiser les stratégies naturelles de l'organisme afin qu'il puisse les surmonter par ses propres moyens. Il en résulte que, dans de nombreux cas, le diagnostic doit se concentrer moins sur l'évaluation des stimuli que sur l'analyse du bilan constitutionnel. Néanmoins, il existe des stimuli associés à la pathologie qui, en raison des circonstances suivantes, ne peuvent être guéris :

- Le stimulus est si puissant qu'il est dans tous les cas en dehors de la plage d'adaptation (exemples : brûlures, traumatismes, tumeurs malignes, germes hautement pathogènes, rayonnements ionisants forts).
- La force du stimulus dépasse la plage d'adaptation individuelle (possible pour presque tous les stimuli endogènes et exogènes).
- Le stimulus bloque les possibilités de stabilisation constitutionnelle et empêche ainsi l'organisme de le surmonter (exemples : effet focal de dents malades, foyers inflammatoires chroniques, malnutrition permanente, exposition au mercure contenu dans les amalgames dentaires, acidose tissulaire).
- L'organisme ne connaît pas ou ne trouve pas de stratégie pour surmonter un stimulus. La conséquence secondaire est souvent couverte par le point 3 (exemples : vaccinations, divers produits chimiques [additifs de l'industrie alimentaire], mesures iatrogènes qui suppriment les processus naturels de guérison).

Surtout s'il s'agit d'une combinaison de plusieurs stimuli pathogènes qui mènent aux points 1 à 4. (Une maladie n'est *jamais* causée par un seul déclencheur !), il est nécessaire de réduire la situation du stimulus de manière à ce qu'une thérapie constitutionnelle puisse réussir. Mais cela suppose que l'on puisse identifier les facteurs qui chargent l'organisme. Différentes méthodes de test sont disponibles pour y parvenir : soit le diagnostic fonctionnel bioélectronique (DFB), qui fonctionne avec des appareils de différents fabricants, soit la « kinésiologie appliquée » (applied kinesiology), qui tire ses informations de changements spécifiques dans le tonus musculaire.

Diagnostic fonctionnel bioélectronique (DFB)

Elle est basée sur l'observation selon laquelle la résistance électrique de la peau augmente brièvement lorsqu'une personne est confrontée à des informations sur une substance avec laquelle elle a des « problèmes ».

En termes simples, tous les appareils DFB disponibles sur le marché sont des ohmmètres hypersensibles ; pour se faire, le patient prend une électrode dans une main et utilise l'autre électrode pour toucher un point d'acupuncture quelconque sur ses doigts ou ses orteils. Le point utilisé n'a en fait aucune importance. La seule chose importante est de pouvoir reproduire avec précision la déviation de l'aiguille dans l'appareil de mesure, ce qui donne la valeur de référence (qui peut également être réglée individuellement).

Un autre élément du circuit de mesure est constitué par un nid d'abeilles métallique connecté par interface au câble de l'électrode manuelle. Tous les médicaments ou autres substances suspectés d'être des facteurs perturbateurs pour le patient peuvent y être déposés. Grâce au courant qui passe dans l'électrode manuelle, les informations de la substance dans le nid d'abeilles sont transférées au patient. Si ses mécanismes de régulation ont « un problème » avec ces informations, la valeur de référence initiale ne sera plus atteinte lors du prochain contact de la deuxième électrode avec le point d'acupuncture, c'est-à-dire que l'aiguille indiquera une valeur inférieure (« chute de l'aiguille »).

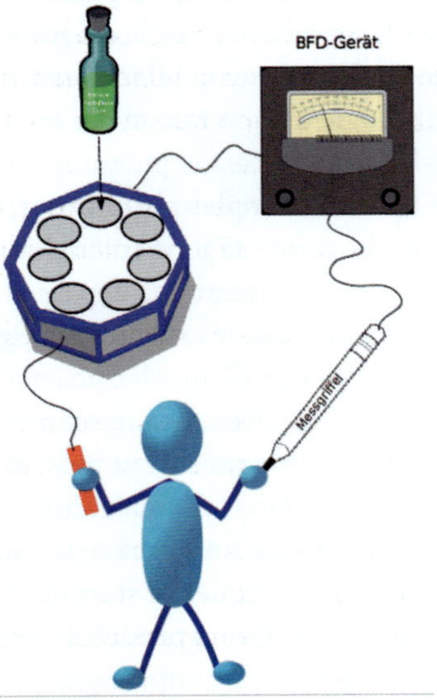

Représentation schématique du circuit de mesure en DFB

Les remèdes et les nosodes dynamisés sont principalement utilisés pour les tests de résistance, mais il est également possible de tester des médicaments allopathiques ou des aliments.

De cette façon, presque n'importe quelle substance peut être testée pour déterminer si elle a une signification pathogénique pour la personne examinée.

Le DFB ne vise donc pas à déterminer si la substance testée est *présente* dans le corps du patient, mais à analyser si elle est *pertinente* dans l'évolution de la maladie. Et il est même possible de tester l'importance de la substance dans une hiérarchie de différents facteurs perturbateurs, en utilisant certaines combinaisons d'ampoules dans le nid d'abeille.

En voici un exemple :

Un patient souffrant de douleurs articulaires présente plusieurs amalgames dentaires. Pour savoir si le mercure contenu dans ceux-ci est un facteur perturbateur qui serait en partie responsable des douleurs articulaires, le Nosode Silber-amalgam C200 ou Mercurius solubilis C200 (d'autres dilutions sont également possibles) est placé dans le nid d'abeille pendant le DFB. La chute de l'aiguille lors du contact de la deuxième électrode avec le point d'acupuncture prouve la charge nosodologique des amalgames. Qui devraient être, alors, soigneusement retirés puis le mercure éliminé avec une méthode de dérivation adéquate. Ce n'est qu'ensuite, qu'une thérapie symptomatique et constitutionnelle pourra avoir un succès durable.

La charge de n'importe quelle substance peut être clarifiée de la même manière. En complément du diagnostic typique de la MTE, le DFB peut donc être utilisé judicieusement dans les cas où l'anamnèse ou d'autres examens suggèrent une charge spécifique non compensable. Ces informations peuvent être de précieuses pièces du puzzle diagnostique qui peut compléter, mais jamais remplacer un diagnostic constitutionnel humoral. Vu sous cet angle, le DFB n'est certainement pas une méthode de diagnostic de routine de la MTE.

Le « test » arbitraire pratiqué aujourd'hui sur des centaines de préparations d'organes et d'autres substances (pour lequel il existe même des programmes informatiques) et la « thérapie » ultérieure avec celles « testées positivement » [75] *sont largement répandus ; ils n'ont pourtant rien à voir avec une naturopathie sérieuse qui s'efforce de comprendre les relations systémiques et ne peuvent être qualifiés que d'amateurisme. Cela vaut également pour les « tests » en tant que critère principal de choix des médicaments.*

D'après l'expérience pratique de l'auteur, le DFB s'est avéré utile en complément du diagnostic de MTE pour les charges nosodologiques suivantes :

- *Charges liées à des foyers* (pour la recherche de foyer)
  Fréquent :
  Intestins (insuffisance chronique de la coction, dysbiose)
  Dents (dévitalisation des racines, suppuration au niveau de la racine ou dans la mâchoire)
  Amygdales (amygdalite chronique, foyers purulents, calculs amygdaliens)
- *Charge liée à l'exposition au mercure* contenu dans les amalgames ou les additifs de vaccins (thiomersal, thimerfonate)

75 L'auteur de ce texte a connu des cas où, après un test DFB, un médecin a prescrit 30 à 40 nosodes différents qui devaient tous être pris quotidiennement...

- *Charges liées aux vaccins* (ce sont des facteurs clés fréquents dans l'activation d'une diathèse allergique, notamment la dermatite atopique !)
  Particulièrement évident : rougeole, hépatite, coqueluche
- Recherche d'*intolérances alimentaires* spécifiques
  Ceci n'est utile et nécessaire que dans de rares cas où le problème ne peut être résolu avec une thérapie constitutionnelle favorisant la coction en combinaison avec un renforcement symbiotique.
- Recherche des *maladies antérieures* pertinentes sur le plan nosodologique, qui ne sont pas complètement guéries. Par exemple, la fièvre glandulaire de Pfeiffer (virus Nosode Epstein-Barr) est remarquable dans ce contexte.

Kinésiologie appliquée (KA)

Cette méthode de test répond aux mêmes questions de diagnostic que le DFB, mais n'a besoin d'aucun appareil. La KA est basée sur l'observation selon laquelle la force musculaire effective diminue de manière significative lorsque la personne examinée est confrontée à une information qui affecte négativement ses systèmes de régulation. Pour simplifier le propos, la force musculaire du bras tendu change lorsque la personne testée prend en main une substance qui lui pose des problèmes. Presque toutes les substances peuvent être testées de cette manière.

La signification et l'évaluation pour la MTE sont identiques à celles du DFB.

19.9. L'hydrothérapie du côlon (HTC)

L'hydrothérapie du côlon (HTC) signifie littéralement le traitement du gros intestin avec des rinçages à l'eau. Elle peut également être appelée « lavage du côlon ». Hippocrate prescrivait déjà des lavements à l'huile d'olive ou au vin pour vider ou nettoyer les intestins. Il aurait dit :

La mort est dans l'intestin !

Cette expression seule montre l'importance majeure de cet organe qui peut également être inversée et prendre un sens positif :

> « *L'être humain puise ses forces vitales dans un intestin sain.* »

Cependant, cette méthode a longtemps été oubliée en raison des problèmes d'hygiène qu'elle pose et de la manipulation fastidieuse qu'elle implique. Elle a connu sa renaissance grâce à la recherche spatiale de la NASA aux États-Unis qui l'a développée pour le nettoyage et l'assainissement du côlon des astronautes lors de leur préparation. Elle est de plus en plus utilisée en naturopathie depuis le début des années 1980. Aujourd'hui, des appareils et des systèmes de tuyaux fermés sont utilisés, ce qui permet une manipulation confortable et en grande partie inodore pour le patient et le thérapeute.

Technique de l'HTC

La canule rectale insérée dans l'anus dispose d'une entrée latérale à travers laquelle l'eau s'écoule avec une faible pression et une température toutes deux réglables sur l'appareil d'HTC. Dans la même canule rectale, un tuyau épais mène directement dans un drain, par lequel « l'eau de rinçage » peut s'écouler à nouveau. Le drain peut être ouvert ou fermé par un robinet.

Grâce à ce robinet, le thérapeute contrôle l'entrée et la sortie de l'eau par phases.

Comme pour toute méthode thérapeutique, il existe différentes modalités d'application de l'HTC, qui doivent être adaptées en fonction de la situation constitutionnelle individuelle et actuelle du patient, mais qui sont aussi traitées de manière différente par chaque thérapeute.

Selon l'expérience pratique des auteurs, le protocole suivant a fait ses preuves :

- Rinçage alterné pendant 10 minutes avec une eau à une température de 37 °C.
- Rinçage alterné pendant 10 minutes avec une eau à une température de 20–25 °C qui doit être choisie individuellement en fonction de l'irritabilité du côlon. Elle ne doit pas être trop basse chez les personnes sujettes aux crampes.
- Rinçage alterné pendant 10 minutes avec une eau à une température de 37 °C.

Soit une durée totale de 30 minutes par séance. Il est recommandé de répéter le traitement 2 à 5 fois à quelques jours d'intervalle ; car l'expérience montre que cela suffit.

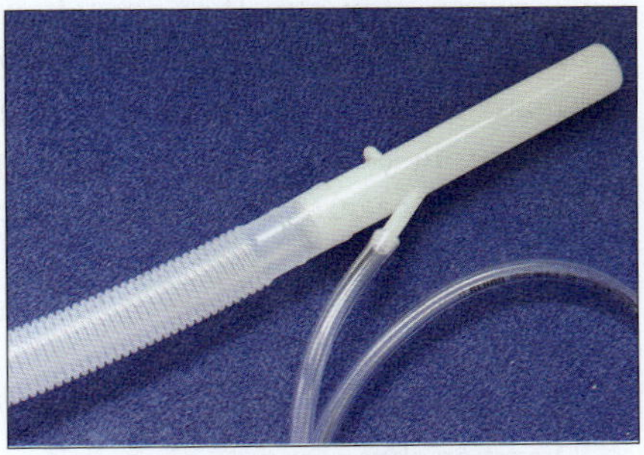

Canule rectale avec un tuyau d'entrée et un tuyau de sortie

Cependant, cette série d'HTC peut être effectuée plusieurs fois par an, de préférence dans le cadre d'une cure de jeûne.

Il n'est pas nécessaire d'ajouter un additif à l'eau. L'ajout d'oxygène ou d'ozone est particulièrement contre-productif, car cela détruit la flore anaérobie du côlon.

Voici les règles les plus importantes pour la réalisation de l'HTC :

- La procédure ne doit pas être douloureuse.
- Si le péristaltisme devient spastique, le débit d'eau doit être réduit et la température être augmentée à 37 °C.
- Il convient de respecter l'intimité du patient. Ses besoins et ses souhaits priment sur tout le schéma thérapeutique.

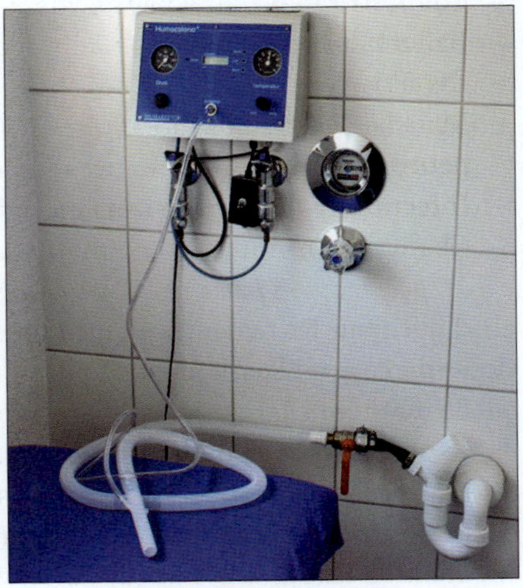

Système simple pour l'hydrothérapie du côlon

Mode d'action

Lors d'une HTC, l'eau entrante exerce un stimulus d'étirement sur la paroi du côlon, ce qui déclenche une forte activité péristaltique. Cela renforce considérablement « l'effet de rinçage » de l'eau et la force à sortir du côlon en entraînant les déchets qui y sont dissous.

L'HTC élimine les substances pathogènes suivantes :
- Les restes de selles avec des résidus de putréfaction et de fermentation coincés dans les plis de la muqueuse.
- Les résidus muqueux détachés de la muqueuse, mais non excrétés (pour favoriser la régénération).
- Les produits chimiques accumulés provenant de la prise antérieure de médicaments et de substances toxiques ingérées.
- Les vers et microbes pathogènes indésirables (p. ex. champignons intestinaux) par assainissement du milieu.

Débarrassé des toxines, le côlon peut traiter plus efficacement de nouvelles charges, de nouveaux microbes et autres influences néfastes. Le nettoyage du tube digestif permet également de soulager le système lymphatique interne en régulant la perméabilité de la muqueuse, ce qui améliore les performances de l'ensemble du système immunitaire.

L'hydrothérapie du côlon est utilisée en cas de :
- Constipation chronique
- Flatulences
- Diarrhée chronique
- Côlon atonique
- Côlon irritable
- Ballonnements
- Diverticulose
- Maladie de Crohn, colite ulcéreuse (le traitement doit être effectué par des thérapeutes expérimentés)
- Infections par des parasites (vers)
- Champignons intestinaux (mycoses, en particulier candidose)

ainsi que pour les maladies soupçonnées être en partie causées par une « autointoxication » du corps. Elles comprennent :
- La diathèse allergique,
- La sensibilité aux infections,
- Les problèmes de concentration, la fatigue, l'humeur dépressive, l'anxiété et les vertiges,
- Les maladies qui se manifestent sur la peau,
- Les migraines,
- Les maladies rhumatismales,

- L'hyperthermie et l'hypothermie (sensation de chaud/froid)
- La prostatite chronique.

Du point de vue du « cerveau abdominal », l'HTC a également un « effet nettoyant » sur la psyché. Cependant, il faut s'attendre à ce que des expériences anciennes et refoulées remontent à la surface, ce qui peut entraîner une réduction temporaire du bien-être.

19.10. Signification physiopathologique d'un foyer

- Une personne souffrait depuis des années d'une douleur au genou et ne répondait à aucun traitement. Après une extraction dentaire, elle a disparu en quelques minutes et de manière permanente.
- Après un traitement réussi de sinusite chronique, les plaques psoriasiques au-dessus du sacrum, auxquelles le patient s'était habitué depuis de nombreuses années, ont également disparu.
- Après l'ablation chirurgicale d'un bout de racine qui était resté dans la mâchoire lors d'une extraction dentaire réalisée il y a des années, une patiente est guérie de manière permanente de sa migraine résistante au traitement.

Ces trois exemples de cas sont représentatifs de symptômes ou maladies pour lesquels une charge liée à un foyer ou focale[76] joue un rôle déterminant en pathophysiologie. Il est également typique que le processus pathologique actif d'un champ perturbateur et les symptômes qui en résultent aient été considérés comme des enchaînements indépendants, sans liaison pathofonctionnelle. Une autre variante fréquente est qu'un foyer n'engendre pas ou peu de symptômes et ne soit, de ce fait, que rarement pris en compte spontanément dans les considérations diagnostiques. De plus, les symptômes ou maladies déclenchés par des foyers sont extrêmement variés et « colorés ». En conséquence, leur présence doit être considérée comme un déclencheur ou un amplificateur de la pathologie.

La médecine conventionnelle définit un foyer comme un processus inflammatoire chronique localisé, délimité et isolé qui diffuse des agents pathogènes bactériens dans l'organisme. Les maladies focales les plus connues dans ce sens sont l'endocardite, la glomérulonéphrite et la polyarthrite rhumatoïde.

En naturopathie, la définition du terme est plus large : en principe, tout tissu perturbé de manière chronique peut devenir un foyer. Dans la plupart des cas, il s'agit de processus inflammatoires chroniques qui ne propagent pas nécessairement des bactéries.

Les caractéristiques typiques d'un foyer sont les suivantes :
- Il ne donne pas ou peu de symptômes lui-même,
- Il est le déclencheur de maladies dans d'autres organes éloignés, amplifie l'évolu-

76 Définition d'un focus : foyer, champ perturbateur, littéralement : point focal

tion de la maladie ou empêche la guérison. Le lien entre le foyer et les symptômes qu'il provoque n'est généralement pas directement évident.
- Ses effets sont fortement influencés par la situation constitutionnelle du patient. Cela signifie que la « réponse » à l'effet perturbateur chronique d'un foyer a lieu dans l'organisme tout entier de la manière prescrite ou permise par l'empreinte constitutionnelle du patient en question.

Les recherches des frères Hunecke (développeurs de la thérapie neurale) expliquent qu'un foyer peut être compris comme un facteur perturbateur neural, tandis que les études de Pischinger, elles, ont montré qu'un champ perturbateur interfère avec les processus de régulation humorale dans l'interstitium.

En résumé, un point focal constitue donc un facteur perturbateur permanent dans le système d'information de l'organisme, qui conduit à des dérèglements du métabolisme tissulaire et, au fil du temps, à la maladie.

L'exemple suivant, transposé dans la vie quotidienne, peut illustrer l'effet d'un foyer :

Vous commandez 15 petits pains par téléphone, et pendant que vous dites « 15 », la ligne grésille et le boulanger comprend « 50 » ... Bon appétit !

Ainsi, le grésillement sur la ligne symbolise l'effet focal : un événement apparemment insignifiant entraîne une conséquence qui n'a aucun rapport avec le facteur perturbateur et qui n'a rien à voir non plus directement avec son effet.

En principe, n'importe quel tissu corporel peut devenir un foyer. Mais dans les faits, ce sont les organes suivants qui présentent le plus souvent un effet de foyer :

- Intestins
- Dents
- Amygdales
- Sinus nasaux

Cela représente également la hiérarchie du point de vue de la fréquence, les intestins étant largement en tête, notamment par rapport à la triade fonctionnelle muqueuses/système lymphatique/flore.

Pour ce qui touche aux *dents*, les suppurations de l'extrémité de la racine (granulomes), l'ostéite des maxillaires, la pulpite chronique, mais aussi les dents dévitalisées sont des foyers potentiels. « Les morts sont incompatibles avec les vivants » (Josef Angerer). Dans ce contexte, l'amalgame doit plutôt être considéré comme un facteur perturbateur sur le plan nosodologique.

Dans de nombreux cas, les foyers dentaires sont une conséquence de l'activité et des soins dentaires ; le thérapeute qui a établi le diagnostic a besoin de la collaboration d'un dentiste ouvert à ce problème et qui accompagne la thérapie holistique.

Le principe de « préserver les dents à tout prix » pratiqué dans la médecine dentaire actuelle constitue un problème majeur d'un point de vue holistique, bien qu'il soit naturellement compréhensible vis-à-vis de la personne concernée. Le choix des matériaux utilisés dépend moins de leur compatibilité avec l'ensemble de l'organisme que de leurs qualités mécaniques et techniques. Nous avons souvent l'impression que les individus ont oublié qu'une dent est quelque chose de vivant qui se trouve dans un organisme vivant. Néanmoins, cela ne doit bien sûr pas conduire à exiger le retrait immédiat de toute dent dévitalisée. Dans ce domaine, nous nous trouvons constamment confrontés à la nécessité de trouver des compromis entre ce qui est techniquement possible et la signification biologique.

À ce titre, il ne faut pas oublier de mentionner les conséquences désastreuses de notre alimentation dénaturée.

La base de la destruction des dents par la carie est posée dès la petite enfance : les tisanes prêtes à déguster déjà sucrées et, plus tard, une multitude de douceurs et de boissons sucrées créent un désir presque addictif pour les « aliments sucrés ». Et le sucre est incontestablement l'ennemi numéro 1 des dents.

Le brossage régulier des dents, les dentifrices et comprimés fluorés (indépendamment de leurs effets secondaires extrêmement préoccupants) ne constituent toujours que des mesures superficielles, purement symptomatiques, quentfant, enfancei donnent aux mères la fausse impression d'ailleurs lourde de conséquences d'avoir fait « la meilleure chose » pour leurs enfants. Cependant, une prophylaxie causale ne peut être obtenue qu'en sensibilisant les parents (et les grands-parents !) au fait que le sucre n'est pas vital et « n'adoucit » certainement pas la vie.

La formation d'un *foyer amygdalien* est généralement la résultante d'une amygdalite chronique « silencieuse » asymptomatique caractérisée par une forte fragilisation et un rétrécissement du tissu amygdalien, où « des amas de dépôt » supplémentaires sont généralement visibles sous la forme de petits boutons purulents jaunes à blanchâtres. Une coloration bleu-rouge du voile du palais au niveau des amygdales est également souvent visible. Les déclarations du patient selon lesquelles il aurait eu beaucoup d'angines auparavant, mais que la situation serait redevenue « calme » depuis des années, sont bien suspectes. Cela suggère plutôt que les amygdales sont impuissantes à réagir aux inflammations aiguës, ce qui empêche la guérison. Les traitements antibiotiques habituels peuvent avoir contribué à cette évolution.

Même si les amygdales ont été enlevées chirurgicalement, l'effet focal peut se maintenir. Dans ce cas, la cicatrice de l'amygdalectomie agit comme un champ perturbateur.

La sinusite chronique transforme les *sinus nasaux* en foyers. Les patients atteints se plaignent souvent d'un nez sec et bouché et du fait qu'aucune sécrétion ne sort lorsqu'ils se mouchent.

Les maux de tête, la sensation de pression sur les yeux et dans la mâchoire supérieure ainsi que la sensibilité des dents de la mâchoire supérieure constituent également des signaux d'alarme.

Le foyer probablement le plus fréquent et le plus significatif est *l'intestin*, dont la triade fonctionnelle muqueuse/système lymphatique (en particulier les plaques de Peyer) / flore symbiotique peut être qualifiée de « centre de contrôle du système immunitaire ». Constipation chronique ou diarrhée, dyspepsie, météorisme, etc., tous ces symptômes sont à la fois la cause et la conséquence d'une flore intestinale perturbée. La physiopathologie extrêmement complexe qui se développe de cette manière conduit au fil du temps à une surcharge du GALT avec les dysfonctionnements lymphatiques qui en résultent, ce qui peut se manifester notamment par un effet focal à distance.

D'autres organes avec des charges focales, bien que moins courants, sont :
- L'oreille moyenne (otite moyenne chronique),
- La vésicule biliaire (cholécystite chronique, cholangite, cholélithiase),
- L'appendice vermiforme (appendicite chronique),
- Les ovaires (annexite chronique, kystes),
- La prostate (prostatite chronique),
- Les cicatrices.

Diagnostic des foyers

En plus des méthodes de diagnostic clinique habituelles (radiographie, échographie), il est possible d'utiliser des méthodes qui fournissent des informations sur les mécanismes de régulation énergétique de l'organisme et leurs facteurs perturbateurs :
- Le diagnostic fonctionnel bioélectronique (DFB)
- L'électrographie segmentaire
- La kinésiologie : test de la fonction musculaire avec des échantillons spécifiques.

Le diagnostic par l'iridologie ne fournit que des indications assez peu spécifiques sur un foyer possible. Néanmoins, on peut alors observer les petites cryptes discrètes dans le secteur des organes, accompagnées de fibres et/ou de pigments d'irritation. Une indication générale d'un événement focal est constituée par ce qu'on appelle des « vaisseaux plongeants » sur la sclérotique : un vaisseau conjonctival disparaît dans une petite zone noire de la sclérotique. Mais cela ne donne aucune indication sur la localisation du foyer. Les informations du diagnostic constitutionnel sont très précieuses en ce qui concerne les schémas de réaction déclenchés de manière focale, mais aussi en ce qui concerne la thérapie d'accompagnement nécessaire lors de l'assainissement du foyer.

Lorsque le procédé est aisé à mettre en œuvre (dents, mâchoires, amygdales, cicatrices), un effet focal peut être diagnostiqué par une injection neurothérapeutique de lidocaïne ou de procaïne : si les symptômes s'estompent après l'injection, un effet focal se produit à partir du tissu dans lequel l'injection a été faite.

Le « phénomène de secondes » décrit par Hunecke qui produit un soulagement durable et immédiat de la douleur est, selon l'expérience de l'auteur, l'exception rare et non la règle, comme la littérature correspondante voudrait bien le faire croire.

Maladies typiques d'origine focale

En plus des infections focales susmentionnées comme l'endocardite, la glomérulonéphrite et la polyarthrite rhumatoïde, il existe une multitude de maladies pour lesquelles la présence d'un foyer doit être envisagée :
- Toute fatigue ou dépression chronique apparemment sans cause,
- Les inflammations chroniques (maladie de Crohn, colite ulcéreuse, cholangite, hépatite, cystite, pyélite, prostatite, annexite, bronchite, eczéma, inflammation et processus dégénératifs dans le système nerveux central (SNC) tels que la sclérose en

plaques (SEP) ou la maladie d'Alzheimer),
- Les inflammations chroniques de l'œil (iridocyclite, rétinite, conjonctivite) sont très probablement provoquées ou entretenues par un foyer,
- Les maladies allergiques (asthme bronchique, rhume des foins, neurodermite). Pour *toutes* maladies allergiques, il existe un trouble de la triade fonctionnelle muqueuse/système lymphatique/flore intestinale.
- L'hyperthyroïdie (thyroïdite d'Hashimoto),
- Dysfonctionnement du système végétatif régulant les vaisseaux sanguins (migraines, spasmes vasculaires, telles que la maladie de Raynaud),
- La névralgie (sciatique, névralgie du trijumeau),
- Les syndromes de la colonne vertébrale.

Cette liste montre que pratiquement toutes les maladies peuvent avoir un fond physiopathologique induit focalement. Néanmoins, dans la pratique quotidienne, il est généralement impossible (ni nécessaire) de soumettre chaque patient à un diagnostic intensif des champs perturbateurs. Dans la plupart des cas, le praticien ne commencera à rechercher un foyer que si un traitement systémique selon les critères de la MTE n'apporte pas le succès escompté.

Assainissement des foyers

Le traitement d'un foyer dépend de sa localisation et de la situation constitutionnelle du patient et doit donc être planifié absolument individuellement. Pour cette raison, aucun conseil thérapeutique ciblé ne peut être donné ici. De nombreuses charges focales sont susceptibles d'être éliminées par une thérapie typique de la MTE, mais pas toutes. Dans ces cas, la directive suivante s'applique : si une charge focale n'est pas éliminée après six mois de traitement, un assainissement chirurgical doit être envisagé (dans la mesure du possible). Cela vaut particulièrement pour les dents et les amygdales.

Autres observations :

- Ce n'est que dans de rares cas que le foyer sera la *seule* cause de la maladie. Ce dernier agit généralement comme un facteur amplifiant ou compliquant un tableau clinique, ou empêchant la guérison spontanée. Il est donc préférable de considérer un foyer comme un amplificateur des autres stimuli pathogéniques.
- Une maladie déclenchée par un foyer peut développer sa propre dynamique au fil du temps, ce qui signifie que les symptômes déclenchés par celui-ci ne disparaissent pas nécessairement après son élimination.

Ces deux points indiquent que l'absence de douleur ne suit pas nécessairement l'assainissement du foyer, mais que celui-ci signifie uniquement l'élimination d'un facteur pathogène. Lorsque le tableau clinique complet a été établi, le patient continue d'avoir besoin d'une thérapie holistique intensive.

La pratique montre que les succès immédiats et rapides constituent des exceptions rares. Dans la plupart des cas, la guérison est un processus lent et dynamique qui exige beaucoup de patience de la part du patient et du praticien et qui ne suit souvent pas le chemin « prévu ».

Malgré l'importance d'un diagnostic et d'une thérapie complète des foyers pour certains patients, il n'est pas souhaitable pour un thérapeute de tomber dans une sorte de « névrose des foyers », dans laquelle il soupçonne par exemple l'existence d'un champ perturbateur dans chaque petite cicatrice.

Dans la plupart des cas, la recherche et l'assainissement du foyer ne seront nécessaires que si une thérapie de type naturopathe solide n'apporte pas le succès thérapeutique souhaité.

CHAPITRE 20

LIMITES DE LA MTE

Friedemann Garvelmann

Comme dans tout autre domaine, il existe des limites absolues et relatives au travail de la MTE. Elles dépendent en grande partie du niveau de formation, de l'expérience et du sens des responsabilités du thérapeute. Cela signifie que le spectre des maladies, dans lequel un traitement selon les critères de la MTE est possible et réussit de manière satisfaisante pour le patient, s'étendra pour chaque praticien qui accroît son expérience pratique.

Un autre aspect important dans ce contexte réside dans l'attitude intérieure du patient à l'égard de la santé et de la maladie en général et, dans ses idées personnelles relatives à son parcours de soins en particulier. Ainsi, la MTE se heurtera beaucoup plus rapidement aux limites d'un patient dont le seul objectif est que le thérapeute fasse « disparaître » le plus rapidement possible ses troubles actuels, qu'à celles d'un patient souffrant depuis des années de troubles chroniques, que d'autres systèmes médicaux n'ont pas pu traiter avec succès jusqu'ici. Dans de nombreux cas, la souffrance de ces patients a déjà déclenché une réflexion sur les multiples facettes de la maladie. Et les expériences décevantes ont permis de réaliser que les traitements à action rapide supprimant les symptômes n'apportent généralement pas de succès durable, mais qu'ils aggravent au contraire considérablement la situation constitutionnelle du patient et rendent ainsi la situation générale encore plus désastreuse et résistante au traitement. Il en résulte souvent une volonté et un désir d'emprunter un chemin thérapeutique plus long, mais conforme aux lois de la nature, dans lequel le patient est prêt à coopérer activement. Les malades chroniques que la médecine conventionnelle n'a pas réussi à traiter constituent la principale patientèle de la MTE. Cela montre également que, dans ce domaine, la MTE commence souvent à l'endroit même où « l'autre » système a atteint ses limites.

Dans ce contexte, il est possible de nommer la première limite de la MTE :
Elle n'est pas adaptée aux traitements rapides et qui suppriment les symptômes.

20.1. Substitution

Un autre point ressort du dogme suivant :

« Nous ne pouvons guérir que ce qui est perturbé, pas ce qui est détruit. »

Concrètement, cela signifie que les tissus devenus non fonctionnels et ne pouvant être régénérés doivent être compensés par d'autres fonctions tissulaires ou organiques ; dans la mesure du possible, cela signifie que leurs fonctions doivent être substituées, remplacées.

Stimuler ou soutenir les capacités de compensation est tout à fait possible avec les ressources de la MTE. La médecine conventionnelle n'a souvent pas les moyens de le faire. Cependant, une substitution partielle ou complète doit généralement être effectuée par la médecine conventionnelle. Dans ce domaine, il est utile que les systèmes médicaux collaborent.

Par exemple : les fonctions de la rate après son ablation devront être prises en charge par d'autres organes, principalement par le foie. Même si cela peut sembler absurde au début : après l'ablation de la rate, il est urgent d'administrer des remèdes spléniques de la MTE, car ils soutiennent non seulement l'*organe* splénique lui-même, mais surtout ses *fonctions*. Et ces fonctions peuvent et doivent être stimulées même si elles sont compensées par le foie. Une substitution externe des fonctions spléniques n'est pas possible.

Après l'ablation chirurgicale de la glande thyroïde, ou à la suite de sa dégénérescence (p. ex. suite à la thyroïdite d'Hashimoto), les hormones thyroïdiennes doivent impérativement être substituées. Il en va de même pour le diabète de type 1 chez l'enfant. Comme il n'y a pas ou trop peu de tissus producteurs d'insuline, il est impératif de substituer l'insuline. Tout le reste n'est pas compatible avec la vie.

Après une résection gastrique ou en cas de gastrite atrophique avancée, il manque le facteur intrinsèque nécessaire à l'absorption de la vitamine B12. Il y a un risque d'anémie pernicieuse si la vitamine B12 n'est pas régulièrement substituée. (Il s'agit essentiellement d'une mesure de *médecine conventionnelle*, même si la vitamine B12 est injectée par un naturopathe !)

Cela permet de définir une autre limite de la MTE :
Si la stimulation ou la compensation d'une fonction vitale n'est pas suffisamment possible, la médecine conventionnelle devra la substituer.

20.2. Processus de feu excessif

Bien que les inflammations aiguës (en particulier lorsqu'elles surgissent sur des organes de surface et qu'elles sont également fébriles) soient considérées comme la stratégie de défense la plus importante et la plus efficace de l'organisme, elles peuvent déclencher des processus de chaleur si excessifs que les réserves d'énergie de l'organisme s'épuisent au point de créer une situation d'urgence engageant le pronostic vital. Certes, la MTE connaît les médicaments et les applications permettant de traiter la plupart des maladies inflammatoires aiguës. Comme mentionné au début, dans ces cas, la limite du traitement possible dépend fortement de la compétence du thérapeute. Cependant, il demeure toujours des situations de maladie rendant clairement nécessaire la réduction des processus de chaleur par l'administration d'antibiotiques, de corticoïdes et d'autres anti-inflammatoires, sachant également que cela ne conduit pas à la guérison, mais ne traite que « la partie émergée de l'iceberg ». Dans tous les cas, l'organisme doit parvenir à la guérison avec ses propres stratégies.

Exemples : pneumonie aiguë, méningite/encéphalite, néphrite, péritonite, septicémie.

20.3. Médecine d'urgence

Dans tout le domaine couvert par la médecine d'urgence (traumatismes, crises cardiaques, embolies, apoplexie, etc.), la MTE ne peut que fournir un soutien ou favoriser la guérison et la réadaptation après la phase aiguë engageant le pronostic vital.

20.4. Chirurgie

Dans tous les cas de maladie où une intervention chirurgicale est indiquée, la MTE ne peut également que stabiliser la situation actuelle et constitutionnelle globale du patient et favoriser les processus de guérison et de réadaptation avant et après l'opération.

20.5. Hypertension

Dans les cas d'hypertension artérielle essentielle et secondaire, dans lesquels les valeurs de la pression artérielle ne peuvent être suffisamment réduites par la thérapie constitutionnelle, une combinaison entre la thérapie de la médecine conventionnelle et la thérapie de la MTE est nécessaire et facilement réalisable. Pour évaluer le potentiel de risque, il faut toutefois se baser sur « l'ancienne » règle « 100 plus l'âge », avec une limite supérieure de 160 pour la valeur systolique et de 90 pour la valeur diastolique. Les efforts déployés depuis quelques années pour limiter la valeur systolique maximale à 130, quel que soit l'âge, contredisent toute la physiologie des vaisseaux sanguins vieillissants et entraînent chez de nombreuses personnes âgées des troubles cérébraux massifs avec tous les symptômes connus, jusqu'à la démence et l'invalidité complète.

Dans ce domaine, il est évident que les intérêts commerciaux de l'industrie pharmaceutique passent avant ceux des patients. Et cela est malheureusement soutenu sans la moindre critique par de nombreux médecins allant à l'encontre d'un meilleur savoir *(personnel)* lorsqu'ils rédigent leurs ordonnances...

20.6. Troubles psychiatriques

Le traitement des psychoses aiguës en particulier doit être réservé à la psychiatrie conventionnelle. Il ne relève pas d'une attitude responsable d'appliquer un traitement même adjuvant dans de tels cas, car une aggravation initiale peut avoir des conséquences imprévisibles.

Les maladies chroniques au niveau psychospirituel et les dysfonctionnements du système neurovégétatif peuvent être influencés positivement par les possibilités qu'offre la MTE, même si ce n'est souvent qu'en tant que mesures d'accompagnement. Dans tous les cas, une extrême prudence s'impose lors de la réduction de médicaments psychotropes de nature chimique.

PARTIE 3

CHAPITRE 21

LISTE DE PERSONNES

Personnalités citées dans le livre, ainsi que leur date de naissance et de décès (Références de pages : voir aussi pp. 545)

ANTIQUITÉ	
Pythagore	env. 570–510/480 av. J.-C.
Empédocle d'Agrigente	env. 500–430 av. J.-C.
Hippocrate	env. 460–370 av. J.-C.
Platon	env. 428–348 av. J.-C.
Théophraste	env. 370–287 av. J.-C.
Aristote	384–322 av. J.-C.
Celsus, Aulus Cornelius (francisé en Celse)	env. 25 av. J.-C.–50 apr. J.-C.
Dioscoride	Ier siècle apr. J.-C.
Pline l'Ancien	env. 23–79 apr. J.-C.
Claude Galien ou Galien de Pergame	129–199 apr. J.-C.
MOYEN ÂGE	
Charlemagne	env. 747–814
Avicenne, Ibn Sina	980–1037
de Bingen, Hildegarde	1098–1179
TEMPS MODERNES	
Copernic, Nicolas	1473–1543
de Nettesheim, Agrippa	1486–1535
Paracelse, Theophrastus Bombastus von Hohenheim	1493–1541
Tabernaemontanus, Jacobus	1522–1590
Descartes, René	1596–1650

Culpeper, Nicholas	1616–1654
Newton, Isaac	1642–1727
von Goethe, Johann Wolfgang	1749–1832
Hahnemann, Samuel	1755–1843
Hufeland, Christoph Wilhelm	1762–1836
Rademacher, Johann Gottfried	1772–1849
Priessnitz, Vincenz	1799–1851
Zimpel, Carl Friedrich	1801–1879
Baunscheidt, Carl	1809–1873
Mattei, Cesare	1809–1896
Von Grauvogl, Eduard	1811–1877
Kneipp, Sebastian Anton	1821–1897
Schüssler, Wilhelm	1821–1898
Virchow, Rudolf	1821–1902
Still, Andrew Taylor	1828–1917
Kuhne, Louis	1835–1901
Palmer, David Daniel	1845–1913
Felke, Emmanuel	1856–1926
Künzle, Johann	1857–1945
Just, Adolf	1859–1936
Steiner, Rudolf	1861–1925
Head, Henry	1861–1940
Bircher-Benner, Maximilian	1867–1939
Jung, Carl Gustav	1875–1961
Mayr, Franz Xaver	1875–1965
Von Bernus, Alexander	1880–1965
Schlenz, Maria	1881–1946
Aschner, Bernhard	1883–1960
Dicke, Elisabeth	1884–1952
Bach, Eduard	1886–1936
Kretschmer, Ernst	1888–1964

Kunz, Emma	1892–1963
Kollath, Werner	1893–1970
Sheldon, William Herbert	1898–1977
Pischinger, Alfred	1899–1983
Vogel, Alfred	1902–1996
Teirich-Leube, Hede	1903–1979
Reckeweg, Hans-Heinrich	1905–1985
Treben, Maria	1907-1991
Frater Albertus (Riedel, Albert)	1911–1984
Schipperges, Heinrich	1918–2003
Broy, Joachim	1921–2003
Antonovsky, Aaron	1923–1994
Vester, Frederic	1925–2003
Mandel, Peter	1941–
Simonton, O. Carl	1942–2009
Sheldrake, Rupert	1942–
Achterberg, Jeanne	1942–2012

CHAPITRE 22

DOCUMENTATION DU / DE LA PATIENT.E

Ce formulaire nécessaire pour le travail dans les cabinets de MTE peut être téléchargé sous forme de fichier PDF sur les sites Internet des auteurs.

Date	
Nom	
Prénom	
Date de naissance	
Rue	
Code postal/ville	
Numéro de téléphone	
Profession	
Situation familiale	
Assurance	
Informations significatives pour la facturation	
Pour les enfants : nom de la mère ou du père	
Points à noter en particulier :	
Motif de la consultation	
Traitements médicamenteux en cours	Prescription médicale :
	Automédication :
Troubles actuels	
Formes des troubles	Chaleur :
	Froid :
	Activité physique :
	Repos :
	Autres :
Diagnostics antérieurs	

Fonctions de base	
Esprit / psyché	Bien-être, anxiété, peur, motivation, humeur dépressive
Vie sociale / professionnelle	Lieu de travail, logement, famille, relations
Digestion	Anamnèse relative aux selles, flatulences, vomissements, intolérance(s) alimentaire(s)
Appétit / faim	Préférences, aversion, moment des repas, quantité, satiété
Soif	De quoi ? Quantité, température de boisson préférée, alcool, café
Miction	Nycturie, incontinence, quantité, fréquence, odeur
Sommeil	Troubles de l'endormissement, troubles du sommeil, sueurs nocturnes, rêves
Menstruations	Durée du cycle, fréquence, dysménorrhée, saignements intermittents, ménopause, pilule, stérilet, etc.
Grossesse	Informations significatives relatives à une grossesse antérieure
Sexualité	Satisfaction, libido, douleur
Peau	Démangeaisons, éruptions cutanées, cheveux, cicatrices, taches cutanées, sensations anormales
Dos, articulations	Douleurs, mobilité réduite, modalités
Tête	Maux de tête ? À quel moment ? Déclencheur ? Modalités, vertiges, capacité de concentration
Sueur	Quantité, localisation, odeur, température
Équilibre thermique	Sensation de chaleur, frissons, parties du corps froides ou chaudes, bouffées de chaleur
Situation végétative	Sympathicotonie, vagotonie, dystonie
Voies respiratoires	Respiration par la bouche ou le nez, toux, mucosités, bruits, ronflements
Système cardio-vasculaire	Circulation sanguine, troubles veineux, hémorroïdes, tendance au saignement
Vaccinations	Lesquelles ? À quelle date ? Réactions ?
Thérapies antérieures	La ou lesquelles ? À quelle date ? Résultat ?
Habitudes alimentaires	
Facteurs de risque – Allergies – Maladies antérieures	
Facteurs de risque	
Allergies (en particulier aux médicaments et aux plantes)	
Maladies antérieures/maladies infantiles	
Interventions chirurgicales	

Anamnèse familiale	
Est-ce qu'un membre de la famille a été malade ? Quelle maladie était-ce ?	
Examens	
Pouls	
Tension artérielle	
Langue	
Urines	
Habitus	
Autre	
Visage	
Examen physique (voir le guide des méthodes d'examen clinique)	
Diagnostic par l'iridologie	
Caractéristiques constitutionnelles	1.
	2.
	3.
	4.
Autres signes pertinents	

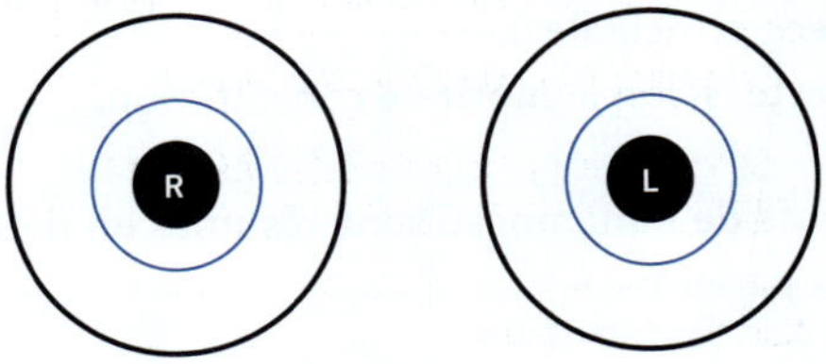

Thérapie	
Objectif thérapeutique de base	
Instructions diététiques	
Applications	
Recettes	

CHAPITRE 23

GUIDE DES MÉTHODES D'INVESTIGATIONS CLINIQUES

Outre les méthodes caractéristiques à la naturopathie, les examens cliniques sont également significatifs pour l'établissement du diagnostic dans un cabinet de MTE. Toutes les informations issues de l'anamnèse, des examens cliniques et des analyses de laboratoire ainsi que des diagnostics de type naturopathique sont reliées pour donner une vue d'ensemble diagnostique à partir de laquelle le concept thérapeutique est développé. Le résumé suivant des principales méthodes d'examen clinique est destiné à servir de guide aux naturopathes.

23.1. Anamnèse

Conditions préalables :

1. Il convient de se mettre mentalement au diapason du patient (attitude fondamentalement respectueuse et positive), sans préjugés sur l'origine, la culture, la religion, le sexe et les opinions politiques.
2. « Salutation les yeux dans les yeux » en se serrant la main et en se présentant par le nom (lors du premier contact).
3. Collecte des données d'identification personnelle (nom, prénom, date de naissance, coordonnées et données principales).
4. Question initiale ouverte, selon le motif de consultation.

La structure et les éléments de l'anamnèse sont résumés en détail dans le Chapitre 22 « documentation du/de la patient/e ».

23.2. Examen physique

L'hygiène du praticien ainsi que celle des instruments nécessaires à l'examen est importante.

- Mains et poignets fraîchement lavés et chauds
- Ongles propres, peu de bijoux aux doigts et aux poignets
- Lunettes avec des verres propres et transparents, le cas échéant

- Instruments propres et par exemple des consommables à usage unique (manchon d'otoscope, spatule buccale, etc.)
- Table d'examen fraîchement préparée

Préparation et conduite des examens individuels :
- Tout d'abord, nous expliquons au patient ce qui doit faire l'objet d'un examen, comment celui-ci se déroule et à quoi il sert.
- Le patient est informé au préalable des étapes désagréables ou douloureuses de l'examen. Dans de telles situations, le thérapeute doit travailler de la manière la plus délicate et la plus appropriée possible.
- Il est également important que le praticien ait les mains chaudes lors de l'examen. Le contact de mains froides n'est pas seulement désagréable, il peut également provoquer des réactions de défense ou de surprise chez le patient, lesquelles peuvent fausser considérablement le résultat de l'examen.
- Si c'est un enfant qui est examiné, celui-ci est impliqué de manière ludique dans l'examen, par exemple en lui permettant d'entendre les battements de son propre cœur. Une telle implication l'incite à coopérer et crée un climat de confiance.

Lors de la première consultation, un examen physique mené de la tête aux pieds est réalisé selon les critères suivants :

Inspection (visualisation)

- La morphologie, l'état nutritionnel, le visage, les expressions faciales, le regard, les cheveux, les ongles, la peau, le tonus musculaire, la démarche, la posture, le squelette, la courbure de la colonne vertébrale, les mouvements articulaires et généraux ainsi que leur coordination sont considérés.
- Il est possible de détecter facilement et sans outil les altérations des yeux (p. ex. rougeur de la conjonctive, différences de taille des pupilles) et les mouvements oculaires (p. ex. strabisme, nystagmus : tremblements des yeux) qui peuvent donner des informations significatives sur le système nerveux central.
- Les modifications de la peau (rougeur, pâleur, chair de poule, transpiration, pilosité inhabituelle) révèlent des dérèglements de la situation végétative ou hormonale générale ainsi que des dysfonctionnements des réflexes segmentaires.

Palpation (toucher)

- La palpation permet de percevoir la taille, la forme, la position, la consistance et le tonus de nombreux organes et tissus ainsi que leurs modifications pathologiques. Elle est possible pour tous les organes qui ne sont pas entourés d'une « coquille » osseuse (comme le thorax et le crâne). Lors de la palpation, il est possible d'identifier, en dialoguant avec le patient, les zones présentant une sensibilité accrue à la douleur ou une insensibilité ainsi que des différences de température.

- Les résultats asymétriques, la sensibilité à la pression, la tension défensive, la douleur au relâchement (comme p. ex. lors de l'appendicite aiguë) donnent des indications sur des tableaux cliniques spécifiques.
- Les vibrations de la voix, qui peuvent être perçues par exemple lors de la prononciation du chiffre « 33 » lors de la palpation du thorax (fremitus vocal), permettent de tirer des conclusions sur la fonction pulmonaire et ses modifications pathologiques.
- Les changements anatomiques et fonctionnels peuvent être détectés en palpant les articulations, les tendons et les ligaments ainsi que la colonne vertébrale, et en les mobilisant.
- La palpation des ganglions lymphatiques révèle leur taille, leur forme, leur consistance ainsi que leur mobilité et leur sensibilité à la pression. La tension musculaire et les zones de durcissement anormal d'un muscle (myogélose) sont déterminées par la palpation profonde. En outre, les limites des organes peuvent être palpées, par exemple dans le contexte de certains mouvements ou pendant l'inspiration et l'expiration.
- La palpation à différents points de pulsation du corps fournit des informations sur le rythme cardiaque, les conditions de circulation sanguine et d'écoulement dans les artères palpées, qui peuvent indiquer des occlusions vasculaires. Le thérapeute MTE fera judicieusement le lien direct entre la palpation clinique du pouls et le diagnostic traditionnel par l'examen du pouls.

Percussion (tapotement)

- La méthode du tapotement direct ou indirect (sur le plessimètre posé par le praticien, tapotement avec le majeur droit sur les doigts écartés de la main gauche) révèle des changements dans les organes examinés à partir de la résonance du son de tapotement dans le tissu percuté. Cela permet par exemple de détecter les densifications tissulaires des poumons en cas de pneumonie ou de tumeur, les poches d'air dans les intestins ou encore une hypertrophie de certains organes (p. ex. le foie).
- Le tapotement avec la tranche de la main dans la région rénale et le tapotement avec le poing par exemple sur la colonne vertébrale indiquent une possible maladie s'ils font augmenter la douleur. La profondeur de résonance est d'environ 6 à 8 cm chez les personnes de poids normal.

Auscultation (écoute)

- Un stéthoscope classique ou un stéthoscope Pinard (utilisé principalement par les sages-femmes) est utilisé pour l'auscultation. Dans certains cas, les bruits pathologiques peuvent déjà être perçus à l'oreille nue, comme dans le cas de l'asthme bronchique. Les bruits respiratoires et cardiaques sont auscultés tout particulièrement aux points spécifiques du thorax qui sont attribués à chaque valve cardiaque. L'auscultation du thorax (au niveau de la poitrine et du dos) est un outil de diagnostic indispensable dans les maladies des voies respiratoires inférieures.
  De plus, l'auscultation permet de suivre le transit intestinal. Dans certains cas, les articulations malades produisent également des « grincements » audibles.

Contrôle des réflexes

- L'examen clinique est complété par un petit examen neurologique qui consiste à tester les réflexes significatifs (p. ex. réflexe patellaire, réflexe du tendon d'Achille).

Test fonctionnel de la colonne vertébrale

- Les tests de mouvement, spécifiques à la section de la colonne vertébrale soumise à examen, fournissent des indications significatives sur les blocages de mouvement et les troubles segmentaires réflexes.

23.3. Schéma d'examen pratique

1. Examen de la tête et du cou : inspection externe, y compris de la peau
2. Organes sensoriels (yeux, oreilles, nez)
3. Inspection de la cavité buccale et de la gorge à l'aide d'une spatule
4. Otoscopie (inspection du conduit auditif et du tympan à l'aide d'un otoscope)
5. Palpation de la tête (p. ex. points de sortie des nerfs ou zone de douleur)
6. Palpation de la glande thyroïde (taille, consistance, mobilité)
7. Palpation des ganglions lymphatiques
- Zone de l'oreille/de la mandibule
- Gorge
- Clavicule
- Cou
- Aisselle
- Aine

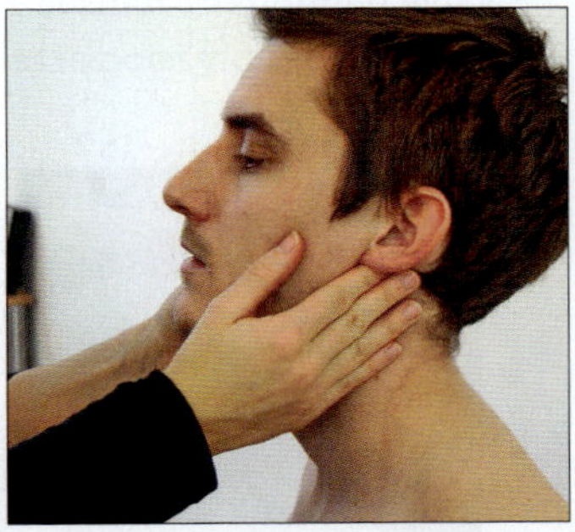

Palpation de l'angle de la mâchoire

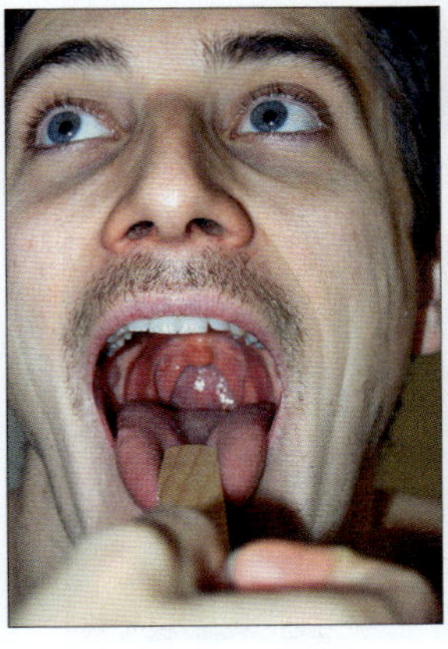

Inspection de la bouche

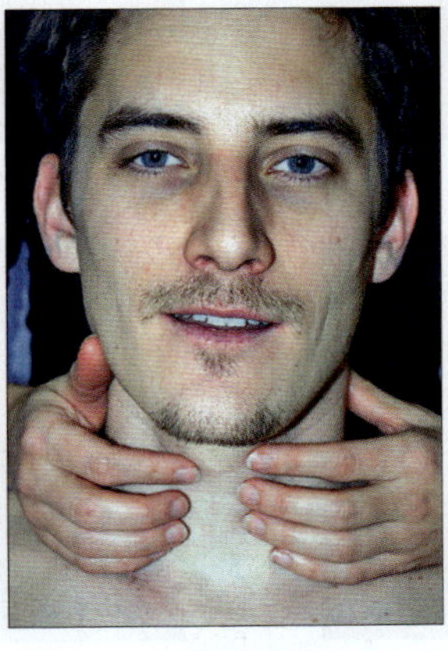

Palpation de la thyroïde

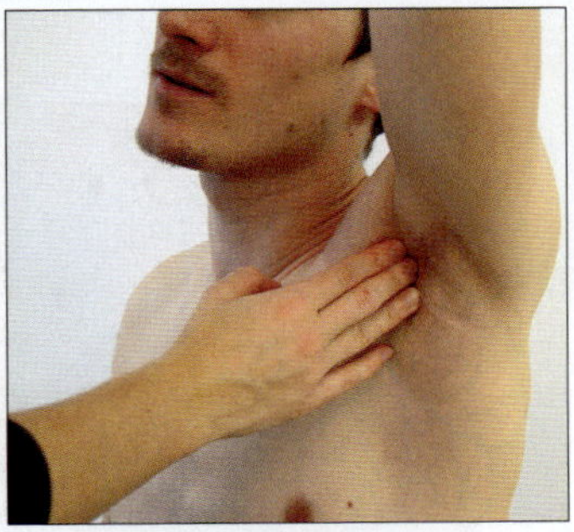

Palpation de l'aisselle

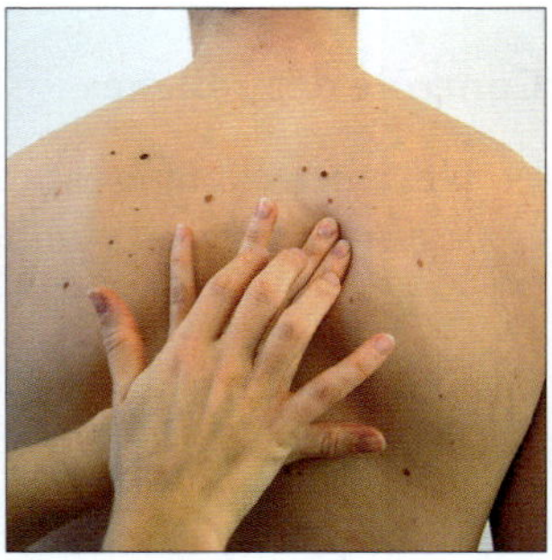

Percussion du thorax au niveau du dos

8. Examen du thorax et des poumons
- Inspection du thorax, y compris de la peau
- Palpation et percussion du thorax
- Palpation des seins chez la patiente
- Palpation du mouvement des côtes pendant la respiration
- Auscultation du thorax à l'aide du stéthoscope

9. Examen du système cardio-vasculaire
- Inspection du remplissage de la veine jugulaire et de l'œdème du bas de la jambe
- Inspection des veines sublinguales
- Palpation des pouls du poignet, des points de pulsation en avant du muscle sterno-cléido-mastoïdien, du pouls de l'aine et de la jambe (comparaison entre les deux côtés)
- Palpation de l'apex du cœur
- Auscultation des vaisseaux abdominaux, de l'aine et des carotides
- Auscultation du cœur, selon la règle MI-TR-A-P
  Valve mitrale à 3 largeurs de doigt dans le 5e espace intercostal
  à côté du bord gauche du sternum sur la ligne médioclaviculaire
  Valve tricuspide dans le 4e ICR à droite
  Valve aortique dans le 2e ICR à droite
  Valve pulmonaire dans le 2e ICR sur le bord gauche du sternum
- Mesure de la pression artérielle des deux côtés

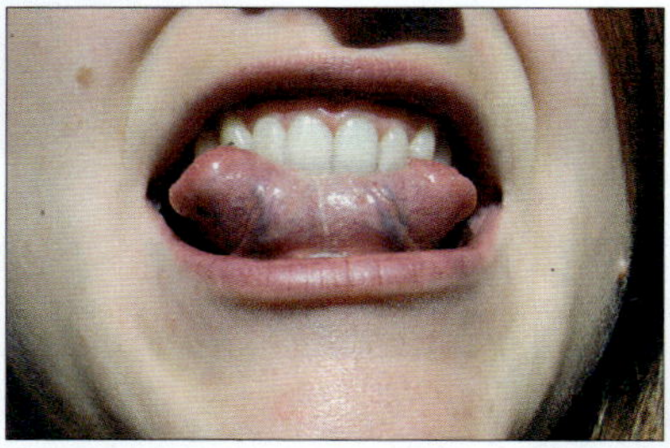

Veines linguales

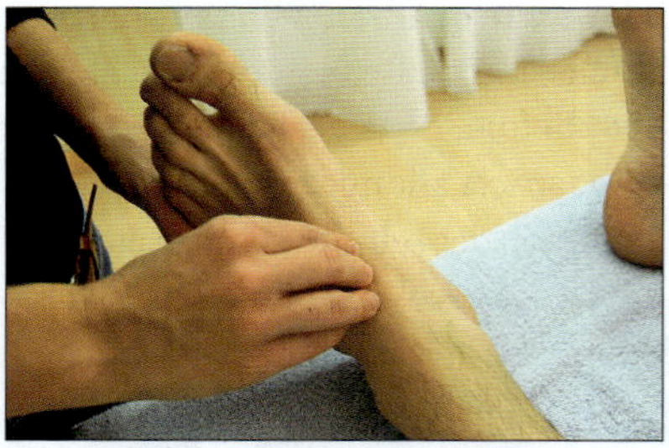

Pouls du pied

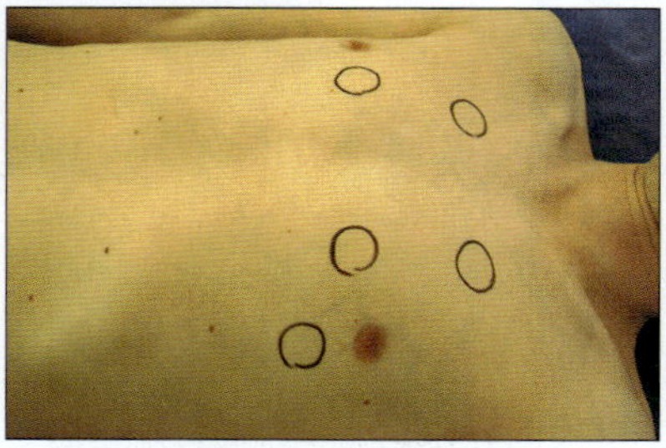

Sites d'auscultation du cœur

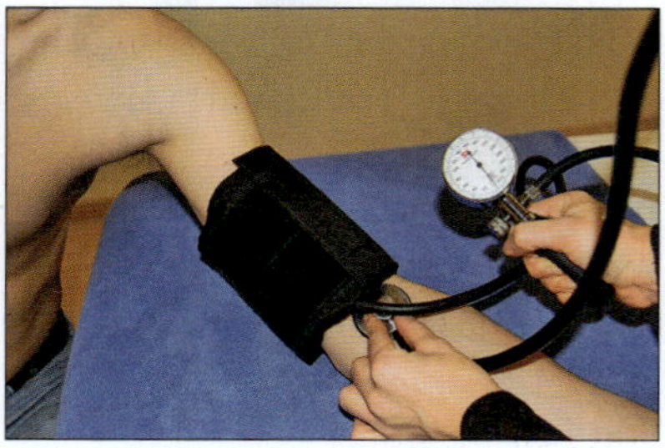

Mesure de la pression artérielle

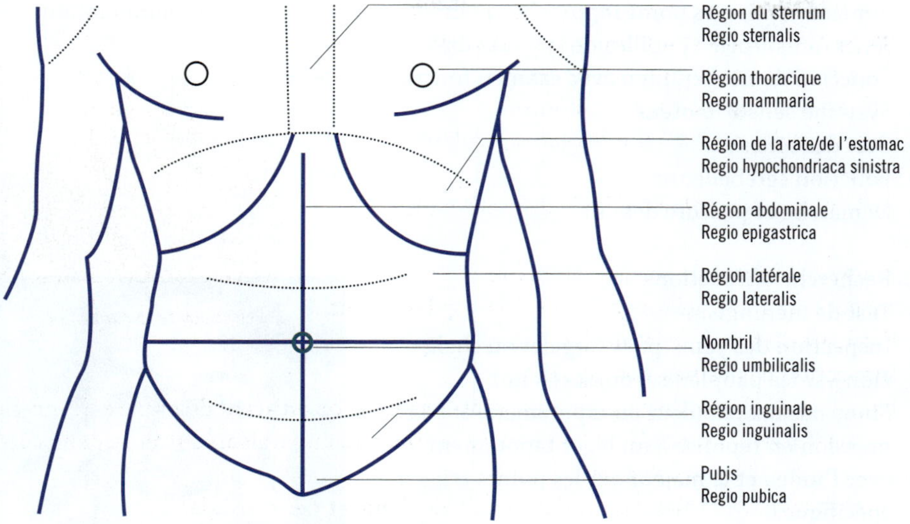

Quadrants abdominaux

10. Examen de l'abdomen
- Inspection de l'abdomen, y compris de la peau (p. ex. Spider naevi sur la flexion hépatique)
- Auscultation de l'abdomen
- Palpation de l'ensemble de l'abdomen, en prêtant une attention particulière aux intestins, au foie, à la vésicule biliaire, à la rate et à l'aine
- Les quatre quadrants abdominaux et l'épigastre
- Percussion de l'ensemble de l'abdomen ainsi que du foie, de la vésicule biliaire et de la rate en position allongée et debout
- Palpation des reins et comparaison entre les deux
- Le cas échéant, examen rectal numérique (hémorroïdes, maladie de la prostate)

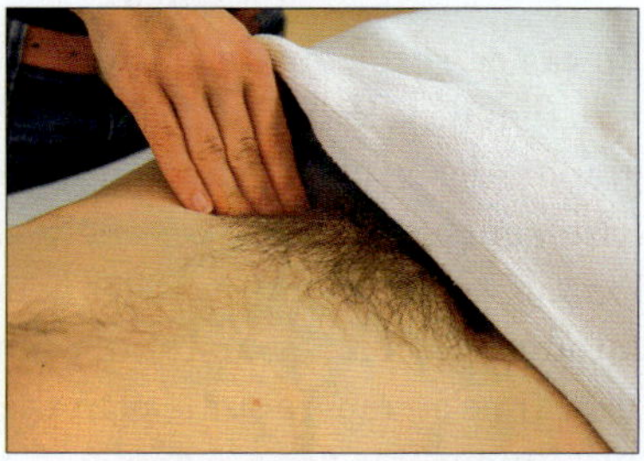
Palpation de l'aine

11. Examen des extrémités et de la colonne vertébrale
- Inspection de la peau et des ongles
- Palpation et percussion des articulations, des os et de la colonne vertébrale
- Test fonctionnel de la colonne vertébrale
- Test fonctionnel des autres articulations (capsules articulaires)

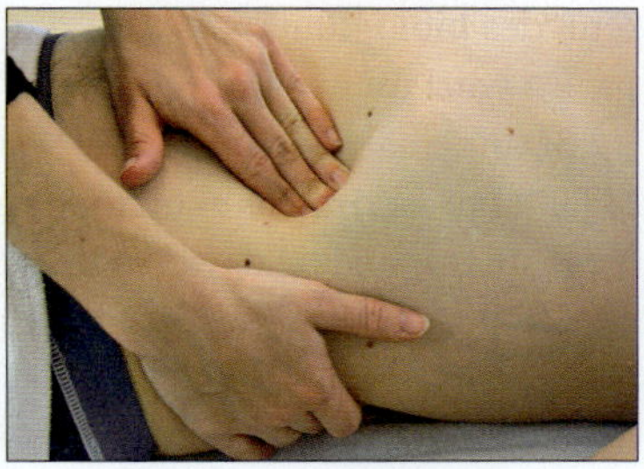
Palpation du rein

12. État neurologique
- Signes de méningisme et fonction pupillaire,

lumière et mise au point rapprochée pour examiner la plage d'accommodation (p. ex. anisocorie : pupilles de largeurs différentes)
- Fonction du nerf crânien avec examen fonctionnel des yeux
- Système sensorimoteur
- État des réflexes
- Fonction cérébelleuse
- Démarche et posture debout

13. Recherche d'infections
- Test de méningisme
- Inspection des yeux (p. ex. orgelet ou chalazion sur les paupières, conjonctivite)
- Sinus nasaux : douleur au tapotement et à la pression en réponse à un léger tapotement avec l'index et le majeur sur les points trigger spécifiques
- Syndrome de douleur myofasciale causé par le bruxisme (grincement de dents nocturne)
- Inspection de la cavité buccale : langue, dents, gorge et amygdales
- Palpation des ganglions lymphatiques
- Otoscopie, par exemple otite moyenne, épanchement tympanique

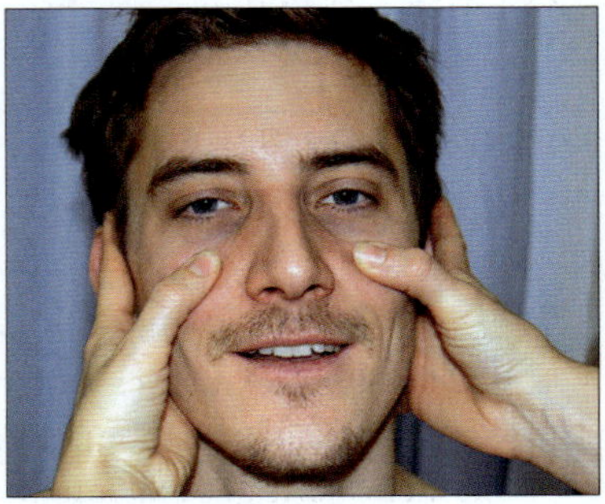
Palpation des sinus maxillaires

Examens complémentaires

En cas de suspicion de maladie, d'autres examens supplémentaires sont nécessaires en fonction de la situation, par exemple des examens d'imagerie médicale tels que la radiographie des dents, l'échographie des vaisseaux, dont la réalisation est confiée à des établissements spécialisés. Les analyses de laboratoire générales et spécifiques effectuées sur le sang, les urines ou les selles peuvent être effectuées dans les cabinets de naturopathie ou adressées à un laboratoire approprié. Cependant, leurs résultats doivent être interprétés et mis en œuvre sur le plan thérapeutique dans le contexte global de la naturopathie systémique, car dans ce domaine, il existe un risque tout particulier de quitter le modèle de pensée de la MTE et de se mettre à pratiquer la « médecine conventionnelle avec des remèdes biologiques ».

En voici un exemple concret :

Si une analyse de sang révèle un taux d'hémoglobine (Hb) trop faible, le thérapeute MTE ne prescrira pas seulement une préparation de fer pour combler une carence en fer (présumée), mais il devra également faire face au « pourquoi » du déficit de Hb :
- L'alimentation fournit-elle les macronutriments et micronutriments nécessaires ?
- L'assimilation (l'estomac !) et l'absorption intestinale sont-elles suffisantes ?
- Existe-t-il une hémorragie (même cachée) ?
- Une hyperménorrhée ?

- Existe-t-il un état spécifique qui explique le manque de sang ? (Infection, tumeur)
- Le manque de sang a-t-il du sens selon la physiologie de la MTE ? (nourrisson, convalescence avec une dynamique réduite, grossesse, etc.)
- Les fonctions spléniques sont-elles suffisantes ?
- Existe-t-il une constitution anémique ou d'autres circonstances constitutionnelles qui empêchent la formation et la régénération adéquates du sang ?

Ce ne sont là que quelques exemples des questions diagnostiques et thérapeutiques que le praticien MTE doit se poser.

Analyse des urines

- Bandelettes de test urinaire en papier de tournesol, par exemple test Combur permettant de déterminer différents paramètres tels que les taux de glucose, de leucocytes, de nitrites, de protéines, d'érythrocytes, d'hémoglobine et le pH
- Centrifuger les urines fraîchement collectées dans le tube à essai, jeter le liquide surnageant pour examiner les sédiments urinaires au microscope. Aujourd'hui, ces examens sont généralement effectués en laboratoire.
- De même, les métaux lourds peuvent par exemple être détectés dans les urines.

Analyse des selles

L'analyse des selles fournit des informations sur l'état de la flore du tractus gastro-intestinal. Elle permet de détecter avec certitude une mauvaise colonisation microbienne. Les résidus digestifs tels que les graisses, les protéines et l'amidon sont également analysés en cas de suspicion de mauvaise alimentation et d'insuffisance enzymatique chez le patient. L'évaluation globale montre que l'environnement intestinal est un indicateur du système immunitaire de la muqueuse, ainsi que de l'activité des organes (p. ex. l'élastase pancréatique en cas de diminution de l'activité digestive), de la charge fongique et des paramètres inflammatoires.

Analyse de sang en laboratoire

- Méthodes de diagnostic en chimie clinique pour analyser les métabolites, les enzymes (transaminases), les électrolytes, le métabolisme des graisses et celui du fer, la coagulation du sang, les protéines, les anticorps spécifiques, les allergènes, les marqueurs tumoraux.
- Hématologie à partir du sang total ou frottis sanguin pour la numération sanguine et les analyses de coagulation (sédimentation sanguine, analyse différentielle des globules rouges et des globules blancs, hémoglobine, hématocrite).

CHAPITRE 24

GLOSSAIRE

Les définitions suivantes présentent la signification spécifique des termes dans la MTE et peuvent donc différer des définitions ayant cours dans d'autres domaines.

Accumulation, accumuler Amasser, réunir, rassembler.

Acrimonie Terme générique de la médecine humorale, désignant les humeurs avec un potentiel pathogène agressif.

Activité du système Dynamique des processus dans un système ouvert.

Alchimie Modèle universel de la philosophie naturelle qui traite des interactions entre les éléments naturels matériels et énergétiques et de leur transformation. L'alchimie est un précurseur historique de la chimie et la base du processus de fabrication des médicaments spagyriques. Les lois alchimiques s'appliquent cependant à tous les domaines de la vie.

Aliment OGM, aliment génétiquement modifié Aliment composé de, contenant ou produit à partir de plantes, d'animaux ou de micro-organismes génétiquement modifiés.

Antagonisme Mode de réaction ou effet qui est en contradiction ou en opposition avec un autre mode de réaction (cf. consensus, synergie).

Anthroposophie, anthroposophique Philosophie basée sur la vision du monde et de l'homme établie par Rudolf Steiner et qui comprend également des aspects médicaux en plus de nombreux autres aspects de la vie.

Antidyscrasique Effet régulateur agissant sur le déséquilibre des humeurs.

Antipathie, antipathique Aversion ; au sens de la MTE : l'influence opposée d'un tissu ou d'un organe sur un autre. De même : thérapie et choix de médicaments selon le principe des contraires (Contraria).

Aquarétique Agissent sans éliminer des électrolytes, contrairement aux diurétiques.

Archaïque Représentations, actions et schémas de comportement avec un fond culturel très ancien et profondément ancré dans l'esprit humain.

Assimilation Processus par lequel quelque chose d'étranger (matériel ou énergétique) est rendu disponible ou utilisable pour l'organisme.

Asthénie État de faiblesse dans lequel l'organisme n'a pas la force et le dynamisme nécessaires (sthénie) pour se défendre contre les influences externes. Les maladies asthéniques sont caractérisées par une dynamique insuffisante des processus de défense et d'autoguérison.

Astrologie Théorie portant sur l'effet des astres sur la vie humaine.

Astronomie Théorie scientifique portant sur les astres de l'univers.

Atome Un atome est (selon la définition scientifique) la plus petite unité dans laquelle la matière peut être décomposée par des moyens chimiques ou mécaniques.

ATP L'adénosine triphosphate (ATP) est un nucléotide composé du nucléoside adénosine associé à trois phosphates ; c'est un composant de l'acide nucléique ARN riche en énergie. L'ATP est le produit final du cycle de Krebs dans la cellule, il est la source d'énergie qui permet à la cellule d'assurer ses fonctions.

Atrophie Dégradation, réduction du tissu.

Balnéothérapie Thérapie par les bains.

Biliaire, bilieux Lié au principe de la bile jaune (cholérique).

Biodisponibilité Mesure de la quantité d'une substance ingérée, qui est effectivement disponible pour sa fonction biologique après son absorption dans le tube digestif et sa métabolisation ultérieure.

Cacochymie Contamination des humeurs cardinales par l'acrimonie (à différencier de la dyscrasie).

Carcinose Cancer

Catabolisme, catabolique Processus de dégradation métabolique.

Cause, causal Raison, motif

Chaman, chamane Ce terme désigne les guérisseurs ou guérisseuses qui œuvrent au niveau de l'esprit dans certaines cultures. Le chaman ou la chamane sert de médiateur/médiatrice entre les forces du monde de tous les jours et celles du monde non quotidien.

Champs morphogénétiques Rupert Sheldrake décrit les champs morphogénétiques comme des champs de force immatériels qui se propagent dans l'espace et le temps, à l'intérieur du système et de l'environnement qu'ils organisent. Ils contiennent des informations et sont capables de les transmettre aux cellules et aux êtres vivants.

Changement de paradigme Changement significatif d'un modèle de pensée majoritairement accepté ou appliqué à un nouveau modèle. Changement fondamental de l'orientation de la pensée d'un système antérieur à un nouveau système complètement différent.

Chimie Science de la nature qui étudie les propriétés, la composition et la transformation des substances et de leurs composés.

Cholagogue Remède qui agit sur le système hépatobiliaire.

Chronobiologie Étudie les aspects temporels des processus de vie.

Chronomédecine Etudie les aspects temporels des processus de santé et de maladie.

Circulation Mouvement rotatif, ici une dynamisation de l'essence spagyrique comme dernière étape du processus de fabrication, p. ex. par plusieurs distillations ou alternance de chauffage/refroidissement (cf. rotation)

Coctio / Coction Processus par lequel, sous l'influence de la chaleur physiologique, la nourriture (toujours froide) et d'autres stimuli exogènes sont progressivement adaptés aux qualités humorales de l'organisme.

Cognition, cognitif Traitement de l'information basé sur le savoir, faculté de perception logique.

Cohérence, cohérent Approprié, qui suit une logique.

Congestion Afflux actif de sang dans un tissu ou un organe, causé par une augmentation de la dynamique vasculaire artérielle (cf. pléthore).

Consensus, consensuel Coopération ciblée et allant dans le même sens de différents éléments avec le but de mobiliser une fonctionnalité dans l'intérêt de tout l'organisme.

Cosmologie, cosmologique La « théorie du monde » traite scientifiquement et philosophiquement de l'origine, du développement et de la nature du cosmos et de son influence sur les individus.

Crise d'apoplexie Accident vasculaire cérébral, attaque cérébrale

Cristallose Tendance à cristalliser les sels dissous en raison du manque d'humidité. En cas de cristallose, le corps est sujet à des symptômes de sécheresse, à la formation de calculs et à la sclérose.

Cutané Lié à la peau

Cutis La peau

Cybernétique des systèmes Étude des processus fonctionnels et de leur système de régulation et de contrôle.

Cybernétique, cybernétique Étude des mécanismes de contrôle et de régulation dans tous les systèmes.

Cytokines Glycoprotéines qui régulent la croissance et la différenciation des cellules.

Cytologie Étude des cellules.

Cytoplasme Structure de base remplissant la cellule, qui comprend le cytosol liquide (Matrix cytoplasmatica), diverses substances dissoutes et le cytosquelette plus solide.

Décohérence Terme de physique quantique. Les effets de la décohérence sont les changements d'état irréversibles qui se produisent lorsqu'un système jusqu'alors fermé interagit avec son environnement et devient ainsi un système ouvert. Les effets de la décohérence se produisent à la fois dans le système observé et dans l'environnement.

DFB, diagnostic fonctionnel bioélectronique Terme générique désignant différentes méthodes de diagnostic, permettant de déterminer les charges (nosodologiques) liées à la maladie, à partir des modifications de la résistance électrique de la peau.

Diagnostic par l'examen du visage Le diagnostic par l'examen du visage est une méthode de diagnostic non reconnue scientifiquement, grâce à laquelle la (dé)coloration, les taches, les rides, etc. du visage sont interprétées.

Diaphorétique Médicament qui fait transpirer.

Diathèse hémorragique Tendance au saignement.

Diathèse Réaction biologiquement absurde de l'organisme à des stimuli mineurs, qui apparaît toujours de la même manière. Exemples : diathèse allergique, diathèse spasmophile, diathèse urique.

Dilution (homéopathique) Un certain niveau de dynamisation dans un remède homéopathique.

Disposition, Prédisposition Tendance à certaines maladies.

Dissimilation Dégradation ou consommation des substances obtenues par assimilation dans le cadre du métabolisme tissulaire.

Distillation Procédé chimique, étape de séparation dans le procédé de fabrication spagyrique.

Dysbiose, dysbactériose Composition non physiologique de la flore bactérienne à la surface de la peau ou des muqueuses.

Dyscrasie Mauvais rapport de mélange entre les quatre humeurs cardinales de la médecine humorale (à différencier de la cacochymie).

Dyspepsie Processus de digestion imparfaite dans le tractus gastro-intestinal, incapacité de réaliser la coction ou d'assimiler les aliments.

Dysplasie Malformation organique

Effet placebo Effet d'un médicament fictif sans principe actif.

Efficacité Niveau de performance d'une action.

Élimination Excrétion de substances en excès ou nocives hors de l'organisme.

Emménagogue Remède stimulant ou favorisant les menstruations.

Empirisme Théorie basée sur l'expérience ou les connaissances acquises en pratique.

Émulsifiant Additif avec lequel les substances insolubles dans l'eau sont distribuées de manière uniforme et stable en fines particules dans l'eau, sans flotter ni se déposer.

Endogène Produit dans l'organisme lui-même (cf. exogène).

Ens, pl. : Entien Niveaux du soi (être), niveau de santé et de maladie chez Paracelse.

Éréthistique, éréthisme Une maladie éréthistique évolue avec une dynamique accrue, mais avec des schémas biologiquement absurdes, qui ne peuvent pas conduire à la guérison.

Étape biologique Dans le modèle à 6 phases de Reckeweg, il existe une limite entre la 3e et la 4e phase, au-delà de laquelle les cellules du corps et leurs fonctions sont irréversiblement endommagées.

État d'équilibre Équilibre des humeurs dans l'organisme qui correspond aux circonstances du moment.

Excrétion de substitution, compensatoire Processus pathologique dans lequel des substances en excès ou nocives sont éliminées via une excrétion de substitution (généralement par la peau ou les muqueuses), car les organes physiologiquement responsables de cette fonction ne sont pas capables de le faire.

Exhausteur de goût Additifs alimentaires qui intensifient le goût des aliments, p. ex. le glutamate.

Exogène Déclenchement d'une réaction par un stimulus qui affecte le corps depuis l'extérieur (cf. endogène).

Expectorant Remède favorisant l'expectoration.

Fermentation Processus de dégradation ou de décomposition enzymatique de matières organiques par des micro-organismes. Première étape du processus de séparation spagyrique.

Fluctuation, fluctuer Mouvement de va-et-vient.

Fonction vitale Fonction essentielle dans un organisme vivant.

Functional Food, aliment fonctionnel Aliment fabriqué industriellement, enrichi en ingrédients supplémentaires et annoncé comme ayant un effet positif sur la santé.

Gaïa Terme philosophique désignant la Terre, considérée comme un organisme complexe et vivant doté de tous les niveaux de l'être. Gaïa est considérée comme la déesse mère qui apporte la vie et nourrit, et comme la déesse de la mort qui rappelle les individus dans son sein (Terre mère).

Galénique Forme de préparation ou d'administration d'un médicament.

GALT Gut associated lymphoid tissue, le tissu lymphoïde associé à l'intestin (cf. MALT).

Génétique Étude des lois et des bases matérielles du développement des caractères héréditaires et de la transmission du patrimoine génétique (gènes) à la génération suivante (hérédité).

Génotype Somme des informations génétiquement héritées (cf. phénotype).

Histamine Neurotransmetteur et hormone tissulaire. Par l'augmentation de la perméabilité des parois capillaires, l'histamine accentue le déclenchement des inflammations aiguës et la physiopathologie des allergies.

Histologie Étude de l'anatomie et de la physiologie des tissus du corps.

Homotoxicologie Reckeweg considérait la maladie comme une conséquence de la réaction du corps aux homotoxines, c'est-à-dire aux poisons et aux stimuli.

Hors-sol Méthode de culture sans utilisation de terre ou de substrat analogue à la terre.

Hyperacidité L'excès d'acidité est souvent lié à l'état de l'estomac et de l'interstitium.

Hyperesthésie Augmentation de la perception de la douleur.

Hyperkinésie Augmentation de l'activité d'un tissu ou d'un organe par rapport à la normale (cf. hypokinésie).

Hyperplasie Accroissement ou prolifération d'un tissu.

Hyperthermie Principe de chaleur excessif.

Hypoacidité Un niveau faible d'acidité est généralement lié à l'estomac.

Hypokinésie Diminution de l'activité d'un tissu ou d'un organe (cf. hyperkinésie).

Hypothermie Principe de chaleur réduit.

Index glycémique (IG) Mesure de la rapidité avec laquelle les glucides entraînent une augmentation de la glycémie. Les glucides à IG élevé (p. ex., sucre blanc industriel) entraînent une augmentation rapide de la glycémie avec des pics élevés, tandis que les glucides à IG bas (p. ex. céréales complètes, légumes) sont absorbés plus lentement et entraînent donc une augmentation plus lente de la glycémie. Le taux de sucre dans le sang est ainsi plus régulier.

Insuffisance Réduction des performances d'un tissu ou d'un organe.

Interstitium Espace de tissu conjonctif entre les cellules elles-mêmes. C'est ici que se déroulent toutes les fonctions d'approvisionnement et d'évacuation, de régulation et de défense.

Intramural Dans la paroi d'un organe creux.

Isopathie Méthode de guérison, similaire à l'homéopathie, utilisant des substances dynamisées identiques (et non pas seulement similaires) aux substances pathogènes.

Kinésiologie Méthode de diagnostic et de thérapie réalisée à l'aide d'un test musculaire manuel consistant à contracter un muscle indicateur.

Laxatif Médicament contre la constipation, purgatif.

Lymphatisme Situation constitutionnelle où les qualités froides et humides du flegme prédominent selon le point de vue de la médecine humorale. Cet état se manifeste par des maladies basées sur une surcharge du système lymphatique, p. ex. une tendance aux maladies catarrhales récurrentes, un gonflement des ganglions lymphatiques et des amygdales (cf. scrofulose).

Macrobiotique Directives diététiques connues depuis Hippocrate, conceptualisées ensuite par Hufeland en Allemagne. Aujourd'hui, c'est aussi le nom d'un précepte nutritionnel spécifique édicté par Sagen Ishizuka.

Macrocosme Le grand monde – du point de vue de l'homme : l'environnement et l'univers, les astres.

MALT Mucosa associated lymphoid tissue, tissu lymphoïde associé aux muqueuses (cf. GALT).

Matrice Terme désignant la substance intercellulaire (tissu extracellulaire), souvent utilisé comme synonyme du système de régulation interstitiel.

Médecine conventionnelle Ce terme désigne le système médical enseigné aujourd'hui dans les universités.

Médecine des semblables Partie de la médecine populaire. Les médicaments et les thérapies agissent par un lien immatériel, rituel ou magique avec le patient ou sa maladie (p. ex., transporter des marrons d'Inde dans la poche de son pantalon pour soulager les douleurs articulaires de la hanche).

Médecine scolastique Théorie et pratique médicales enseignées et développées dans les universités (vers le XIIe siècle).

Mercurius Un des trois principes alchimiques ; principe unificateur, médiateur, anonyme.

Mésenchyme Tissu conjonctif embryonnaire. Le terme est utilisé en naturopathie pour désigner le tissu conjonctif défensif (cf. interstitium).

Métabolites Produits finaux du métabolisme à excréter.

Métamorphose Processus de transformation.

Météorisme Accumulation de gaz dans l'intestin.

Microcosme Le petit monde – du point de vue de l'homme : le corps humain, les petites structures dans les plantes et chez les animaux.

Mitochondrie Centrale énergétique de la cellule qui lui fournit l'ATP, molécule pourvoyeuse d'énergie.

Molécule Particule composée d'au moins deux atomes.

Morphologie Théorie de la forme et de la stature.

Motricité, moteur Mouvement

MTC Médecine traditionnelle chinoise

MTE Médecine traditionnelle européenne

Mythologie Monde d'histoires et de légendes dans une culture donnée ayant des contenus historiques, religieux, philosophiques et psychologiques.

Natura magica Ancienne vision figurative du monde, dans lequel la nature dans son ensemble est considérée comme un organisme merveilleux dont l'homme fait partie intégrante.

Néoplasie « Nouvelle formation » de tissus, croissance excessive des tissus (p. ex. polypes), mais aussi cancers.

Neurasthénie Faiblesse nerveuse, terme générique désignant les symptômes d'un fonctionnement réduit du système nerveux, allant de l'anxiété aux troubles mentaux.

Neurophysiologie Branche de la science qui étudie la fonction du système nerveux. Elle donne un modèle d'explication moderne des zones réflexes.

Neurotransmetteurs Les neurotransmetteurs sont des substances biochimiques hétérogènes qui transmettent l'information d'une cellule nerveuse à une autre via les synapses.

Organotrope Lié aux organes.

Parenchyme Tissu fonctionnel d'un organe.

Pathogenèse Processus de développement d'une maladie.

Pathologie Étude de la maladie.

Pathologie cellulaire Étude de la maladie, par laquelle les cellules jouent un rôle central, par opposition à la pathologie humorale.

Pathologie solidaire Transfère la compréhension de la maladie des principes des humeurs vers les composants solides du corps et des tissus corporels (« solida »). Précurseur historique de la pathologie cellulaire.

Patient, patiente Du latin patiens = qui patiente, qui souffre, ce terme désigne une personne en cours de diagnostic ou de traitement.

Perméabilité Porosité d'une interface ou d'une membrane.

Pharmacologie Au sens large : étude de la nature et de l'action des médicaments.

Pharmacothérapie Traitement d'un malade avec des médicaments.

Phénotype Produit de l'expression individuelle du génotype.

Philosophie naturelle Science de la nature marquée par la philosophie qui traite des interrelations spirituelles et matérielles dans la nature. La philosophie de la nature et ses développements sont fortement influencés par la religion et la culture dans lesquelles elle est née.

Photon Le photon (en grec : lumière) est l'excitation élémentaire du champ électromagnétique quantifié, également appelé champ quantique de lumière.

Physiologie Étude des processus fonctionnels chez une personne en bonne santé (cf. physiopathologie).

Physionomie, physionomique Dérivé des traits de personnalité, des forces et des faiblesses à partir des caractéristiques biophysiques, en particulier du visage (cf. diagnostic par l'examen du visage). Théorie permettant de tirer des conclusions sur la santé et le caractère d'une personne en fonction de son apparence. Utilisée abusivement à plusieurs reprises dans l'histoire pour justifier le racisme et l'eugénisme.

Physiopathologie Étude des processus fonctionnels pathologiques dans l'organisme (cf. physiologie).

Physique quantique Domaine de la physique qui étudie le comportement et l'interaction des plus petites particules.

Phytobiotique Nouveau mot (du grec phyto = plante, bios = vie), qui remplace le terme imprécis « antibiotique » utilisé pour les plantes médicinales antivirales, antibactériennes et antifongiques. Le terme « antibiotique » est utilisé pour l'effet antibactérien des médicaments de la médecine conventionnelle et, en tant que terme technique, il est déjà paradoxal en lui-même.

Pléthore Congestion sanguine passive dans un tissu ou un organe en raison d'un manque de tonus des vaisseaux veineux.

Pneuma Principe spirituel de la médecine humorale, couplé à la respiration dans différents états, qui transmet très rapidement les qualités des humeurs dans l'organisme. Selon certains auteurs, identique au Spiritus. Il connaît différentes définitions et descriptions dans la littérature (cf. spiritus).

Polarité Opposition

Polychreste Remède homéopathique dont le schéma thérapeutique couvre un très large éventail de symptômes. Par conséquent, il peut être utilisé fréquemment et dans de nombreuses situations.

Potentiel Capacité de base à développer une propriété particulière.

Prévention, préventif Mesure préventive, synonyme de prophylaxie.

Prima Materia Matière sans forme, substance primordiale, substance universelle.

Principe Origine, lignes directrices à partir desquelles il est possible de dériver des lois.

Principe de l'imprécision Selon Frédéric Vester, une image globale pertinente ou la compréhension des connexions inhérentes au système ne peut se produire que si l'on autorise une certaine distance par rapport aux détails ou une certaine imprécision.

Pronostic Estimation de l'évolution d'un processus de maladie ou de guérison.

Prophylaxie Mesure préventive, synonyme de prévention.

Psycho-neuro-endocrino-immunologie Recherche médicale s'intéressant à l'interaction de la psyché, des nerfs, des hormones et du système immunitaire.

Psycho-neuro-immunologie Recherche médicale qui s'intéresse aux liens entre les trois domaines, y compris en ce qui concerne les maladies dites « psychosomatiques ».

Purification du sanguis Détoxification, élimination des toxines pour améliorer la qualité du sanguis selon la théorie des humeurs.

Qualitatif Concernant les propriétés caractéristiques.

Quantitatif Concernant la quantité.

Quintessence Le cinquième élément qui est à la fois l'origine et la somme des quatre éléments classiques ; l'essence la plus profonde d'une chose.

Recettes Composition de différents médicaments.

Régime alimentaire, diététique Préceptes sur le mode de vie adapté et bénéfique aux circonstances individuelles. Cela inclut, entre autres, l'alimentation.

Remèdes homéopathiques complexes Combinaisons synergiques de plusieurs remèdes homéopathiques (non prévues dans l'homéopathie classique).

Répertorisation Étape de travail de l'homéopathie classique, par laquelle les symptômes relevés dans l'anamnèse sont comparés aux médicaments (Materia medica) afin de déterminer le remède personnalisé le mieux adapté. La littérature utilisée est appelée Repertorium (répertoire). Aujourd'hui, la répertorisation est souvent effectuée avec l'aide d'un ordinateur.

Res naturales Influences ou stimuli naturels (issus de la nature humaine) sur l'organisme.

Res non naturales Influences ou stimuli d'origine non humaine sur l'organisme comme p. ex. l'air, l'alimentation, le sommeil et l'éveil.

Résistance Insensibilité aux facteurs perturbateurs.

Résonance Connexion, écho, accord entre deux systèmes indépendants, similitude et éventuellement même transmission de certains phénomènes (p. ex. faire résonner une corde de guitare avec une note de musique sans même toucher la corde).

Rigidité de réaction, inertie Incapacité de l'être humain à réagir à une thérapie ou à y réagir de manière appropriée.

Rigidité de régulation Incapacité de l'organisme à s'adapter aux conditions et aux stimuli changeants.

Rotation Mouvement rotatif, ici dynamisation de l'essence spagyrique constituant la dernière étape du processus de fabrication, p. ex. par plusieurs distillations ou alternance de chauffage/refroidissement (cf. circulation).

Sal Un des trois principes alchimiques : le principe substantiel, terrestre.

Salutogenèse Développement de la santé, du grec « salus » pour « santé » et du grec « genese » pour « origine ». Le terme a été formulé par Aaron Antonovsky (sociologue de la médecine israélo-américain) dans les années 1970 comme un terme antagoniste à la pathogenèse, et introduit dans la science. Dans la salutogenèse, les ressources de l'individu sont au premier plan. La salutogenèse doit donc être comprise comme une « chasse au trésor » et non comme une « recherche d'erreurs ». La salutogenèse s'interroge sur le fait de savoir pourquoi certaines personnes tombent malades et d'autres non, comment les gens gèrent leur santé, et se penche sur des questions relatives à la gestion des événements de la vie, du travail et des questions existentielles.

Sanguification Processus de formation de sanguis en cours de la coction

Sclérose Durcissement des tissus, caractérisé par une déshydratation et une solidification – incarne le pôle contraire de l'inflammation.

Scrofulose Développement pathologique du lymphatisme, par lequel le flegme en excès est contaminé par l'acrimonie. La scrofulose est la base humorale commune de nombreuses maladies et schémas de réaction différents, y compris la diathèse allergique.

Sels de Schüssler Remèdes qui contiennent des minéraux et des oligo-éléments sous forme de trituration homéopathique et qui (entre autres) peuvent influencer la biochimie du corps, selon Wilhelm Schüssler.

Sensibilité, sensible Capacité générale à percevoir les influences extérieures.

Signatures Signes, caractéristiques, propriétés à partir desquelles il est possible de tirer des conclusions sur l'effet d'un remède ou d'une plante. Au sens large, la physionomie est une théorie des signatures chez l'homme.

Spagyrie Un volet de la compréhension alchimique du monde ; au sens strict, le terme désigne la fabrication de médicaments alchimiques en trois étapes de séparation et une étape de réunion.

Spasme Contraction d'un muscle.

Spiritus Principe spirituel de la médecine humorale couplé à la respiration dans différents états, qui transmet très rapidement les qualités des humeurs dans l'organisme. Selon certains auteurs, identique au Pneuma. Il connaît différentes définitions et descriptions dans la littérature (cf. pneuma).

Stagnation Ralentissement, voire arrêt de la circulation des humeurs.

Sthénie Le pouvoir de repousser les influences potentiellement néfastes ou d'en surmonter les conséquences dans le but de la réorganisation.

Stimuli nuisibles P. ex. poison, toxines ou influences biophysiques pathogènes.

Stress nitrosatif Réaction métabolique physiopathologique induite par le stress, par laquelle des composés azotés hautement réactifs entraînent des modifications cellulaires pathologiques.

Substance de base Matrice extracellulaire. Tissu qui remplit l'espace intercellulaire entre les cellules.

Substance essentielle Une substance dont l'organisme a absolument besoin, qu'il ne peut pas synthétiser lui-même. Elle doit donc être apportée par l'alimentation.

Substance pure Substance individuelle isolée à partir d'une matière première médicinale, p. ex. la morphine extraite du pavot somnifère.

Substances vitales Les substances vitales sont les composants alimentaires importants pour la santé (p. ex. vitamines, minéraux, enzymes, acides gras). Au sens de la MTE, elles désignent également des denrées alimentaires de grande qualité énergétique.

Substitution Remplacement d'une substance extérieure nécessaire, lorsqu'elle ne peut être produite ou absorbée de manière suffisante par l'organisme lui-même en raison d'une maladie.

Suggestion, suggestif Dans ce livre : influence sur une personne qui modifie son attitude intérieure de sorte que l'effet d'un remède ou d'une méthode thérapeutique en est augmenté.

Sulfur Un des trois principes alchimiques : principe de dissipation, d'incitation, d'individualité.

Symbiotes Les symbiotes sont des êtres vivants différents qui vivent ensemble pour un bénéfice mutuel (sym = ensemble ; bios = vie). En naturopathie, la symbiose est utilisée comme un terme générique pour désigner la flore physiologique de la peau et des muqueuses.

Sympathie, sympathique Affection, concordance, le choix de la thérapie et des médicaments qui vont dans le même sens. On parle de réaction sympathique lorsque différents tissus ou organes réagissent de la même manière, selon un modèle similaire.

Sympaticotonie Domination du système sympathique, c'est-à-dire de la partie du système nerveux végétatif qui contrôle les phases actives de l'organisme et qui est responsable de l'action (lutte ou fuite).

Symptôme Signes ou troubles de la maladie.

Synchronicité selon C.G. Jung : « une coïncidence significative » ; liaison de deux événements simultanés qui n'ont pas de base commune ou de lien reconnaissable l'un avec l'autre.

Syndrome État pathologique défini par l'apparition de certaines combinaisons de symptômes.

Synergisme Schéma de réactions ou fonctions similaires de différents tissus ou organes (cf. antagonisme). Aussi : interaction de vertus qui se renforcent also renforcent – « tout est plus grand que la somme de ses parties. »

Système sensoriel Capacité de perception par les organes sensoriels : vue, ouïe, odorat, goût, toucher.

Systémique Concernant un système entier, pas seulement des aspects partiels de celui-ci (cf. thérapie systémique).

Tachycardie, tachycarde Fréquence cardiaque accélérée.

Test de cuisson des urines Méthode d'examen par laquelle les urines sont enrichies en produits chimiques et chauffées au bain-marie. Les changements de couleur, l'apparition de précipités et les sédiments qui en résultent sont interprétés à des fins diagnostiques.

Théorie des signatures Étude de l'analogie, des similitudes et de la correspondance, qui permet de tirer des conclusions sur les qualités curatives d'une plante à partir de ses caractéristiques et propriétés externes et internes. Dans un sens plus large, des correspondances similaires peuvent également être retrouvées p. ex. chez l'homme, dans les paysages et les montagnes.

Thérapie Traitement, étapes du traitement.

Thérapie par les méridiens Méthode thérapeutique de la MTC, par laquelle le massage cible les points d'acupuncture présents le long des canaux qui véhiculent l'énergie (méridiens).

Thérapie systémique Forme de thérapie qui considère l'organisme humain comme un système ouvert et qui ne prend pas seulement en compte des parties individuelles du système (organes), mais qui traite thérapeutiquement l'ensemble du système conformément à ses lois cybernétiques. En principe, la MTE a une orientation systémique.

Thermodynamique Sous-domaine de l'étude de la chaleur. La thermodynamique traite également du bilan énergétique dans les systèmes (rendement, perte d'énergie, conversion d'énergie). Elle est résumée dans les quatre « principes de la thermodynamique ».

Tonification Stimulation de la tension de base ou de la vigueur (tonus) des tissus.

Tonus Tension, tension de base, vigueur. En MTE, le terme tonus est utilisé non seulement dans le contexte des muscles, mais aussi comme un terme désignant la volonté et la capacité d'un tissu donné à remplir ses fonctions spécifiques dans l'intérêt de l'organisme entier.

Topographie Description d'une localisation.

Topolabile Change de lieu.

Topostable Stable à un certain endroit.

Torpide Schéma de réaction lent.

Toxicose État d'intoxication chronique.

Tria Principia Les trois principes philosophiques de l'alchimie : Sulfur, Mercurius et Sal.

Triade Description sommaire de trois éléments liés anatomiquement ou fonctionnellement.

Vicariation, parfois aussi : vicarisation Changement de localisation d'un processus pathologique d'un tissu à un autre. Dans le modèle à six phases de Reckeweg, les symptômes décroissants sont qualifiés de « régressifs » et ceux qui montrent un développement continu sont appelés vicariations « progressives ».

Viscéral Lié aux organes.

Vision géocentrique du monde Vision du monde qui considère la Terre comme étant au centre du système planétaire (cf. vision du monde héliocentrique).

Vision globale, globalité Approche philosophique qui considère l'homme comme l'unité indissociable de ses aspects biophysiques, mentaux et spirituels en corrélation avec les influences extérieures.

Vision héliocentrique du monde Vision du monde qui considère que le Soleil se trouve au centre du système planétaire (cf. vision du monde géocentrique).

Voie de transit Chemin entre les vaisseaux sanguins ou lymphatiques et les cellules de l'interstitium. Les nutriments et les métabolites doivent passer par la voie de transit.

Zodiaque, -signes Créé en divisant la trajectoire apparente du Soleil en douze parties au cours d'une année, à l'origine lié aux signes du zodiaque correspondants.

Zones de Head Zones de peau correspondant par réflexe à d'autres tissus ou organes, qui peuvent d'une part fournir des informations diagnostiques sur un organe interne et d'autre part avoir un effet thérapeutique sur cet organe (d'après le neurologue anglais Sir Henry Head, 1861–1940).

CHAPITRE 25

RÉPERTOIRE D'ADRESSES

(liste non exhaustive)

SUISSE

Formation

- Amarilys, Bd de Pérolles 33, CH-1700 Fribourg, +41 (0) 26 400 01 01, www.amarilys.ch
- Collège Valaisan de Médecine Alternative CVMA, Avenue de la Gare 58, CH-1920 Martigny, www.cvma.ch
- Ecole de Naturopathie & de Soins Naturels Agapê Sàrl, Promenade du Clos 1, CH-3960 Sierre, +41 (0) 78 735 34 04, www.ecoleagape.ch
- Epidaure, Rue de la Plaine 23, CH-1400 Yverdon-les-bains, +41 (0) 24 426 28 94 www.epidaure.ch
- EPSN sàrl, cAH - Centre André Henzelin, Biopôle, Bâtiment Alanine, Route de la Corniche 5B, CH-1066 Epalinges, +41 (0) 21 588 17 23, www.epsn.ch
- Esclarmonde, Avenue Soret 39, CH-1203 Genève, +41 (0) 22 344 80 76, www.esclarmonde.net
- La Mandorle, Ecole Suisse de Naturopathie, 10, Route de Sombacour, CH-2013 Colombier NE, +41 (0) 32 843 36 10, www.ecolelamandorle.ch

Associations/organisations

- Schweizer Verband der approbierten NaturärztInnen und NaturheilpraktikerInnen SVANAH [association suisse des naturopathes agréés], Hohenstoffelstrasse 38, CH-8200 Schaffhausen, +41 (0) 52 625 08 88, www.svanah.ch
- Naturärzte-Vereinigung der Schweiz NVS [association suisse en naturopathie], Schützenstrasse 42, CH-9100 Herisau, +41 (0) 71 352 58 80, www.nvs.swiss
- Association des Praticiens en Thérapies Naturelles APTN, 13 Rue de la Plaine, CH-1400 Yverdon-les- Baines, +41 (0) 24 426 67 40, www.aptn.ch

- Föderation Alternativ Medizin Schweiz FAMS [fédération suisse de la médecine alternative], Auwiesenstr. 45a, CH-9030 Abtwil, +41 (0) 71 310 14 28, www.fams.ch

Bureaux d'enregistrement

- Schweizerische Stiftung für Komplementärmedizin ASCA [fondation suisse pour les médecines complémentaires], St-Pierre 6a, CP 548, CH-1701 Fribourg, +41 (0) 26 351 10 10, www.asca.ch
- Erfahrungsmedizinisches Register, REM [registre de la médecine empirique], CP 121, CH-4009 Basel, +41 (0) 842 30 40 50, www.rme.ch

Fournisseurs

Offre complète de médicaments naturopathiques

- Chrüter Drogerie Egger, Unterstadt 28, CH-8201 Schaffhausen, Tél. +41 (0) 52 624 50 30, www.chrueter-drogerie.ch
- Droguerie Fink, Frauenfelderstr. 67a, CH-8404 Winterthur, Tél. +41 (0) 52 242 18 08, mail@fink-drogerie.ch, www.fink-drogerie.ch
- Droguerie Venzin, Hauptstr. 58, CH-4313 Möhlin, Tél. +41 (0) 61 851 11 14, info@drogerie-venzin.ch, www.drogerie-venzin.ch
- St.Peter Apotheke [pharmacie], St.Peter Strasse 16, CH-8001 Zürich, Tél. +41 (0) 44 211 44 77, www.stpeter-apotheke.com
- Schneeberg-Drogerie Drewi AG, Weinlandstrasse 8, CH-8451 Kleinandelfingen, Tél. +41 (0) 52 317 36 16

Sangsues

- Hirumed GmbH, Dr D. Kähler Schweizer, Hauptstr. 36, CH-9552 Bronschhofen, +41 (0) 71 910 00 63, www.hirumed.ch
- St.Peter Apotheke [pharmacie], St.Peter Strasse 16, CH-8001 Zürich, +41 (0) 44 211 44 77, www.stpeter-apotheke.com

Thermes

- Tamina Therme, Hans-Albrecht-Strasse, CH-7310 Bad Ragaz, +41 (0) 81 303 27 40, www.taminatherme.ch
- Bogn Engiadina Scuol, CH-7550 Scuol, +41 (0) 81 861 20 99, www.bognengiadina.ch

ALLEMAGNE

Formation initiale et formation continue

Il y a une telle quantité d'écoles de naturopathie en Allemagne qu'il n'est pas possible de toutes les énumérer ici. Cependant, elles sont faciles à trouver sur Internet grâce aux moteurs de recherche. Le rôle que jouent les contenus relatifs à la MTE dans les différents programmes de formation initiale des différentes écoles doit être examiné au cas par cas. Des activités de formation initiale et de formation continue sont également proposées par les associations de naturopathes.

L'école suivante propose une formation initiale axée sur la MTE

- Heilpraktiker Fachschule «Josef Angerer», Berufsfachschule für Naturheilweisen [école spécialisée en naturopathie Josef Angerer, école professionnelle de naturopathie], Baumkirchnerstraße 20 / Rückgebäude, D-81673 München, www.bayern-heilpraktiker.de

Cours de formation continue spécial MTE

- Natura Naturans, Angerfeldstr. 10 a, D-82205 Gilching, www.natura-naturans.de

Associations

- Fachverband Deutscher Heilpraktiker (FDH) [fédération des naturopathes allemands], Bundesverband, Maarweg 10, D-53123 Bonn, www.heilpraktiker.org
  L'Association des naturopathes allemands FDH a des antennes régionales dans la plupart des Länder, dont certaines gèrent également des écoles. Les coordonnées des associations nationales sont disponibles sur le site Internet.
- Union Deutscher Heilpraktiker e.V. (UDH) [union de naturopathes allemands], Bundesverband, Peter-Hahnweg 5 a, D-42651 Solingen, www.udh-bundesverband.de
  L'association UDH compte également plusieurs associations régionales, dont certaines gèrent des écoles. Les coordonnées des associations nationales sont disponibles sur le site Internet.
- Freie Heilpraktiker e.V. (FH), Berufs- und Fachverband [naturopathes libres, association professionnelle et commerciale], Benrather Schloßallee 49-53, D-40597 Düsseldorf, www.freieheilpraktiker.com
- Freier Verband Deutscher Heilpraktiker e.V. (FVDH), Bundesgeschäftsstelle [association libre des naturopathes allemands, bureau fédéral], Weseler Str. 19-21, D-48151 Münster, www.fvdh.de
- Berufsverband Deutsche Naturheilkunde e.V. (BDN) [association professionnelle de naturopathie allemande], Ulmenstr. 35, D-09112 Chemnitz, www.berufsverband-naturheilkunde.de
- Bund Deutscher Heilpraktiker e.V. (BDH) [association des naturopathes allemands], Südstr. 11, D-48231 Warendorf, www.bdh-online.de
- Bund Deutscher Heilpraktiker und Naturheilkundiger e.V. (BDHN) [association des naturopathes et praticiens en médecines douces allemands], Weiglstr. 9, D-80636 München, www.bdhn.de
- Verband Deutscher Heilpraktiker e.V. (VDH) [association des naturopathes allemands], Ernst-Grote-Straße 13, D-30916 Isernhagen, www.vdh-heilpraktiker.de
- Verband Heilpraktiker Deutschland e.V. (VHD) [association des naturopathes en Allemagne], Verband für Heilpraktikerinnen und Heilpraktiker im Ruhrgebiet und Umgebung [association des naturopathes de la région de la Ruhr et de ses environs], Am Stenshof 67, D-44869 Bochum-Höntrop, www.vhd-heilpraktiker.de

Fournisseurs

Autonosodes

- Mentop Pharma e.K., Inh. W. Lau, Georg-Ohm-Str. 6, D-24837 Schleswig, +49-4621-95960, www.mentop.de
- Homeda, Postfach 6238, D-52239 Eschweiler, +49-2403-800 245, www.homeda.de

Huile de Baunscheidt

- Nestmann Pharma GmbH, Weiherweg 17, D-96199 Zapfendorf, +49-9547-92210, www.nestmann.de

Pommade à base de cantharides

- Hofapotheke St. Afra, Hoher Weg 11, D-86152 Augsburg, +49-82-343470

Sangsues

- Biebertaler Blutegelzucht GmbH, Talweg 31, D-35444 Biebertal, +49-6409-66140-0, www.blutegel.de

Offre complète de médicaments naturopathiques

- Kemptener Bahnhof Apotheke [pharmacie], Bahnhofstrasse 12, D-87435 Kempten, +49-831-522 66 11, www.bahnhof-apotheke.de
- Apotheke Bodensee [pharmacie], Bernd Nestle, Ehlersstr. 17, D-88046 Friedrichshafen, +49-75 41 950 160, www.bodensee-apotheke.de
- Savoy Naturhaus, Rainer Wieshammer, Pfirsting 2, D-84326 Falkenberg, +49-8727/969849, kontakt@savoy-naturhaus.de, www.savoy-naturhaus.de
- Marien Apotheke [pharmacie], Markgrafenstr. 14a, D-78467 Konstanz, +49 7531-61150, kunden@marienapotheke-konstanz.de

Accessoires Kneipp

- Kneipp-Werke, Steinbachtal 43, D-97082 Würzburg, +49-931 800 20, www.kneipp.de

Teintures de plantes médicinales/teintures mères

- Kur-Apotheke Bad Aibling [pharmacie], Bahnhofstr. 8, D-83043 Bad Aibling, Tél. +49 8061 2304, info@kurapo-aibling.de, www.kurapo-aibling.de

Thermes

- Bad Wörishofen Therme, Postfach 16 63, D-86819 Bad Wörishofen, +49-82 47 33 33 70, www.bad-woerishofen.de

AUTRICHE

Formation initiale et formation continue

- Akademie für Traditionelle Europäische Medizin TEM [académie pour la médecine traditionnelle européenne MTE], Josefstädterstrasse 5/7, A-1080 Wien, www.tem-akademie.com
- Bacopa Bildungszentrum und Verlag [Éditions et centre de formation Bacopa], Waidern 42, A-4521 Schiedlberg, www.bacopa.at

Médicaments à base de plantes

- Phytopharma, Dürnbachstr. 5, A-4452 Ternberg, www.phytopharma.at

Association professionnelle

- TEM-Fachverein [association professionnelle MTE], Josefstädter Straße 5/7, A-1080 Wien, www.tem-fachverein.com

CHAPITRE 26

LISTE DES SOURCES

Nous nous sommes efforcés de retrouver tous les titulaires de droits d'auteur du matériel utilisé dans ce livre. Toute omission est involontaire. Les auteurs se feront un plaisir de corriger toute erreur dans les futures éditions de ce livre.

Achterberg, Jeanne : Gedanken heilen, Scherz-Verlag, Berne 1985

Alber-Jansohn, Susanne et Garvelmann, Friedemann : Naturheilkunde für Kinder, AT-Verlag, Aarau 2010

Althoff, Jochen : Kalt, warm, flüssig und fest bei Aristoteles, Franz Steiner Verlag, Stuttgart 1992

Amann, Max : Nicholas Culpeper und die astrologische Heilkräuterkunde, Zeitschrift Naturheilpraxis 10/98, Pflaum Verlag, Munich 1998

Anschütz, Felix (éd.) : Anamneseerhebung und allgemeine Krankenuntersuchung, Springer Verlag, Berlin 1992

Arroyo, Stephen : Astrologie, Psychologie und die vier Elemente, Hugendubel Verlag, Hambourg 1989

Aschner, Bernhard : Lehrbuch der Konstitutionstherapie, Hippokrates Verlag, Stuttgart 1994

Aschner, Bernhard : Technik der Konstitutionstherapie, Haug Verlag, Heidelberg 1984

Aschner, Bernhard : Paracelsus, Sämtliche Werke, 1930, Reprint 1993, Anger Verlag, Eick 1993

Auerbach, Leo : Krebs und Komplementärmedizin, W-Maudrich Verlag, Vienne 2002

Augustin, Matthias et Schmiedel, Volker : Handbuch Naturheilkunde, Haug Verlag, Heidelberg 1997

Augustin, Matthias et Schmiedel, Volker : Praxisleitfaden Naturheilkunde, Gustav Fischer Verlag, Ulm 1999

Avicenna: The Canon of Medicine Vol. 1, traduction anglaise par Laleh Bakhtiar, KAZI Publications, Inc., Chicago 1999

Bach, Hans-Dieter : Äussere Kennzeichen innerer Erkrankungen, Bio Ritter Verlag, Tutzing 2007

Bachmann, Manuel et Hofmeier, Thomas : Geheimnisse der Alchemie, Schwabe Verlag, Bâle 1999

Bartels, Andreas : Grundprobleme der modernen Naturphilosophie, UTB, Stuttgart 1996

Beckmann, Dieter et Beckmann, Barbara : Das geheime Wissen der Kräuterhexen, Deutscher Taschenbuch Verlag, Munich 1990

Benzenhöfer, Udo : Paracelsus, Rowohlt Taschenbuch Verlag, Reinbek près de Hambourg 2003

Berendt, Joachim-Ernst : Das dritte Ohr, Rowohlt Verlag, Hambourg 1998

Berendt, Joachim-Ernst : Nada Brahma, Insel Verlag, Francfort-sur-le-Main 1983

Berner Hürbin, Annie : Hippokrates und die Heilenergie, Schwabe Verlag, Bâle 1997

Bierbach, Elvira (éd.) : Naturheilpraxis Heute, Urban&Fischer Verlag, Munich 2009

Birmann-Dähne, Gerhild : Bärlauch und Judenkirsche, Haug Verlag, Heidelberg 1996

Böhme, Gernot et Böhme, Hartmut : Feuer, Wasser, Erde, Luft – Eine Kulturgeschichte der Elemente, Beck Verlag, Munich 1996

Bockemühl, Jochen : Ein Leitfaden zur Heilpflanzenerkenntnis, Verlag am Goetheanum, Dornach

Böhme, Gernot et Schiemann, Gregor : Phänomenologie der Natur, Suhrkamp, Francfort-sur-le-Main 1997

Botheroyd, Silvia et Paul F. : Lexikon der keltischen Mythologie, Diederichs Verlag, Munich 1992

Bott, Victor : Anthroposophische Medizin, Haug Verlag, Heidelberg 1982

Braun, Lucien : Paracelsus, Alchimist – Chemiker – Erneuerer der Heilkunde, SV Internation, Zurich 1988

Broy, Joachim : Die Konstitution – Humorale Diagnostik und Therapie, Foitzick Verlag, Munich 1978

Broy, Joachim : Repertorium der Irisdiagnose, Foitzick Verlag, Munich 2008

Bühring, Ursel : Praxis-Lehrbuch der modernen Phytotherapie, Sonntag Verlag, Stuttgart 2005

Carrichter, Bartholomaei : Horn des heyls Menschlicher Blödigkeit, 1606, Reprint 1981, Kölbl Verlag, Grünwald 1981

Chishti, Hakim : The traditional healer's handbook, Inner Traditions International, Vermont USA, 1988

Comte-Sponville, André : Ermutigung zum unzeitgemässen Leben, rororo Rowohlt Taschenbuch Verlag, Hambourg 1998

Craemer-Ruegenberg, Ingrid : Die Naturphilosophie des Aristoteles, Alber Verlag, Fribourg/Munich 1980

Culpeper Nicholas : Culpeper's complete Herbal, Kessinger Publishing, USA 2003

Cunningham, Scott : Enzyklopädie der magischen Kräuter, Schirner Verlag, Darmstadt 2006

Daems, Willem F. : Mensch und Pflanze, Weleda Schriftenreihe Nr. 15, Schwäbisch Gmünd 1988

Dal Cero, Maja : Pflanzen für die Gesundheit, hep Verlag, Berne 2004

Deck, Joseph : Grundlagen der Irisdiagnostik, Eigenverlag Ettlingen, Ettlingen 1965

Dehmlow, Ronald : Sauerstoff-Ozon-Therapie, Urban&Fischer Verlag, Munich 2002

Denz, Hermann et Tschaikner, Manfred : Alltagsmagie, Hexenglaube und Naturheilkunde im Bregenzer Wald, livre accompagnant l'exposition Göttin – Hexe – Heilerin, contribution d'Innsbruck aux sciences culturelles, Innsbruck 2004

Deppert, Karl : Die systematische Zungendiagnostik, wissenschaftliche Broschüre, Sonderdruck aus Acta Biologica (17/10/1977), Pascoe, Giessen 2002

Derungs, Kurt (éd.) : Mythologische Landschaften Schweiz, Edition Amalia, Berne 1998

Dicke, Elisabeth et Teirich-Leube, Hede : Massage reflektorischer Zonen im Bindegewebe bei rheumatischen und inneren Erkrankungen – Eine neue Technik, Gustav-Fischer Verlag, Iéna 1942

Dicke, Elisabeth : Meine Bindegewebsmassage, Hippokrates-Verlag, Stuttgart 1953

Diederichs, Ulf (éd.) : Nordische Nibelungen, Diederichs Verlag, Cologne 1985

Diederichs, Ulf (éd.) : Germanische Götterlehre, Diederichs Verlag, Cologne 1984

Dioscorides : Kreutterbuch 1610, Reprint 1964, Verlag Konrad Kölbl, Munich 1964

Dogs, Christian Peter/Maurer, Wolf-Jürgen : Naturheilverfahren und Psychosomatik, Hippokrates Verlag, Stuttgart 2003

Eckart, Wolfgang U. : Geschichte der Medizin, Springer-Verlag, Berlin 2005

Eliade, Mircea : Schmiede und Alchemisten, Klett-Cotta Verlag, Stuttgart 1980

Elsholtz, Johann Sigismund : Diäteticon, 1682, Reprint 1984, Verlag Dr. Richter, Munich 1984

Engel, Fritz-Martin : Flora magica, Keysersche Verlagsbuchhandlung, Munich 1966

Epstein, Owen et al. : Bild-Lehrbuch der klinischen Untersuchung, Thieme Verlag, Stuttgart 1994

Fehringer, Barbara : Das «Speyersche Kräuterbuch» mit den Heilpflanzen Hildegard v. Bingens, Verlag Königshausen + Neumann, Wurtzbourg 1994

Ferronato, Natale : Pathophysiognomik, Kürbis Verlag, Uitikon 1992

Frater Albertus : Praktische Alchemie im 20. Jahrhundert, Paracelsus Reserach Society, Salt Lake City 1970

Fritschi, Hans-Josef : Kräuterspagyrik, Hugendubel Verlag, Munich 1990

Fritschi, Hans-Josef : Spagyrik, Lehr- und Arbeitsbuch, Gustav Fischer Verlag, Ulm 1997

Fromm, Erich : Die Revolution der Hoffnung, Ullstein Verlag, Francfort-sur-le-Main 1981

Fuchs, Leonhart : Das Kräuterbuch von 1543 (New Kreüterbuch), Reprint 2001, Verlag Taschen, Cologne 2001

Funke, Hans : Die Welt der Heilpflanzen, Band 1, Pflaum-Verlag, Munich 1980

Garvelmann, Friedemann : Pflanzenheilkunde in der Humoralpathologie, Pflaum Verlag, Munich 2000

Gebelein, Helmut : Alchemie, Diederichs Verlag, Munich 1996

Gebser, Jean : Ursprung und Gegenwart, Novalis Verlag, Schaffhausen 1978

Glaser, Volkmar : Eutonie, Haug Verlag, Heidelberg 1993

Glombik, Gerd : Naturphilosphie von Prof. K. M. Meyer-Abich, conférence au Gymnasium Johanneum de Lunebourg 1998

Golowin, Sergius : Paracelsus Mediziner – Heiler – Philosoph, Schirner Verlag, Darmstadt 2007

Golowin, Sergius : Von Elfenpfeifen und Hexenbier, Nachtschatten Verlag, Solothurn 2003

Grimm, Jacob : Deutsche Mythologie, Marix Verlag, Wiesbaden 2007

Grohe, Klaus : Badewonnen, gestern-heute-morgen, Du Mont Verlag, Cologne 1993

Güller, Max : Spagyrik nach der Lehre von Paracelsus, dans : Manuskripten, Thesen, Informationen, Deutsche Bombastus Gesellschaft, Nr. 16-2, 2000

Gunther, Robert T. : The greek herbal of Dioscorides, Hafner Publishing Co, New York 1959

Haage, Bernhard Dietrich : Alchemie im Mittelalter, Ideen und Bilder – von Zosimos bis Paracelsus, Düsseldorf, Zurich 2000

Haeser, Heinrich : Lehrbuch der Geschichte der Medicin und der epidemischen Krankheiten, Verlag von Friedrich Mauke, Iéna 1853

Harig, Georg : Bestimmung der Intensität im medizinischen System Galens, Akademie Verlag, Berlin 1974

Harner, Michael : Der Weg des Schamanen, Ansata Verlag, Interlaken 1983

Hartmann, Franz : Theophrastus, Paracelsus von Hohenheim als Mystiker, Schatzkammer Verlag, Calw

Heiland, Stefan : Naturverständnis, WBG Verlag, Darmstadt 1992

Heilmann, Karl Eugen : Kräuterbücher in Bild und Geschichte, Kölb Verlag, Munich 1973

Heine, Hartmut : Lehrbuch der biologischen Medizin, Hippokrates Verlag, Stuttgart 2007

Heinz, Jürgen : Spagyrik, die medizinische Alternative, Bauer Verlag, Fribourg 1985

Herrmann-Lisi, Christiane : Mondmacht, Corona Verlag, Francfort-sur-le-Main 1989

Hertzka, Gottfried et Strellow Wighard : Handbuch der Hildegard Medizin, Bauer Verlag, Fribourg 1987

Hiller, Karl et Melzig, Matthias F. : Lexikon der Arzneipflanzen und Drogen, Spektrum Akademischer Verlag, Heidelberg 2003

Hippocrate : Hippokrates sämtliche Werke, traduit en allemand par Dr Upmann, Verlag von Albert Nauck und Co., Berlin 1847

Höhmann-Kost, Annette : Integrative Leib- und Bewegungstherapie, Hans-Huber Verlag, Stuttgart 1991

Holmes, Peter : Energetics of Western Herbs, NatTrop Publishing, Berkeley USA 1989

Holmyard, Eric John : Alchemy, Dover Publications, New York 1990

Hoppe, Brigitte : Das Kräuterbuch des Hieronymus Bock, Verlag Anton Hiersemann, Stuttgart 1969

Horn, Christoph et Rapp, Christoph (éd.) : Wörterbuch der antiken Philosophie, C. H. Beck Verlag, Munich 2002

Hornfisher, Daniel : Löwe und Phönix, Aurum Verlag, Brunswick 1998

Hürlimann, Gertrud I. : Astrologie, M+T Edition Astroterra, 9e édition, Zurich 1998

Hufeland, Christoph Wilhelm : Enchiridion Medicum (Google Books), Jonas Verlagsbuchhandlung, Berlin 1857

Hufeland, Christoph Wilhelm : Ideen über Pathogenie und Einfluss der Lebenskraft auf Entstehung und Form der Krankheiten, Akademische Buchhandlung (Google Books), Iéna 1795

Hufeland, Christoph Wilhelm : Lehrbuch der allgemeinen Heilkunde, Haug Verlag, Munich 1993

Hunnius : Pharmazeutisches Wörterbuch, Walter de Gruyter Verlag, Berlin 1998

Husemann, Wolff (éd.) : Das Bild des Menschen als Grundlage der Heilkunst, Verlag Freies Geistesleben, Stuttgart 1986

Ingerman, Sandra : Die schamanische Reise, Ariston Verlag, Munich 2004

Jentschura, Peter et Lohkämper, Josef : Zivilisatoselos, P. Jentschura Verlag, Münster 2008

John, Johannes : Antihomotoxische Therapie, in Dokumentation der besonderen Therapierichtungen und Heilweisen in Europa, VGM, Essen 1991

Jung, Carl Gustav : Alchemical Studies, Princeton University Press, Princeton 1983

Jung, Carl Gustav : Psychologie und Alchemie, gesammelte Werke, Walter Verlag, Meilen 1995

Jung, Carl Gustav : The Archetypes and the collective Unconsciousness, Princeton University Press, Princeton 1990

Junius, Manfred : Praktisches Handbuch der Pflanzen-Alchemie, Ansata Verlag, Interlaken 1982

Kalbermatten, Roger : Wesen und Signatur der Heilpflanzen, AT-Verlag, Aarau 2002

Kämmerer, Kay Uwe : Wirkprinzipien der Naturheilkunde, Elsevier Verlag, Munich 2008

Karl, Josef : Neue Therapiekonzepte, Pflaum Verlag, Munich 1995

Kast, Verena : Imagination als Raum der Freiheit, Walter Verlag, Olten 1988

Kaufhold, Peter : Warum Pflanzenheilkunde, Naturheilpraxis 12/97, Pflaum Verlag, Munich 1997

Kauth, Hans J. : Kräutertherapie und Volksheilkunde – eine Renaissance, Gesellschaft für Volkskunde in Rheinland-Pfalz, Mayence 1991

Kluge, Heidelore : Hildegard von Bingen – Mond und Sonne, Pabel-Moewig Verlag, Rastatt

Koppe, Angelika : Wo die Piranhas mit den Zähnen klappern – Die Kraft innerer Bilder in Selbstheilungsprozessen, Goldmann Verlag, Munich 2000

Kranich, Ernst : Die Formensprache der Pflanze, Verlag Freies Geistesleben, Stuttgart 1976

Kranzberger, Bernhard/Mair, Stefan : Pflanzenmonographien, Foitzick Verlag, Munich 2000

Krebs, Harald : Praxis der Eigenbluttherapie, Elsevier-Verlag, Munich 2007

Kremer, Heinrich : Die stille Revolution der Krebs- und Aidsmedizin, Ehlers Verlag GmbH, Wolfratshausen 2006

Kronfeld, Ernst Moritz : Zauberpflanzen und Amulette, Perles Verlag, Vienne 1898

Küster, Jürgen : Wörterbuch der Feste und Bräuche im Jahreslauf, Herder Verlag, Fribourg 1985

Leibold, Gerhard : Umstimmungstherapien – Körpereigene Abwehrkräfte und Heilungsprozesse stärken, Oesch Verlag, Zurich 2008

Lipton, Bruce H. : Intelligente Zellen, KOHA Verlag GmbH, Burgrain 2011

Lonitzer, Adam : Kreuterbuch 1679, Reprint, K. Kölb Verlag, Grünwald près de Munich 1962

Lussi, Kurt : Wind und Wetter, Schellen Verlag, Wollerau 1994

Madejsky, Margret et Rippe, Olaf : Heilmittel der Sonne, Erd-Verlag, Munich 1997

Mala, Matthias et Gardein, Uwe : Walpurgisnacht und Zungenreden, Peter Erd Verlag, Munich 1994

Mandel, Peter : Farben, die Apotheke des Lichtes, Esogetics Verlag, Bruchsal 2001

Mandel, Peter : Handbuch der Schmerztherapie mit spezifischen Infrarot-Frequenzen, Esogetics Verlag, Bruchsal 1994

Mandel, Peter : Praktisches Handbuch der Farbpunktur, Esogetics Verlag, Bruchsal 2004

Matejka, Rainer et Haberauer, Norbert : Die neue Aschner-Fibel – Ausleitende Verfahren für die Praxis, Haug Verlag, Stuttgart 2002

Maurer, Yvonne : Durch den Atem die Seele heilen, IKP Verlag, Zurich 1993

Mayer, Johannes Gottfried et Goehl, Konrad : Kräuterbuch der Klostermedizin, Reprint-Verlag, Leipzig 2003

Meier, Anton C. : Emma Kunz, Edision Emma Kunz, Würenlos 1998

Mertz, Bernd A. : Paracelsus und seine Astrologie, Edition Astrodata, Wettswil 1993

Meyer, Hermann : Psychosomatik und Astrologie, Hugendubel Verlag, Munich 1992

Michalsen, Andreas et Roth, Manfred : Blutegeltherapie, Haug-Verlag, Stuttgart 2009

Middendorf, Ilse : Der erfahrbare Atem, Jungfermann Verlag, Paderborn 1995

Société coopérative Migros (éd.) : Feste im Alpenraum, Migros-Presse, Zurich 1997

Müller, Claudia, Rätsch, Christian et Storl, Wolf-Dieter : Hexenmedizin, AT-Verlag, Aarau 1998

Müller, Ingo W. : Humoralmedizin, Haug Verlag, Heidelberg 1993

Müller-Jahncke, Wolf-Dieter et Friedrich, Christoph : Geschichte der Arzneimitteltherapie. Deutscher Apotheker Verlag, Stuttgart 1996

Mutschler, Hans-Dieter : Naturphilosophie, Kohlhammer, Stuttgart 2002

Osiander, Johann F. : Volksarzneymittel und einfache, nicht pharmaceutische Heilmittel gegen Krankheiten des Menschen, Verlag von Osiander, Tubingue 1838

Paungger, Johanna et Poppe, Thomas : Aus eigener Kraft, Goldmann Verlag, Munich 1993

Paungger, Johanna et Poppe, Thomas : Vom richtigen Zeitpunkt, Hugendubel Verlag, Munich 1991

Pelikan, Wilhelm : Heilpflanzenkunde, Verlag am Goetheanum, Dornach 1999

Pelikan, Wilhelm : Sieben Metalle, Verlag am Goetheanum, Arlesheim 1996

Pennick, Nigel : Die heiligen Landschaften der Kelten, Arun Verlag, Engerda 1998

Petek-Dimmer, Anita : Kritische Analyse der Impfproblematik, volume 1 et 2, Verlag AEGIS, Suisse 2004

Peters, Herman : Der Arzt und die Heilkunst in alten Zeiten, 1900, Reprint 1969, Diederichs Verlag, Düsseldorf 1969

Peuckert, Will Erich : Paracelsus – die Geheimnisse, Knaur Verlag, Munich 1990

Piotrowski-Manz, Hedwig : Die Kunst des Schröpfens – Grundlagen, Durchführung, natürliche Therapiekonzepte, Sonntag Verlag, Stuttgart 2004

Pischinger, Alfred : Das System der Grundregulation, Haug Verlag, Heidelberg 1990

Popp, Fritz Albert : Biophotonen – Neue Horizonte der Medizin, Haug Verlag, Stuttgart 2006

Possin, Roland : Vom richtigen Essen, Irisiana-Verlag, Munich 1995

Pschyrembel, Walter de Gruyter Verlag, Berlin 1990

Pschyrembel, Wörterbuch Naturheilkunde und alternative Heilverfahren, Walter de Gruyter Verlag, Berlin 1996

Rätsch, Christian : Der heilige Hain, AT-Verlag, Baden 2005

Rätsch, Christian : Enzyklopädie der psychoaktiven Pflanzen, AT-Verlag, Aarau 1998

Rätsch, Christian : Walpurgisnacht, AT-Verlag, Baden 2007

Rauch, Erich : Blut und Säftereinigung, Haug Verlag, Heidelberg 1980

Reckeweg, Hans-Heinrich : Homoeopathia antihomotoxica, Aurelia Verlag, Baden-Baden 1983

Reckeweg, Hans-Heinrich : Ordinatio Antihomotoxica et Materia Medica, Aurelia Verlag, Baden-Baden 2004

Retschlag, Max : Die Alchimie und ihr grosses Meisterwerk der Stein der Weisen, Hummel Verlag,

Rieger, Berndt : Traditionelle europäische Medizin, Herbig Verlag, Munich 2005

Riemann, Fritz : Grundformen der Angst, Reinhardt Verlag, Munich 1975

Rippe, Olaf : Die Laus auf der Leber – Psychische Symptome bei Erkrankungen von Leber und Galle – Ihr Hinweischarakter zur Auswahl geeigneter Heilmittel, Zeitschrift Naturheilpraxis 12/95, Pflaum Verlag, Munich 1995

Rippe, Olaf : Pflanzen und ihre kosmischen Heilkräfte ; Ein Beitrag zum Thema Astrologie und Phytotherapie, Zeitschrift Naturheilpraxis 10/97, Pflaum Verlag, Munich 1998

Rippe, Olaf et Madejsky, Margret : Die Kräuterkunde des Paracelsus, AT-Verlag, Aarau 2006

Rippe, Olaf, et al. : Paracelsus- medizin, AT-Verlag, Baden 2001

Rolfe, Randy : Charakterkunde der vier Temperamente, Integral Verlag, Munich 2003

Roob, Alexander : Alchemie und Mystik, Taschen Verlag, Cologne 2002

Rosenberg, Jack Lee : Körper, Selbst und Seele, Jungfermann Verlag, 2008

Rosenthal, Norman E. : Lichttherapie, Kneipp Verlag, Bad Wörishofen 2010

Sagen, Samuel : Heilende Planetenkräfte, Ebertin Verlag, Fribourg 1998

Salatowsky, Sascha : De Anima – Die Rezeption der aristotelischen Psychologie im 16. und 17. Jahrhundert, John Benjamins Publishing Co., Amsterdam 2006

Selawry, Alla : Metall-Funktionstypen in Psychologie und Medizin, Haug Verlag, Stuttgart 1991

Schimmel, Klaus-Christof : Lehrbuch der Naturheilverfahren, Hippokrates Verlag, Stuttgart 1990

Schimmel, Helmut W. : Konstitution und Disposition aus dem Auge, Wissenschaftliche Abteilung der Firma Pascoe, Pharmazeutische Präparate GmbH, Gießen 1984

Schipperges, Heinrich : Die Entienlehre des Paracelsus, Springer Verlag, Berlin 1988

Schipperges, Heinrich : Historische Konzepte einer theoretischen Pathologie, Springer Verlag, Berlin 1983

Schlegel, Emil : Religion der Arznei, Verlag Dr. Madaus, Dresde 1933

Schmid, Wilhelm : Philosophie der Lebenskunst, Suhrkamp Verlag, Francfort-sur-le-Main 1998

Schmiedel, Volker et Augustin, Matthias : Leitfaden Naturheilkunde, Methoden, Konzepte und praktische Anwendung, Urban&Fischer Verlag, Elsevier 2007

Schmidt, Edmund et Schmidt, Nathalie : Leitfaden Mikronährstoffe, Urban&Fischer Verlag, Munich 2004

Schöpf, Hans : Zauberkräuter, VMA, Graz 1986

Schott, Heinz : Chronik der Medizin, Chronik Verlag, Dortmund 1993

Schramm, Henning : Heilmittel der anthroposophischen Medizin, Urban&Fischer Verlag, Munich 2009

Schrödter, Willy : Pflanzen-Geheimnisse, Reichl Verlag, St. Goar 1997

Schult, Arthur : Astrosophie, Turm Verlag, Bietigheim 1971

Schultes, Richard E. et Hofmann, Alfred : Pflanzen der Götter, Hallwag Verlag, Berne 1980

Schütz, Wilfried : Ganzheitliche Astromedizin – Eine astrologische Gesundheitslehre, Chiron Verlag, Tübingen 2006

Schweikhardt, Christoph : Theoretische Grundlagen galenistischer Therapie im Werk des Giessener Arztes und Professors G. Horst (1578–1636), dissertation inaugurale, Université Justus-Liebig Giessen 1995

Schwenk, Theodor : Das sensible Chaos, Verlag freies Geistesleben, Stuttgart 2003

Seifarth, Carly : Aberglaube und Zauberei in der Volksmedizin, Bohmeier, Leipzig 2005

Simonis, Werner Christian : Heilpflanzen und Mysterienpflanzen, Novalis Verlag, Schaffhausen 1981

Steiner, Rudolf et al. : Persephone, Arbeitsberichte der medizinischen Sektion am Goetheanum, volume 7 : Heilmittel für typische Krankheiten nach Angaben von Rudolf Steiner, Verlag am Goetheanum, Dornach 1995

Storl, Wolf-Dieter et Scheffer, Mechthild : Die Seelenpflanzen des Edward Bach, Heinrich Hugendubel Verlag, Kreuzlingen/Munich 2007

Storl, Wolf-Dieter : Die Kräuterkunde, Aurum Verlag, Bielefeld 2008

Storl, Wolf-Dieter : Die Seele der Pflanzen, Kosmos Verlag, Stuttgart 2009

Storl, Wolf-Dieter : Naturrituale, AT-Verlag, Baden 2004

Storl, Wolf-Dieter : Pflanzen der Kelten, AT-Verlag, Baden 2000

Storl, Wolf-Dieter : Pflanzendevas, AT-Verlag, Aarau 1997

Storl, Wolf-Dieter : Von Heilpflanzen und Pflanzengottheiten, Aurum Verlag, Braunschweig 1993

Strassmann, René : Heilpflanzen, Renatus Verlag, Wilen 1982

Strehlow, Wighard : Die Ernährungstherapie der Hildegard von Bingen, Knaur Verlag, Munich 2009

Stübler, Martin et Krug, Erich (éd.) : Leesers Lehrbuch der Homöopathie, Haug Verlag, Stuttgart 1988

Sudhoff, Karl (éd.) : Theophrast von Hohenheim – genannt Paracelsus, sämtliche Werke, Oldenbourg Verlag, Munich 1929

Surya alias Demeter Georgievitz-Weitzer : Astrologie und Medizin, Rohm Verlag, Bietigheim 1980

Surya alias Demeter Georgievitz-Weitzer : Die Verborgenen Heilkräfte der Pflanzen, Verlag Hermann Bauer, Fribourg 1960

Swimme, Brian : Das Universum ist ein grüner Drache, Claudius Verlag, Munich 1991

Tabernaemontanus, Jacobus Theodorus : Kräuterbuch, 1731, Reprint 1993, Verlag Konrad Kölbl, Munich 1993

Thomson, William : Heilpflanzen und ihre Kräfte, Helmut Linden Verlag, Cologne 1978

Thulesius, Olav : Nicholas Culpeper, English Physician and Astrologer, St. Martin's Press, N.Y. 1992

Thurneysser zum Thurn, Leonhard : Beschreibung Influenzischer/Elementischer und natürlicher Wirckungen / Aller fremden und heimischen Erdgewechssen, 1578, Reprint 1981, Kölbl Verlag, Gründwald 1981

Vogt, Ziriah : Heilungsfäden spinnen, Gisela Meussling Verlag, Bonn 2005

Voigtels, Friedrich Gotthilf : Vollständiges System der Arzneymittellehre, Verlag Carl Cnobloch, Leipzig 1817

Vonarburg, Bruno : Energetisierte Heilpflanzen, AT-Verlag, Baden 2010

Von Engelhardt, Dietrich : Paracelsus im Urteil der Naturwissenschaften und Medizin des 18. und 19. Jahrhunderts, Haug Fachbuchverlag, Heidelberg 2001

Von Grauvogl, Eduard : Lehrbuch der Homöopathie, Verlag der Friedrich Korn'schen Buchhandlung, Nuremberg 1866

Von Nettesheim, Agrippa : Die magischen Werke, Marix Verlag, Wiesbaden 2008 Leipzig 1934

Von Sontheimer, Josef (traducteur) : Ebn Baithar, grosse Zusammenstellung über die Kräfte der bekannten einfachen Heil- und Nahrungsmittel, Hallbergersch'sche Verlagshandlung, Stuttgart 1840

Von Uexküll, Thure : Integrierte Psychosomatische Medizin, Demmel DKPM, Sonderheft 25a, Marbourg 1994

Wagner, Hildebert et Wiesenauer, Markus : Phytotherapie, Gustav Fischer Verlag, Stuttgart 1995

Wehrli, Ursus : Kunst aufräumen, Kein und Aber Verlag, Zurich 200

Weustenfeld, Wilfried : Astrale Heilpflanzenkunde, Bohmeier Verlag, Lübeck 1999

Weyermann, Denise : Gesichter der Angst, Kairos Verlag, Berne

Wirsung, Christoph : Arzney Buch, 1568, Reprint 1995, Verlag Ernst Bloch, Rümikon 1995

Wulle, Stefan : Bilsenkraut und Bibergeil, zur Entwicklung des Arzneischatzes, bibliothèque universitaire de Brunswick, 50 ans de la collection spéciale Pharmacie de la Deutsche Forschungsgemeinschaft (DFG), Brunswick 1999

Zentralbibliothek Zürich, Bibliothèque centrale de Zurich (éd.) : Esoterik im Abendland, catalogue officiel, Zurich 1986

Zissner, Heiko et Zissner, Tobias : Die Baunscheidt-Therapie – Theorie und Praxis, Pflaum Verlag, Munich 2006

Zuther, Svenja : Die Sprache der Pflanzenwelt, AT-Verlag, Aarau 2010

Autres sources

http://de.wikipedia.org/wiki/Klaus_Hurrelmann

www.ihre-heilpraktiker.de/heilpraktiker/kollegen/aktuelles/Nachrichten/Temperament.php

Sources iconographiques et crédits image

Alber-Jansohn, Susanne 126

Bertschi-Stahl, Heide-Dore 105, 106, 107, 108, 109, 122, 123, 143, 161, 166, 300, 338, 394, 398, 399, 400, 401, 402, 405, 406, 412, 420, 513, 514, 515, 516

Bischofberger, Claudia 110

Egli, Rahel 246, 248, 251, 254, 256, 259, 261

CHAPITRE 27

REGISTRE

Registre des personnes

Registre des mots-clés

CHAPITRE 28

AUTEUR·E·S

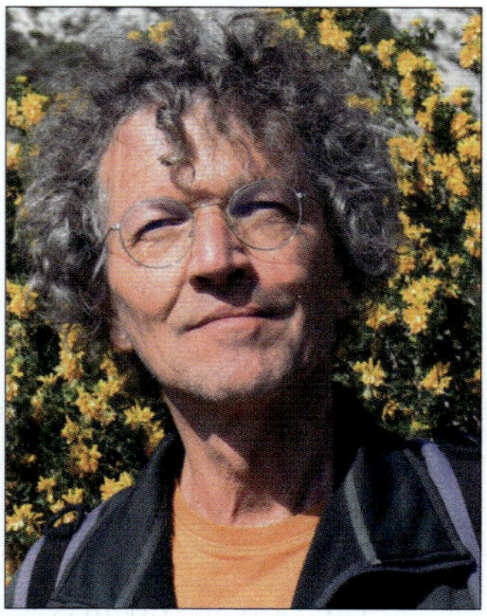

Christian Raimann

- Lié à l'univers des plantes depuis l'enfance
- Naturopathe doté d'un diplôme fédéral en médecine traditionnelle européenne MTE, il exerce dans son propre cabinet depuis 1998
- Spécialisation en MTE, phytothérapie et homéopathie classique
- Enseignant de phytothérapie, médecine humorale MTE dans différentes écoles spécialisées et formateur indépendant depuis 1998
- Co-fondation et entretien du jardin de plantes médicinales à Bad Ragaz (2001–2011)
- Auteur de « Signaturenlehre » (Haug-Verlag 2018), co-auteur de « Humoralmedizinische Praxis I / II » (Bacopa Verlag 2016) et « Heilpflanzen der Traditionellen Europäischen Naturheilkunde » (Bacopa Verlag 2021).
- Marié, 2 enfants adultes

Je réchauffe mon élément feu en regardant le coucher du soleil.
Je revitalise mon élément eau en me baignant dans la rivière froide de montagne.
Je renforce mon élément terre en entretenant mon jardin.
Je donne des ailes à mon élément air en observant l'arc-en-ciel.

Christian Raimann
Naturheilpraxis
Niggitalstr. 55
CH-8630 Rüti/ZH
+41 55 240 93 21
www.ch-raimann.ch

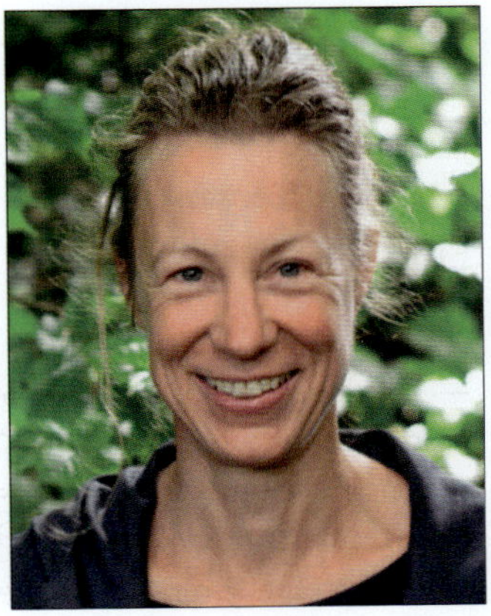

Chrischta Ganz

- Formation de base en pharmacie et formation professionnelle de droguiste
- Longue carrière professionnelle de chanteuse a cappella dans le groupe « hop o'my thumb »
- Formation de naturopathe à Zurich (naturopathe MTE)
- Formation au travail corporel intégratif (« integrativer Körperarbeit », IKA) à Berne (thérapeute corporelle IKA diplômée)
- Formation chamanique (Quetzalcoatl Suisse)
- Exerce dans son propre cabinet de naturopathie à Zurich, en mettant l'accent sur la MTE, le travail corporel inclusif IKA, l'accompagnement des personnes en période de crise et le travail avec les forces d'autoguérison, les rituels chamaniques et les techniques de guérison, la thérapie des sons avec des diapasons.
- Enseignante de phytothérapie, naturopathie générale et MTE
- Elle est co-auteur de « Gemmotherapie » (AT-Verlag 2015), « Gemmotherapie in der Kinderheilkunde » (AT-Verlag 2017) et « Heilpflanzen der TEN » (Bacopa-Verlag 2022).

Les qualités de Vénus, Mercure et Saturne vivent dans mon travail créatif avec les sons, les mots et toutes sortes de matériaux, qui sont nés des pétales de fleur, du rythme, des rayons de soleil sur la peau et des discussions philosophiques nocturnes au clair de lune.
Mon attachement à la nature se manifeste dans la célébration des fêtes annuelles, dans mon amitié avec le monde des plantes et dans l'acceptation des forces de l'univers.
Mon manque de flegme se réjouit de quelques cuillères de crème fouettée de temps en temps.

Chrischta Ganz
Naturheilpraxis, Diezikonerstr. 54 a, CH-8636 Wald/ZH, +41 44 273 04 31
www.chrischtaganz.ch

Friedemann Garvelmann

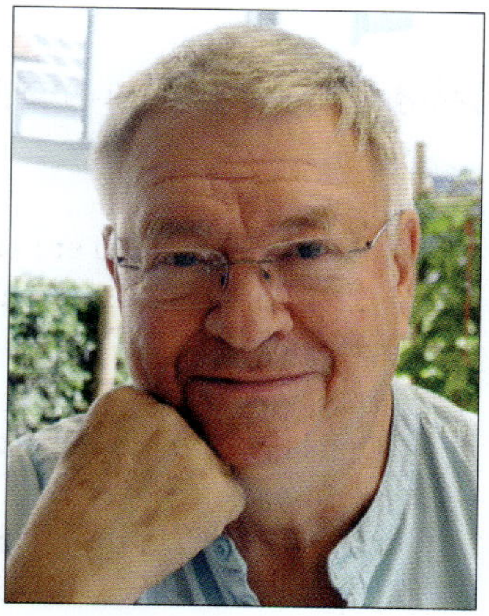

- Né en 1956
- Père de 3 enfants (1982, 1984, 1986) et grand-père de 8 petits-enfants
- Formation de naturopathe à l'école Josef-Angerer de Munich (1981-84)
- Formation continue aux séminaires de naturopathie traditionnelle chez Joachim Broy à Sankt Gilgen en Autriche
- A travaillé principalement dans son cabinet de naturopathie selon le modèle de pensée et de travail et les méthodes de la MTE à Küssaberg-Kadelburg (Allemagne) de 1985 à fin 2016.
- Depuis 1988, conférencier et formateur dans de nombreux domaines de la MTE, en mettant l'accent sur la médecine constitutionnelle. Cette activité d'enseignement est exercée à plein temps dans toute la zone germanophone depuis 2017.
- Co-auteur des livres suivants : « Naturheilkunde für Kinder » (AT-Verlag 2009), « Humoralmedizinische Praxis » [pratique de la médecine humorale], volumes 1 et 2 (Bacopa Verlag, 2016), « Ab- und Ausleitungsverfahren in der TEN/TEM » [procédés de dérivation et de drainage] (Bacopa Verlag, 2022). Auteur de « Konstitutionsmedizin » [médecine constitutionnelle] (Bacopa Verlag, 2018), ainsi que de nombreux articles spécialisés.

« Au cœur de la pensée systématique se trouve la prise de conscience que nous devons nous éloigner de la pensée linéaire. »
Paul Watzlawick

« Notre chère Terre / nous a tellement donné,
que ce monde ne finira jamais, / que ce monde ne finira jamais
ainsi laissons-nous vivre juste pour ça... »
Konstantin Wecker, refrain de « Laisse-nous vivre juste pour ça »

« Soyons réalistes, exigeons l'impossible. »
Che Guevara

Friedemann Garvelmann
Paul-Körber-Weg 3
D-79787 Lauchringen
+49 176 6239 60 77
humores@posteo.de

Heide-Dore Bertschi-Stahl

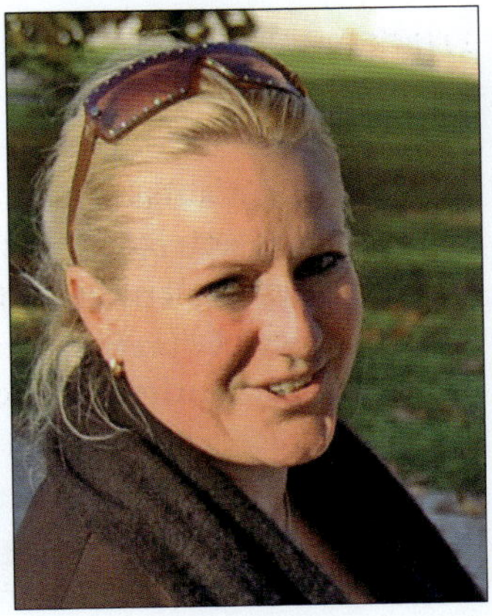

- Née en 1956
- Maîtresse de maison et manager de famille, mère de 6 enfants adultes et grand-mère de 5 petits-enfants
- Formations :
  - Assistante médicale, examens de laboratoire et radiologie
  - Infirmière de la Croix-Rouge, gériatrie
  - Diplômée au niveau fédéral d'économie domestique et de cuisine
  - Masseuse médicale et balnéothérapeute FA-SRK
  - Thérapeute holistique centrée sur le corps et conseillère psychologique IKP
  - Thérapeute de la respiration psychodynamique LIKA
  - Consultante en psychologie astrologique API
  - Naturopathe NVS
  - Formatrice avec brevet fédéral
- Enseignante des bases en médecine, psychologie, biochimie, phytologie et obstétrique selon la MTE. Auteure de divers articles spécifiques dans des revues spécialisées
- En tant que naturopathe agréée par le canton, j'exerce dans mon propre cabinet de naturopathie MTE et de thérapie psychosomatique, spécialisée dans la grossesse et l'obstétrique : j'accompagne les gens sur leur chemin. Ce que je préfère, c'est de travailler à développer les ressources cachées favorisant l'autoguérison avec le soutien de la MTE, aussi bien chez les enfants que chez les adultes. J'ai été grandement influencée par ma grand-mère Maria Stahl et je transmets ce savoir en matière de guérison.
- Je suis directrice de l'école QuintaMed, académie de médecine holistique, de naturopathie MTE et de thérapie psychosomatique, Winterthour/Suisse

« Sans les enfants, le monde serait un désert. »
ALBERT BITZIUS

« Ce n'est qu'avec des racines saines que tu peux fleurir dans toute ta splendeur. »
HEIDE-DORE BERTSCHI-STAHL

Heide-Dore Bertschi-Stahl
Buchenweg 1, CH-8442 Hettlingen, +41 (0)52 316 21 51
Hechtstrasse 19, CH-9053 Teufen AR, +41 (0)71 333 21 51

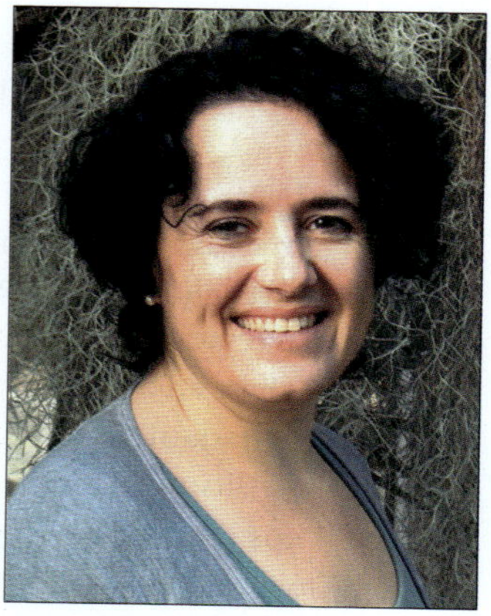

Rosmarie Fehr-Streule

- Née en 1968 à Heiden AR
- Mère de famille : mariée, 3 enfants (nés en 1992, 1993 et 1996), 3 petits-enfants
- Femme active : première formation d'employée de commerce, deuxième formation de naturopathe
- Depuis 20 ans, je dirige un cabinet de naturopathie avec une petite équipe, en mettant l'accent sur la MTE, la biorésonance, la spagyrie et les thérapies manuelles.

Mes problèmes de dos m'ont conduite à la médecine alternative il y a 35 ans. Grâce à mes expériences personnelles, mon enthousiasme et ma fascination pour la naturopathie se sont approfondis.

« Pour l'optimiste, la vie n'est pas un problème, mais déjà une solution. »
AUTEUR INCONNU

Le diagnostic et la thérapie imbriqués me donnent une nouvelle façon de penser et influencent mon concept de thérapie dans le sens du modèle à 5 niveaux.

« Ne commence jamais à arrêter, n'arrête jamais de t'y mettre »
AUTEUR INCONNU

Je vis les saisons et les rythmes de la nature intensément et pleine de gratitude.

« Respecter les lois de la nature nous permet de nous sentir mieux dans notre existence terrestre et d'avancer sur notre chemin. »
AUTEUR INCONNU

Naturheilpraxis Fehr
Adolph-Saurer-Quai 15
CH-9320 Arbon
+41 71 440 02 02
www.naturheilpraxis-fehr.ch

MERCI !

– Merci à Monika, Renata, Peter et Thomas pour votre compréhension toutes les fois où vos partenaires ont passé la moitié de la nuit face à leur ordinateur - et merci de ne pas leur en avoir tenu rigueur. Merci Thomas d'avoir veillé à notre bien-être physique pendant les nombreuses séances de lecture et d'avoir pris contact avec la maison d'édition Bacopa !
– Merci à nos proches et à tous ceux qui nous ont soutenus (de quelle que manière que ce soit) !
– Merci à nos « petits » et « grands » patients avec lesquels nous constatons chaque jour à quel point la MTE « fonctionne ».
– Merci à nos étudiants, dont les questions nous permettent d'en apprendre toujours davantage sur l'art de guérir conformément aux lois de la nature.
– Merci à l'équipe de la maison d'édition Bacopa pour son enthousiasme spontané à l'égard de notre projet de livre et sa réalisation rapide.
– Merci à Chrischta, Christian, Friedemann, Heide-Dore et Rosmarie pour notre vision commune et notre belle collaboration au sein de notre « groupe de livres PiraTEN ». Keep on running...
– Correction/relecture de la traduction française : un grand merci à Joëlle Desaules, Marine Morand et Carine Bucher – sans votre soutien et votre immense travail, ce projet n'aurait pas été possible ! Merci aussi à Nora Eberli pour ses précieuses suggestions.

Diverses publications des auteurs en allemand disponibles chez Bacopa